Mohammad Tabatabai

Ressourcen und Konfliktpotenziale in binationalen Partnerschaften

Mohammad Tabatabai

Ressourcen und Konfliktpotenziale in binationalen Partnerschaften

Eine Studie zu deutsch-iranischen Paarbeziehungen im Kontext der Positiven Psychotherapie

Tectum Verlag

Mohammad Tabatabai

Ressourcen und Konfliktpotenziale in binationalen Partnerschaften
Eine Studie zu deutsch-iranischen Paarbeziehungen im Kontext der Positiven Psychotherapie

Zugl. Univ.Diss., Oldenburg 2011
ISBN: 978-3-8288-2689-2

Umschlagabbildung: © Mahmud Farshchian Die Liebe (1965)
Printed in Germany

Besuchen Sie uns im Internet
www.tectum-verlag.de

FSC www.fsc.org MIX Papier aus verantwortungsvollen Quellen FSC® C003147

Bibliografische Informationen der Deutschen Nationalbibliothek
Die Deutsche Nationalbibliothek verzeichnet diese Publikation in der Deutschen Nationalbibliografie; detaillierte bibliografische Angaben sind im Internet über http://dnb.ddb.de abrufbar.

پیشکش به روان پاک پدرم اسماعیل طباطبا یی

gewidmet an die Seele meines Vaters Esmail Tabatabai

خیال روی تو در هر طریق همره ماست — نسیم موی تو پیوند جان آگه ماست
به رغم مدعیانی که منع عشق کنند — جمال چهرهٔ تو حجت موجه ماست

(حافظ)

Deiner Wange Bild begleitet
Freundlich mich in jedes Land;
Deines Haares Düfte bilden
Meiner wachen Seele Band.
Gegen jeden Widersacher,
Der da nichts von Liebe weiß,
Ist die Schönheit deiner Züge
Wohl der sprechendste Beweis.

(persischer Dichter & Mystiker Hafiz)

INHALTSVERZEICHNIS

Abbildungsverzeichnis

Tabellenverzeichnis

Verzeichnis der Geschichten

Danksagung

An dieser Stelle ist es mir ein Bedürfnis, mich bei allen zu bedanken, die zum Gelingen dieser Arbeit beigetragen haben.

Mein besonderer Dank gilt den Interviewpartnern, die sich zur Verfügung gestellt und mir großes Vertrauen entgegengebracht haben, indem sie mir einen Einblick in ihr ganz persönliches Leben gaben. Ohne ihre Offenheit wäre es nicht möglich gewesen, neue Erkenntnisse über binationale Paarbeziehungen zu gewinnen.

Außerdem bedanke ich mich sehr herzlich bei meinen wissenschaftlichen Betreuern Prof. Dr. Rudolf Leiprecht und Prof. Dr. Klaus-Peter Walcher für die konstruktive Unterstützung, ihre wertvollen Anregungen und ihre Geduld mit mir während der gesamten Arbeitszeit. Ohne ihre Unterstützung hätte die Arbeit in dieser Form sicherlich nicht ihr Ende finden können.

Besonders bedanke ich mich auch bei meiner Familie, insbesondere bei meiner Mutter Tahereh Amini, die mir vor allem in der letzten Zeit zur Seite stand. Mein tiefer Dank gilt Irmgard und Eko Ahlers, die immer für mich da waren und mich im Verlauf meiner Arbeit unterstützt und dafür gesorgt haben, dass ich den Boden unter den Füssen nicht verlor. Auch bei meiner Partnerin Dorothea Erbslöh möchte ich mich für ihre Geduld mit mir während der gesamten Arbeitszeit bedanken.

Für die persönlichen Begegnungen mit Prof. Dr. Nossrat Peseschkian, dem Begründer der ‚Positiven Psychotherapie‘, bin ich sehr dankbar. Bedauerlicherweise konnte er das Ende dieser Arbeit nicht mehr erleben. Mein Dank gilt auch dem Leiter der Wiesbadener Akademie für Psychotherapie (WIAP) Dr. med. habil. Hamid Peseschkian, für seine Unterstützung und die konstruktiven Gespräche.

Mein Dank gilt auch allen Freunden, ob nah oder fern, die mich während dieser Zeit begleitet haben. Ihre kritischen Augen, geduldigen Ohren und großzügigen Sprechzeiten waren mir eine große Hilfe. Insbesondere möchte ich mich bei Georgine Beinkämpen-Ohms und Elfe Stauch ganz herzlich bedanken, die mit großer Mühe und Geduld die Korrektur des Textes übernommen haben.

Nicht zuletzt bedanke ich mich sehr bei der Hans-Böckler-Stiftung, ohne deren finanzielle Unterstützung diese Forschung nicht möglich gewesen wäre.

Gewidmet ist diese Arbeit der Seele meines verstorbenen Vaters, Esmail Tabatabai, der für mich mit seiner Einfühlsamkeit, Disziplin und seinem Interesse an Bildung stets ein Vorbild war.

EINLEITUNG

„Wer sich selbst und andere kennt, wird auch hier erkennen:
Orient und Okzident sind nicht mehr zu trennen.“
(Johann Wolfgang von Goethe)

Das Thema der partnerschaftlichen Beziehung hat die Menschen zu allen Zeiten beschäftigt. Zahlreiche Romane, Theaterstücke und Filme beschäftigen sich mit diesem unendlichen Stoff. Vor dem industriellen Zeitalter waren die Lebenswelten noch geschlossener als heute und die Partnerschaftsmöglichkeiten durch Gültigkeit bestimmter Auswahlkriterien wie Besitz, ethnische und religiöse Zugehörigkeit begrenzt. Heute hingegen leben wir in einer Gesellschaft, in der Begegnungen zwischen Menschen unterschiedlicher ethnischer und kultureller Herkunft alltäglich sind und zur Normalität gehören. Wir gehen selbstverständlich in ein italienisches Restaurant oder werden von einem iranischen Arzt[1] behandelt. Allein durch das Internet besteht die Möglichkeit, die nationalen Grenzen zu überwinden und mit Menschen aus aller Welt zu kommunizieren und Kontakte zu knüpfen.

Etwa 5,5 Millionen Frauen und Männer suchen in virtuellen Kontaktbörsen nach einem für sie richtigen Partner. Die Beobachtungen zur Wahlfreiheit zeigen, dass die Erwartungen vieler suchender Singles an den Partner, vor allem bei den über 30-jährigen, steigen. Häufig existiert sogar eine persönliche Checkliste mit bestimmten Kriterien anhand derer sie prüfen, ob der potentielle Partner z.B. das *richtige* Alter, den *richtigen* Beruf, das *erwartete* Bildungsniveau, den *richtigen* sozialen Status, das *richtige* Einkommen, etc. hat. Es müssen neben Lebenseinstellungen auch die gemeinsamen Interessen, wie z.B. Hobbys stimmen.

Interessant ist in diesem Zusammenhang die Feststellung von Unternehmen für Partnerschaftsvermittlung. Sie betonen, dass die Mitglieder auf der Skala der Persönlichkeitsmerkmale und der Psychotests eine hohe Übereinstimmung mit ihrem potentiellen Partner erwarten, die durch Computerprogramme als Matchingpoints sortiert werden. Singles suchen im Internet über solche Unternehmen ein ihnen ähnliches, soziales Spiegelbild. Dies verweist auf die zunehmende Ausdifferenzierung in der gesellschaftlichen Wahrnehmung. Aber auch darauf, was man schon hat und nichts neues bzw. unbekanntes, potentiell nicht auf den ersten Blick integrierbares.

Die heutige Gesellschaft befindet sich in einem Prozess der zunehmenden Aufspaltung, durch die der Abstand zwischen den verschiedenen sozialen Milieus

---

[1] Aus schreibtechnischen Gründen wurde beschlossen, die traditionell männliche orthografische Form anzuwenden, auf weibliche Schreibform zu verzichten. Ich bitte darum, es als wertneutral zu verstehen. Sind in konkreten Fällen die interviewten Frauen gemeint, wird eine entsprechende Form verwendet.

immer größer wird und zwar in einer auf der soziologischen Mikroebene spürbaren Weise. Dadurch wird die Auswahl potentieller Partner begrenzter und immer schwieriger.

Es scheint, dass das soziale Milieu für die Wahl des Partners eine entscheidende Rolle spielt. Diese Faktoren prägen unsere Gesellschaft und sind leicht identifizierbar. Frauen scheint der soziale Status bei der Partnerwahl sogar noch wichtiger zu sein als Männern. Besonders deutlich wird dieser Umstand, wenn man sich die Kontaktwahl in Partnerschaftsbörsen im Internet ansieht.

Eine Studie der Universität Bamberg stellte bei der Auswertung einer Online-Partnerbörse fest, dass, wenn die Liebe auf gleicher Augenhöhe nicht möglich ist, die Partnerschaftswahl in Abhängigkeit des Geschlechts verschieden ausfällt. Frauen suchen sich in diesem Fall eher einen Partner mit einem über ihrem eigenen Bildungsniveau stehenden Abschluss, während die Männer dazu tendieren, sich nach unten zu orientieren (SPIEGEL 2010)[2]. Blossfelds Analyse von 12 600 Partnersuchenden in einer Internetbörse zeigt, dass nur 18% der Frauen einem weniger gebildeten Mann schreiben und über 40% einen höher gebildeten kontaktieren. All diese Befunde machen deutlich, dass Eigenschaften wie sozialer Status, Bildung, Attraktivität und Persönlichkeitsmerkmale eine wichtige Rolle bei der Partnersuche spielen. Anders sieht es mit der natio-ethnischen Zugehörigkeit aus – sie verliert auf dem freien Heiratsmarkt zunehmend an Bedeutung und steht als Kriterium für die Partnerwahl durchaus *nicht* mehr an erster Stelle. Entsprechend dieser Beobachtung erhöht sich die Anzahl binationaler Partnerschaften, welche in einigen Fällen zur Ehe führen. Zusätzlich zeigen die Daten des Statistischen Bundesamtes, dass im Jahre 2008 in Deutschland 18,9 Millionen Menschen mit Migrationshintergrund leben und diese Zahl weiter wächst. Als Folge dessen gibt es ein höheres Potential der Entstehung von Partnerschaften von zwei Menschen, die unterschiedliche ethnische und kulturelle Hintergründe haben.

Als Gegenstand wissenschaftlicher Untersuchung hat das Phänomen der binationalen Partnerschaften im deutschsprachigen Raum bisher nur eine marginale Rolle gespielt. In den USA, aber auch in Frankreich und England ist dies anders, wie eine Vergleichsstudie deutlich zu erkennen gibt[3]. Die zunehmende kulturelle und nationale Vermischung der Gesellschaft in Deutschland führt jedoch dazu, dass sich die interkulturelle Psychologie, die transkulturelle Psychotherapie und der Forschungsbereich interkultureller Kommunikation diesem Wissenschaftsgebiet annimmt und es damit mehr als zuvor an Bedeutung und Aufmerksamkeit gewinnt.

Auch in der Praxis ist die interkulturelle Thematik spürbar. Es besteht ein erhöhter Bedarf an psychologischer Beratung und geeigneten Interventionen zur Bewältigung der sich aus dieser Thematik im menschlichen Zusammenleben

---

2 DER SPIEGEL Nr. 45/ 8.11.2010. (S. 76-87)

3 Thode-Arora führte im Rahmen einer Dissertation eine ausführliche länderübergreifende Untersuchung über empirische Forschungsarbeiten zu binationalen Paaren im Zeitraum von 1920 bis 1996 durch. (Thode-Arora 1999).

ergebenden Konflikte und Fragen. Die Paartherapeuten stehen vor der Aufgabe verschieden integrierte und teilweise kulturbedingte Normen und Werte in Einklang zu bringen und eine entsprechende Integrationsfähigkeit neuer Werte und Flexibilität bei Paaren zu fordern und zu fördern. Bei der Bearbeitung von partnerschaftlichen Auseinandersetzungen sind diese Aspekte zu berücksichtigen und lösungsorientierte Strategien zu entwickeln. Diese gilt es vor dem Hintergrund zu finden, dass sich in einer (binationalen) Partnerschaft zwei komplexe Individuen, die durch ihre jeweiligen Persönlichkeitsmerkmale, bisherigen Wertesysteme, Normvorstellungen, Lebenseinstellungen und Weltanschauungen beeinflusst sind, begegnen. Die beiden Partner sollten im Sinne der individuellen Persönlichkeitsentwicklung die Chance bekommen, sich in ihrer Beziehung der eigenen, als selbstverständlich wahrgenommenen Einstellungen, Haltungen, Erwartungen und Handlungen *bewusst* zu werden und neue Ressourcen zu aktivieren. Eine differenzierte Sichtweise, die alle auf die Dynamik einer binationalen Partnerschaft Einfluss nehmenden Faktoren berücksichtigt, stellt zudem sicher, dass die Ursachen für Konflikte nicht *alleinig* auf die natio-kulturellen Verschiedenheiten zurückgeführt werden. Die systematische Untersuchung der Wechselwirkung zwischen Persönlichkeit und Partnerschaft unter Berücksichtigung kultureller und gesellschaftlicher Aspekte ist jedoch aufgrund des dafür notwendigen sehr aufwendigen Forschungsdesigns bisher kaum erfolgt. Es ist sicherlich sinnvoll, diesem Königsweg einer dynamisch-interaktionistischen binationalen Partnerschaftsforschung zukünftig mehr Aufmerksamkeit zu schenken.

Der Aufbau dieser vorliegenden Forschung ist in drei Hauptteile gegliedert. Im ersten Teil geht es um die theoretische Grundlage mit den notwendigen Themen und Begriffsklärungen, die häufig in der Phänomenologie einer binationalen Paarbeziehung mitwirken und sie mitgestalten, so dass diese Grundlagen der gesamten nachfolgenden Forschung dienen.

Das erste Kapitel dieser Arbeit setzt sich mit der Definition von Ehe sowie verschiedener Arten von Beziehungen und deren Motiven auseinander. Das zweite Kapitel beschäftigt sich mit beziehungsrelevanten Begriffen, wie z.B. Bindung, Liebe, partnerschaftliche Kommunikation, Konflikte aus psychodynamischer Perspektive, Identität und Kultur, die als Grundlage für jede Partnerschaft – sowohl die monokulturelle als auch die bikulturelle – relevant sind.

Anschließend wird im dritten Kapitel ein Überblick über aktuelle Forschungsperspektiven und Untersuchungsfelder hinsichtlich der binationalen Paarbeziehung gegeben. In diesem Abschnitt wird ein Abriss über historische Aspekte binationaler Partnerschaften und aktuelle statistische Befunde gemacht. Weiterhin wird die Bedeutung der Herkunftsfamilie und die Rolle der Gesellschaft hinsichtlich binationaler Partnerschaften diskutiert und insbesondere die Notwendigkeit dieser Dimension erläutert. Die Auseinandersetzungspotentiale, Konfliktbereiche und verschiedenen Anpassungsmuster einer binationalen Partnerschaft, die als Forschungsbereiche aus der Perspektive der Transkulturellen Psychologie relevant und bedeutsam sind, werden im dritten Kapitel beschrieben.

Im Laufe der Zeit wurden verschiedene therapeutische Modelle für die Behandlung partnerschaftlicher Auseinandersetzungen entwickelt. Deren Hauptaufgabe besteht darin, die Ursachen für die Schwierigkeiten und Probleme herauszufinden und entsprechende Interventionen einzuleiten. Die „Positive Psychotherapie“[4] (PPT) als ein transkulturelles Modell ist der Ansicht, dass jeder Mensch seinem Wesen nach gut ist und viele Ressourcen und Fähigkeiten hat, die in der Arbeit mit ihm berücksichtigt werden müssen. Dieses Modell ermöglicht es, neue Sichtweisen und eine veränderte, erweiterte Wahrnehmung zu vermitteln. Deshalb schien dieses Modell für die Unterstützung von binationalen Partnerschaften sehr geeignet. In Kapitel fünf wird die theoretische Grundlage der PPT ausführlich erklärt.

Im zweiten Teil dieser Studie geht es um das methodische Vorgehen. Dabei wird das Forschungsdesign, der Aufbau, die Durchführung und die Dokumentation der erhobenen Interviewdaten beschrieben.

Darauf basierend beinhaltet der dritte Teil die Darstellung und Analyse der Interviews. Im Kapitel 7 und 8 werden die jeweiligen relevanten Aussagen der Interviewpartner zu der betrachteten Kategorie mit Zitatausschnitten belegt und interpretiert. Im letzten Abschnitt wird zusammenfassend ein Resümee und Überblick zu dem Forschungsthema erarbeitet.

Im Rahmen dieser Forschung wurde das gesamte, erfassbare Spektrum auf einige Bereiche eingeschränkt. Zum besseren Verständnis werden an dieser Stelle diese Einschränkungen aufgeführt.

- Es wurde bewusst nur einer bestimmten Nationalitätsverbindung Aufmerksamkeit gewidmet. Diese Begrenzung ist für die Interpretation, Ausführung, die differenzierte Sichtweise und Analyse der Ergebnisse wichtig, denn es gibt unbegrenzte Konstellationen, die nur zur Verallgemeinerungen führen. Das Ziel dieser Untersuchung ist, solche Pauschalisierungen zu vermeiden bzw. wenn möglich, sie abzubauen. Aufgrund der eigenen iranischen Herkunft hat der Autor deutsch-iranische Partnerschaften gewählt, weil er mit beiden Sprachen und Herkunftskulturen sehr gut vertraut ist.
- Die Daten über binationale Partnerschaften wurden aus ehelichen Partnerschaften erhoben, in denen es auch Kinder gibt, denn Kindererziehung ist in der Dynamik jeder Partnerschaft ein wichtiger Aspekt, der zu beachten ist. Im Rahmen der Arbeit wird nicht tiefer auf die Kinder eingegangen, sondern der Schwerpunkt begrenzt sich auf die Zweierbeziehung zwischen beiden Partnern.

---

4 Im Verlauf des Textes wird für die Bezeichnung ‚Positiven Psychotherapie‘ die Abkürzung PPT angewendet.

- In diesem Diskurs werden weitere Begriffe, wie z.B. *bikulturelle, interkulturelle, multikulturelle, deutsch-ausländische* oder *interethnische* Partnerschaft benutzt (siehe Kap. 3.1). Keiner der genannten Begriffe ist völlig geeignet. Da der iranische Partner ursprünglich aus dem Iran kommt, wird in der gesamten Arbeit bewusst nur der Terminus *binational* angewendet. Der Begriff ‚binational' scheint für diese Arbeit lediglich weniger problematisch zu sein, da er die Ursprungsherkunft der beiden Partner berücksichtigt, denn innerhalb eines geographisch abgegrenzten Landes sind Menschen unterschiedlicher Völkergruppen und Ethnien zu finden. Dabei wird auch die Auffassung vertreten, dass es innerhalb einer geografischen Abgrenzung einer Nation sogar partnerschaftliche Beziehungen zwischen zwei Menschen geben kann, in der beide Partner unterschiedliche kulturelle oder verschiedene ethnische Herkunft haben. Anderseits kann eine partnerschaftliche Beziehung innerhalb einer nationalen Abgrenzung zwischen verschiedenen sozialen Schichten als bikulturell verstanden werden.
- Bei der genauen Beobachtung von bisherigen Forschungen wird ersichtlich, dass die Forschungen aus gesellschaftlich-sozio-kultureller Perspektive durchgeführt wurden. Der Schwerpunkt dieser Arbeit liegt in den Bereichen der Psychologie, Kommunikationspsychologie, psychodynamischen Psychotherapie, aber auch in der Soziologie, interkulturellen Pädagogik und Kulturwissenschaft, wobei der Schwerpunkt klinische Psychologisch ist.

Im Zusammenhang mit binationaler Paarbeziehung sei darauf hingewiesen, dass in Deutschland die rechtlichen Aufenthaltsstaus der Ausländer voneinander zu unterscheiden sind, je nachdem, ob es sich um Angehörige von Mitgliedsstaaten der Europäischen Union (EU) handelt, oder um Menschen mit Migration und entsprechendem Aufenthalt aus sogenannten Drittstaaten, oder um ausländische Studenten, ausländische Arbeitnehmer, Fachkräfte und Experten, um Touristen mit oder ohne Visumpflicht, usw.[5].

[5] Weitere Ausnahmen vom Sprachnachweis gelten für die Ehegatten von Hochqualifizierten (§ 19 AufenthG), Forschern (§ 20 AufenthG), Firmengründern (§ 21 AufenthG), Asylberechtigten (§ 25 Abs. 1 bzw. § 26 Abs. 3 AufenthG), anerkannten Flüchtlingen (§ 25 Abs. 2 bzw. § 26 Abs. 3 AufenthG), Daueraufenthaltsberechtigten aus anderen EU-Staaten (§ 38a AufenthG) sowie für Ehegatten von Ausländern, die wegen ihrer Staatsangehörigkeit für einen Aufenthalt, der kein Kurzaufenthalt ist, visumsfrei in das Bundesgebiet einreisen und sich darin aufhalten dürfen.

Als Ausländer werden Menschen im Sinne des Artikels 116 Abs. 1 des Grundgesetztes definiert[6]. Auf die rechtlichen Aufenthaltstaus binationaler Ehen und Partnerschaften wird im Rahmen dieser Forschung nicht detailliert eingegangen, da es den Rahmen der Forschung sprengen würde. Jedoch wird im Kapitel 3.6.1 kurz die entsprechende Situation der befragten Paare erläutert.

6 Artikel 116: „(1) Deutscher im Sinne dieses Grundgesetzes ist vorbehaltlich anderweitiger gesetzlicher Regelung, wer die deutsche Staatsangehörigkeit besitzt oder als Flüchtling oder Vertriebener deutscher Volkszugehörigkeit oder als dessen Ehegatte oder Abkömmling in dem Gebiete des Deutschen Reiches nach dem Stande vom 31. Dezember 1937 Aufnahme gefunden hat.
(2) Frühere deutsche Staatsangehörige, denen zwischen dem 30. Januar 1933 und dem 8. Mai 1945 die Staatsangehörigkeit aus politischen, rassischen oder religiösen Gründen entzogen worden ist, und ihre Abkömmlinge sind auf Antrag wieder einzubürgern. Sie gelten als nicht ausgebürgert, sofern sie nach dem 8. Mai 1945 ihren Wohnsitz in Deutschland genommen haben und nicht einen entgegengesetzten Willen zum Ausdruck gebracht haben.“ (Deutsches Ausländerrecht 2000, S. 213)

TEIL I:

THEORETISCHE GRUNDLAGEN

1. Ehe und Partnerschaft

Mulla Nasrudin[7] saß in der Teestube, als ein Freund aufgeregt hereinkam und ihn sprechen wollte. "Ich werde heiraten, Mulla", begann sein Freund, "und ich bin ganz aufgeregt. Mulla, hast du jemals selbst daran gedacht zu heiraten?" Nasrudin antwortete: "Doch, ich habe einmal daran gedacht zu heiraten. In meiner Jugend wollte ich sogar sehr gerne heiraten. Ich wollte aber die perfekte Frau haben. Ich begab mich auf Reisen, um sie zu finden, zuerst nach Damaskus. Dort begegnete ich einer schönen Frau, die graziös, freundlich und sehr spirituell war, aber sie hatte kein weltliches Wissen. Ich reiste weiter und kam nach Isfahan (schöne Moscheenstadt in Zentral Persien). Dort begegnete ich einer jungen Frau, die spirituell und weltlich war, in vielerlei Hinsicht schön, aber wir konnten kein gutes Gespräch miteinander führen. Schließlich ging ich nach Kairo, und dort fand ich sie endlich. Sie war von einer tiefen Spiritualität, graziös, in jeder Hinsicht schön, in dieser Welt und in den jenseitigen Welten zu Hause. Ich wußte, daß ich die perfekte Frau gefunden hatte." Sein Freund wollte wissen: "Aber du hast sie nicht geheiratet, Mulla?" "Nein", sagte Mulla Nasrudin und schüttelte den Kopf, "sie wartete leider auf den perfekten Mann."

(zit. nach Peseschkian)

Unter dem Begriff Ehe versteht man im Allgemeinen „eine durch Sitte oder Gesetz anerkannte, auf Dauer angelegte Form gegengeschlechtlicher sexueller Partnerschaft“ (Nave-Herz 2006, S. 24). Ehe und Partnerschaft werden in der Regel als eine Lebensgemeinschaft angelegt. Das Paar lebt in einer Wohngemeinschaft miteinander und sie stehen in einem Austausch sexueller Intimität. Der wichtigste Unterschied zwischen einer ehelichen und einer nicht ehelichen Partnerschaft besteht darin, dass bei einer Ehe eine Entscheidung für das Zusammenleben vertraglich festgelegt wird und rechtlich besagt, dass zwei Partner ein Paar bilden. (vgl. Willi 2006, S. 71) In der Literatur wird davon gesprochen, dass die ersten partnerschaftlichen Erfahrungen bei jungen Menschen im Rahmen einer nichtehelichen Beziehung und ohne Trauschein sind. Solche Erfahrungen des Zusammenlebens, bevor die Paare heiraten, heutzutage bevorzugt werden. Nach Nave-Hertz schließen die Paare dann eine Ehe, wenn sie eine Familie gründen wollen (vgl. Nave-Herz 2006, S. 27).

An dieser Stelle sei darauf hingewiesen, dass es bei binationalen Partnerschaften – nationsabhängig – nicht selten vorkommt, dass die Paare gezwungener Weise eine Ehe schließen sollen, um den Aufenthalt des ausländischen Partners zu sichern, obwohl der Kinderwunsch zunächst nicht im Vordergrund steht. Auch bei der Adoption von Kindern ist es eine unvermeidbare Voraussetzung eine geschlossene Ehe nachzuweisen. Eine weitere Möglichkeit ist es für diejenigen, die sich zuerst Kinder wünschen und nach der Geburt des Kindes eine Ehe schließen. Kaiser ist der Ansicht, die Ehe sei die häufigste Form des gemeinsamen Lebens

[7] Persischer Laienprediger

und nach wie vor seien die Ehe und Familie die wichtigsten Bezugsgruppen für die meisten Menschen (vgl. Kaiser 2002, S. 6). Willi vertritt in diesem Zusammenhang wie auch Kaiser den Standpunkt, dass eine glückliche Familie als ein Teil des Wichtigsten im Leben gilt und eine Liebesbeziehung auf Lebensdauer gewünscht wird. Er stellt heraus, dass, obwohl die eheähnlichen Lebensgemeinschaften gesellschaftlich akzeptiert werden, werden sie aber von einer sehr kleinen Minderheit dauerhaft als Alternative zur Ehe angesehen bzw. wird diese Variante vor allem als voreheliche Probierphase gewählt. Diese Paare, von Willi als „Konkubinate" bezeichnet, sind durchschnittlich nicht länger als fünf Jahre zusammen oder gehen in eine Ehe über (vgl. Willi 2006, S. 69).

Partnerschaft definiert Schneewind als eine Beziehung zwischen zwei Personen, die eine Lebensgemeinschaft eingehen und miteinander interagieren (vgl. Schneewind 2000, S. 97). Die Repräsentation der bestehenden Beziehung bei beiden Partnern bezeichnet Schneewind als „Beziehungsschema". Sie ist Teil der „Beziehungspersönlichkeit". Die lebensgeschichtlichen Erfahrungen und die daraus resultierenden Erwartungen eines jeden Partners fließen in die partnerschaftliche Interaktion ein und bestimmen dadurch das aktuelle Interaktionsgeschehen mit und können sogar als Konfliktpotenzial entwickelt werden. Schneewind unterscheidet in Partnerschaftssystemen zwei Betrachtungsperspektiven: die von außen beobachtbare objektive Perspektive und die Perspektive auf den personenintern repräsentieren subjektiven Teil. Die verhaltensorientierte Paarbeziehungsforschung bezieht sich auf die beobachtbare objektive Perspektive, wohingegen sich die Forschung zu Beziehungsschemata und Beziehungserfahrungen auf den subjektiven Teil des Partnerschaftssystems bezieht. Der personenintern repräsentierte Teil wird sowohl in der voneinander unabhängig erlebten Zeit als auch während der gemeinsamen Zeit in der Beziehung erworben. Die Erlebnisse aus beiden Zeiten bestimmen die Entwicklung und Erwartung an die Partnerschaft mit.

Die heute verbindliche standesamtliche Form der Eheschließung gilt in Deutschland seit ca. 130 Jahren (vgl. Nave-Herz 2006, S. 24). Die Eheschließung wird in unterschiedlichen sozialen Schichten und aufgrund unterschiedlicher ökonomischer Möglichkeiten auf verschiedene Art und Weise umgesetzt und ausgestaltet: Unterschiedliche Zeremonien und Rituale der formalen Eheschließung werden einbezogen oder weggelassen. Die Hochzeit ist in allen Gesellschaften als ein institutionelles Mittel zur Neu-Definition und Neu-Regelung der Beziehung zwischen zwei Herkunftsfamilien zu verstehen (vgl. ebd., S. 26). „Trotz aller kulturellen Unterschiede ist also die Ehe überall nicht nur als soziale Institution anerkannt, sondern verlangt von den Partnern auch im Hinblick auf andere Familienangehörige gegenseitige Solidarität und Kooperation" (ebd., S. 28).

Willi unterscheidet zwischen den Beziehungssystemen, Lebensgemeinschaften und Liebschaften. Die Liebschaft zeichnet sich durch den Wunsch aus, sich körperlich und seelisch zu begegnen. In Ergänzung hierzu ist die Lebensgemeinschaft auf eine gemeinsame Zielperspektive ausgerichtet. Die Beziehung ist nicht nur auf die

Befriedigung der eigenen Bedürfnisse ausgerichtet, sondern die Partner bilden ein *gemeinsames* Ziel. Es geht um die Entwicklung eines gemeinsamen Prozesses, in den *beide* als Ich und Du eingehen (vgl. Willi 1985, S. 127). Auch Nave-Herz unterscheidet partnerschaftliche Beziehungen in zwei soziale Systeme. Sie stellt den emotionsorientierten Partnerschaften die emotional kindorientierten Partnerschaften gegenüber. Emotionsorientierte Partnerschaften münden in einer nichtehelichen Paargemeinschaft, wohingegen die emotional kindorientierten Partnerschaften häufig zur Gründung einer Ehe führen. Weil das Paar auf die Familiengründung ausgerichtet ist bzw. die Ehegründung im Hinblick auf gemeinsame Kinder erfolgt, bezeichnet Nave-Herz das Ehesystem als „kindzentrierte Familie“ (vgl. Nave-Herz 2000, S. 14). Ergebnisse verschiedener Studien belegen, dass mit der Eheschließung häufig der Kinderwunsch verknüpft sei. „Die Eheschließung verweist nicht nur heute, sondern ebenso in der Vergangenheit und in anderen Kulturen auf Kinder“ (ebd., S. 27).

Der Begriff Ehe bzw. Partnerschaft verweist auf die Entwicklung einer Beziehungsideologie, in der sich die Erwartungen an die Partnerschaft widerspiegeln. Nelson-Jones (1990) verweisen auf eine Reihe von inhaltlichen Merkmalen, die für enge Beziehungen gekennzeichnet sind. Hierzu gehören: a) Verantwortung zeigen, b) Achtung zeigen, c) innere Verpflichtung zeigen, d) sich kümmern/ fürsorglich sein, f) offen/selbst-öffnungsbereit sein, g) sich sicher fühlen beim Geben und Empfangen von Feedback, h) Verstehen zu erkennen geben, i) Ärger konstruktiv gebrauchen, j) Konflikte gemeinsam regeln, k) nicht-ausbeutender Sex, l) gemeinsame Aktivitäten, m) Zeit zusammen verbringen (vgl. Nelson-Jones 1990 zit. nach Schneewind 2000, S. 98). Es sei hier darauf hingewiesen, – wie in Kapitel 2.4 näher erklärt wird – dass, all diese Aspekte mit den individuellen Ausprägungen von grundlegenden Bedürfnissen zu tun haben, nämlich nach Verbundenheit und Autonomie oder Nähe Distanzregulation. Partnerschaft beinhaltet die prinzipielle Austauschbarkeit von Aufgaben, Rollen und Erwartungen. Bei der Organisation des gemeinsamen und partnerschaftlichen Zusammenlebens und der Verteilung der Verantwortung und Verpflichtung spielen die individuellen, lebensgeschichtlichen, soziokulturellen und gesellschaftliche Aspekte eine wichtige Rolle.

Mit der Eheschließung wird nicht nur eine neue Kernfamilie gegründet, sondern es werden auch neue Rollen für die Partner und ihre Herkunftsfamilien definiert: aus dem Vater wird ein Schwiegervater, aus der Mutter eine Schwiegermutter usw. Welche konkreten Konsequenzen mit der Eheschließung verbunden sind, ist von individuellen, kulturellen und gesellschaftlichen Faktoren abhängig. Nach der Eheschließung wird den Partnern in diesem neuen Subsystem eine neue Rolle in der Gesellschaft und innerhalb des sozialen Systems zugewiesen. Die Eheschließung kann als ein wichtiger Einschnitt im Leben eines Menschen angesehen werden, denn mit ihr ist eine Veränderung der individuellen Rollen und Lebensorientierung verbunden. Es steht nun nicht mehr die eigene Individualität im Vordergrund, sondern die Verbundenheit, die Einheit, die Gemeinsamkeit zweier Menschen. Sie müssen ihre jeweilige Rolle in der Ehe definieren.

Während in einigen Kulturkreisen – überwiegend in westlichen Kulturen – die nichtehelichen Lebensgemeinschaften akzeptiert sind, wird in anderen Kulturkreisen nach wie vor eine eheliche Lebensgemeinschaftsform erwünscht. In einigen Kulturkreisen kann die Ehe im Falle der Krankheit im Alter die Versorgungsfunktion garantieren. Für unsere heutige Gesellschaft hat die Ehe jedoch selten die Funktion der Versorgung und Existenzsicherung. Sie wird häufiger aufgrund persönlicher Motive wie Sympathie, gemeinsamen Interessen, Lebensperspektiven und sexueller Attraktion geschlossen. Im Laufe der Industrialisierung hat die Ehe bzw. Partnerschaft ihre nur einseitig rationalen und wirtschaftlichen Zwecke verloren. Die Funktion der Befriedigung emotionaler Bedürfnisse steht seither mehr im Vordergrund.

Durch die industrielle Entwicklung ist es selbstverständlich geworden, dass sich mit der alltäglichen Begegnung von Menschen verschiedener Nationalitäten auch binationale Partnerschaften bzw. binationale Eheschließungen entwickeln. Seit Beginn des 19. Jahrhundert wird in den USA der Begriff „intermarrige“ für binationale Ehe und Familie angewendet. Er ist ein wichtiger Indikator für die Vorbereitung der Gesellschaft für die Integration von Minderheiten (vgl. Elschenbroisch 1988a, S. 364). Obwohl in unserer modernen Gesellschaft die strikte Endogamie abnimmt und die ethnischen und kulturellen Grenzen allmählich leichter zu überwinden sind, demzufolge also auch binationale Ehen immer häufiger entstehen, darf darüber nicht vergessen werden, dass es immer noch Unterschiede in den gesetzlichen Heiratsvorschriften für verschiedene Länder gibt. Binationale Ehen und Partnerschaften – insbesondere solche, in denen einer der Partner aus der Dritten Welt kommt – müssen sich mit vielen Schwierigkeiten auseinandersetzen (siehe Kap. 3.6.1).

1.1 Definition der Familie

Die Zielgruppe dieser vorliegenden Forschung sind die Paare, die eine Familie gegründet haben. Daher scheint es hier notwendig, aufgrund der Vielzahl von Familiendefinitionen und -klassifikationen auch den Begriff ‚Familie‘, näher zu erläutern. Es wird ein Überblick über die verschiedenen möglichen Formen und Definitionen von Familie gegeben, um dadurch die Form der Familie, die dieser Arbeit zugrunde liegt, deutlich zu positionieren.

Es gibt heute keine allgemeingültige Definition mehr darüber, was man als Familie bezeichnen kann. Deshalb ist es umso wichtiger, diesen Begriff aus Sicht verschiedener Autoren zu erklären. Nave-Herz listet einige Merkmale auf, die die Familie im Vergleich zu anderen Lebensformen kennzeichnet. Sie definiert die Familie „... durch die Übernahme der Reproduktions- und Sozialisationsfunktion neben anderen gesellschaftlichen Funktionen, die kulturell variabel sind; durch die Generationsdifferenzierung und dadurch, dass zwischen ihren Mitgliedern ein spezifisches Kooperations- und Solidaritätsverhältnis besteht, aus dem heraus die

Rollendefinitionen festgelegt sind“ (Nave-Herz 2006, S. 30). Kaiser vertritt die Meinung, dass unabhängig vom Systemtyp jede Familie strukturell als „Subsystem einer Mehrgenerationsfamilie“ zu verstehen sei, in der das Leben von einer Generation an die nächste weitergegeben wird. Er ist der Ansicht, dass alle Familientypen ihren Ausgang vom Grundtyp, der Mehrgenerationsfamilie nehmen (vgl. Kaiser 2002, S. 6). Angehörige der Mehrgenerationsfamilien leben entweder räumlich zusammen oder sind multilokal verstreut. Nave-Herz unterscheidet zwei Formen der Mehrgenerationsfamilie: die Abstammungsfamilie und der familiale Generationsverbund. Die beiden Formen unterscheiden sich in der Position des Ehesystems sowie bezüglich der Stellung der Kernfamilie im Familienverband. In der Abstammungsfamilie ist die Ehe untergeordnet. Im familialen Generationsverbund bilden die Generationen selbstständige Einheiten, die dem Prinzip „Intimität auf Abstand“ folgen (vgl. Nave-Herz 2006, S. 32).

Kaiser klassifiziert verschiedene Familienformen: „Nichteheliche Partnerschaften“ werden von Menschen gebildet, die noch nicht verheiratet sind oder die nach einer Scheidung erneut eine Partnerschaft eingehen (vgl. Kaiser 2002, S. 7). Im letzteren Fall kommt es nicht selten vor, dass die Kinder aus der Vorbeziehung in die neue nichteheliche Partnerschaft mitgebracht werden. Als eine weitere Familienform bezeichnet Kaiser das „Ehepaar ohne Kinder“, wobei die Partner entweder freiwillig oder unfreiwillig kinderlos sind (vgl. ebd., S. 7). Ehepaare, die Kinder bekommen, mit denen sie zusammenleben, werden als „Kernfamilie“ bezeichnet (vgl. ebd., S. 8). Als „Adoptiv- oder Pflegefamilie“ werden Paare bezeichnet, die Kinder adoptieren oder als Pflegekinder bei sich aufnehmen, wobei sie ebenfalls leibliche Kinder haben können (ebd.). Eine weitere Form der Familie wird als „Einelternfamilie“ bezeichnet. Sie besteht aus einem Elternteil und ein oder mehreren Kindern und entsteht durch Verwitwung, Trennung oder Scheidung. Partner, die Kinder aus Vorbeziehungen in die aktuelle Beziehung einbringen, bilden eine „zusammengesetzte Stieffamilie“. Diese Familienform wird heute häufig als „Patchworkfamilie“ bezeichnet. Sie nimmt infolge wachsender Scheidungszahlen zu (vgl. ebd., S. 9). Als „Lebensgemeinschaft von Verwandten“ bezeichnet Kaiser Familien, in denen mehrere Generationen zusammenleben (vgl. ebd., S. 9f).

Der Familienbegriff, der dieser Forschung zugrunde liegt, orientiert sich an der Kernfamilie, also an Ehepaaren mit eigenen Kindern.

In Deutschland wächst die Zahl der Partnerschaften zwischen einheimischen Deutschen und Menschen mit Migrationshintergrund bzw. anderer Nationalitäten. Die interkulturelle Psychologie und interkulturelle Kommunikation gewinnen dadurch immer mehr Bedeutung im wissenschaftlichen Bereich. Es werden Fragen gestellt, ob die ehelichen bzw. partnerschaftlichen Aufgaben und die Funktion der Ehe für Menschen aus verschiedenen Nationalitäten und Kulturen verschiedenartig sind. Neben dieser individuenzentrierten Perspektive auf die binationale Ehe, in deren Rahmen die individuell verschiedenen Auffassungen über Funktion der

Aufgabenverteilung in der Ehe thematisiert werden, gibt es auch eine Perspektive der gesetzlichen Regelungen und Vorschriften. Beide Perspektiven arbeiten mit unterschiedlichen Konzeptionen der binationalen Ehe. Dementsprechend müssen zwei Definitionen der binationalen Ehe unterschieden werden: Einerseits die Definition entsprechend der staatlich rechtlichen Regelungen und andererseits die phänomenologisch orientierte Definition. Die zweite Definition erfasst verschiedene Faktoren wie Bildung, soziokulturelle Zugehörigkeit, lebensgeschichtliche Erfahrung, Einflüsse aus dem und auf das Elternhaus. Es ergibt sich daraus eine jeweils individuelle Definition von Ehe.

1.2 Ehe und Familie im Iran

„Vor der Ehe halte deine Augen offen, in der Ehe halte sie halb geschlossen."
(Positive Psychotherapie)

In diesem Abschnitt werden die individuelle und die soziale Bedeutung der Ehe und Eheschließung im Iran dargestellt. Sie spielen eine wichtige Rolle für diese Forschungsarbeit, da ein Partner der untersuchten Paare iranischer Herkunft ist und von den dortigen gesellschaftlichen Normen beeinflusst wurde. Daher ist es sinnvoll, eine allgemeine Orientierung über die Ehe und Familie in der heutigen iranischen Gesellschaft zu bekommen[8].

Um die Bedeutung der Ehe und Familie im Alltag des heutigen Iran verstehen zu können, ist es notwendig, die Geschichte des Landes in zwei groben Kategorien zu betrachten: die vor- und die nachislamische Zeit. Einige Feste und Rituale verdeutlichen die Bedeutung der vorislamischen Zeit für die Realitätskonstruktion des heutigen Familienlebens. Sie spielen im Alltagsbewusstsein vieler Iraner – sowohl innerhalb als auch außerhalb des Landes – immer noch eine wichtige Rolle, obwohl deren Wurzel in der Zeit vor dem Einfluss islamischer Kräfte zu finden ist. Zu solchen Festen zählen *Nowruz, Tscha'har-Schan'be-Souri, Schabe-Yalda*. Das größte iranische Fest ist das Frühlings- und Neujahrsfest *Nowruz*. Es bedeutet wörtlich neuer Tag oder Neuanfang. Seine Wurzeln liegen in der Zeit der Achämeniden[9]. Die Bedeutung dieses Festes für die Familien spiegelt sich darin wider, dass während der zweiwöchigen Feierlichkeiten intensive Familienkontakte stattfinden und vernachlässigte Kontakte wieder aufgenommen und gepflegt werden. Ein weiteres Fest, welches überwiegend von Jugendlichen am Vorabend des letzten Mittwochs des Jahres praktiziert wird, heißt *Tscha'har-Schan'be-Souri* (wörtlich: fröhlicher Mittwoch). An diesem Abend wird über das Feuer gesprungen und zum Feuer die folgenden Worte gesprochen: ‚Meine Blässe (mein Schädliches)

---

8 Um einen guten Überblick über Ehe und Familie im Iran zu bekommen, bietet Pirmoradi (2003) das Buch: Paar- und Familienkonzept im Iran.

9 Das erste persische Großreich ist jenes, das in der Zeit von 559 bis 330 v. Chr. über die Gebiete der heutigen Staaten Iran, Irak, Afghanistan, Usbekistan, Türkei, Zypern, Syrien, Libanon, Israel und Ägypten regierte. Die Hauptstadt war Perspepolis im Südwesten des heutigen Iran.

möge dir gehören, deine Röte (dein Gutes) mir. Meine Kälte ist dir, deine Wärme ist mir‘. Die Heiligkeit des Feuers bzw. die Bedeutung des im Feuer symbolisierten Lichts ist im zoroastrischen Glauben verankert. Obwohl die politische Führung jedes Jahr verhindert, dass dieses Ritual praktiziert wird, haben Menschen im Iran das Praktizieren dieses Festes nicht aufgegeben. Zwischen der Bevölkerung und dem aktuellen Regime besteht ein jährlicher Kampf um die Aufrechterhaltung dieses Rituals. Als dritte Feier, deren Ursprung in vorislamischer Zeit liegt, soll *Schabe-Yalda* betrachtet werden. Diese Feierzeremonie wird in der längsten Nacht des Jahres abgehalten und übt ebenfalls einen Einfluss auf den familiären Zusammenhalt aus. An dieser Stelle ist weiterhin zu erwähnen, dass auch die heutige Namensgebung für Neugeborene einen unübersehbaren Trend in Richtung vorislamischer Zeit erkennen lässt. Daran zeigt sich, welche Bedeutung Elemente aus vorislamischer Zeit für das alltägliche Leben in der Gesellschaft bzw. innerhalb der Familie haben.

Solche kulturellen Traditionen haben ihren Einfluss auf den Stellenwert der Partnerschaft und Familie. Sie wirken sich – neben weiteren Faktoren – im Laufe der Zeit auf das Familienleben im Iran aus und sind somit ständig präsent. In Bezug auf die Bedeutung der Familie in Iran schreibt Schaabani Folgendes: „Die Stelle der Familie kann als Instanz der sozialen Identität der Individuen angesehen werden“ (Schaabani 1995, S. 115). Es ist nicht zu übersehen, dass sich mit dem Eintritt des Islams in die Gesellschaft Veränderungen im privaten und sozialen Leben vollzogen haben. Dadurch hat sich auch die Bedeutung der Ehe und Familie teilweise verändert.

Nicht nur die vorislamische Zeit hat einen Einfluss auf das Familienverständnis des heutigen Iran, sondern auch die politische Führung hat einen erheblichen Einfluss auf das Familienleben und seine Bedeutung im Alltag. Einige Sozialwissenschaftler beschäftigen sich mit religiösen Aspekten der gesellschaftlichen Veränderungen, die sich in unterschiedlichen Richtungen entwickelt haben. Das Wirkungspotential des Islams hat u.a. Einflüsse auf Gestaltung der familiären Verhältnisse, Geschlechtsverhältnisse, Erziehungsfragen, Erbschaftsregeln sowie Eheschließung. An dieser Stelle ist es notwendig, sich die Funktion der islamischen Wertvorstellung als soziale Konstruktion und die daraus abgeleiteten Normvorschriften, die das Familienleben im heutigen Iran beeinflussen zu vergegenwärtigen. Sie sind jedoch als soziale Konstruktionen nicht festgelegt und ständig veränderbar. Im Folgenden werden die Grundprinzipien der islamischen Vorstellung von Ehe und Familie näher geschildert. Dadurch wird ihr Einfluss auf und ihre Bedeutung für die Ehe und Partnerschaft und das heutige Familienleben in Iran besser nachvollziehbar.

Im Koran wird der Ehe und Eheschließung ein besonderer Wert beigemessen. In einem Vers des Korans (Rum, 21) heißt es: „Es zählt zu den wichtigsten Zeichen des allmächtigen Gottes, euch Partner aus derselben Natur geschöpft zu haben, damit ihr euch dadurch erfüllt und wohl fühlt…“. In einer sogenannten *hadith*[10] über die Eheschließung steht sogar Folgendes geschrieben: „Keine andere Gründung ist beim Gott schöner als die Eheschließung“ (Mostafavi 1999, S. 10).

Ein entscheidender Punkt für die Eheschließung ist die persönliche Freiheit bei der Partnerwahl. Sie zählt zu den wichtigsten Bedingungen einer islamischen Eheschließung. Dennoch kommt es in den vom Islam beeinflussten Bevölkerungsgruppen *nicht* selten vor, dass die Eltern eine dominierende Rolle bei der Partnerwahl übernehmen. Die Rolle der Eltern wird hier oft *nur* als ‚beratend‘ dargestellt. In Bezug auf binationale Partnerschaften ist dieser Aspekt besonders wichtig, weil es gelegentlich vorkommt, dass die Herkunftsfamilie bei der Entstehung der Partnerschaft und später bei der Ehe eine mehr als *nur* beratende Position einnimmt (siehe Kap. 3.6.2).

Die Verwandtschaftsstruktur wird in verschiedenen Gesellschaften nach zwei Prinzipien unterschieden, ob sie eher nach dem Deszendenz- oder dem Allianzprinzip orientiert sind. Beim Deszendenzprinzip übernehmen die Eltern und weitere Bezugspersonen einen hohen Einfluss bei der Partnerwahl und engagieren sich stark, während dem Allianzprinzip mehr individuelle Entscheidung und Selbstständigkeit bei der Partnerwahl vollgezogen wird. Im Iran sind beide Formen anzutreffen, die von verschiedenen Faktoren, wie z.B. Bildung, sozialen Schicht abhängig sind. In großen Städten sind die Familien eher allianz- und in ländlichen Gebieten eher deszendenzorientiert.

Im Islam[11] wie auch in anderen Glaubensrichtungen existieren verschiedene Vorstellungen über die Rollenverteilung der Geschlechter in einer Beziehung. Die islamische Idealvorstellung verbietet den Geschlechtsverkehr vor der Eheschließung, jedoch wird sie im Iran zunehmend in den letzten Jahren von der Bevölkerung mehr toleriert. Diese Regel hat allerdings für die politische Führung eine besondere Bedeutung und es ist mit rechtlichen Konsequenzen zu rechnen.

Ab Mitte des 19. Jahrhunderts begann die Veränderung der soziokulturellen Normen in Iran. Sie nahm seit Anfang des 20. Jahrhundert rasant zu. Die Modernisierung im Iran wurde hauptsächlich durch iranische Intellektuelle vorangebracht, die eine westlich-europäische Orientierung vertraten. Als Folge wurde eine neue Verfassung verabschiedet, welche vom belgischen und französischen Grundgesetz

---

[10] Die Regeln des Islams beziehen sich auf zwei Quellen, einerseits dem Koran und anderseits auf Überlieferungen (hadith), die von Mohammad und seinen Nachfolgern (Imam) stammen. Die s.g. Sharia bezieht sich auf diese beiden Quellen, die göttlich-unveränderlichen Ideale sind und mit denen sich das veränderbare Leben vereinbaren soll.

[11] An dieser Stelle ist darauf hinzuweisen, dass der Islam keine homogene Religion ist. Wie andere Glaubensrichtungen hat der Islam auch unterschiedliche Strömungen, wie liberale, reformorientierte, gemäßigt konservative, traditionalistische und konservative Auslegungen, die unterschiedliche Haltung gegenüber Rollen der Frauen und Männer in der Familie und Gesellschaft haben. Dabei ist zwischen dem politischen Islam und den Angehörigen der verschiedenen muslimischen Glaubensrichtungen zu unterscheiden (vgl. Süssmuth 2006, S. 180).

inspiriert wurde. Diese Entscheidung kann als eine wichtige ‚soziokulturelle Errungenschaft' bezeichnet werden (vgl. Pirmoradi 2003, S. 117). Im Jahre 1918 wurde dann die erste Ausbildungsstätte für Frauen gegründet. Der gesellschaftliche Diskurs um die Erweiterung der Bildungs- und Berufsmöglichkeiten wurde zunächst von begeisterten intellektuellen Schichten eingeleitet und wurde seit Anfang des 20. Jahrhundert weiter durchgesetzt. Das Ziel der Intellektuellen war es, die Kluft zwischen den Fortschritten des Westens und ihrer eigenen traditionellen Lebensform zu überwinden. Der Prozess der Modernisierung führte innerhalb der iranischen Gesellschaft zu einer kulturellen Veränderung, der in der Spaltung zwischen Anhängern der modernen und der traditionellen Position mündete. Der Begriff ‚Modernisierung' wurde zum Synonym für Verwestlichung und der Begriff ‚Tradition' zum Synonym für Rückständigkeit. Ein im Jahre 1935 verabschiedetes Gesetz zwang Frauen zur Entschleierung, um die Lebenssituation der Frauen zu modernisieren. Die Art des Tragens von Kopftüchern trennt immer noch ‚Traditionalisten' von den ‚Modernisten'. Weitere Ereignisse innerhalb des Modernisierungsprozesses veränderten das Familienleben und -verständnis: Mit der staatlichen Reform im Jahre 1963 wurde Frauen das Wahlrecht gegeben und die Ausübung eines Berufes außerhalb des Hauses gestattet. Dieser Schritt hatte besondere Bedeutung für die Beteiligung der Frauen im Bildungs- und Berufssystem. Ein weiteres für die Veränderung der Struktur der Familie bedeutendes Ereignis war 1967 die Verabschiedung des ersten Familienschutzgesetzes. Das Mindestalter für Heiratswillige wurde erhöht und gleichzeitig das exklusive Scheidungsrecht der Männer abgeschafft (vgl. ebd., S. 117ff).

Die Revolution im Jahre 1979 löste bei vielen Familien Verunsicherung und Spannungen aus. Wurden die Frauen 1935 noch zur Entschleierung gezwungen, so war es nun wiederum die politische Führung, die ihnen das Tragen des Kopftuches auferlegte. Die politische Veränderung traf damit auch auf den geschützten Bereich der Familie. Die neue politische Führung schaffte das Familienschutzgesetz wieder ab und führte stattdessen juristische Grundlagen auf Basis schiitischer Regeln ein. Auch der irakisch-iranische Krieg in den Jahren 1980-1988, welcher kurz nach der Stabilisierung der islamischen Republik begann, hatte einen Einfluss auf das iranische Familienleben: Der Krieg erhöhte den Bedarf eines Geburtenzuwachses, weil viele Menschen, vor allem Männer durch den Krieg starben. Die Geburtenkontrolle durch Verhüttungsmittel wurde deshalb als westliche ‚Intrige' abgestempelt. Nach Beendigung des Krieges wurde die Bevölkerung im Jahre 1990 allerdings wegen sozioökonomischer Probleme in Folge rapiden Zuwachses wieder zur Geburtskontrolle aufgerufen. Bedingt dadurch sank die Geburtenrate von 4,5% im Jahr 1984 auf 2,1% im Jahr 1990 und dann auf 1,4% im Jahr 1996 (vgl. ebd., S. 121).

Nach dieser allgemeinen Orientierung über historisch-religiöse Perspektiven scheint es im Folgenden sinnvoll zu sein, nähere Informationen über die Praxis der Partnerwahl in der heutigen Gesellschaft in Iran zu vermitteln. Generell lässt sich die Partnerwahl in zwei Praxisformen aufteilen: die arrangierte und die individuelle

Partnerwahl. Überwiegend gibt es noch die arrangierte Form der Partnerwahl, an der die Familie, Verwandtschaft sowie das soziale Umfeld in direkter oder indirekter Weise teilnehmen. Die Praxis variiert allerdings in den verschiedenen Familien, die u.a. von Bildung, soziokulturellen Kontext der Familie abhängt. Aus familiensoziologischen Untersuchungen zur Praxis der Partnerwahl in Iran geht hervor, dass im Prozess der Partnerwahl und Paarbildung Frauen mehr Engagement zeigen. Nach Meinung von Familiensoziologen sind arrangierte Paarbildungen in einem ausgedehnten und vielfältigen Verwandtschaftssystem vorzufinden (vgl. ebd., S. 130).

Eine individuelle und persönliche Partnerwahl nimmt in den höher gebildeten Schichten zu und dadurch wird die traditionelle Form abgeschwächt. Die rapide Zunahme der Anzahl der Studierenden an den Hochschulen bestärkt diese Form der Partnerwahl gegenüber der traditionellen Strategie der Paarbildung. Denn in den Bildungsstätten haben die Jugendlichen mehr Möglichkeiten, sich ohne arrangierte Form kennenzulernen. Es sei darauf hingewiesen, dass der Staat die Geschlechtertrennung an den Universitäten nicht durchsetzen konnte. Diese Form gilt als eine Gelegenheit für viele Jugendlichen, die die Partnerwahl begünstigt. Ein weiterer Aspekt dieses Phänomens besteht darin, dass bei dieser Form der Paarbildung die Frauen und Männer gleichberechtigt sind und Interesse von beiden Seiten bestehen soll. Aufgrund wirtschaftlicher Unsicherheiten und Zunahme der Konsumierung spielen neben sozialem Status auch materielle Aspekte für die Bejahung einer Paarbildung in den letzten Jahren eine wichtige Rolle. Erst nach der gemeinsamen Entscheidung für eine dauerhafte Partnerschaft werden die Eltern konsultiert. Infolgedessen werden die Familienbegegnungen für verbindliche Vereinbarungen organisiert.

Nach dieser kurzen Beschreibung der soziokulturellen Aspekte der Partnerwahl ist davon auszugehen – in Anlehnung an Forschungsansätze (u.a. Kim und Berry 1993) –, dass in Iran im Zusammenhang der Thematik der Paarbildung und Partnerwahl eine zunehmende ‚Diversität' zu erwarten und zu spüren ist. Folglich werden individuelle Paarbildungen stärker geltend gemacht und die traditionellen Vorbilder verlieren mehr und mehr ihre Bedeutung. Die Paare müssen sich den Herausforderungen stellen und die Regulierung in der eigenen Beziehung verhandeln. Eine bevorzugte Instanz für die Regulierung der Konflikte in der Partnerschaft sind die professionellen psycho-sozialen Hilfestellungnahmen, wie z.B. Beratung, Paartherapie etc. Da diese Interventionen auch nicht immer die Konflikte der Paarbeziehungen beseitigen, wählen einige Paare die Trennung und Scheidung als letzte Lösung.

In den letzten Jahren nahm die Zahl der Scheidungen in Iran zu. Sozialwissenschaftler sind der Meinung, der Iran befände sich – wie schon oben erwähnt – in einer Übergangsphase von Tradition zur Modernisierung. Die iranische Sozialwissenschaftlerin Kasemipur ist der Ansicht, dass diese gesellschaftliche Veränderung einen starken Einfluss auf die Bedeutung und Funktion der Familie hat: Traditionelle Normen verlieren an Bedeutung, weil sich die Bevölkerung immer mehr an die Normen der Industriegesellschaften anpasst bzw. sich davon beeinflussen lässt. Sie macht folgende Gründe für dieses Phänomen verantwortlich: psychosoziale Ursachen wie Stress, Unzufriedenheit, Drogenabhängigkeit, wirtschaftliche Ursachen, wie z.B. Arbeitslosigkeit, hohe Unterhalts- und Mietkosten, hohe Ansprüche auf materielle Dinge und biologische Ursachen wie Zeugungsunfähigkeit und die wachsenden kulturellen Unterschiede. Sie betont, dass kulturelle Verschiedenheiten, die Steigerung der Autonomie und des Individualitätsbedürfnisses, der Anstieg des Bildungsniveaus bei Frauen wichtige Faktoren für den Anstieg der Scheidungsrate sind. Ein weiterer Faktor dafür ist die reduzierte Zahl von Kindern pro Familie, die in den letzten Jahrzehnten von 5 bis 6 auf 2 gesunken ist (vgl. Kasemipur 2005). Die iranische Zeitschrift *Resalat* berichtete im November 2007, dass die Scheidungsrate in diesem Jahr auf 14% anstieg. Das Amt für Statistik berichtet, dass jede vierte Ehe geschieden wird, wobei 30% der Scheidungen im ersten Jahr und über 50% in den ersten fünf Jahren nach der Eheschließung vollzogen werden.

1.2.1 Verschiedene Gruppen von iranischen Migranten in Deutschland

Als ein Grund, der auch u.a. zur Veränderung der Familienverhältnisse nach der islamischen Revolution geführt hat, ist Migration zu benennen. Die Migranten mit iranischer Herkunft gehören zur Minderheit der Migrantengruppe in Deutschland. Sie werden hierzulande kaum als Gruppe wahrgenommen. Ein Grund für ihre Unauffälligkeit ist ihr Integrationserfolg, den sie trotz ihrer anderen Religionszugehörigkeit – mehrheitlich sind sie Muslime – aufweisen. An dieser Stelle sei darauf hingewiesen, dass dieser Integrationserfolg ein Beweis dafür ist, dass die religiöse Zugehörigkeit *allein* nicht für Gelingen oder Misslingen der erfolgreichen Integration verantwortlich ist, sondern u.a. eine positive Haltung, Integrationsbereitschaft zu neuen Werten und Bildung eine entscheidende Rolle spielen.

In diesem Abschnitt ist es sinnvoll, einige Gründe zu nennen, die dazu geführt haben, dass etwa 120.000 iranische Migranten in Deutschland leben. Die Migrationsmotive sind für die vorliegende Forschungsarbeit bedeutsam[12].

Ghaseminia differenziert drei Typen iranischer Migrantengruppen, nämlich „Aufstiegsmigranten“, „Bildungsmigranten“ und „politisches Exil“ (Ghaseminia 1996, S. 84f). Er ist der Auffassung, dass man die Migrationsmotive der Iraner an zwei unterschiedlichen Zeitpunkten unterscheiden muss: die Motive vor und die nach der Revolution. In der Zeit von 1960 bis 1979 kamen überwiegend junge Iraner zum Studieren nach Deutschland. Einige aus dieser Gruppe der Migranten

---

[12] Um einen guten Überblick über iranische Migration zu bekommen, bieten sich Jannat Makan (1998), der das Buch „Integrationsprozess bei iranischen Immigranten in der Bundesrepublik Deutschland“ und Ghasemina (1996), der „Iranische Migrantinen und Migranten“ verfasst haben, an.

haben sich in Deutschland niedergelassen. Es entstanden dadurch viele binationale Ehen und Partnerschaften, aus denen viele Kinder hervorgegangen sind.

Nach der Revolution im Jahre 1979 verließen viele weitere Iraner ihre Heimat. Sie hatten verschiedene Motive für diesen Schritt. Man kann sie in sieben verschiedenen Gruppen klassifizieren: Die erste Gruppe bilden diejenigen, die in der Zeit von 1978 bis 1979 das Land verließen. Innerhalb dieser kurzen Zeit nahm die Zahl der iranischen Migranten von 19.500 auf 113.800 zu. Es waren hauptsächlich Angehörige des Schah-Regimes, die das Land während der Revolution verlassen mussten.

Zwischen 1979 bis 1981 floh eine weitere Gruppe von Iranern ins Ausland. Sie waren meist politisch aktiv oder Angehörige religiöser Minderheiten, zu denen insbesondere Sufi-Anhänger[13] (Derwische), Baha'i[14], armenische Christen und Juden gehörten, deren rechtliche und gesellschaftliche Existenz zunehmend durch die neue politische Führung bedroht wurde. Eine weitere Gruppe von Migranten sind Flüchtlinge, die mit Beginn des Iran-Irak-Krieges Anfang der 1980er Jahre das Land verließen. In der Zeit von 1980 bis 1988 flohen 31.000 Iraner ins Ausland, die den langjährigen Krieg zwischen Irak und Iran ablehnten oder nicht mehr unter den Kriegsbedingungen leben wollten. Viele Familien wollten verhindern, dass ihre Söhne zum Kriegsdienst eingezogen werden. In dieser Zeit kamen mehrere Tausend unbegleitete Jungen im Alter von zwölf bis 17 Jahren nach Deutschland. Sie wurden meist in Jugendheimen untergebracht. Eine weitere Gruppe von Migranten sind Intellektuelle und Wissenschaftler, die im Ausland mehr Möglichkeiten für ihre Entwicklung und Arbeit sahen und immer noch sehen[15].

Als fünfte Gruppe seien Studenten genannt, die als Konsequenz ihres Protestes für Reformen ihre Heimat verlassen mussten. Viele der an den Protesten teilnehmenden jungen Leute waren enttäuscht von Präsident Chatami und seinen Reformversprechungen. Sie fühlten sich im Machtkampf innerhalb des Regimes ausgenutzt. Während einer Demonstration für Freiheit und Demokratie auf dem Campus der Universität Teheran wurden einige Studenten verhaftet oder umgebracht. Einige junge Menschen verließen das Land, weil sie nach der Teilnahme an den Demonstrationen verfolgt wurden oder ihre Hoffnung auf Reformen im Iran

---

13 Seit der Amtszeit von Ahmadinejad sind die Sufis wieder massiv unter Druck geraten und das Regime geht gegen Sufis vor. Zu den verbreiterten Sufiorden gehören die Nematollahi-Gonabadi, die im Iran laut eigenen Angaben ca. 2 Millionen Anhängern haben.

14 Die Baha'i-Religion wurde Mitte des 19. Jahrhunderts von Bahá ú lláh (1817-1892) in Iran gegründet. Um einen guten Überblick über die Lehre und Geschichte dieser Religion zu bekommen, bieten Towfigh & Enayati das Buch „Die Baha'i-Religion" (2005) an.

15 Es sei an dieser Stelle darauf hingewiesen, dass die statistischen Daten des Auswärtigen Amtes im Iran über die Auswanderung von Fachkräften und Absolventen der Universitäten in letztem Jahr berichten. Die Anzahl der Auswanderung von Fachkräften beträgt im Jahr 2008 ca. 16.000. Als Ursachen dafür wurden die gesellschaftlich-politische Lage innerhalb des Landes und günstige Arbeitsmarkt und Forschungsmöglichkeiten für Fachkräfte im Ausland benannt (Gooya news 2010).

aufgegeben hatten. Die sechste Gruppe bildeten Iraner, die weder politisch aktiv waren, noch Kapital besaßen oder den gebildeten und intellektuellen Eliten angehörten, sondern die zu den schwachen sozialen Schichten gehörten und das Land für ein besseres Leben im Ausland verließen.

Durch die Präsidentschaftswahl am 12. Juni 2009 und den Verdacht der Wahlfälschung durch die Opposition kam es zu Protesten, Unruhen und Verhaftung[16] von Demonstranten. Oppositionellen lieferten sich wegen des offiziellen Wahlergebnisses Straßenschlachten mit der Polizei. Nach offiziellen Angaben haben einige von den Oppositionellen, die in Gefahr sind, das Land verlassen. Diese Migranten sind als siebte Gruppe zu sehen.

1.3 Verschiedene Formen von Paarbeziehungen

Im Rahmen der vorliegenden Arbeit ist es sinnvoll, einen Überblick über die verschiedenen Formen der Paarbeziehungen zu gewinnen, um dadurch die Dynamik der Partnerschaft herauszukristallisieren. Solche Informationen können aus psychodynamischer Sicht für die Verarbeitung der Auseinandersetzungen innerhalb der Partnerschaft hilfreich sein. Bei der Klassifikation von Paarbeziehungen gibt es unterschiedliche Modelle. Die bekanntesten Typologien wurden von Fitzpatrick (1988) und Gottmann (1994) vorgeschlagen. Obwohl sich Gottmann in der Literatur der Klassifikation der Paarbeziehung durchgesetzt hat, soll an dieser Stelle das Modell von Fitzpatrick kurz dargestellt werden.

Fitzpatrick unterscheidet drei Typen von Paaren: Die *traditionellen* Paare, die *unabhängigen* Paare und die *separierten* Paare. Diese Typen unterscheiden sich hinsichtlich der Dimensionen der Ehe-/Partnerschaftsideologie, der gegenseitigen Abhängigkeit und der Konfliktbewältigung. Die traditionelle Ehe wird nach konventionellen Vorstellungen gelebt. Gegenseitige Abhängigkeit zwischen den Partnern wird geschätzt und offene Konflikte beschränken sich meist auf schwerwiegende Themen. In der unabhängigen Ehe werden nichttraditionelle Vorstellungen über Ehe und Familie gelebt. Autonomie wird im gleichen Maße wert geschätzt wie die gegenseitige Abhängigkeit. Die Paare ziehen sowohl bei schwerwiegenden als auch bei kleineren Konflikten offene Auseinandersetzungen vor. Bei unanhängigen Paartypen stehen zwar traditionelle Werte bezüglich Paar- und Familienleben im Vordergrund, doch die Haltung gegenüber diesen Vorstellungen ist ambivalent. Das Paar schätzt gegenseitige Abhängigkeit wenig und meidet offene Konflikte (vgl. Fitzpatrick 1988, S. 84). Fitzpatrick untersuchte 700 Paare mittels eines Instruments zur Erhebung von Partnerschaftsdimensionen, wobei beide Partner getrennt befragt wurden. So lässt sich erklären, warum sich nicht alle Ehen auf

[16] Insgesamt wurden bis zum 17. Juni 2009 etwa 500 Oppositionelle, Journalisten und Intellektuelle verhaftet. Neuere Zahlen vom 25. Juni gehen von über 600 Verhafteten aus, die Opposition spricht von mehreren Tausenden (deutsche Welle vom 14. Juni 2009; DIE ZEIT online vom 18. Juni 2009; www.taz.de vom 25. Juni 2009).

einen Typ festlegen ließen. Nur in 60% der Fälle waren sich die Paare hinsichtlich der Beschreibung ihrer Ehe einig (vgl. ebd., S. 83).

Eine einfache Form der Paartypologie von Gottmann besagt, dass es zwei Paarbeziehungstypen gibt, nämlich regulierte (*regulated couples*) und unregulierte Paare (*nonregulated couples*). Bei regulierten Paaren ist eine positive Interaktion zu finden, die ein Regulierungsverhältnis von 5:1 aufweisen. Das bedeutet, dass ein negatives Verhalten des einen Partners durch mindestens fünf positive Interaktionen ausgeglichen wird. Im Vergleich zu unregulierten Paaren sinkt dieses Verhältnis auf einen Wert von 1 oder darunter. Paare, die ihr negatives Verhalten durch positives ausgleichen, haben eine günstige Vorhersage in Bezug auf ihre Partnerschaftsqualität und -stabilität. In einer Studie von 2004 wurden 1783 verheiratete Paare nach der von Gottmann vorgeschlagenen Paartypologie untersucht. Es zeigte sich, dass sich die drei stabil-zufriedenen Paartypen im Vergleich zu den dysfunktional und unzufriedenen Paaren häufiger positiv verhielten und die feindselig/feindselig-distanzierte Partnerschaften mehr Negativität aufwiesen. Bei den beiden dysfunktionalen Paartypen überwiegen die negativen Interaktionen (vgl. Bodenmann et al. 2004, S. 178).

Gottmann ist der Meinung, dass unregulierte Paare eine höhere Scheidungswahrscheinlichkeit aufweisen. Diese Typologie unterscheidet sich also hinsichtlich des Niveaus an positivem und negativem Interaktionsaustausch. Weil sich diese Klassifikation mit dem Verhältnis positiver und negativer Verhaltensweisen des Paares auseinandersetzt, bezeichnete Gottmann sie auch als *Balance-Theorie* (vgl. Gottmann 1994, S. 181). Durch den subjektiven Ausgleich zwischen positiven und negativen Verhaltensweisen entsteht Zufriedenheit, die zur Stabilität der Beziehung führt. Eine weitergehende Differenzierung zwischen glücklichen und unglücklichen Paaren nahm Gottmann vor, nachdem er deren Unterschiedlichkeit von Entwicklungswegen beobachtet hatte. Nach einer prospektiven Längsschnittstudie klassifizierte Gottmann drei Typen von zufriedenen Paaren (*impulsive, konstruktive* und *Konflikt-vermeidende*) und zwei von unzufriedenen Paaren (*feindselig-engagierte* und *feindselig-distanzierte*) (vgl. ebd., S. 94).

a) *Impulsiven Partnerschaften (volatile couples)*: Die Partner zeigen viele positive aber auch negative Eigenschaften. Zu positiven Eigenschaften gehören Zuneigung, Interesse und Humor. Dagegen lässt sich die negative Eigenschaft so zeigen, dass in einer konflikthaften Situation, in der beide Partner sich bemühen, ihre eigene Meinung durchzusetzen den anderen von ihrem Argument überzeugen wollen. Allerdings überwiegt das Ausmaß an positiver Emotionalität. Das Risiko solcher Beziehungen besteht in tiefgehenden Verletzungen durch einen Partner. Die Individualität und Eigenständigkeit der Partner ist ein wichtiges und zentrales Thema in der Beziehung und ist immer wieder Anlass für Auseinandersetzungen. Solche Paare sind herzlich, dynamisch und leidenschaftlich.

b) *Konstruktive Partnerschaften (validating couples)*: Die Partner zeigen ein mittleres Ausmaß an positivem und negativem Verhalten. Solche Paare sind häufig empathisch, zeigen Verständnis für den Partner und seine Gefühle. Sie akzeptieren, dass einige Gefühle für den Partner richtig sein mögen, obwohl sie diese Gefühle vielleicht nicht unbedingt nachvollziehen können. Bei Nichtübereinstimmungen versuchen die Partner die Probleme und Konflikte sachlich und kooperativ gemeinsam zu lösen. Sie sind kompromissbereit. Beziehungen sind charakterisiert durch ein hohes Maß an Intimität und Gemeinsamkeit. Die Gefahr besteht in dem Verlust der Leidenschaft und der intensiven Emotionen, was in der Folge zu geringer Anziehung und Romantik in der Partnerschaft führen kann.

c) *Konflikt-vermeidende Partnerschaften*: Solche Partner neigen dazu Konflikte bzw. Auseinandersetzungen zu bagatellisieren oder die Uneinigkeiten als unwichtig oder unbedeutsam darzustellen. Die vermeidenden Paare zeigen eine geringe Rate an negativen und positiven Interaktionen und weichen verletzenden Konflikten aus. Bei solchen Partnerschaften fehlt es, wie bei den konstruktiven Partnerschaften, an Leidenschaft und Emotionalität. Veränderung der Lebensdynamik, wie z.B. Geburt eines Kindes kann als ein Risikofaktor für den Umgang mit Problemen sein, denn die Partner sind nicht auf solche Lebensumstände vorbereitet.

Es ist wichtig zu beachten, dass alle drei Paartypen Zufriedenheit in ihrer Beziehung zeigen, obwohl es nicht unerhebliche Unterschiede in der Art der Beziehungsgestaltung gibt. Die zwei instabilen Paarbeziehungstypen werden nach Gottmann folgendermaßen charakterisiert (vgl. ebd., S. 212ff):

a) *Feindselig-engagierte Partnerschaft (hostile-engaged couples)*: Solche Paare sind konfliktgeladen und weisen auf eine hohe Partnerschaftsunzufriedenheit hin. Als Folge sind diese Partnerschaften häufig von Scheidung gefährdet. Ihre Interaktion sind durch mehr Negativität und weniger Positivität gekennzeichnet. Bei ihren Konflikten zeigt sich kaum eine konstruktive Lösungsfähigkeit. Kritik und Abwertung beherrschen das Interaktionsmuster.

b) *Feindselig-distanzierte Partnerschaft (Hostile- detached couples)*: Diese Partner ziehen sich voneinander zurück und fühlen sich isoliert. Sie können keine positiven Interaktionen führen und haben keine Gefühle und Zuneigung füreinander. Im Gegensatz zu konfliktvermeidenden Partnerschaften herrscht hier ein feindseliges Klima untereinander. Die Konflikte werden jedoch nicht offen ausgetragen.

1.4 Phasen einer partnerschaftlichen Entwicklung

Es gibt verschiedene Klassifikationen der Entwicklungsstadien von Beziehungen. Der Prozess der Beziehungsentwicklung durchläuft immer verschiedene Stadien. Aus psychodynamischer Sicht unterscheiden sich die verschiedenen Phasen in der Art der Aufgaben zur Selbstentfaltung, Reifung und Ich-Identitätssuche der Partner. Die gesellschaftlichen Veränderungen der letzten Jahrzehnte haben dazu geführt, dass es heute keine allgemein gültigen Vorstellungen mehr über die Form und Ausgestaltung einer partnerschaftlichen Beziehung gibt. Nach dem Motto: Richtig ist, was gefällt. Heute werden alle Formen der Partnerschaft gelebt. Mitunter variieren die Freiheitsgrade innerhalb einer festen Beziehung stark. Die Führung einer lebenslangen Partnerschaft entspricht nicht mehr den Vorstellungen aller Menschen der Gesellschaft. Einige Menschen behaupten, es gehe ihnen mit weniger dauerhaften Paarbeziehungen besser. Diejenigen, die eine solche Position vertreten, behaupten, die Gesellschaft verliere ihre Lebendigkeit, wenn nur dauerhafte partnerschaftliche Beziehungen existierten. Der Psychoanalytiker und Paartherapeut Willi ist der Ansicht, „ ... dass es trotz aller Liberalisierung den Menschen bedeutsam ist, ob ihnen eine dauerhafte Partnerschaft gelingt und ob sie in einer Familie leben. Die Herausforderungen der Phasen der Liebe treten an jeden Menschen heran, und die Sehnsucht, sie bestehen zu können, ist in jedem Menschen lebendig. Diese Herausforderungen machen Angst, aber sie können auch in besonderer Weise der Entfaltung des persönlichen Potentials dienen“ (Willi 2002, S. 142). Willi ist der Auffassung, dass man zur Entfaltung des persönlichen Potentials einen Partner braucht (vgl. ebd., S. 143).

Dieser Gedanke bildet den Ausgangspunkt für die vorliegende Forschungsarbeit. Partnerschaftliche Auseinandersetzungen, welche mitunter Ängste auslösen, können als eine Chance für partnerschaftliche Entwicklung angesehen werden. Sie kann jedoch nur gelingen, wenn beide Partner Entwicklungsbereitschaft und genügend Offenheit zeigen, die Unstimmigkeiten durch Kooperation zu überwinden und an ihnen gemeinsam zu wachsen.

Durch Interaktionen und Begegnungen zwischen zwei *Individuen* entsteht eine gemeinsame Beziehungsgeschichte, aus der sich ein intimes partnerschaftliches Beziehungssystem entwickelt. Acitelli und Duck entwickelten das Konzept des „Beziehungsbewusstseins“, dessen Kernmerkmal in diesem Beziehungssystem eine sogenannte Wir-Orientierung ist. Sie basiert auf folgenden Säulen:

- Gemeinsames Wollen
- Gemeinsames Fühlen
- Gemeinsames Wissen
- Gemeinsames Tun
- Gemeinsame Zielerreichung

a) Beim gemeinsamen Wollen geht es darum, dass die einzelnen Individuen, die sich als Teil eines gemeinschaftlichen Lebensprozesses verstehen, nach gleichen Zielen streben. Dabei handelt es sich beispielsweise um die Befriedigung von Grundbedürfnissen wie Ernährung, Schutz und Pflege.

b) Mit dem Begriff gemeinsames Fühlen ist die Erfahrung von positiven und negativen Emotionen gemeint, die durch das Zusammenleben entstehen. Es entwickelt sich das „Wir-Erleben“. Aus positiven emotionalen Erlebnissen resultiert Zufriedenheit mit der Glück in der Beziehung, während negative emotionale Erlebnisse zu Kränkung oder Verzweiflung führen.

c) Ein wichtiger Bestandteil eines gemeinschaftlich partnerschaftlichen Lebens ist die übereinstimmende Auffassung über ökonomische, soziale, traditionelle Lebensgrundlagen, Werte und Normen. Durch dieses Wissen wird ein günstiger Raum für ein gemeinschaftliches Leben geschaffen.

d) Durch die gemeinsame Ausübung von Aktivitäten wird die „Wir-Wirksamkeit" bewusster. Diese Ebene wird als Gemeinsames Tun bezeichnet.

e) Durch das gemeinsame Ausführen von Aktivitäten können darüberhinaus auch gemeinsame Ziele erreicht werden. Manchmal bleibt der angestrebte Wunsch jedoch unerfüllt (vgl. Acitelli & Duck 1987, S. 297ff).

Bei einer günstigen partnerschaftlichen Entwicklung stärken die beiden Partner im Verlauf der Beziehung ihre Verbundenheit bzw. die Wir-Orientierung. Die Ergebnisse dieser Entwicklung fließen in das gemeinschaftliche Beziehungssystem ein. Dieses wird jedoch nicht nur durch die realisierte Wir-Orientierung beeinflusst, sondern auch von der jeweiligen *Ich-Orientierung* der Partner. Das Ausmaß, in dem sich die beiden Partner des Beziehungssystems gegenseitig Raum für ihre individuellen Bedürfnisse und Entwicklung geben, bestimmt die realisierte Ich-Orientierung innerhalb des Paarsystems. Das individuelle Wollen, Fühlen, Wissen, Tun und Ziele-erreichen fördert die individuelle Autonomie oder Eigenständigkeit der Partner und entspricht damit einem zentralen Grundbedürfnis des Menschen. Ich-Orientierung und Wir-Orientierung sind als zwei unterscheidbare Bestandteile von intimen Beziehungssystemen zu verstehen. In einer Partnerschaft sind beide Partner dafür verantwortlich, aktiv dazu beizutragen, ein Gleichgewicht zwischen individueller Autonomie und Verbundenheit innerhalb der Partnerschaft zu schaffen. Wie dieses Gleichgewicht aussieht, kann zwischen den als gleichermaßen intim erlebten Beziehungen stark variieren. Es hängt von den individuellen Empfindungen über das normale Maß an Nähe hinaus und individueller Autonomie ab, in wieweit eine Beziehung als intim erlebt wird. Durch die unterschiedlichen Auffassungen entstehen verschiedene Beziehungsstile.

Levinger klassifiziert den Verlauf partnerschaftlicher Entwicklung in drei Stufen: ‚Entstehung', ‚Aufrechterhaltung' und ‚Auflösung' (Levinger 1980, S. 510ff). Nach der Ablösung von der Ursprungsfamilie beginnt die Phase, in der eine Beziehung mit einem Partner entstehen kann. Nach Entstehung der Partnerschaft bzw. Eheschließung sind beide Partner mit einer Anzahl verschiedener Aufgaben konfrontiert, deren Bewältigen für die Aufrechterhaltung des Paarsystems von großer Bedeutung ist. Die Partner müssen langsam in ihre neuen Rollen hineinwachsen, es entwickelt sich eine neue Paaridentität. Um die Beziehung lebendig zu erhalten, ist es notwendig, dass das Grundgesetz von Beziehungen, die Regulation von Autonomie und Abhängigkeit, von beiden Partnern realisiert wird. Das letzte Beziehungsstadium bezeichnet Levinger als Auflösung. Es wird durch Trennung oder Tod eingeleitet. An dieser Stelle sei darauf hingewiesen, dass das Modell von Levinger dem drei Interaktionsmodell von Peseschkian nämlich ‚Verbundenheit', Differenzierung' und ‚Ablösung' entspricht, die im Kapitel 2.4.5 näher beschrieben werden. In der wissenschaftlichen Partnerschaftsforschung liegt der Fokus meist auf der Entstehung und Auflösung einer engen Beziehung, während dem Verlauf und der Aufrechterhaltung von Beziehungen wenig Beachtung geschenkt werden. Ein Grund dafür ist, dass die Phase der Aufrechterhaltung größere Erhebungszeiträume in Anspruch nimmt.

Wynne klassifiziert Beziehungsprozesse nach dem „epigenetische(n) Prinzip". Der wechselseitige Austausch bzw. die Transaktionen, die in einer bestimmten Entwicklungsphase stattfinden, bauen auf dem Ergebnis früherer Transaktionen auf (vgl. Wynne 1985, S. 114). Die Entwicklungsphasen spiegeln sich in den folgenden vier Beziehungsprozessen wider: *Bindung und Fürsorge*, *Kommunizieren*, *gemeinsames Problemlösen* und *Gegenseitigkeit*. „Unter optimalen Bedingungen folgen diese Prozesse aufeinander in der Weise, dass sie zwar überhaupt, jedoch der nachfolgende jeweils immer stärker, in den Blickpunkt des Interesses trennt und dafür eine bestimme Phase vorherrschende Bedeutung erlangt" (ebd., S. 112). Wynne beschreibt die vier Beziehungsphasen folgendermaßen:

a) *Bindung und Fürsorge* (attachment/caregiving). Es handelt sich um eine emotionale Komponente, deren Prototyp die frühkindliche Mutter-Kind-Beziehung ist. Bindungsverhalten (attachment behavior) spielt sich in einem „Feedback-System" mit fürsorglicher Zuwendung bzw. Fürsorge-Geben (caregiving) als komplementärer Funktion dazu ab (vgl. Bowlby 1975, zit. nach Wynne 1985). Weil sich die frühkindliche Bindungs-Fürsorgebeziehung mit der Mutter auf die Beziehungsgestaltung im Erwachsenenalter auswirkt, spielt die Bindungsrepräsentation für die Partnerschaft eine zentrale Rolle (siehe Kap. 2.1.2). In der Verliebtheitsphase ist das Bedürfnis nach Nähe besonders gut zu beobachten. Intensive Gefühle und das Bedürfnis nach körperlicher Intimität kennzeichnen diese Beziehungsphase.

b) *Kommunizieren* (communicating). Durch den Austausch von Informationen bzw. Botschaften zwischen zwei oder mehreren Personen entsteht Kommunikation, die in nonverbaler oder verbaler Form stattfinden kann. Eine Voraussetzung für Kommunikation ist ein gemeinsames Symbolsystem, das als Medium für den Informationsaustausch dient. Im Laufe einer Beziehung ergänzen Partner dieses Symbolsystem durch individuelle Codes. Diese Privatsprache zeigt sich im Gebrauch bestimmter Wörter oder in der Verwendung eines bestimmten Tonfalls untereinander und ist ein Beleg dafür, dass jede partnerschaftliche Beziehung seine eigene Subkultur besitzt. Wynne beschreibt diese Entwicklung einer individuellen Kommunikationsstruktur folgendermaßen: „Eine fortlaufende Serie von Transaktionen, in denen das Auseinanderpassen (fit) der angeborenen und erworbenen inneren Ausrüstung einerseits und der Art der von außen kommenden Stimulierung anderseits für den Entwicklungsprozess eine entscheidende Rolle spielt. So scheint z.B. in der frühen Kindheit eine wechselseitige Beziehung auf nichtverbale Grundlage zwischen Mutter und Kleinkind die spätere Entwicklung sprachlicher Mitteilung zu beeinflussen" (ebd., S. 126). Wynne ist der Auffassung, dass innerhalb der Familie Kommunikation und andere Beziehungsfähigkeiten gelernt und eingeübt werden sollen, die für die Bewältigung von belastenden Situationen sowohl innerhalb als auch außerhalb der Familie erforderlich sind (vgl. ebd., S.128).

c) *Gemeinsames Problemlösen* (joint problem solving). Um gemeinsam Probleme lösen zu können, sind die funktionalen Kommunikationsmuster besonders wichtig. Problemlösen ist eine der primären Fähigkeiten, die der Mensch im Laufe seiner Entwicklung lernt bzw. lernen sollte. Für die persönliche Entwicklung, wie auch für die partnerschaftliche Entwicklung, stellt die Fähigkeit, Probleme sachlich lösen zu können ein wichtiges Ziel dar. „Im gemeinsamen Problemlösen und gemeinsamen Engagement in der Erfüllung fortwährender und neuer Aufgaben sind Beziehungsprozesse am Werk, die den Boden für weiteres Wachstum schaffen" (ebd., S. 129). Um die im Zusammenhang mit Übergangs- und Veränderungsphasen auftretenden Probleme bewältigen zu können, bedarf es der Ausdrucksfähigkeit beider Partner. Wenn keine feste Grundlage von Bindung/ Fürsorgeverhalten und Kommunikationsfähigkeit vorhanden sind, scheitern die Partner leicht an Aufgaben in solchen Phasen der Partnerschaft. Bei schlechtem bzw. unorganisiertem gemeinsamen Problemlösen ist mit ernsthaften Schwierigkeiten in Ehe und Partnerschaft zu rechnen (vgl. ebd., S. 130). Im günstigen Fall, wenn Motivation und Einsicht zu notwendigen Veränderung vorhanden sind, sind solche Schwierigkeiten Anlass zur Aufnahme einer Paartherapie, im ungünstigen Fall können sie zur Scheidung führen.

d) *Gegenseitigkeit* (mutuality). Unter dem Begriff Gegenseitigkeit versteht Wynne die Überprüfung und Überarbeitung von in der individuellen Entwicklung verankerten Beziehungsprozessen. Die Beziehungsprozesse spiegeln sich in der sich verändernden Lebensdynamik wider. Durch körperliche und psychische Entwicklungen (wie z.B. Pubertät), durch familiäre Ereignisse (z.B. Verlassen des Elternhauses wegen des Studiums) oder durch soziale, äußere Einflusse (z.B. Arbeitslosigkeit) sind gravierende Einschnitte in die Lebensdynamik einer Person zu erwarten. Es wird geprüft, ob Beziehungen auch nach den Umwälzungen fortgesetzt werden können und wenn ja unter welchen Bedingungen, denn eine ständige Überprüfung der Beziehung ist für die Sicherung der Beziehungsqualität notwendig (vgl. ebd., S. 131). Wynne betont, dass Gegenseitigkeit sich nicht automatisch als letztes Glied aus der Reihenfolge von Bindungs-/ Fürsorgeverhalten, Kommunizieren und gemeinsamen Problemlösen ergibt, sondern dass sie ein übergeordnetes Konzept ist, das sich spezifisch an Beziehungsveränderungen orientiert (vgl. ebd., S. 132). Beziehungen, welche ohne ein gewisses Maß an Gegenseitigkeit geführt werden, brechen mitunter sehr plötzlich auseinander, ohne dass nach Alternativen oder Möglichkeiten eines Neubeginns gesucht werden (ebd.). Um eine Beziehung dauerhaft erfolgreich führen zu können, ist es notwendig eigene Bedürfnisse und Wünsche zu äußern und gleichzeitig die des Partners zu berücksichtigen. Gerade in der Anfangsphase einer Beziehung werden häufig eigene Bedürfnisse zum Wohlwollen des Partners ignoriert. Mit der Zeit gewinnen diese unterdrückten Bedürfnisse an Bedeutung. Das Einfordern ihrer Erfüllung führt dann oft zu Konfliktsituationen. Werden diese effektiv gelöst, gewinnt das partnerschaftliche Beziehungssystem in seiner Verbundenheit an Tiefe und konsolidiert damit seine Beständigkeit.

Auch Schneewind postuliert eine phasenweise Entwicklung in der Partnerschaft. Jeder dieser Stufe ist durch spezifische Verantwortungen und Aufgaben gekennzeichnet. Wenn es sich um eine Partnerschaft mit lebenslanger Perspektive handelt, lassen sich fünf Entwicklungsphasen wie folgt unterscheiden (vgl. Schneewind 2000, S. 100).

Tab. 1 Phasen der normativen Paarentwicklung und Entwicklungsaufgaben (vgl. Schneewind 2000, S. 100)

Phasen der Paarentwicklung	**Entwicklungsaufgaben**
Erste Phase: Paare in der Frühphase ihrer Beziehung	-Lernen zusammenzuleben -Klärung der Aufgabenteilung -Abgrenzung gegenüber konkurrierenden Beziehungen -Einigung zur Frage der Familienplanung
Zweite Phase: Paare mit Kindern	-Anpassung des Paarsystems an die Pflege und Bedürfnisse der Kinder -Differenzierung zwischen Partner und Elternrolle -Ausübung einer funktionsfähigen Elternallianz
Dritte Phase: Paare mit Jugendlichen	-Aufrechterhaltung einer stabilen und befriedigenden Paarbeziehung -Anpassung an den Beziehungswandel im Umgang mit älter werdenden Kindern -Entlassen der Kinder in die Eigenständigkeit
Vierte Phase: Paare in der nachelterlichen Phase	-Neues Verständnis der Paarbeziehung nach dem Weggang der Kinder -Neuorientierung des Lebensstils -Integration neuer Aufgaben und Rollen im Kontakt mit den erwachsenen Kindern
Fünfte Phase: Paare in der späten Lebensphase	-Anpassung an veränderte zeitliche Rahmenbedingungen von Gemeinsamkeit nach dem Ausscheiden aus dem Arbeitsleben -Auseinandersetzung mit Gebrechlichkeit bzw. Tod des Partners -Klärung testamentarischer Verfügungen gegenüber den Nachkommen

In vielen Klassifikationen erscheint die Phase der Verliebtheit als ein Abschnitt in der Partnerschaftsentwicklung. Nach Willi ist Verliebtsein ein Zustand der Illusion, in dem der Zugang zur Realität verloren geht. Es stellt sich die Frage, ob Verliebtsein eine wichtige Voraussetzung für eine dauerhafte Partnerschaft ist bzw. welche Bedeutung „realistische, nicht gefühlsüberladene Einschätzungen“ über den Partner für eine dauerhafte Partnerschaft haben. In einer Studie zur Bedeutung der

Verliebtheit für die Ehe konnte Willi zeigen, dass sie einen wichtigen Stabilisator für eine eheliche Lebensgemeinschaft darstellt. Eheliche und nichteheliche Partnerschaften unterschieden sich signifikant hinsichtlich der Häufigkeit des Zusammenlebens mit der „großen Liebe". Doch trotz dieses stabilisierenden Elementes sind auch die Partner einer ehelichen Lebensgemeinschaft in jeder Phase der Partnerschaft mit spezifischen Herausforderungen konfrontiert, die Angst bzw. Abwehrverhalten hervorrufen können (vgl. Willi 2002, S. 141). Nach dieser kurzen Beschreibung lässt sich die Phase der partnerschaftlichen Beziehungen, die Herausforderungen für persönliche Entwicklung mit sich bringen, nach Willi in der folgenden Tabelle zeigen. Willi klassifiziert die Phasen folgendermaßen:

Tab. 2 Phasen der partnerschaftlichen Beziehung nach Willi (vgl. Willi 2002, S. 196f)

Phasen der Partnerschaft	Herausforderungen für persönliche Entwicklung	Ängste und Abwehrmechanismen
Liebessehnsucht	Eigene Beziehungsbedürftigkeit anerkennen	Angst, sich der Liebesdynamik auszusetzen; Abwehr durch Verleugnung von Sehnsucht
Partnerwahl	Hoffnung auf Korrektur bisheriger persönlicher und familiärer Fehlentwicklung	Angst vor Wiederholung früheren Scheiterns; Abwehr durch Wahl eines kontrollierbaren Partners
Einsamkeit in der Beziehung	Begrenzungen der Beziehung zur Entfaltung von Autonomie akzeptieren	Angst davor verlassen zu werden; Abwehr durch Idealisierung von Glück und Harmonie. Flucht bei aufkommender Enttäuschung
Kompensationen der Begrenzungen der Liebe	Pragmatisches Gestalten kompensatorischer Beziehungen unter Wahrung des Primates der Liebesbeziehung	Angst, den Partner aus den an ihn gestellten Erwartungen zu entlassen; Kompromisslosigkeit in den Ansprüchen an den Partner
Das Gestalten einer gemeinsamen Welt	Eigenes Potential in die Beziehung investieren	Angst vor Verlust der Freiheit; Abwehr durch Heiratsphobie oder kontraphobische Flucht nach vorn mit Abbrechen aller hinter einem liegenden Brücken
Familiengründung	Verantwortung für andere übernehmen. Flexible Abstimmung der Ansprüche für sich, den Partner oder Kinder	Angst vor zu hoher Inanspruchnahme durch Kinder
Koordination der Lebensläufe in der zweiten Lebenshälfte	Nachholen eigener Entwicklungen	Angst vor Auseinanderentwicklung; Abwehr durch Behinderung der Freiheit des Partners
Großelternschaft und Pensionierung	Umstrukturierung zu mehr Zweisamkeit; Erfüllen der Großelternrolle	Angst vor exklusiver Zweisamkeit; Abwehr durch Machtkämpfe
Altersehe	Sich versöhnen, füreinander da sein, loslassen	Angst vor Tod des Partners; Klammern an den Partner
Witwenschaft	Elemente der gemeinsamen Welt in die persönliche Welt integrieren	Verlust des Lebenssinnes; Vermeiden des Schmerzes durch vorschnellen Partnerersatz
Trennung oder Scheidung	Verarbeitung der Verletzung; Konsequenzen für neue Partnerschaft	Feindseligkeit; Angst vor Wiederholung; Flucht in neue Beziehung

Ein wichtiger Bestandteil einer partnerschaftlichen Beziehung ist die Intimität, die in verschiedener Art und Weise und in unterschiedlichen Stadien der partnerschaftlichen Beziehung stattfindet. Es ist wichtig darauf aufmerksam zu machen, dass zwischen Intimität und Sexualität unterschieden werden muss. Der Begriff Intimität wird häufig synonym für körperliche Nähe im Sinne von Sexualität verwendet. Er kann jedoch auch als Ausdruck von emotionaler Nähe und Verbundenheit aufgefasst werden. Die Begriffe Nähe, Verbundenheit und interpersonale Involviertheit bezeichnen einerseits strukturelle Merkmale von intimen Beziehungssystemen und andererseits beziehen sie sich auf individuelle Erfahrungen, die die einzelnen Mitglieder eines intimen Beziehungssystems im Laufe der Beziehungsentwicklung miteinander machen. Erfahrungen einer Person fließen in die Interaktion mit anderen Personen ein. Wynne definiert Intimität „als die unbeständige subjektive Seite einer Beziehung, das Teilen gemeinsamer persönlicher Gefühle, Fantasien und bedeutsamer Erfahrungen, die mit jeder der von mir beschriebenen Entwicklungsstufen verbunden sind" (Wynne 1985, S. 134). Perlman und Fehr (1987) und Bagarozzi (1997) sind der Meinung, dass Intimität als interpersonale Involviertheit wechselseitiger und individueller Lebensprozesse verstanden werden soll, die dazu dient, die Lebenserhaltung und -erwartungen im gemeinschaftlichen Lebensvollzug zu gewährleisten (Perlmann & Fehr 1987; Bagarozzi 1997, zit. nach Schneewind 1999, S. 29).

2. Definitionen beziehungsrelevanter Begriffe in binationalen Partnerschaften

Neben gesellschaftlichen und soziokulturellen Bedingungen beeinflussen auch intrapsychische und interpersonelle Faktoren die Dynamik binationaler Paarbeziehungen. Zu diesen psychologischen Faktoren gehören Bindung, Identität, Konfliktbewältigung und Kommunikationskompetenz. Neben diesen Begriffen spielt der Kulturbegriff in der Auseinandersetzung mit binationalen Partnerschaften eine zentrale Rolle. Er wird am Ende dieses Kapitels ausführlich dargestellt.

Es gibt eine Vielzahl von Studien, die die Bedeutung der Entwicklung in den ersten Lebensjahren und deren Einfluss auf weitere Phasen der Entwicklung unterstreichen. Es gibt Übereinstimmung darüber, dass neben biologischen und geschlechtsspezifischen weitere Faktoren, wie das soziale Umfeld und insbesondere die Familie auf Persönlichkeit beeinflussen (vgl. Peseschkian 2004). Es besteht dadurch Konsens in der Interaktion mit der sozialen Umgebung, die sein Verhalten und Erleben beeinflussen (vgl. Mummendey & Simon 1997). Daher spielt die Familie als wesentliche Übertragungsstelle von Normen, Werten, Toleranz, soziale Interaktion und Kommunikationsfertigkeit für den Prozess der Entwicklung der Persönlichkeit des Kindes eine bedeutsame Rolle. Aus diesem Grund sei es sinnvoll im nächsten Abschnitt dieser Arbeit, die Bindung und deren Einfluss und Repräsentation in partnerschaftlichen Beziehungen zu präsentieren.

2.1 Bindung

Gesellungsstreben ist ein natürliches Bedürfnis des Menschen. Allgemein betrachtet lässt sich Bindung wie folgt definieren: Bindung ist das Erleben der körperlichen, seelischen und geistigen Beziehung zu anderen Menschen. Es beinhaltet eine langfristige Zustimmung zu bestimmten Normen und Werten oder zu affektiv oder symbolhaft erfahrenen Gegenständen. Diese Fähigkeit eines Menschen eine Bindung einzugehen, ist entscheidend für die Persönlichkeitsentwicklung im Rahmen der Sozialisation[17]. In der Entwicklungspsychologie wird die allmähliche Ablösung des Jugendlichen von seiner Bindung an die Bezugspersonen (Eltern) als Entwicklungsaufgabe dargestellt, die als Grundlage für eine neue, erwachsene Bindung (Partnerschaft) zu verstehen ist.

Bowlby geht davon aus, dass das Bedürfnis, eine Bindung zu einer anderen Person aufzubauen oder aufrechtzuerhalten, ein angeborenes Motiv des Menschen ist. Auch Rudolf konstatiert, dass Bindung eines der Grundbedürfnisse des Menschen ist. Die nicht ausreichende Befriedigung kann zu einer negativen Ausprägung führen (vgl. Rudolf 2008; siehe Kap. 2.4). So kommt es, dass die betroffene Person Nähe zu mehreren Menschen gleichzeitig sucht, oder eine vermeidende Strategie eben dafür entwickelt. Nach dem Konzept der PPT spielt die Qualität der emotionalen Bindung des Kindes an die Eltern oder die wichtigsten Bezugspersonen – die sich in Form von ‚primären Fähigkeiten' entwickelt (siehe Kap. 5.2) – für das spätere Verhalten des Menschen eine große Rolle. Daher ist die Bedeutung dieser Entwicklungsphase und deren Einfluss auf die Entwicklung bzw. Hemmung von weiteren Ressourcen (sekundären Fähigkeiten) nicht zu unterschätzen (siehe Kap. 5.3). In diesem Zusammenhang sei darauf hingewiesen, dass es in der partnerschaftlichen Beziehungsdynamik nicht selten vorkommt, dass der Wunsch nach Befriedigung der mangelnden Bindungserfahrungen aus frühen Lebensphasen in die Paarbeziehung mitgenommen wird. Kompensation der frühen Mangelerfahrungen werden dann vom Partner erwünscht bzw. erwartet. Bowlby ist der Ansicht, dass die in der Kindheit erworbenen Bindungsmuster in allen weiteren wichtigen Beziehungen im späteren Leben eine zentrale Rolle spielen (Bowlby 1979).

2.1.1 Bowlbys Bindungstheorie (Attachmenttheorie)

Der britische Tiefenpsychologe Bowlby begründete die ‚Bindungstheorie'[18]. Unter dem Begriff ‚Bindung' sind der Zustand und die Qualität der individuellen Bindung und eine enge emotionale Beziehung zwischen Menschen zu verstehen. Holmes weist darauf hin, dass im Modell von Bowlby die Bindungsorganisation als biologisches System zu betrachten ist (vgl. Holmes 2006, S. 87).

---

17 Brockhaus, Bd. 4, 2006, Stichwort: Bindung. S. 103.

18 Das Bindungskonzept von Bowlby findet im Rahmen der Partnerschaft und bei Erwachsene seit einigen Jahren vermehrte Aufmerksamkeit.

Nach Bowlbys Bindungstheorie entwickelt sich im ersten Lebensjahr eines Menschen eine Bindung an die dauerhaften Bezugspersonen. Bowlby bezeichnet die Bindung als die verinnerlichte Erwartung von Schutz, Nähe und Trost, die in einer bedrohlichen Situation, in der man von der Bezugsperson getrennt wird, deutlich hervortritt.

Durch die Beziehung zu den wichtigsten Bezugspersonen (Eltern) entwickelt sich ein Bindungssystem, das zwei Aspekte beinhaltet: Die Vorstellung vom eigenen ‚Selbst' als liebenswert gepaart mit Erwartungen eigener Effektivität im Auslösen erwünschter Reaktionen bei anderen. Dadurch entstehen neue Bindungsrepräsentationen, die Bowlby – so Holmes – als „internes Arbeitsmodell" bezeichnet (vgl. ebd., S. 99). Interne Arbeitsmodelle bilden eine geistige Repräsentation über sich selbst (model of self) sowie über die anderen Personen und die Umwelt (model of other) aus. In der Bindungstheorie von Bowlby spielen die sogenannten internen Arbeitsmodelle, die als die ‚verinnerlichte Erwartung' (inner working model) bezeichnet werden, eine zentrale Rolle (vgl. Bowlby 1982, zit. nach Grossmann & Grossmann 1994, S. 27).

Nach der Auffassung von Bowlby erfüllen die inneren Arbeitsmodelle Steuerungsfunktionen. Sie dienen dem Erstellen einer Scheinwelt und der Simulation von Ereignissen der realen Welt. Das Individuum wird so in die Lage gebracht, sein Verhalten zu planen. Bowlby behauptet – so Holmes –, dass dieses Modell bzw. diese Karte der möglichen Reaktionen durch Erziehung, Sozialisation und Erfahrungen aufgebaut und von individuellen Bedürfnissen beeinflusst wird (vgl. Holmes 2006, S. 256). Die internen Arbeitsmodelle werden in der Kindheit ausgebildet, ins Erwachsenenleben mitgenommen und sogar auf die nächste Generation übertragen. Aus früheren Erfahrungen werden die Beziehungen zu anderen Menschen bewertet und auf dieser Basis werden neue und unbekannte Beziehungserfahrungen eingeschätzt.

Das Bindungsverhalten verändert sich im Laufe des Lebens und weicht im Erwachsenenalter vom ursprünglich ausgebildeten Bindungs- und Explorationsverhalten ab. Bowlby war der Ansicht, die Bindungsqualität behält ihren Einfluss bis ins Erwachsenenalter bzw. es besteht ein Zusammenhang zwischen frühem Bindungsverhalten und Verhalten im Erwachsenenalter. Aber es besteht die Möglichkeit, lebenslang neue Erfahrungen zu sammeln und sich in eine neue Richtung zu entwickeln. Nach Bowlbys Auffassung – so Holmes – ist die Bindungstheorie eine räumliche Theorie: „Wenn ich einem geliebten Menschen nahe bin, fühle ich mich gut; wenn ich weit weg bin, habe ich Angst, bin traurig oder einsam" (ebd., S. 87).

Dieses bestimmte Verhalten nannte Bowlby ‚Bindungsverhalten'. Dieses Verhalten hat zum Ergebnis, dass das Kind Nähe zu einem Individuum herstellt oder aufrechterhält. Die Bindung dient nicht nur zum Schutz des physischen Überlebens. Dazu gehören auch psychischer Schutz und die Vorbereitung für das Leben in menschlicher Interaktion – u.a. die partnerschaftliche Beziehung und Interaktion. Für diese Realisierung spielen die Bezugspersonen eine wichtige Rolle. Bowlby war überzeugt, dass Bindungsqualität, die sich in der Kindheit durch affektives Zusammenspiel zwischen Kind und Bindungsperson bildet, ihren Einfluss bis ins Erwachsenenalter behält. Nach Bowlby haben Bindungspersonen folgende Merkmale (vgl. Bowlby 1987, S. 57):

1.) Besonderheit der Bindungsperson

2.) Dauerhaftigkeit über längere Zeiträume eines Lebensweges

3.) Gefühle repräsentieren Bindungserfahrungen

4.) Die Individualentwicklung des Bindungsverhaltens

5.) Lernen

6.) Die Organisation von Bindung

Bowlby ging davon aus, dass Bindungsverhalten angeboren ist, da es für das Kleinkind in gefährlichen Situationen Schutz durch vertraute Erwachsene bietet und damit wichtig für sein Überleben ist. Zusätzlich führt Bowlby weiter aus, dass das Kind ein angeborenes Motivsystem besitzt. Es dient dazu, die Umwelt zu entdecken und sich ein Zurechtfinden zu erarbeiten. Das bezeichnete er als ‚Exploration' In diesem Zusammenhang weisen Grossmann und Grossman darauf hin, dass Bindung und Exploration (Autonomieentwicklung) grundlegende Verhaltenssysteme sind und in Abhängigkeit von der Befindlichkeit und dem Motiv des Kindes aktiviert werden (vgl. Grossmann & Grossmann 1994, S. 28f). Daher beruht das Funktionieren dieses Systems auf der aktiven Beteiligung der Bezugspersonen und des Kindes.

In diesem Zusammenhang sieht Weiss die Beziehungsdynamik von Erwachsenen als Weiterentwicklung der Bindungsqualität der Kinder zu den Eltern an. Für diese Aussage räumt er drei Argumente ein: Als erstes argumentiert er, dass wichtige Aspekte der Eltern-Kind-Beziehung sich in veränderter Form in der Partnerschaft widerspiegeln. Die zweite Verknüpfung zwischen kindlichen und erwachsenen Bindungssystemen zeige sich dadurch, dass Schwierigkeiten im Verhältnis zu den Eltern häufig mit Problemen in der Partnerschaft zwischen den Eltern verbunden sind. Die Studien zeigen, dass die Kinder geschiedener Eltern als Erwachsene selbst ein erhöhtes Scheidungsrisiko haben. Die dritte Begründung von Weiss lautet, dass eine befriedigende Beziehung zum Partner erst aufgebaut wird, wenn die Bindung vom Elternhaus in einer gesunden Art und Weise abgelöst ist. Dieser Aspekt wird als Indikator dafür gewertet, dass die Eltern-Kind-Bindung im Erwachsenenalter vom Partner übernommen (vgl. Weiss 1996, S. 66f) und somit in veränderter Konstellation aber in gleicher Funktion fortgeführt wird.

2.1.2 Bindungstypen nach Ainsworth

Ebenso wie Bowlby geht Ainsworth davon aus, dass ein Kind auf der Basis der primären Beziehungen zu den Hauptbezugspersonen verschiedene Bindungsstile entwickelt. Ainsworth et al. (1978) haben durch unterschiedliche Untersuchungen bei Kindern im sog. Fremde-Situations-Test (FST) drei *Bindungsstile* identifiziert: ‚sichere Bindung', ‚unsicher-vermeidende (distanzierte) Bindung' und ‚unsicher-ambivalente Bindung' (vgl. Ainsworth et al. 1978).

Bei *sicherer Bindung* ist die Mutter verfügbar, diese reagiert feinfühlig auf das Bedürfnis des Kindes. Das Kind zeigt Explorationsverhalten, vergewissert sich immer wieder der Verfügbarkeit der Bezugsperson. Die charakteristischen Merkmale der ‚sicheren Bindung' sind offener Ausdruck emotionaler Betroffenheit, Nähe und/oder das Suchen der Kommunikation mit Bezugspersonen, weniger Angst oder Aggression und bereitwillige Reaktion auf Ge- oder Verbote.

Die *unsicher-vermeidende* Bindung entwickelt sich dadurch, dass die Mutter sich den emotionalen Bedürfnissen des Kindes gegenüber wenig ansprechbar zeigt. Zeigen die Mütter nicht nur wenig Feinfühligkeit, sondern lehnen aktiv z.B. Körperkontakt ab, meidet das Kind den Kontakt und reagiert darauf gleichgültig. Die Eigenschaften des ‚unsicher-vermeidenden' Bindungsstils sind eingeschränkter Emotionsausdruck, ein Verbergen oder Unterdrücken negativer Gefühle gegenüber der Bindungsperson, das Vermeiden von Nähe und eingeschränktes Explorationsverhalten.

Eine *‚unsicher-ambivalente'* Bindung entsteht, wenn sich die Mutter in ihrer Verfügbarkeit inkonsistent zeigt. Bei diesem Bindungsstil wurde festgestellt, dass die Mutter häufig ungeschickt mit dem Kind umgeht. Darauf reagiert das Kind ängstlich-anklammernd und teilweise wütend. Die charakteristischen Eigenschaften des unsicher-ambivalenten Bindungsstils sind eine Mischung aus Kontaktsuche und ärgerlicher Kontaktvermeidung. Es kommt zu keiner oder nur zu einer geringen Exploration und kaum zur Beruhigung bei Wiedervereinigung.

In der Baltimore-Studie stellen Ainsworth und ihre Mitarbeiter fest, dass es einen Zusammenhang zwischen der Qualität mütterlicher Feinfühligkeit, Kooperation und der Entwicklung der Bindungssicherheit besteht. Damit haben Ainsworth et al. die These von Bowlby präzisiert, dass die Qualität der Beziehung zwischen Bezugsperson (Mutter) und dem Kind nicht immer im Gleichgewicht ist (vgl. Anisworth et al. 1974, S. 100f).

Durch weitere Untersuchungen haben Main und Solomon festgestellt, dass einige Kinder nicht in eine der drei Bindungsstile eingestuft werden konnten. Sie zeigten einige Verhaltensweisen der vermeidenden und der ängstlich-ambivalenten Bindung. Daraus resultierend wurde ein vierter Bindungsstil definiert, der als „unsicher-desorganisiert" oder „desorientiert" bezeichnet wurde (vgl. Ainsworth 1978; Main & Solomon 1990, S. 121f). Der *‚desorganisierte'* Bindungsstil kann im Zusammenhang mit drei der o.g. Bindungsstilen auftreten oder wenn eine eindeutige Klassifikation nicht möglich ist. Eigenschaften des desorganisierten Verhaltens sind z. B. Phasen der Starrheit und/oder plötzliche Aktivitäts- bzw. Lautausbrüche, wie zufällige oder beiläufige Aggression gegen die Eltern. Bindungs- und Trennungstraumata, wie ein auf Seiten der Mutter unverarbeiteter Tod des Elternteils, der die Mutter selbst verängstigt, nimmt dem Kind die wichtige Sicherheitsbasis.

Wie aus oben ausführlich beschriebenen Bindungstheorien deutlich geworden sein sollte, ist die Bindungstheorie von Bowlby insofern für die vorliegende Arbeit von Relevanz, da die frühen Erfahrungen des Kindes eine große Bedeutung für die Entwicklung der Persönlichkeit des Menschen als soziales Wesen haben. Mit fortschreitendem Alter und im Erwachsenenalter stellen die Eltern allerdings nicht mehr die wichtigsten Bezugspersonen dar. Trotzdem spielt die Eltern-Kind-Beziehung weiter eine wichtige Rolle: Wie anhand der Bindungstheorie von Bowlby aufgezeigt, dienen die ‚internen Arbeitsmodelle' als Basis für weitere Bindungsbeziehungen im Erwachsenenalter. Daraus kann abgeleitet werden, dass die gespeicherten früheren Erfahrungen mit den Eltern die Art von Erwartungen und Wünschen in späteren partnerschaftlichen Beziehungen und im eigenen partnerschaftlichen Verhalten prägend beeinflussen. Während in mononationalen Partnerschaften dieser Aspekt Bedeutung für die partnerschaftliche Beziehungsforschung gewonnen hat, wurde dieser Aspekt in binationalen Partnerschaften bis jetzt kaum näher erforscht.

2.1.3 Bindungsrepräsentation im Erwachsenenalter

Das Bedürfnis nach Bindung besteht bei Menschen lebenslang. Die Bindung gehört zu den grundlegenden Grundbedürfnissen des Menschen. Dieses Bedürfnis ändert sich mit zunehmendem Alter. Der Partner tritt in der neuen Beziehungsform für Befriedigung von Bedürfnissen wie Geborgenheit und Zuwendung an die Stelle der Eltern bzw. von anderen Bezugspersonen in der Kindheit. Sogar Freud hat darauf hingewiesen, dass die frühe Eltern-Kind-Beziehung ein Prototyp aller späteren Liebesbeziehungen ist. Allerdings wurde diese Grundannahme von Bowlby in seiner Bindungstheorie modifiziert (siehe Kap. 2.1.1) und er arbeitete heraus, dass die realen Beziehungen in der Kindheit die inneren Schemata, Erwartungen und das Verhalten in allen nachfolgenden Beziehungen (Beziehungsschemata) formen. In diesem Zusammenhang definiert Sachse Schemata als Annahmen und Schlussfolgerungen, die in der Biographie durch Erfahrungen mit den wichtigsten Bezugspersonen (Eltern) entstehen. Diese Erfahrungen steuern die Art und Weise der menschlichen Interaktion. Die positiven oder negativen Schemata, die eine Person als Erwachsener immer noch hat, beeinflussen und sensibilisieren die Dynamik seiner Interaktion (vgl. Sachse 2008, S. 14). Dazu äußert Willi: „Viele Partnerkonflikte beruhen auf bis in die Kindheit zurückreichenden Beziehungsdefiziten, die in einer Partnerschaft einerseits große Ängste vor Nähe und Bindung verursachen, anderseits aber auch unerfüllbare Hoffnungen erzeugen, die Liebe werde alles heilen und wiedergutmachen" (Willi 2006, S. 13).

In der Forschung zum Bindungsverhalten bei Erwachsenen sind zwei Traditionen zu unterscheiden: Zum einen werden die allgemeinen Aspekte von Bindungsverhalten und -entwicklung geklärt, die alle Individuen gleichermaßen betreffen.

Die zweite Tradition, die auf der Theorie von Ainsworth (1978) beruht, beschäftigt sich mit individuellen Unterschieden hinsichtlich Bindungen. Innerhalb der zweiten Tradition werden einerseits der Zusammenhang zwischen elterlichem Bindungsstil und dem Bindungsstil der Kinder innerhalb der Kernfamilie untersucht. Andererseits konzentriert sich diese Disziplin auf die Erforschung von Bindung innerhalb partnerschaftlicher Beziehungen. Die erste Erfassung der Bindungsstile im Erwachsenenalter wurde von Hazan und Shaver (1987) in drei Formen ermöglicht. Später wurden diese durch eine weitere Bindungsform von Bartholomew und Horowitz (1991) modifiziert.

Hazan und Shaver haben die Klassifikation der Bindungsstile von Ainsworth et al. (1978) für Erwachsene umgesetzt und ein neues Forschungsfeld ‚Bindung und Paarbeziehung' eröffnet. Sie behaupten, dass Beziehungen zwischen Erwachsenen die in der Kindheit übernommenen Bindungsstile reflektieren und auf partnerschaftliche Beziehungen angewendet werden (können). Um die Bindungsrepräsentation bei Erwachsenen zu erfassen, haben Main und Goldwyn (1985) ein Instrument entwickelt, das sogenannte „Adult Attachment Interview" (AAI). In diesem Zusammenhang wurde ein weiteres Instrument von Kobak (1993) entwickelt: Das sogenannte Q-Sort mit 100 Sätzen, welches auf der Basis von AAI ausgebildet wurde (Grossmann & Grossmann 1994, S.35). Nach Hazan und Shaver (1987) ist die partnerschaftliche Liebe als ein Bindungsprozess zu verstehen, die Menschen aufgrund ihrer frühkindlichen Erfahrungen entwickelt haben (vgl. Stöcker et al. 2003, S.159). Durch die Untersuchung haben Hazan und Shaver ebenso wie Ainsworth et al. drei Bindungsstile bei Erwachsenen festgestellt:

a.) Der sichere Stil

b.) Der anklammernde Stil

c.) Der distanzierte Stil

Das Bindungssystem wird im Erwachsenenalter durch Angstsituationen und konfliktbeladene Interaktionen aktiviert. Durch frühere Erfahrungen und den eigenen Bindungsstil bringen die Partner unterschiedliche Stile für die Interaktion in die Partnerschaft ein. Durch abgesicherte und erprobte Bindung wird der Zugang zu eigenen Gefühlen und deren Ausdruck weiter ausgebildet und gleichzeitig die Fähigkeit, eigene Erwartungen und Wünsche bezüglich der Reaktion des Partners zu äußern, weiterentwickelt.

Bartholomew und Horowitz (1991) erweiterten die Bindungsstile der Erwachsenen um einen vierten Bindungsstil, den ‚ängstlich-vermeidenden'. Der Unterschied zwischen Kindern und Erwachsenen besteht hier darin, dass die Erwachsenen eine gewisse Kontrolle darüber haben, ob und inwieweit sie sich auf eine Bindung einlassen wollen. Es gibt verschiedene Ursachen dafür, wenn es zu einem Verzicht auf Intimität kommt: Entweder haben sie Angst vor Intimität, weil möglicherweise eine erlebte Enttäuschung vorliegt, oder es besteht kein Interesse an intimen Beziehungen. Bartholomew unterscheidet zwischen zwei Gruppen von Menschen, die engen Beziehungen aus dem Weg gehen: Die *ängstlich-vermeidenden* Personen, obwohl die sich trotzdem intime Beziehungen wünschen und die *gleichgültig-vermeidenden* Personen, die keine Sehnsucht nach intimen Beziehungen haben. Für die Entwicklung ihres Modells griffen Bartholomew und Horowitz die Dimensionsebene des Selbst- und Fremdbildes auf. Um diese Arbeitsmodelle besser verstehen zu können, ist es nützlich, zwischen der Art und Weise zu unterscheiden, wie eine Person ihr ‚Selbstbild' und ihr ‚Fremdbild' beurteilt. Eine Person kann z.B. sich selbst negativ bewerten und den Partner positiv, oder den Partner negativ und sich selbst positiv.

Durch die Kombination der Arbeitsmodelle (Modell vom Selbst, Modell von Anderen) und Qualitäten (positiv, negativ) erhielten Bartholomew und Horowitz die in der Tabelle 3 vier sichtbaren Möglichkeiten. Die Bindungsrepräsentationen lassen sich in vier charakteristische Arbeitsmodelle unterscheiden: *„der sichere Stil" (secure), „der anklammernde Stil" (preoccupied), „der distanzierte Stil" (dismissing)* und *„der ängstlich-vermeidende Stil" (fearful)* (Bartholomew & Horowitz 1991, S. 227).

Tab. 3 Bindungsstile Erwachsener im vierkategorialen Modell (vgl. Bartholomew 1990, S. 163; Bartholomew & Horowitz 1991, S. 227)

	Positives Modell vom Selbst	**Negatives Modell vom Selbst**
Positives Modell vom Anderen	Sicher (secure)	Verstrickt und Anklammernd (preoccupied)
Negatives Modell vom Anderen	Distanziert (dismissing)	Ängstlich-Vermeidend (fearful)

Diese vier Bindungsbezeichnungen im Erwachsenenalter werden im Folgenden zusammenfassend erklärt (vgl. Bartholomew 1990, S. 147ff; Bartholomew & Horowitz 1991, S. 227f):

Der sichere Stil (secure): Hier besteht sowohl ein positives Selbstbild als auch ein positives Bild von anderen Menschen. Sie werden als unterstützend eingeschätzt. Es besteht die Fähigkeit, enge Beziehungen einzugehen und aufrechtzuerhalten, ohne die eigene Autonomie zu opfern. Die Person ist auch nicht übermäßig auf externe Anerkennung angewiesen.

Der verstrickte und anklammernde Stil (preoccupied): Eine *anklammernde* Person sieht sich selbst als nicht liebenswert an, hat aber ein positives Modell von anderen Menschen. Sie besitzt ein geringes Selbstwertgefühl. Externe Bestätigung und Anerkennung ist sehr bedeutsam. Daher engagiert sich die Person übermäßig in engen Beziehungen, aus denen sie sich Bestätigung erhofft. Es besteht die Tendenz, andere zu idealisieren und sich von ihnen abhängig zu machen. Häufig wird ein aufdringliches Verhalten beobachtet, da sich die Person aufgrund ihres negativen Selbstbildes der Zuneigung anderer nicht sicher ist. Den anklammernden Menschen fällt es schwer, objektive Distanz zu schaffen. Bartholomew (1990) konstatiert, dass eine solche Person in der Kindheit keine sensitiven Erfahrungen mit den Bezugspersonen erlebt hat, sondern Liebesmangel. Der verstrickte Typ unterscheidet sich von anderen Stilen insofern, als dass er soziale Kontakte speziell für Anerkennung sucht.

Der distanzierte Stil (dismissing): Dieser Typ charakterisiert sich durch ein negatives Bild der anderen und ein positives Bild von sich selbst. Er zeigt eine feindlich-kontrollierende Haltung gegenüber anderen. Es besteht ein Mangel an Glaubwürdigkeit, Vertrauen und emotionaler Beteiligung, wenn über persönliche Beziehungen gesprochen wird. Bartholomew (1990) vertritt die Auffassung, dass mangelnde Akzeptanz, Entmutigung und Unterbindung des Ausdrucks positiver Gefühle in der familiären Entwicklung zu finden ist.

Der ängstlich-vermeidende Stil (fearful): Hier besteht ein großer Wunsch nach sozialen Kontakten. Der Unterschied zum verstrickten Typ liegt bei dem ängstlichen Typ jedoch darin, dass dieser – was er wiederum mit dem Dismissing-Typ gemeinsam hat – soziale Kontakte aus Angst vor Verletzung, aus einem Misstrauen anderen Menschen gegenüber und aus der Angst vor Zurückweisung, vermeidet. Bartholomew ist der Ansicht, dass dieser Typ eine passiv introvertierte Haltung gegenüber den anderen hat. Dazu sagt sie, dass indem die Eltern ihre negativen Gefühle offen vor und an dem Kind austrugen, Angst begünstigt werde.

In einer Studie haben Schumacher et al. die Zusammenhänge zwischen erziehungsbezogenen Erinnerungen und aktuellen partnerbezogenen Bindungsmustern näher untersucht. Das Ergebnis zeigte, dass ein sicheres Bindungsmuster mit einem als positiv erlebten elterlichen Erziehungsverhalten verknüpft ist, während ein unsicheres Bindungsmuster eher mit negativen Erfahrungen einhergeht. Für Schumacher steht fest, dass die Art des Erziehungsverhaltens der Eltern sich darauf auswirkt, welches Bindungsmuster ein Kind entwickelt und führt weiter aus, dass „...Bindungsrepräsentationen erwachsener Personen ganz wesentlich durch die subjektiven Repräsentationen der erziehungsbezogenen Interaktionen mit den Eltern während der Kindheit und Jugend geprägt sind“ (vgl. Schumacher 2002, S. 214). In einer anderen Studie analysierten Sydow und Ullmeyer (2001) 63 Primärstudien über Paarbeziehung und Bindung. Die Studien zeigten, dass Personen mit sicherem Bindungsstil häufiger in einer Beziehung leben und unsicher-vermeidende Personen am seltensten feste Beziehungen haben (vgl. Sydow & Ullmeyer 2001, S. 7). In mehreren Studien wurde anhand AAI gezeigt, dass bei Paaren ganz bestimmte Kombinationen von Bindungsstilen häufiger auftreten als bei anderen. Insbesondere sicher-sicher, ambivalent-vermeidend oder unresolvendunresolvend (beide Partner haben unverarbeitete Traumatisierung) sind gängige Kombinationen. In einer weiteren Studie mit 354 Paaren stellten Sydow & Ullmeyer fest, dass kein einziges Mal eine Kombination vermeidend-vermeidend oder ängstlich-ängstlich auftrat (ebd.).

In einem Bindungs-Interview versuchte Winter (2002) die mentale Repräsentation von Partnerschaften zu erfassen. In einer etwa einstündigen Befragung beschrieben 38 Probanden im Alter von 22 Jahren ihre Partnerschaften. Die Interviewpartner sollten sich an Situationen erinnern, in denen sie ärgerlich, sauer, verletzt oder krank waren. Sie beschrieben, ob sie Gefühle wie Bedrängung, Zurückweisung oder Bedrohung durch den Partner erfahren haben. Das Ergebnis: Die Partnerschaften mit ‚Sicherheit der Partnerschaftsrepräsentation' entsprechen dem Bindungsstil einer sicheren Strategie im Säuglings- und Erwachsenenalter. Eine ‚vermeidende Partnerschaft' wurde durch einen eingeschränkten oder fehlenden Zugang zu bindungsrelevanten Gefühlen gekennzeichnet, in der eigene Bedürfnisse nicht offen ausgedrückt und die Signale des Partners nicht wahrgenommen bzw. adäquat beantwortet werden. In einer anderen Form, die der ‚Unklarheit in Partnerschaft und Diskurs' entsprach, zeigten die Interviewpartner einen eingeschränkten Zugang zu bindungsrelevanten Informationen. Häufig wurde dem Partner gegenüber wenig Fürsorge gezeigt bei gleichzeitiger übertriebener eigener Bedürftigkeit nach Zuwendung (vgl. Winter & Grossmann 2002, S. 83).

Nach Colins et al. (1997) ist es eine explizite Fähigkeit, sich auf partnerschaftliche Bindungsbeziehungen einlassen zu können. Sie ist von Komponenten wie Sicherheit, Akzeptanz, Wechselseitigkeit geprägt. Die Grundannahme lautet, dass die früheren Beziehungserfahrungen – die internen Arbeitsmodelle nach Bowlby – im Umgang mit der Entwicklungsaufgabe der Intimität eine wesentliche Rolle spielen (vgl. Colins 1997 zit. nach Stöcker et al. 2003, S. 151). Es ist zu beachten, dass die aktuellen Beziehungen nicht nur eine Repräsentation früherer Erfahrungen sind, sondern sie können auch durch die Verhaltensweise des Partners rekonstruiert werden. Der partnerschaftliche Bindungsstil spielt eine entscheidende Rolle. Die Art, wie die Partner Bereitschaft zeigen, Unterstützung zu erbitten bzw. anzunehmen, eigene Emotionen zu steuern bzw. die emotionalen Bedürfnisse des Partners zu erkennen und wie Konflikte innerhalb der Partnerschaft reguliert werden, ist wichtig. Denn die Paare mit unsicherer Bindung haben eine eher geringe Zufriedenheit in ihrer Beziehung aufzuweisen und die Konflikte werden eher destruktiv reguliert. Es kommen dadurch häufiger Konflikteskalationen und Streitigkeiten vor.

2.1.4 Bindungsqualität und Beziehungsstabilität

Mit zunehmendem Alter lösen sich die Kinder von ihren Eltern und sie wachsen aus dieser ‚Bindungsphase' heraus. Nach dieser Ablösung gehen sie als Erwachsene eine partnerschaftliche Beziehung ein, bei der zwei Erwachsene gleichrangig agieren und je nach Bedarf ein *progressives* oder *regressives* Verhalten zeigen können. Die zwei grundlegenden Bedürfnisse des Menschen, nämlich die Bedürfnisse nach Nähe und Autonomie, finden ihren Ausdruck in unterschiedlichen Bindungsstilen, die anhand von Bowlbys bindungstheoretischem Ansatz beschrieben wurden. In der Kindheit handelt es sich um die Eltern-Kind-Beziehung. In einer Paarbeziehung handelt es sich um zwei Erwachsene, die miteinander aushandeln, wie ihr jeweiliges Bindungsstreben verwirklicht wird. Das Kernstück des Bindungs-/Fürsorgeverhaltens bzw. der -beziehung ist ein Kennzeichen enger Bindungen. Ein intensives Bindungs-/Fürsorgeverhalten entsteht in langandauernden Beziehungen, in denen durch Flexibilität ein „Rollenwechsel zwischen Fürsorge-Spender und Fürsorge-Empfänger" entstehen kann (vgl. Wynne 1985, S. 125). Auf dieser Ansicht basierend definiert Ainsworth eine gute Partnerschaft wie folgt: In einer guten Partnerschaft spielt bei Gelegenheit jeder Partner abwechselnd für den anderen die Rolle des Stärkeren oder Klügeren, so dass sich jeder beim anderen geborgen und wohlfühlen kann. Jeder wünscht sich, mit dem anderen zusammenzubleiben und setzt sich gegen eine tatsächliche oder drohende Trennung zur Wehr (Ainsworth 1982, S. 26). Holmes weist darauf hin, dass Bowlby die Ehe oder eine partnerschaftliche Beziehung als die erwachsene Form der Bindung ansieht, durch deren Partnerschaft sowohl eine sichere Basis zur Verfügung steht, welche Arbeit und Explorationsverhalten ermöglicht, als auch eine Schutzhülle, wenn diese benötigt wird (vgl. Holmes 2006, S.103). Die Bedürfnisse nach Nähe und Autonomie sind wichtige Bestandteile des individuellen Motivationsschemas (vgl. Rudolf 2008, S. 73). In dieser Hinsicht ist es ein prozesshafter Aspekt, zwischen Nähe- und Autonomiebedürfnissen der Partner eine Balance zu schaffen, die ein mehr oder weniger großes Maß an Flexibilität oder wechselseitiger Anpassung aufweist. Langzeitstudien zeigen Zusammenhänge zwischen den Bindungserfahrungen und deren mentaler Repräsentation in Partnerschaften (vgl. Stöcker et al. 2003, S. 160).

Willi weist auf drei Funktionsprinzipien hin, die für eine erfolgreiche Beziehung eine zentrale Rolle spielen. Es handelt sich um das „Abgrenzungsprinzip", das „regressiv-‚kindliche' und progressiv-‚erwachsene' Abwehrverhalten in der Ehe" und das „Gleichgewicht des Selbstwertgefühls" (Willi 2002, S. 16ff). In einer Untersuchung versuchten Hazan und Shaver herauszufinden, ob es einen Zusammenhang zwischen Bindungsstil und Beziehungsstabilität gibt. Das Ergebnis zeigte mit Übereinstimmung, dass die Personen mit sicheren Bindungsstilen länger zusammen und ihre Beziehungen stabiler waren als die von Personen anderer Bindungsstile wie *ängstlich-ambivalent* bzw. *gleichgültig-vermeidend* (vgl. Hazan & Shaver 1987). Weitere Studien zeigen ähnliche Ergebnisse. Interessanterweise zeigen diese Studien, dass Personen mit *unsicher-vermeidenden* Bindungsstilen am seltensten in Paarbeziehungen leben. Weitere Studien belegen dafür, dass *ängstlich-ambivalente* Frauen und *vermeidende* Männer die stabilsten Beziehungen führen, dass die *sicher-sicheren* Beziehungen von mittlerer Stabilität sind und *gleichgültig-vermeidende* Frauen und *ängstlich-ambivalente* Männer die instabilsten Beziehungen haben und sich am ehesten trennen (vgl. Sydow & Ullmeyer 2001, S. 7). In diesem Zusammenhang erwähnt Bodenmann den Bindungsstil als Risikofaktor und Ursache für Scheidung bzw. Trennung (vgl. Bodenmann 2001, S. 87). In Bezug auf weitere Merkmale, wie Glück, Vertrauen und weniger Furcht vor Nähe, hoben sich die *sicheren* Paare von anderen Bindungsgruppen ab. Die *ängstlich-ambivalenten* Paare wiesen eine Reihe von charakteristischen Merkmalen wie Eifersucht und Streben nach Einheit mit dem Partner auf. Bei *vermeidendem* Bindungsstil wird eher damit gerechnet, dass romantische Gefühle nicht sehr stabil sind (vgl. Hazan & Shaver 1987, S. 511ff). In einer anderen Studie wurden die Personen mit sicherer Bindung bzw. geringer Bindungsangst mit unsicheren Bindungsstilen verglichen. Die Ergebnisse zeigten, dass die Beziehungen mit sicherer Bindung eine höhere Zufriedenheit aufweisen, den Partnern mehr Zuwendung geben, eine positivere Einstellung zum sozialen Netzwerk des Partners zeigen, in einer Eifersuchtssituation ihre Wut regulieren können und eine weniger depressive Haltung haben (vgl. Sydow & Ullmeyer 2001, S. 9).

In einer weiteren Untersuchung stellt Kennedy fest, dass ein Zusammenhang zwischen partnerschaftlichem Bindungsstil und generellen Merkmalen der Herkunftsfamilie besteht. Die sichere Bindung zeigt eine höhere Ausprägung der Dimensionen „Zusammenhalt", „Ausdrucksfähigkeit" und „aktive Freizeitgestaltung". In den anderen drei Bindungsgruppen waren die positiven Merkmale der Herkunftsfamilie schwächer ausgeprägt (vgl. Kennedy 1999, S. 172).

Die Ursachen von Meinungsverschiedenheiten wirken auf den weiteren Ablauf der partnerschaftlichen Beziehung, die sich in zwei verschiedene Richtungen entwickeln kann: zur Zufriedenheit und zur Unzufriedenheit. Es ist eine entscheidende Frage, wie die Paare Konflikte interpretieren bzw. deren Ursachen finden. Attribution in der Psychologie bedeutet, dass in unzufriedenen und unglücklichen Partnerschaften eher abwertende Erklärungen und in glücklichen Partnerschaften eher wohlwollende Erklärungen bevorzugt werden. Bei unzufriedenen Paaren wird negatives Verhalten des Partners eher den Persönlichkeitseigenschaften des Partners zugeschrieben. Eigenes negatives Verhalten wird hingegen eher durch externe Umstände entschuldigt. Umgekehrt wird positives Verhalten des Partners eher extern attribuiert als eigenes positives Verhalten (vgl. Fichten 1984; Fincham & O Leary 1983; zit. nach Fiedler& Ströhm 1991, S. 94f). Harvey und Wells vertreten die Position, dass Kommunikationsdefekte, unterschiedliche Wahrnehmung und persönliche Motive die Attribution beeinflussen (vgl. Harvey et al. 1978, S. 235ff; Fiedler & Ströhm 1991, S. 93).

Fincham (1985) macht darauf aufmerksam, dass es wichtig ist zu unterscheiden, ob ein internaler oder externaler Faktor für ein bestimmtes Verhalten verantwortlich ist. Ein internaler Faktor kann bedeuten, dass die Person sich selbst oder den Partner für ein Verhalten verantwortlich macht. Es kann aber auch das soziale System als Dyade verantwortlich sein. Solch eine „Wir-Attribution" ist nach Fincham nicht mit einer externalen Attribution gleichzusetzen. Bei externalen Attributionen macht es umgekehrt einen Unterschied, ob die eigenen beruflichen Probleme gemeint sind oder die Bekannten und Verwandten des Partners, die auf die Partnerschaft belastend wirken. Die internale und externale Attributionserforschung ist daher eine wichtige Dimension in der Partnerschaftstherapie und Partnerschaftsforschung. Daher spielt das soziale Netzwerk für eine harmonische

Beziehung eine wichtige Rolle. Mit einem funktionierenden sozialen Netzwerk kann das Paar eine Belastungssituation besser bzw. leichter bewältigen. Im Zusammenhang zur vorliegenden Forschung wird im Kapitel 3.6 auf die Bedeutung des sozialen Umfeldes für Stress- und Konfliktbewältigung innerhalb einer binationalen Paarbeziehung näher eingegangen. Im Gegensatz zu den oben erwähnten dysfunktionalen Arten des Partnerschaftsverhaltens gibt es konstruktive Verhaltensweisen, welche die Partnerbeziehung aufrechterhalten und somit den dysfunktionalen Arten entgegenstehen. Entscheidend ist es in diesem Zusammenhang, eine Balance zwischen bestimmten Grundpolaritäten innerhalb der Paarbeziehung zu schaffen:

a.) Bindung versus Autonomie,

b.) Durchsetzung versus Anpassung,

c.) Geben versus Nehmen.

Um diese Grundregeln zu verwirklichen bzw. die Polarisierung oder Fixierung zu vermeiden, müssen bestimmte Persönlichkeitscharakteristika vorausgesetzt werden, die eine Realisierung der Ziele ermöglichen. In einer Reihe von Studien in denen Paare befragt wurden, welche Strategien sie in krisenhaften Situationen für die Stabilisierung ihrer Beziehung angewandt haben, nannten diese folgende Verhaltensweisen und Einstellungen: Positivität, offene Kommunikation, Zuneigung, gemeinsame Aktivitäten/ Kontakte sowie Netzwerk und Aufgabenteilung (vgl. Schneewind 2000, S. 104).

Die folgende Tabelle gibt einen Überblick über verschiedene Strategien, die eine Paarbeziehung zufriedener machen:

Tab. 4 Die Strategien, die eine Paarbeziehung zufrieden machen (Schneewind 2000)

Strategie:	**Definition:**
Positivität:	Fröhlich sein, optimistisch sein, Kritik am Partner vermeiden, körperlich attraktiv sein
Offene Kommunikation:	Direkt und offen über die Beziehung sprechen, Gefühle mitteilen
Zuneigung:	Liebe bekunden, Treue beweisen, dem anderen Freude machen, einen Gefallen tun, Geschenke machen.
Gemeinsame Aktivitäten/Kontakt:	Zeit gemeinsam verbringen, Rituale pflegen, sich an den Aktivitäten des Partners beteiligen
Netzwerke:	Zeit gemeinsam mit den Freunden und Familienangehörigen verbringen, die die Beziehung unterstützen
Aufgabenteilung:	Haushaltsverantwortlichkeiten fair teilen.

Zusammenfassend ist der in diesem Kapitel behandelte Aspekt insofern für diese Arbeit bedeutsam, als dass die frühkindlichen Erfahrungen und deren Zusammenhang für die Entwicklung der Struktur der Persönlichkeit ein zentraler Bestandteil für die interpersonelle Interaktion zwischen Partnern bilden. Der psychodynamische Aspekt der aktuellen ich-strukturellen Entwicklung auf der intrapsychischen Ebene, die zur Entstehung eines Selbstschemas und einer Ich-Identität beitragen, wird kaum in binationalen Partnerschaften berücksichtigt.

Neben soziokulturellen sind weitere Faktoren wie z.B. Persönlichkeitsmerkmale, Beziehungserfahrungen in der Herkunftsfamilie, Kommunikationsfähigkeiten und Stressbewältigungsstrategien (die in Zusammenhang mit der Bindungsqualität stehen) dafür verantwortlich, welche Fähigkeiten die Partner entwickeln, um mit ihren Meinungsverschiedenheiten und Konflikten konstruktiv und lösungsorientiert umzugehen. Die Abbildung (1) vermittelt einen Überblick über die Bedeutung der oben beschriebenen Bindungsqualität und deren Zusammenhang mit weiteren Faktoren für die strukturelle Entwicklung und infolgedessen die Beziehungs- und Interaktionsfertigkeiten innerhalb partnerschaftlicher Beziehungen.

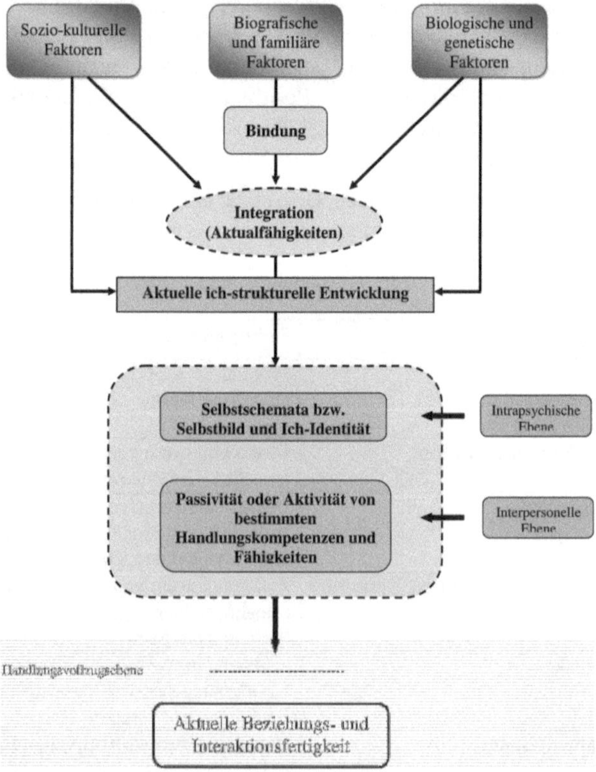

Abb. 1 Bindungsschemata (eigene Abbildung)

2. 2 Partnerschaftliche Liebe

„Die Liebe ist das einzige Gut, das sich vermehrt, wenn man es verschwendet.“
(persische Weisheit)

Im Gegensatz zum heutigen Verständnis hatte die Ehe und Familie bis ins 18. Jahrhundert eine vollkommen andere Bedeutung und Funktion. Sie diente hauptsächlich der Existenzsicherung und Erzeugung der Kinder (vgl. Hausen 1976, S.363). Heute stehen eher die emotionalen Funktionen einer Partnerschaft im Vordergrund. Das ermöglicht den Menschen sich über die geografischen Grenzen und soziokulturelle Gruppe hinaus Partner zu suchen, die der Erfüllung ihrer emotionalen Bedürfnisse dienen. Die wirtschaftlichen Aspekte spielen zunächst bei der Entstehung der Beziehung keine entscheidende Rolle. Die Liebe kann sogar die gravierenden Unterschiede zwischen den Partnern (z.B. ethnische Herkunft, Glauben, Sprache) überbrücken. Dieses Phänomen der freien Partnerwahl führt dazu, dass binationale Liebesbeziehungen möglich werden.

In verschiedenen Gesellschaften, wie auch innerhalb einer Gesellschaft, gibt es unterschiedliche Auffassungen über das Verhalten von Verliebten und den Ausdruck in Bezug auf ihre Liebe. Die Vorstellungen darüber, durch welche Merkmale jemand zum Liebesobjekt wird und welche Eigenschaften für eine Liebesbeziehung relevant sind, variieren interindividuell durch das unterschiedliche Empfinden von Liebe. Dazu spielt u.a. die Dynamik der Frühgeschichte jeder einzelnen Person eine wichtige Rolle. Deshalb ist es in diesem Kapitel sinnvoll, einen Überblick über Definitionen und Theorien der Liebe zu bekommen. Auch die frühkindliche Bindung und deren Zusammenhang mit der partnerschaftlichen Beziehung, die dieser Forschung zugrunde liegt, muss betrachtet werden.

Das allgemeine Verständnis über den Begriff der *Liebe* meint, die als „starke Zuneigung, starkes Gefühl des Hingezogenseins, opferbereite Gefühlsbindung“[19]. Eine weitere Definitionsdimension des Begriffs ist Liebe als die „Mit der menschlichen Existenz gegebene Fähigkeit, eine intensive gefühlsmäßige, v.a. positiv erlebte Beziehung zu einem Menschen zu entwickeln, [...], die in unterschiedlichen Epochen und Kulturen verschieden erlebt, aufgefasst und durch Verhaltensregeln bestimmt wird“[20].

Liebe erscheint in verschiedenen Formen, die zum Teil zeit- und kulturabhängig sind. In verschiedenen kulturellen Gruppierungen, wie auch innerhalb einer Gruppe, gibt es unterschiedliche Auffassungen über das Verhalten und den Ausdruck in Bezug auf die Liebe. Die normativen Urteile, d.h. die Vorstellungen darüber, durch welche Merkmale jemand zum Liebesobjekt wird und was für eine Liebesbeziehung relevant ist, variieren interindividuell durch das unterschiedliche Empfinden des Gefühls der Liebe. In welcher Form die Liebe der geliebten Person

---

19 Wahrig Deutsches Wörterbuch 2000, S. 822.

20 Brock Haus Bd. 16, 2006, Stichwort: Liebe, S. 736.

gegenüber gezeigt werden soll, ist individuell verschieden und sogar innerhalb sogenannten unterschiedlicher sozialer Schichten differenziert. Auch kulturell bedingte Aspekte beeinflussen die Art des Ausdrucks und die Wahrnehmung dieser Geste. In diesem Zusammenhang ist verbale und nonverbale Kommunikation zu beachten. Kommunikation ist u.a. eine wichtige Voraussetzung zur Aufrechterhaltung des gemeinsamen Sinnsystems der Liebe. Sie kann in jeder Partnerschaft entsprechend den individuellen Bedürfnissen unterschiedlich geregelt werden.

Paartherapeut Willi betrachtet die Liebe nicht in der Befriedigung definierter Bedürfnisse. Vielmehr ist er der Auffassung, die Liebe sei ein Prozess des Werdens und ein Prozess der Entwicklung zweier Menschen in der Wechselwirkung ihrer Beziehung (vgl. Willi 2002, S. 18). Dazu äußert er: „die Verständigung und das Aufrechterhalten der Hoffnung, trotz Unvollkommenheit ihrer Erfüllung, sind wesentliche Qualitäten der Liebe“ (ebd., S. 19).

Mees sieht es als grundlegend an, allgemeine Merkmale der Liebe zu erheben. Nur über ein Emotionskonzept, welches die positiven Merkmale der Liebe wie Vertrauen, Wertschätzung und Achtung repräsentiert, ist die Wahrnehmung über das Vorhandensein oder auch das Fehlen der Liebe überhaupt möglich. Das Emotionskonzept der Liebe beruht auf der übereinstimmenden Empfindung der beiden Partner bezüglich der gezeigten und empfangenen Liebe. Zu den Intensitätsindikatoren der Liebe zählt Mees Verbundenheit, Achtung/ Wertschätzung, Interesse am anderen, volles Vertrauen, Offenheit und Ehrlichkeit, Selbstwertsteigerung, sehr gutes Verstehen, Akzeptieren von Schwächen, Übernahme von Verantwortung, sexuelles Begehren, Hoffnung auf Wunscherfüllung durch den Partner, Bemühen, die Wünsche des Partners zu erfüllen und Dankbarkeit (vgl. Mess et al. 2000 S.60; 1997, S. 10f).

Es gibt einige Klassifikationen über verschiedene Formen und Komponenten der Liebe. Da es im Rahmen dieser Forschung nicht notwendig erscheint, all diese Theorien ausführlich zu erläutern, werden einige Theorien, die als Grundlage zu diesem Thema gelten, im folgenden Abschnitt dargestellt.

2.2.1 Dimensionen der Liebe nach Fromm

Fromm betrachtet ‚Liebe‘ als eine Fähigkeit und Charakterhaltung, die nicht am Objekt der Liebe, sondern am liebenden Subjekt orientiert ist. Nach Fromms Ansicht ist die Liebe nicht nur ein schönes Gefühl: „Die meisten Menschen sehen das Problem der Liebe in erster Linie als das Problem, selbst geliebt zu werden, statt zu lieben und lieben zu können“ (Fromm 1979, S. 15). Er ist der Meinung, dass das Bestreben vieler Menschen nur darin besteht, *liebenswert* zu sein. Sozialer Status, Leistung etc. sind die Mittel um dieses Ziel zu erreichen. Fromm legt das Wissen und aktives Bemühen um die Liebe zugrunde. Ein weiteres Problem bestehe nach Fromm darin, dass viele Menschen anfängliches Verlieben (‚falling in love‘) und dauerhaftes Lieben (‚being in love‘) miteinander verwechseln. Dies führt Fromm unter anderem auf die Veränderung des Liebesverständnisses der westlichen Welt zurück. In ihr ist das Bestreben der Liebe in der heutigen Zeit eine Mischung nach Popularität und Sexappeal. Seiner Ansicht nach, ist das sexuelle Verlangen nur ein Ausdruck des Bedürfnisses nach Liebe und Einheit (vgl. ebd., S. 47).

Für viele Menschen ist es schwierig, den richtigen Partner oder die richtige Partnerin zu finden. Dafür gibt es unterschiedliche Ursachen. Ein Grund dafür ist, dass in unserer modernen Zeit von einer romantischen Liebe gesprochen wird, deren Grundlage meist lediglich eine spontane emotionale Reaktion ist. Viele Menschen sind auf der Suche nach einer so gearteten persönlichen Liebeserfahrung. Diese basiert in der heutigen Gesellschaft jedoch häufig auf reinem Lust- und Besitzstreben. Viele traditionelle Kulturen waren der Ansicht, dass eine Liebe sich im Laufe der Zeit entwickeln kann. Was am Anfang existiert, ist nicht mehr als eine biologische und körperliche Anziehungskraft. Ein anderer Grund ist die Funktion und Bedeutung der ‚Attraktivität'. Attraktivität definiert Fromm als „ein nettes Bündel von Eigenschaften, die beliebt und auf dem Persönlichkeitsmarkt im Augenblick gefragt sind" (ebd., S. 17). Deshalb ist Fromm der Auffassung, dass viele Menschen wie eine vorprogrammierte Maschine funktionieren, sowohl in körperlicher als auch in geistiger Hinsicht. „Das Glück des modernen Menschen liegt in dem Vergnügen, sich die Schaufenster anzusehen und das zu kaufen, was zu kaufen er sich leisten kann." Entsprechend der aktuellen Mode werden bestimmte Eigenschaften als positiv oder negativ bewertet. „Am Ende des neunzehnten und zu Beginn des zwanzigsten Jahrhunderts mußte der Mann aggressiv und ehrgeizig sein, um attraktiv zu wirken – heute dagegen verlangt man von ihm, daß er sozial und tolerant sei" (ebd., S. 18).

Ein anderer Grund dafür ist, dass die Menschen nicht gelernt haben zu lieben. Aus diesem Irrtum heraus ergibt sich eine Nichtunterscheidung, der symbiotischen Vereinigung und der reifen Liebe. In Bezug auf die reife Liebe äußert Fromm: „Die reife Liebe (ist) Eins-Sein unter der Bedingung, die eigene Integrität und Unabhängigkeit zu bewahren, und damit auch die eigene Individualität. Die Liebe des Menschen ist eine aktive Kraft, die die Mauern durch bricht, durch die der Mensch von seinen Mitmenschen getrennt ist, und die ihn mit den anderen vereint. […]. In der Liebe ereignet sich das Paradox, daß zwei Wesen eins werden und doch zwei bleiben" (ebd., S. 39f).

Die wichtigste Eigenschaft der Liebe ist aus Fromms Sicht die ‚Aktivität'. Sie wird hier nicht in einem Sinne verstanden, wie die Tätigkeiten in Beruf, Studium und anderen Leistungen. Die Liebe ist vielmehr eine Aktivität, die man in sich selbst entwickeln kann. Allgemein lässt sich die Liebe so ausdrücken: sie ist in erster Linie ein *Geben* und nicht ein *Empfangen* (vgl. ebd., S. 41). In diesem Zusammenhang sei darauf hingewiesen, dass frühere Erfahrung bzw. Vergangenheitsfixierung in der neurotischen Liebe eine wichtige Rolle spielt. Die nicht ausreichende Befriedigung bestimmter Gefühle und Erwartungen lässt diese

Fixierung auf den geliebten Partner übertragen. Diese emotionale Regression und ihre Überlagerung auf die gegenwärtige Beziehung zum Partner ist die Erklärung der Behauptung Fromms, dass er *geliebt* werden als Ziel statt *zu lieben* als Hauptproblem der Liebesverständnis betrachtet. Seiner Ansicht nach ist die Liebe „eine Aktion, Ausübung einer menschlichen Macht, die nur in Freiheit ausgeübt werden kann und niemals das Ergebnis eines Zwanges ist“ (ebd., S. 41). Er betrachtet die Liebe als eine Einheit, die die Grundelemente Fürsorge, Verantwortungsgefühl, Achtung und Respekt vor dem anderen und Erkenntnis enthält (vgl. ebd., S. 46).

Am deutlichsten kann man *Fürsorge* in der Liebe der Mutter zu ihrem Kind feststellen, die die frühkindliche Entwicklung ermöglicht. Daher betrachtet Fromm Liebe als „die aktive Fürsorge für das Leben und das Wachstum dessen, was wir lieben“ (ebd., S. 46). Mit *Verantwortungsgefühl* als weiteres Grundelement der Liebe meint Fromm, dass häufig Verantwortungsgefühl mit extern zugeschriebener Pflicht verwechselt wird. Aber in seiner wahren Bedeutung ist „die Verantwortlichkeit völlig freiwillige Handlung“ (ebd., S. 48). Mit anderen Worten ist das Verantwortungsgefühl, die Bereitschaft und Fähigkeit auf „die ausgesprochenen oder unausgesprochenen Wünsche“ des anderen zu antworten (vgl. ebd., S. 48). Bei der Übertragung dieses Aspektes in der Partnerschaft heißt es, dass jeder der Partner bereit sein soll, die Bedürfnisse des anderen freiwillig zu beantworten, ohne eine gegenseitige Leistung zu erwarten. Es steht im Vordergrund, sich in der Partnerschaft auf die sozialen oder emotionalen Bedürfnisse des anderen zu beziehen. Im Kern von *Achtung und Respekt* ist Toleranz impliziert, die nicht mit Angst und Furcht zu tun hat. Das bedeutet Bereitschaft, dem anderen Interesse zu zeigen und gleichzeitig ihm die Möglichkeit zu geben, sich aus seinen Fehlern zu entwickeln. Das ermöglicht die Fähigkeit, den Partner in seiner *individuellen Einzigartigkeit* zu respektieren und ihn so zu lieben, wie er wirklich ist und nicht, wie er zu eigenen Bedürfnissen und Zwecken benötigt würde (ebd.). Dieser Aspekt hat besonderes Gewicht in der (binationalen) Partnerschaft.

Mit *Erkenntnis* als weiteren Aspekt der Liebe und Partnerschaft meint Fromm, dass man sein eigenes Interesse transzendiere und den Partner so sieht und annimmt, wie er wirklich ist (vgl. ebd. S. 49). Viele Paare bemühen sich, den Partner umzuerziehen, wie es mit ihren eigenen Normen und Wertvorstellungen entspricht oder er als erwünschtes Objekt verwendbar ist. Fromm betrachtet die Liebe als eine Art Arbeit und nicht nur ein Gefühl. Er äußert dazu: „Einen anderen zu lieben, ist nicht nur ein starkes Gefühl – es ist eine Entscheidung, ein Urteil, ein Versprechen. Wäre die Liebe nur ein Gefühl, gäbe es keine Basis für das Versprechen, einander für immer zu lieben“ (ebd., 81f).

All diese Aspekte wie Fürsorge, Verantwortungsgefühl, Achtung und Erkenntnis stehen miteinander in engem Zusammenhang und bestimmen die Handlung und Reaktion eines reifen Menschen. Zusammenfassend sei darauf hinzuweisen: Diese neue Erkenntnis über den Begriff der Liebe ermöglicht es, dass Menschen

Allmacht, Allwissenheit und Kontrolle aufgeben und die Demut erwerben, die einerseits auf einer inneren Stärke beruht und andererseits den Raum für eine eigene Persönlichkeitsentwicklung ermöglicht. Diese Sichtweise kann viele partnerschaftliche und zwischenmenschliche Auseinandersetzungen, bei denen es bewusst oder unbewusst um Macht und Kontrolle geht, relativieren und eine neue Perspektive vermitteln. Wenn es sich in einer partnerschaftlichen Beziehung um Liebe handelt, besteht eine Voraussetzung, dass jeder der beiden Partner den anderen im Wesen seines Seins liebt und erlebt.

2.2.2 Die Liebesstile nach Lee

Lee ist der Ansicht, dass es nur eine Art der Liebe gibt, die als wahre Liebe bezeichnet werden kann. Weitere daraus entstandene Phänomene sind nur Varianten wie z.B. Verliebtheit, Leidenschaft oder Freundschaft.

Der Ansatz von Lee scheint der einzige zu sein, der die unterschiedlichen Formen der Liebe gleichwertig nebeneinander stellt. Er ist der Auffassung, es gäbe unterschiedliche Arten zu lieben, die individuell unterschiedlich sind. Er beschäftigt sich nicht mit der Quantifizierung der Liebe, sondern versucht herauszufinden, wie jemand liebt. Welche Form der Liebe eine Person bevorzugt, hängt von seiner kulturellen Zugehörigkeit ab und vor allem von ihren persönlichen und lebensgeschichtlichen Erfahrungen.

Nach dem Modell von Lee werden die Liebesstile in sechs Formen klassifiziert. Liebesstile sind wie Lebensstile veränderbar, wenn auch die Tendenz besteht einen bestimmten Stil beizubehalten. Die sechs Liebesstile sind:

1.) *Eros*: Die romantische Liebe in Verbindung mit Leidenschaft und Sexualität.

2.) *Ludus*: Unverbindlich spielerische Beziehungen, bei denen Treue keine Rolle spielt.

3.) *Storge*: Freundschaftliche Liebe, bei der gemeinsame Interessen bestehen

4.) *Pragma*: Pragmatische Beziehung auf der Grundlage einer Nutzenorientierung

5.) *Mania*: Besitzergreifende Beziehungen

6.) *Agape*: altruistische Liebe mit der Bereitschaft, eigene Interessen zurückzustellen

Diese Liebesstile werden im Folgenden beschrieben (vgl. Lee 1973, S. 22-29).

Romantische Liebe (Eros): Dieser Typ der Liebe entsteht durch unmittelbare Anziehung wie sie idealtypisch als Liebe auf den ersten Blick zum Ausdruck kommt. Attraktivität, Schönheit und sexuelle Leidenschaft spielt bei dieser Art der Liebe eine große Rolle. Es gibt einen engen Zusammenhang zwischen romantischer Liebe und Zufriedenheit in der Partnerschaft. Die Trennung wird bei diesem Stil nicht als Katastrophe empfunden, denn einerseits ist eine Liebesbeziehung erwünscht, anderseits ist der Alleinstehende mit seinem Status zufrieden.

Spielerische Liebe (Ludus): Bei diesem Liebesstil stehen die leidenschaftliche Zuneigung, Verführung und sexuelle Freiheit im Vordergrund. Für den Ludusliebenden-Stil scheint es sinnlos, sich auf einen Partner zu beschränken und für die Zukunft festzuhalten. Gegenüber längerfristigen Beziehungen gibt es eine vermeidende Haltung. Das gesamte Spiel macht diesem Typ Freude. Dieser Stil bevorzugt unkomplizierte und unverbindliche Beziehungen und häufig auch mehrere nebeneinander. Bei hohen Anforderungen durch den Partner zieht sich der ludisch Liebende zurück.

Freundschaftliche Liebe (Storge): Durch gemeinsame Interessen, gegenseitiges Vertrauen und Toleranz entsteht die interpersonelle Interaktion. Diese Form der Liebe entwickelt sich mit der Zeit durch Wachsen von Sympathie. Die Merkmale dieses Liebesstils spielen für die Stabilität der Beziehung eine entscheidende Rolle, da sie funktionierende Partnerschaften erleichtern.

Besitzergreifende Liebe (Mania): Diese Form vom Liebesstil ist eine Extremvariante von romantischer Liebe, weil sie irrationales Beziehungsverhalten hervorhebt. Die Besitzansprüche sind mit starken Gefühlen, sowohl im positiven Sinne (Erfüllung in der Verschmelzung mit dem Partner) als auch im negativen Sinne (Eifersucht), verbunden. Diese Art des Wechselspiels der Gefühle ist typisch für manisch Liebende, die ihre Zufriedenheit oder Unzufriedenheit in der Beziehung vom Verhalten des Partners abhängig machen. Aufgrund mangelnden Selbstwertgefühls benötigen die manisch Liebenden ständige Versicherung vom Partner.

Pragmatische Liebe (Pragma): Rationale Erwägungen bestimmen die Wahl des Partners mit. Es handelt sich bei diesem Liebesstil um arrangierte Beziehungen, bei denen nichts dem Zufall überlassen wird. Der pragmatisch Liebende achtet auf bestimmte Dinge wie z.B. Einkommen, sozialen Status, materielle Sicherheit, Religionszugehörigkeit. Er geht eine innere Checkliste durch. Die Beziehung dient den als wünschenswert erachteten Lebensereignissen, wie z.B. Kinder bekommen.

Altruistische Liebe (Agape): Bei diesem Liebesstil besteht eine opfernde Haltung gegenüber dem Partner. Solche Partner sind bereit, ihre eigenen Bedürfnisse und Wunschvorstellungen wegen des Partners zurückzustellen, wenn es zu seinem Wohlergehen führt. Der altruistisch Liebende stellt keine Forderungen und Ansprüche an den Partner. Geben hat für ihn einen besonderen Wert.

Das von Lee entwickelte Bezugssystem der Liebe steht mit der Bindungstheorie von Bowlby in Zusammenhang. Basierend auf der Annahme, dass die Bindungsstile einen Filter für spätere Liebesbeziehungen schaffen, sollten sich Zusammenhänge zwischen Liebesstilen und Bindungsstilen finden. Nach Lee spielt die soziokulturelle Zugehörigkeit, lebensgeschichtliche Erfahrungen und individuelle Eigenschaften für den zukünftigen Liebesstil eine entscheidende Rolle. In diesem Zusammenhang sind Klein und Bierhoff der Auffassung, dass der Liebesstil sich innerhalb einer Beziehung im Laufe der Zeit verändern kann. So sind z.B. bei länger bestehenden Beziehungen der freundschaftliche (Storge) und pragmatische Liebesstil stärker ausgeprägt. Bei Paaren mit Kindern kommen eher altruistisch und pragmatische Liebesstile als bei kinderlosen Paaren vor (vgl. Klein & Bierhoff 1991, S. 189ff).

2.2.3 Bindung und Liebe

Die Liebe ermöglicht emotionale Bindung zwischen zwei Individuen, bei der es sich, vergleichend der Bindung zwischen Mutter und Kind, nach Bowlby um einen sozialen Prozess handelt. Bei Erwachsenen handelt es sich neben physischer Fürsorge darum, dass der erwachsene Bindungspartner auch ein Sexualpartner ist. Daher postulieren Shaver, Hazan und Bardshaw ein Konzept, das aus drei Komponenten besteht: *Bindung* (attachment), *Fürsorge* (care-giving) und *Sexualität* (vgl. Shaver et al. 1988). Bowlby ordnet dem drei weitere Komponenten zu: Vertrauen, Altruismus und Leidenschaft. Bowlby ist der Ansicht, diese Verhaltenssysteme und ihre Vorprogrammierung bestimme in Wechselwirkung mit Umwelteinflüssen die Ausformung der Bindung. Auf der anderen Seite werden die erworbenen Modellvorstellungen der Beziehungsperson im Erwachsenenalter widergespiegelt und wirken auf einem unbewussten Niveau. Daraus folgt, dass der Bindungsstil des Menschen im frühen Alter die Art der zukünftigen partnerschaftlichen Beziehung beeinflussen kann (vgl. ebd., S. 70f). Es sei darauf hingewiesen, dass die kulturellen Schemata neben individuellen Eigenschaften auch mitwirken. Dadurch entstehen mehrere kulturelle Modelle über Liebe. Diese Modellvorstellungen zeigen das Zusammenwirken von rational/irrationalen Faktoren, die zur Entstehung der Liebe führen.

In Bezug auf den Zusammenhang von Bindungstheorie und Liebe (siehe Kap. 2.2.2) haben Levy und Davis die folgenden Ergebnisse herausgearbeitet: Sie konstatieren, dass romantische Liebe positiv mit dem sicheren Bindungsstil zusammenhängt, während spielerische Liebe negativ mit dem sicheren Bindungsstil und positiv mit dem vermeidenden Bindungsstil verknüpft ist, was mit den Erwartungen übereinstimmt. Es fand sich auch ein deutlicher Zusammenhang zwischen besitzergreifender Liebe und dem ängstlich-ambivalenten Bindungsstil (vgl. Levy & Davis 1988, S. 440f).

Kelly ist der Ansicht, dass sich die kulturellen Schemata und die persönlichen Erfahrungen gemeinsam auf die individuelle Vorstellung über Liebe ausüben. Kelly versucht, die Unterschiede und Gemeinsamkeiten zwischen Liebe und Bindung darzustellen. Er betrachtet die Liebe als zwei Prozesse, die zwei Personen voneinander abhängig machen. Diese Prozesse sind sowohl zeitlich stabile, als auch instabile Prozesse. Bindung ist das Ergebnis von stabilen Prozessen, die durch Erwartungen der Umwelt zustande kommen. Sie betonen die Stabilität der persönlichen Beziehungen. In Bereichen wie z. B. beziehungsinterner Abhängigkeit überschneiden sich Liebe und Bindung. Das Modell der Liebe nach Kelly lässt sich als persönliche Vorstellungen über Liebe verstehen, die das tatsächliche Verhalten in der Beziehung beeinflussen. Es lässt sich bei verschiedenen Individuen aufgrund der kulturell beeinflussten Normen und Möglichkeiten sowie eigenen individuellen Neigungen bilden (vgl. Kelly 1983). Das Modell von Kelly klassifiziert die Liebe in drei Formen: *leidenschaftliche* Liebe, *pragmatische* Liebe und *altruistische* Liebe. Die leidenschaftliche Liebe, die mit romantischer Liebe von Lee (siehe Kap. 2.2.4) zu vergleichen ist, bezieht sich auf körperliche Anziehung, die mit einer physiologischen Erregung und sexuellem Interesse verbunden ist. Die zwei weiteren Modelle basieren nicht auf sexueller Leidenschaft, sondern es geht darum den passenden Partner zu finden, um eine längerfristige Bindung aufzubauen. Wenn es darum geht, das Wohlergehen des Partners über das eigene zu stellen und die Aufmerksamkeit auf seine Bedürfnisse zu richten, wird dies als altruistische Liebe gekennzeichnet.

2.3 Kommunikation in der Partnerschaft

„Ein älteres Ehepaar feierte nach langen Ehejahren das Fest der Goldenen Hochzeit. Beim gemeinsamen Frühstück dachte die Frau: „Seit 50 Jahren habe ich immer auf meinen Mann Rücksicht genommen und ihm immer das knusprige Oberteil des Brötchens gegeben. Heute will ich mir endlich diese Delikatesse gönnen.“Sie schmierte sich das Oberteil des Brötchens und gab das andere Teil ihrem Mann. Entgegen ihrer Erwartung war dieser hocherfreut, küsste ihre Hand und sagte: „Mein Liebling, du bereitest mir die größte Freude des Tages. Über 50 Jahre habe ich das Unterteil eines Brötchens nicht mehr gegessen, obwohl ich das am allerliebsten mag. Ich dachte mir immer, du solltest es haben, weil es dir so gut schmeckt“ (zit. nach Peseschkian).

Wie in der oben geschilderten Geschichte deutlich wird, ist Sprache ein wichtiges Instrument der menschlichen Kommunikation. Durch die adäquate Wortwahl und Verwendung eines gemeinsamen Symbolsystems kann ein Austausch reibungslos erfolgen. In Austauschprozessen in binationalen Partnerschaften, in denen zwei Individuen möglicherweise von unterschiedlichen Symbolsystemen beeinflusst wurden und eine geringe Kommunalität besteht, also ein geringes Maß an kultureller Gemeinsamkeit, ist es notwendig, eine gemeinsame Struktur für interkulturelle Kommunikation zu schaffen, mit der die Botschaft des Senders vom Empfänger richtig entschlüsselt wird, um Missverständnisse zu vermeiden bzw. zu reduzieren. Es geht darum, Strategien zu entwickeln, die die Partner in ihrem gemeinsamen Leben und insbesondere in einer krisenhaften oder konflikthaften Situation einsetzen können. Allerdings ist Kommunikation nicht nur eine Aufgabe für binationale Partnerschaften, sondern für die gesamte Gesellschaft – mit allen Chancen und Herausforderungen, die sie mit sich bringt. Kommunikationskompetenz hat eine funktionale Fähigkeit bei der Bearbeitung von Konflikten und Problemen. In verschiedenen Studien wurden Paare bezüglich ihrer Strategien zur Bewältigung von kritischen Situationen befragt. Dabei wurde *offene Kommunikati-*

on als eine wichtige Strategie erwähnt, mit der direkt und offen über die Beziehung gesprochen wird und *Gefühle* mitgeteilt werden (vgl. Canary & Stafford 1994; Dindia 1994; Derlega & Rose 1997, zit. nach Schneewind 2000, S. 104).

2.3.1 Grundkonzepte der menschlichen Kommunikation

Watzlawick unterscheidet verschiedene Arten von Kommunikation. Wenn eine Person einer anderen etwas mitteilt, spricht er von einer ‚Mitteilung'. Ein wechselseitiger Ablauf von Mitteilungen zwischen zwei oder mehreren Personen wird als „Interaktion" bezeichnet (vgl. Watzlawick et al. 1974, S. 51). Den Sachverhalt einer menschlichen Kommunikation bezeichnet er als ‚Axiom', der einen Inhalts- und einen Beziehungsaspekt hat (vgl. ebd., S. 51). Im Kommunikationsprozess spielen nicht nur verbale Mittel, also Worte eine Rolle, sondern auch nonverbale Mittel wie z.B. Körperhaltung, Körpersprache und paralinguistische Phänomene (z.B. Tonfall, Pausen, Lachen).

In diesem Zusammenhang ist es hilfreich, die pragmatischen Regeln für Kommunikationssituationen von Watzlawick et al., die als die fünf *Axiome* der Kommunikation bezeichnet werden, zu betrachten:

- *„Die Unmöglichkeit, nicht zu kommunizieren"*: Dies bedeutet, dass jede Art von Verhalten, das von zwei zueinander in einer Beziehung stehenden Personen gezeigt wird, informativen Charakter hat. Dies kann sowohl verbales als auch nonverbales Verhalten sein. Auch Schweigen sendet Informationen an die empfangende Person, die von dieser interpretiert werden kann (vgl. ebd., S. 51f).
- *„Die Inhalts- und Beziehungsaspekte der Kommunikation"*: Der Inhaltsaspekt beschreibt den semantischen Anteil der Kommunikation. Dabei geht es um die Information, die aus Sicht der sendenden Person mitgeteilt wird und die vom Empfänger verstanden werden sollte. Laut Watzlawick et al. besteht in der menschlichen Kommunikation eine „Relation zwischen Inhalts- und Beziehungsaspekt" (vgl. ebd., S. 55). Hier geht es darum, *über* Kommunikation zu kommunizieren, was Watzlawick als „Metakommunikation" bezeichnet (vgl. ebd., S. 41). Sobald die Inhaltsaspekte von dem Sender und Empfänger unterschiedlich wahrgenommen und interpretiert werden, treten Störungen auf. Zusammengefasst sagt dieses Axiom aus, dass jede Kommunikation einen Inhalts- und einen Beziehungsaspekt hat.
- *"Die Interpunktion von Ereignisfolgen":* Handlungen und Verhalten können zu Problemen führen, wenn sie von den an der Kommunikation beteiligten Personen unterschiedlich interpunktiert[21] und interpretiert werden. Jeder Gesprächspartner stellt sein Verhalten nur als Reaktion auf die Botschaft des

[21] „Die Phänomene des Mitteilungsaustausches zwischen Kommunikationsteilnehmern" (Watzlawick et al. 1974, S. 57).

Senders dar und macht den Anderen für die Klärung der Situation verantwortlich. Erst wenn alle an der Kommunikation beteiligten Personen gemeinsam die Verantwortung für die Analyse des Geschehens übernehmen, ist eine Klärung der Situation möglich. Aus der oben genannten Aussage lässt sich in Bezug auf eine Beziehung Folgendes formulieren: Die Natur einer Beziehung ist durch die Interpunktion der Kommunikationsabläufe seitens der Partner bedingt (vgl. ebd., S. 58-60).

- *„Digitale und analoge Kommunikation"*: Die menschliche Kommunikation kennt sowohl willkürliche Zeichen, die man als logische Syntax der Sprache bzw. digitale Sprache bezeichnen kann, als auch nichtsprachliche Kommunikation, d.h. analoge Sprache. Wenn in einer kommunikativen Situation die Inhalte der nonverbalen Zeichen von Sender und Empfänger unterschiedlich interpretiert werden, kann dies Probleme verursachen. Auf der Kommunikationsebene müssen immer sowohl verbale als auch nonverbale Aspekte berücksichtigt werden. Zusammengefasst bedeutet dies: Menschliche Kommunikation bedient sich digitaler und analoger Modalitäten. Digitale Kommunikation hat eine komplexe und vielseitige logische Syntax, aber eine auf dem Gebiet der Beziehungen unzulängliche Semantik. Analoge Kommunikation dagegen besitzt dieses semantische Potential, es mangelt ihr jedoch an einer für eindeutige Kommunikation erforderliche logische Syntax (vgl. ebd., S. 61-67).
- *„Symmetrische und komplementäre Interaktionen"*: Unterschiedliche Beziehungen zwischen Individuen modifizieren das individuelle Verhalten. Durch Aktionen und Reaktionen zwischen Personen werden verschiedene Beziehungssysteme gestaltet. Beispielsweise zeigt das Verhalten von A, dass es unterwürfiges Verhalten von B fordert. Gleichzeitig löst das von B gezeigte Verhalten ein weiteres Dominanzverhalten bei A aus, was wiederum ein Unterwerfungsverhalten erfordert. Diese Art von Beziehung zwischen zwei Personen bzw. Gruppen, in der eine Gesprächspartei in einem über- oder untergeordneten Verhältnis zu der anderen steht, wird als *komplementär* bezeichnet. Eine solche Beziehung ist zwischen Eltern und Kindern, aber auch zwischen Partnern einer Liebesbeziehung zu finden. Die komplementäre Beziehung beinhaltet zwei verschiedene Positionen, die von je einer Partei eingenommen wird. Diese werden als primäre und sekundäre Stellung bezeichnet: Partner A lässt Partner B die Position einer primären Stellung einnehmen oder zwingt ihn dazu und nimmt selbst die sekundäre Stellung ein. Eine andere Form der Beziehung wird als *symmetrische* Beziehung bezeichnet. In ihr streben beide Partner nach Gleichheit und Verminderung von Unterschieden. Zwischenmenschliche Kommunikationsabläufe sind also entweder symmetrischer oder komplementärer Natur, je nachdem, ob die Beziehung zwischen den Partnern auf Gleichheit oder Unterschiedlichkeit beruht (vgl. ebd., S. 68f).

Die fünf dargestellten Axiome sind Grundannahmen für interpersonelle Kommunikation, in der mindestens zwei Personen als Sender und Empfänger beteiligt sind und einen Informationsaustausch anstreben. In diesem Prozess dekodiert der Empfänger den Inhalt der Nachricht und gibt eine Rückmeldung. Eine solche Rückmeldung wird als *Feedback* bezeichnet (vgl. Schulz von Thun 2005a, S. 25). Ziel von Kommunikation sollte es sein, dass die angekommene Nachricht mit der gesendeten qualitativ und quantitativ übereinstimmt. Für ein gegenseitiges Verständnis auf der Ebene der interpersonellen Kommunikation ist ein ähnliches Repertoire an Erfahrungen hilfreich, um eine Übereinstimmung der Informationsinhalte zu gewährleisten.

Im Folgenden wird die kommunikationstheoretische Grundlage der Ansätze von Schulz von Thun (2005) dargestellt, die sich auf die Ausführungen von Watzlawick et al. (1974) stützt. Schulz von Tun versteht jede Nachricht als ein *Paket*, welches viele einzelne Botschaften beinhaltet. Um die Vielfalt von Botschaften ordnen zu können, unterscheidet Schulz von Thun vier bedeutsame Anteile. Diese seelischen Anteile jedes Pakets sind *Sachinhalt*, *Selbstoffenbarung*, *Beziehung* und *Appell* (vgl. Schulz von Thun 2005a, S. 26). Diese Anteile werden in dem Modell von Schulz von Thun als ‚Nachrichten-Quadrat' bezeichnet (vgl. ebd., S. 44).

Mit einer Nachricht werden bestimmte *Sachinhalte* übermittelt. Eine Nachricht teilt nach *Schulz von Thun* jedoch nicht nur Informationen über die Sachinhalte mit, sondern enthält auch Informationen über Wünsche, Erwartungen und Selbstdefinitionen des Nachrichtensenders. Dies wird als *Selbstoffenbarung* bezeichnet. Der Begriff Selbstoffenbarung beinhaltet aus psychologischer Sicht zwei Aspekte: die *Selbstdarstellung* und die *Selbstenthüllung*. Selbstdarstellungen beziehen sich nicht nur auf Sachinformationen, sondern auch auf Informationen über die Person selbst, ihre Fähigkeiten und inneren Befindlichkeiten. Selbstenthüllende Anteile der Kommunikation sind Informationen, mit der das Verhalten des Senders interpretiert werden kann. Diese Seite der Nachricht ist für viele Probleme zwischenmenschlicher Kommunikation verantwortlich.

Im *beziehungsbezogenen* Anteil der Kommunikation wird durch die Art und Formulierung der Nachricht offenbart, wie der Sender den Empfänger der Information behandelt und zu ihm steht. Für diesen Teil hat der Empfänger ein besonders empfindliches Ohr, weil es darum geht, wie er wahrgenommen, beurteilt und eingeschätzt wird: „Oft zeigt sich dies in der gewählten Formulierung, im Tonfall und anderen nicht sprachlichen Begleitsignalen" (ebd., S. 27). Die Nachricht drückt eine bestimmte Art von Beziehung zu den Angesprochenen aus. Während die Selbstoffenbarungsseite Ich-Botschaften enthält, enthält die Beziehungsebene sowohl Du-Botschaften als auch Wir-Botschaften. Die Botschaft besteht aus zwei Teilen: Zum einen vermittelt der Sender dem Empfänger, was er von ihm hält und wie er ihn sieht, zum anderen enthält die Beziehungsebene eine Botschaft darüber, wie der Sender die Beziehung zwischen sich und dem Empfänger sieht (vgl. ebd., S. 28).

Jede Nachricht hat auch eine Funktion, die als *Appell* bezeichnet wird. Die Funktion eines Appells ist es, auf den Empfänger Einfluss auszuüben. Dieser Versuch kann offen oder versteckt sein. Im Falle einer Manipulation ist das Ziel, beim Empfänger eine bestimmte Wirkung zu erreichen. Es ist wichtig, darauf hinzuweisen, dass der Appellaspekt sich vom Beziehungsaspekt unterscheidet, weil der gleiche Appell unterschiedliche Beziehungsbotschaften vermitteln kann. Auch wenn ein Appell auf sachlicher Ebene vernünftig ist, kann der Empfänger darauf emotional reagieren und sich zum Beispiel bevormundet vorkommen. Es kann ebenso ein Appell, der auf sachlicher Ebene unvernünftig ist, vom Empfänger positiv und als nicht problematisch aufgenommen werden (vgl. ebd., S. 29f).

Diese vier Bereiche können einer Nachricht entnommen werden. Für die Kommunikation ist es nicht nur entscheidend, welche Inhalte die Botschaft hat, sondern wie sie vom Empfänger verstanden wird. Wird der Inhalt der Nachricht vom Empfänger im Sinne des Senders kodiert, gibt es keine Kommunikationsschwierigkeiten, werden sie jedoch unterschiedlich kodiert, können Schwierigkeiten entstehen. Es sei an dieser Stelle darauf hingewiesen, dass Missverständnisse zwangsläufig zur menschlichen Kommunikation gehören, die sowohl durch die sendende als auch durch die empfangende Person verursacht werden. Dabei geht es nicht darum, wer recht hat und wer nicht. Es handelt sich nur darum, wie eine Botschaft von Sender und Empfänger aufgefasst wird. Zwischenmenschliche Kommunikation ist deshalb so kompliziert, weil der Empfänger die freie Auswahl hat, welche Seite der Nachricht er empfängt und darauf reagiert. Je nachdem welche Seite des Quadrats (Sachinhalt, Selbstoffenbarung, Beziehung, Appel) vorrangig geschaltet ist, wird unterschiedlich empfangen und interpretiert.

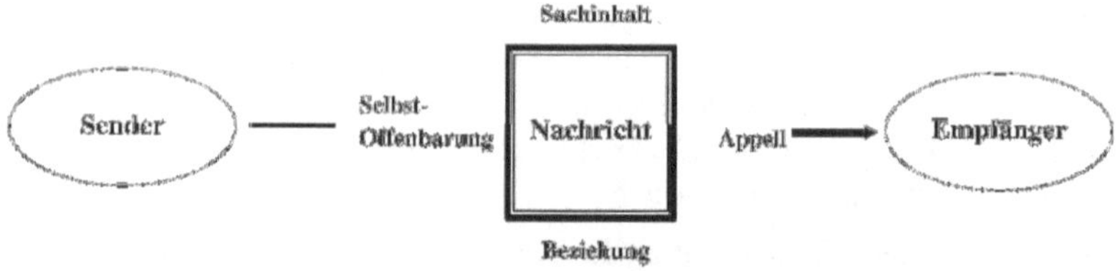

Abb. 2 Die vier Seiten einer Nachricht – ein psychologisches Modell der zwischenmenschlichen Kommunikation (vgl. Schulz von Thun 2005a, S. 30)

Schulz von Thun ist der Auffassung, dass viele Probleme zwischen Interaktionspartnern darin bestehen, dass alle vier Aspekte nicht gleichrangig betrachtet werden. Die Aufgabe der Kommunikationspsychologie besteht darin, „aus einer eindimensionalen Sachkommunikation eine lebendig-blutvolle vierseitige Kommunikation zu machen“, die u.a. der Paartherapie dient. (ebd., S. 16) Das bedeutet, dass das Anliegen der Kommunikationspsychologie nicht nur ist, zu *erklären*, sondern zur gemeinsamen Interaktionsführung zu *befähigen* (vgl. ebd., S. 13).

Schulz von Thun erwähnt drei verschiedene Ursachen, die häufig als Störquelle für Empfangsfehler wirken. Das Bild des Empfängers von sich selbst (Selbstkonzept), das Bild über den Sender und das Phänomen der korrelierten Botschaften (vgl. ebd., S. 64). Beide Kommunikationspartner – sowohl in mononationalen als auch in binationalen Partnerschaften – benötigen eine gemeinsame Voraussetzung und Attribution, um die Eindeutigkeit einer Botschaft mitzuteilen und zu verstehen.

Das folgende psychologische Modell gibt zunächst einen Überblick über zwischenmenschliche Kommunikation, die anhand der vier Seiten einer Nachricht hinlänglich beschrieben wurden.

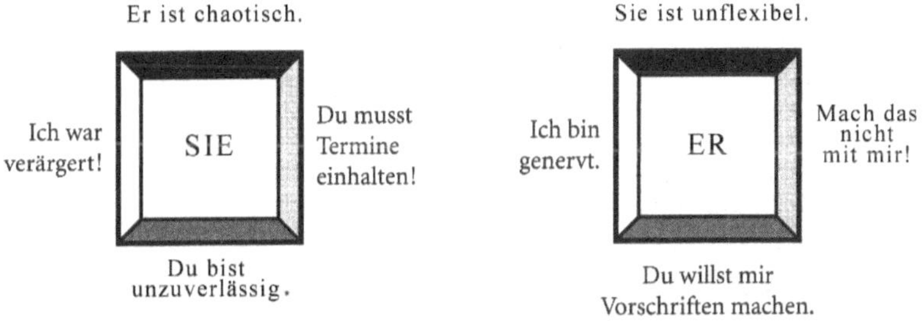

Abb. 3 Die vier Seiten der Nachricht (vgl. Schulz von Thun et al. 2006, S. 138)

In diesem Zusammenhang weist Schulz von Tun darauf hin, dass es notwendig ist, eine doppelte Differenzierung zu berücksichtigen. Einerseits ist es förderlich, das Kommunikationsverhalten aus den Besonderheiten der Gesamtsituation abzuleiten. Andererseits ist es erforderlich, persönliche Merkmale zu beachten. Schulz von Thun gibt in diesem Zusammenhang folgenden Hinweis: „Wenn es um Fähigkeiten geht, die den Kern der Persönlichkeit berühren, erweist es sich als notwendig, von der Standard-Schulung abzurücken und einen Blick für die einzelne Person zu bekommen [...] Dabei zeigen sich dann bestimmte Potentiale und „Stärken", aber auch gewisse Einschränkungen und innere Festlegungen („Schwächen"), zu deren Überwindung es von Person zu Person ganz unterschiedlicher Anstöße bedarf" (Schulz von Thun 2005b, S. 14). Durch die lebensgeschichtlichen Erfahrungen entwickelt sich die Persönlichkeit eines Individuums (Selbstkonzept), welche die Art und Weise der Kommunikation und Kontaktgestaltung bestimmt. Wie in Kapitel 2.1.1 dargestellt wurde, verbindet sich die innere Verfassung (innere Arbeitsmodelle aus Sicht der Bindungstheorie) mit dem späteren Persönlichkeitsstil, denen für zwischenmenschliche Beziehungen besondere Bedeutung zukommt.

Schulz von Thun klassifiziert acht verschiedene Stile bzw. Persönlichkeitsanteile. Er geht davon aus, dass alle acht Anteile bei jedem Menschen vorhanden sind. Der individuelle Persönlichkeitsstil ergibt sich aus der unterschiedlichen Intensität der verschiedenen Anteile. Im Folgenden werden die acht verschiedenen Stile kurz dargestellt:

- *Der bedürftig-abhängige Stil:* Erwachsenwerden bedeutet, Verantwortung für sich zu übernehmen. Gleichzeitig besteht das Bedürfnis nach Unterstützung durch andere Menschen, das bei erwachsenen Menschen unterschiedlich stark ausgeprägt ist. Wenn der Wunsch nach Unterstützung stark im

Vordergrund steht, beeinflusst er die Art und Weise von menschlicher Kommunikation und Kontaktgestaltung. In der partnerschaftlichen Beziehung kann dies zu konflikthaften Situationen führen, wenn einer der Partner in der Lage ist, für sich Verantwortung zu übernehmen und er den bedürftig-abhängigen Stil als Belastung empfindet. Ein stark abhängiger Partner dagegen kann sich schnell alleine und ungeliebt fühlen. Für die betroffene Person ist es notwendig, Verantwortung für sich zu übernehmen und dadurch autonom zu werden, was zur eigenen Persönlichkeitsentwicklung beiträgt (vgl. Schulz von Thun 2005b, S. 61-75).

- *Der helfende Stil:* Menschen mit helfendem Stil ziehen bedürftig-abhängige Menschen an. Sie signalisieren, dass sie bereit sind, sich um andere zu kümmern und ihnen Rat zu geben. Sie versuchen den Eindruck entstehen zu lassen: „Ich bin stark und kann dir helfen". Es besteht die Gefahr, dass sie durch die Haltung „ich kann dir helfen", ihre eigene Bedürfnisse und Wünsche nicht äußern und befriedigen. Schmidbauer (1977) hat diesem Verhalten das Schlagwort „Helfersyndrom" zugewiesen. Er ist der Ansicht, der innerseelische Vorteil dieses altruistischen Verhaltens liegt darin, dass der Helfer sein eigenes Anlehnungsbedürfnis und seine schwachen Anteile nicht zeigen muss. Das seelische Axiom ist bei diesem Stil: Es macht mir große Angst, schwach und bedürftig zu sein! Bei der Feststellung der Grundursache für diesen Stil ist entscheidend darauf zu achten, dass die Bereitschaft und Fähigkeit anderen Menschen zu helfen, als ein menschlicher Wert zu sehen ist. Unter dem psychodynamischen Aspekt geht es bei diesem Stil darum, dass eigene Bedürfnisse nicht wahrgenommen werden. Daher bestehen die Entwicklungsschritte bei diesem Stil darin, eigene Bedürftigkeit und Schwäche zu spüren, zu zeigen und dazu stehen zu können (vgl. Schulz von Thun 2005b, S. 76-92).
- *Der selbstlose Stil:* Das Grundmuster bei diesem Stil ist, wie beim helfenden Stil, für andere dazusein und ihre Wünsche und Nöte zu erfüllen. Charakteristisches Merkmal dieses Stils ist eine tiefe Überzeugung von der eigenen Bedeutungslosigkeit, die nur durch Einsatz für andere kompensiert werden kann. D.h. die Aufwertung des anderen und Abwertung des Selbst. Dieses Verhalten ist ein Ausdruck der Angst davor, ein eigenständiges Individuum zu werden. Es ist darauf hinzuweisen, dass frühkindliche Erfahrungen, in denen jede Bestätigung ausgeblieben ist, zu einem geringen Selbstwert beitragen können. Während die Problematik beim helfenden Stil darin besteht, sich nicht als schwach und bedürftig darzustellen, ist das Problem des selbstlosen Stils, dass andere belastet und belästigt werden. Die betroffenen Personen fühlen sich entweder großartig oder minderwertig. In der partnerschaftlichen Interaktion kann eine dauerhafte Kommunikationsart, die auf Aufopferung basiert, genauso problematisch werden, wie eine einseitige Selbstbehauptung. Es kann zur persönlichen Entwicklung beitragen, wenn der betroffene Partner daran arbeitet, eine Balance zwischen Selbstbehaup-

tung und selbstloser Haltung zu schaffen (vgl. ebd., S. 93-114). In diesem Zusammenhang äußert Kast Folgendes: „Selbstbehauptung und Hingabe sind notwendige Pole menschlichen Verhaltens in der Begegnung, die sich also gegenseitig bedingen, keineswegs ausschließen. Nur wer sich selbst behaupten kann, sich abgrenzen kann, seine Gefühle und Emotionen wahrnehmen und ausdrücken kann, auch wenn sie aggressiv sind oder zumindest auf andere aggressiv wirken, kann sich auch hingeben, sich geben, sich ergreifen lassen, mit einem anderen Menschen wirklich in Kontakt kommen, ihm wirklich begegnen" (Kast 1982, S. 475).

- *Der aggressiv-entwertende Stil:* Während selbstlose Personen eine unterwürfige Haltung auf der Kommunikationsebene haben, entdeckt der aggressiv-entwertende Stil das Fehlerhafte bei anderen Menschen. Zu seinen wesentlichen Merkmalen gehört ein autoritärer Charakter. Kommunikative Grundbotschaft des aggressiv-entwertenden Stils ist die Selbstdarstellung und herabsetzende Haltung. Die psychodynamisch-orientierte Sichtweise geht davon aus, dass in jedem Menschen feindselige Strömungen beispielsweise gegenüber einer Person oder einer bestimmten Gruppe (z.B. Religionszugehörigkeit, Migranten, politische Überzeugung etc.) vorhanden sind. Der Kern und die Dynamik dieser Haltung ist das Minderwertigkeitsgefühl und dessen Verbindung mit der Angst, in die unterlegene Position zu kommen oder ausgegrenzt zu werden. Es fehlt die Fähigkeit, Wert und Leistung auch bei anderen Menschen zu schätzen und auszudrücken. Adler beschreibt diese Haltung als sogenannte *Entwertungstendenz* aus dem Versuch, die eigene Selbstaufwertung durch das Herabdrücken der anderen zu betreiben. Dieses Verhalten hat eine zweifache Zielsetzung: Nach außen die Unterwerfung des Gegenübers, um sich von ihm nicht bedroht fühlen zu müssen; nach innen die Vermeidung jeglicher Gefühle von Unterlegenheit und Wehrlosigkeit (vgl. Adler 1989). Auf der Kommunikationsebene mit aggressiv-abwertendem Stil mündet die gegenseitige Herabsetzung und Beschuldigung in einem Teufelskreis. In der Persönlichkeitsentwicklung soll die Aufgabe darin bestehen, die Fähigkeit zu verstärken, sich Respekt zu verschaffen. Durch Stärkung des Selbstwertgefühls besteht die Möglichkeit, eine Balance zwischen direkter Konfrontation bzw. Durchsetzungsfähigkeit und Anerkennung von anderen zu ermöglichen (vgl. Schulz von Thun 2005b, S. 115-142).
- *Der sich beweisende Stil:* Anders als beim aggressiv-entwertenden Stil versuchen Menschen mit beweisendem Stil die eigene Selbstwertsicherung nicht durch Herabsetzung der anderen zu erzielen. Der Mensch mit diesem beweisenden Stil steht permanent unter Druck, sich als vollkommen zu präsentieren, was viel psychische Kraft kostet. In einer zwischenmenschlichen Kommunikation steht er unter der Spannung, sich dauernd kompetent darzustellen. Diese Haltung kann dazu veranlassen, dass der Partner sich aufgefordert fühlt, entweder rivalisierend eigene Kompetenz zu zeigen und mitzuhalten oder sich durch stilschweigende Anerkennung zu unterwerfen.

In einer zwischenmenschlichen bzw. partnerschaftlichen Kommunikation besteht für den Sich-beweisenden eine Weiterentwicklung darin, die negative Seite seiner Persönlichkeit wahrzunehmen und anzunehmen. Durch die Entwicklung der Fähigkeit, neben der positiven Selbstdarstellung auch die eigenen Schwächen zeigen zu können, besteht die Möglichkeit zu einer Balance in der menschlichen Interaktion (vgl. ebd., S. 153-168).

- *Der bestimmende-kontrollierende Stil:* Angst vor Überraschungen, Ohnmacht, spontanen Veränderungen und Kontrollverlust sind Hauptmerkmale beim bestimmend-kontrollierendem Stil. Diese Haltung führt im extremen Fall zu pedantischen und starren Regelmäßigkeiten und Prinzipien. Die Grundbotschaft dieser Art von Kommunikation enthält den Appell: ‚Das macht man so und so und nicht anders'. Die Beziehungsbotschaft lautet: ‚Ich weiß, was richtig ist und du weißt es nicht'. Die Auswirkungen dieses Stils zeigen sich in verschiedenen Lebensbereichen, in alltäglichen Verrichtungen bis hin zu Weltanschauungen und Werten. Im Gegensatz zum aggressiv-entwertendem Stil, bei dem das Hauptziel darin besteht, die anderen herabzusetzen, besteht hier das Bedürfnis, den Partner zu kontrollieren und zu formen. Die Appelle werden üblicherweise nicht als persönliche Wünsche, Einstellungen und Bedürfnisse ausgesprochen, sondern als normative Regeln und Gesetze. Häufig kombiniert sich dieser Stil mit anderen Stilen, woraus sich ein autoritäres Verhalten ergibt (vgl. ebd., S. 174). Eine tiefgreifende Persönlichkeitsentwicklung ist dann möglich, wenn die Person Einsicht bekommt, dass zwei psychische Aktivitäten parallel laufen: Einerseits die Neigung, Mitmenschen zu kontrollieren, zu lenken und zu erziehen und andererseits existiert der Druck durch die Überwachung von inneren Kontrollwächtern. „Um die starke Kontrolle etwas lockern zu können, müsste der Bestimmende mit der gewaltigen Angst fertig werden, die dann frei würde und die sich in frühkindlicher Prägung an die vitalen Impulse geheftet hat" (ebd., S. 188). Die Entwicklungsrichtung soll darin bestehen, zwanghafte Überkontrolliertheit zu überwinden und Offenheit gegenüber inneren Erfahrungen zuzulassen (vgl. ebd., S. 170-190).
- *Der sich distanzierende Stil:* Menschen mit einem distanzierenden Stil sorgen für einen gewünschten Sicherheitsabstand. Diese Stilart wird leicht als arrogant, abweisend oder kühl wahrgenommen. Nach außen entsteht der Eindruck wenig berührbar und gefühllos zu sein. Es ist schwierig, Zugang zu diesen Menschen zu bekommen (vgl. ebd., S. 91). Diese Kommunikationsart hat eine starke Ausprägung auf der Sachebene und eine schwache auf der Beziehungsebene. Der Appell dieses Stils ist: ‚Komm mir nicht zu nahe'. Dieses distanzierte Verhalten nach außen ist als eine Maßnahme zum Schutz und zur Bewältigung innerer Angelegenheiten zu verstehen. Es besteht eine schutzbedürftige Gefühlswelt, die vermutlich durch prägende und verletzende Erfahrungen mit Bezugspersonen entstanden ist. Menschen mit dem distanzierenden Stil zeigen sich auch in Partnerschaften reserviert und zu-

rückziehend. Dadurch kann beim Partner das Gefühl entstehen, abgewiesen zu werden, was zu einem feindseligen Verhalten als Reaktion darauf führen kann; nach dem Motto: ‚Wie Du mir, so ich Dir'. Dadurch entsteht ein Kreislauf, in dem sich die Partner nicht akzeptiert fühlen und immer zurückhaltender und kühler werden. Während der distanzbedürftige Mensch Angst vor Abhängigkeit und Selbstverlust hat, spürt der nähebedürftige Partner (mit starken Anteilen der bedürftig-abhängigen, der helfenden oder selbstlosen Züge) die Angst, verlassen zu werden. Das dynamische Wechselspiel von Nähe-Distanz und Balance zwischen beiden Polaritäten spielt in der partnerschaftlichen und zwischenmenschlichen Beziehung eine zentrale Rolle. Daher sollte die Richtung der Persönlichkeitsentwicklung darin bestehen, eine Ausgewogenheit zwischen dysbalancierter Abgrenzung (Isolierung) und symbiotischer Verschmelzung zu schaffen. Damit wird eine Alternative zwischen *sich abgrenzen* und *sich einlassen* ermöglicht (vgl. ebd., S. 191-227).

- *Der mitteilungsfreudig-dramatisierende Stil:* Das zentrale Kommunikations- und Beziehungsmotiv ist bei diesem Stil, gehört und ernst genommen zu werden und Aufmerksamkeit zu bekommen. Die kommunikative Grundbotschaft basiert auf der Betonung der Selbstdarstellung. Die Beziehungsbotschaft signalisiert dem Partner, wie wichtig er ist. Der Grundappell lautet: Bestätige meine Selbstdarstellung. Das unbewusste Ziel dieser Kommunikationsart ist, sich von inneren Konflikten zu entlasten. „Der primäre Gewinn liegt also nicht so sehr darin, was man beim gegenüber erreicht (da mögen sekundäre Gewinne dazukommen), sondern in der erfolgreichen Manipulation des Selbstgefühls, im sich Hineinsteigern in Affektzustände, die mit dem eigenen Selbstbild verträglich und der Entlastung von inneren Konflikten dienlich sind" (ebd., S. 233). Häufig ist das Ziel dieses Verhaltens bzw. dieser Kommunikationsart, die eigene innere Leere aufzufüllen. Für die Kommunikation bedeutet dies, dass man ständig auf der Suche nach starken Reizen, nach Abwechslung und nach neuen Erfahrungen (bis hin zu riskanten Grenzerfahrungen) ist und der Partner viel Aufregendes zu empfangen hat, was dauerhaft belastend ist. Dieser „ego-trope" (zum Ich hingewandte) Kommunikationsstil trägt dazu bei, dass kein Dialog, sondern ein Monolog stattfindet. Denn die eigene Person ist – direkt oder indirekt – das Thema des Mitteilungsfreudigen. Daraus entwickelt sich eine Beziehungsdynamik von Kränkung auf beiden Seiten. Eine Entwicklungsrichtung kann sich daraus ergeben, wenn die Person mit mitteilungsfreudig-dramatisierendem Stil die Fähigkeit zum besinnlichen Schweigen in sich entwickelt, die sich von monologischer Selbstbezogenheit in Richtung dialogische Partnerbezogenheit begibt. So bleibt zu hoffen, dass diese innere Entwicklung die richtige Kommunikationsart und Kontaktgestaltung erweitert (vgl. ebd., S. 228-243).

Die Darstellung der oben beschriebenen Kommunikationsstile bietet eine differenzierte Sichtweise über partnerschaftliche und interpersonelle Kommunikation. Hinsichtlich binationaler Partnerschaften, bei denen unterschiedliche Wertesysteme – die grundsätzlich auch in jeder Paarbeziehung mit verschiedener Intensität auftreten können – miteinander in Berührung kommen, spielt u.a. die Art der Kommunikationskompetenz eine zentrale Rolle, um eine offene und lösungsorientierte Beziehung aufzubauen. Auf der Basis ausreichend erfüllter Grundbedürfnisse (vgl. Rudolf 2008) entwickelt sich die menschliche Persönlichkeitsstruktur, die die Art der Kommunikation stark beeinflusst.

Schneewind (2000) weist darauf hin, dass Gottmann (1994) in einer Längsschnittstudie festgestellt hat, dass die Kommunikationsmuster für die Aufrechterhaltung einer Paarbeziehung und für die Zufriedenheit in der Partnerschaft eine wichtige Rolle spielen. Gottmann nennt vier Kommunikationsmuster – die von ihm als *vier apokalyptische Reiter* bezeichnet werden – als wichtige Prädikatoren für die Ablösung einer Partnerschaft. Diese vier Muster sind *Kritik, Defensivität, Verächtlichkeit* und *Rückzug*. Später hat er einen fünften apokalyptischen Reiter hinzugefügt, den er als *„belligerence" – aggressive Machtdemonstration* – bezeichnet. Die folgende Tabelle gibt einen detaillierten Überblick über die verbalen und nonverbalen Aspekte dieser vier Kommunikationsmuster (vgl. Gottmann 1994 zit. nach Schneewind 2000, S. 102).

Tab. 5 Kommunikationsmuster nach Gottmann (1994) (zit. nach Schneewind 2000, S. 103)

Kommunikationsmuster	Charakteristika
Kritik	**Verbale Aspekt:** Kritische Bemerkung, Widerspruch, etc. **Nonverbale Aspekte:** Gereizte Stimme, etc.
Defensivität	**Verbale Aspekte:** Ja-Aber-Äußerungen, Schuldabweisungen, etc. **Nonverbale Aspekte:** Verkrampftes Lächeln, verschränkte Arme, etc.
Verächtlichkeit	**Verbale Aspekte:** Feindseliger Humor (sich über den Partner lustig machen), etc. **Nonverbale Aspekte:** Sich von dem Partner abwenden, etc.
Rückzug	**Verbale Aspekte:** Nicht vorhanden **Nonverbale Aspekte:** Keine Antwort geben, Blickkontakt vermeiden, Spielen mit Haaren, wobei der Partner völlig ignoriert wird, etc.

2.3.2 Interkulturelle Kommunikation aus psychologischer Perspektive

Durch die alltägliche Konfrontation mit anderen Wertvorstellungen und Verhaltensweisen, die in unserer Einwanderungsgesellschaft nicht zu vermeiden ist, gewinnen interkulturelle Kommunikation und eine transkulturelle Perspektive mehr Bedeutung, was Chancen und Herausforderungen mit sich bringen. Kommunikationsprobleme sind nicht nur bei binationalen sondern auch bei mononationalen Partnerschaften zu finden. Wie in dem Modell von Schulz von Thun gezeigt wurde (siehe Kap. 2.3.1), besteht das Problem in der Sender- und Empfängerqualität. Der Prozess der Kommunikation wird komplexer, je mehr unterschiedliche Faktoren, wie z.B. kulturelle, sozialisatorische, sprachliche und intrapsychische, daran beteiligt sind. Es ist allerdings nicht zu bestreiten, dass in einer binationalen (Partnerschafts)-Situation neue Dimensionen dazukommen können. Menschen, die innerhalb einer Gruppe aufgewachsen sind, haben oft ähnliche Schemata in der Kommunikation. Die Kommunikation innerhalb einer homogenen Gruppe ist eventuell reibungsloser. Schulz von Thun bezeichnet dies als *hohe Kommunalität* (vgl. Schulz von Thun et al. 2006, S. 9). Andererseits ist jeder Mensch mit persönlichen und einmaligen mentalen Schemata ausgestattet, die ihn von anderen Menschen unterscheiden. Daher kann jede partnerschaftliche Begegnung gleichzeitig als Begegnung von verschiedenen ‚inneren Welten' interpretiert werden.

In der interkulturellen Kommunikation findet ein Dialog zwischen mindestens zwei Individuen statt, die zwei verschiedene Wertesysteme und Weltanschauungen vertreten. Dies erfordert: einander zuzuhören und zuzugehen, sich gegenseitig in Frage stellen zu können und die Bereitschaft zu zeigen, eigene Überzeugungen erneut zu überdenken. Diese Art der interkulturellen Kommunikation eröffnet bzw. erweitert die individuelle Perspektive und weist auf neue Orientierungen im Denken und Handeln hin. Damit gelingt es dem Individuum, sich als ein offenes System zu verhalten, das andere Wertesysteme und kulturelle Eigenschaften wahrnimmt und integriert.

Im vorherigen Abschnitt wurde das *Kommunikationsquadrat* von Schulz von Thun (2005a) erläuternd dargestellt (siehe Kap. 2.2.1). Schon innerhalb einer Kultur kommt es vor, dass eine Botschaft von Sender und Empfänger unterschiedlich aufgenommen und verarbeitet wird. In der interkulturellen Kommunikation kommt ein weiterer Aspekt dazu: Zwei Individuen, die in verschiedenen Wertesystemen aufgewachsen sind und davon beeinflusst wurden, können die vier Seiten einer Äußerung (siehe Kommunikationsquadrat) eventuell sehr unterschiedlich auffassen. Folgende Situation macht diese Aussage deutlich:

Ein Iraner, der seit kurzem in Deutschland lebt und sich mit den kulturellen Orientierungen noch nicht so gut auskennt, besucht eine deutsche Freundin in der Mittagszeit. Die Freundin fragt ihn, ob er etwas essen möchte, woraufhin dieser mit einem höflichen „Nein, danke“ reagiert[22]. Er möchte gerne etwas essen und wartet auf eine Wiederholung des Angebots, weil es ein Gebot der Höflichkeit ist, beim ersten Mal das Angebot abzulehnen. Die Gastgeberin dagegen nimmt die Ablehnung an und fragt nicht mehr nach, da sie nicht aufdringlich sein will. An diesem Beispiel wird deutlich, dass im Gespräch zwei unterschiedliche Wertesysteme ins Gewicht fallen: *Ehrlichkeit* gegenüber *Höflichkeit* (siehe Kap.5.1). Hier geht es nicht darum, die eine oder andere Haltung positiv bzw. negativ zu bewerten. Es geht lediglich darum, wie zwei unterschiedliche Wertevorstellungen Missverständnisse verursachen können. Die folgende Abbildung gibt einen Überblick, wie anhand des Kommunikationsquadrats ein interkultureller Konflikt bzw. ein interkulturelles Missverständnis auftreten kann.

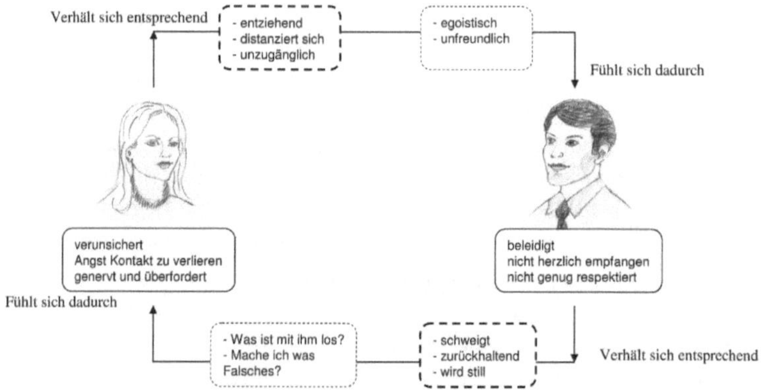

Abb. 4 Der Teufelskreis zwischen Ehrlichkeit und Höflichkeit im interkulturellen Kontext

Das ‚Modell des Teufelskreises‘ von Schulz von Thun illustriert, wo die Probleme der oben erwähnten Gesprächspartner lagen. Der iranisch-stämmige Mann findet es selbstverständlich, noch ein zweites Mal gefragt zu werden und fühlte sich vernachlässigt und beleidigt, als die Freundin als Gastgeberin das Angebot nicht wiederholt. Er fühlte sich ebenfalls nicht ernst genommen. Er interpretierte das Verhalten der Gastgeberin so, dass sie egoistisch und unfreundlich ist. Entsprechend zieht er sich zurück und versucht schweigend und Still, die Zeit zu überwinden. Dagegen spielt die Gastgeberin mit dem Gedanken: „Was ist mit ihm los?“ oder fragt sich: „Habe ich etwas Falsches gemacht?“ Zunehmend fühlt sie sich verunsichert und teilweise genervt. Entsprechend distanziert sie sich und dadurch denkt der Mann, seine Wahrnehmung sei richtig, dass sie unfreundlich ist.

Solche gegenseitigen Schutzfunktionen verursachen einen Teufelskreis in einem Paarsystem. Dieser belastet die partnerschaftliche Beziehung. Um diesen Teufelskreis zu entschlüsseln, ist es hilfreich, auf Basis der inneren ausgelösten Gefühle

22 Bei Persern ist es ein Gebot der Höflichkeit, zunächst etwas abzulehnen. Dafür gibt es in der persischen Sprache sogar einen speziellen Begriff: „Tarof“.

das äußere Verhalten zu steuern. Dadurch erhalten beide beteiligten Personen die Chance zu erkennen, dass das eigene Verhalten etwas anderes auslöst, als sie jeweils beabsichtigt und geahnt hatten. Um eine konflikthafte Situation analysieren zu können, gibt es eine praktische Methode[23] die Gefühlsempfindungen von beiden Partnern herauszufinden.

Im Zusammenhang mit interkultureller Kommunikation modifizierte Schulz von Thun das ‚Werte- und Entwicklungsquadrat' von Helwig (1967) für die zwischenmenschliche Kommunikation und Persönlichkeitsbildung. Die Grundlage dieses Konzeptes nutzt Schulz von Thun für die ‚interkulturelle Kommunikation'. Er ist der Ansicht, dass die Anwendung dieses Modells für die interkulturelle Kommunikation wichtig ist, um Werte zu relativieren und nicht zu verabsolutieren (vgl. Schulz von Thun 2005b, S. 38).

Helwig erklärt, dass vier Werte zueinander in Beziehung stehen und äußert in diesem Zusammenhang: „Alle diese werthaften Begriffe ordnen sich zu einer Vierheit von Werten bzw. Unwerten. In jedem Wert liegt eine Quaternität von Werten eingeschlossen […]. Dieses Wertquadrat verklammert also die vier Begriffe miteinander. Jeder wird damit doppelt gegensätzlich präzisiert" (Helwig 1967, S. 66). Die Werte stehen folgendermaßen in Beziehung:

a) Auf der oberen Linie werden *zwei positive Werte* dargestellt, die sich in einem *positiven Spannungsverhältnis* zueinander befinden;

b) Die Beziehung zwischen einem Wert und einem Unwert wird diagonal als *konträrer Gegensatz* dargestellt;

c) Die senkrechten Linien bezeichnen die *entwertende Übertreibung*;

d) Auf der unteren Linie werden *zwei Unwerte* dargestellt, die *ein negatives Spannungsverhältnis* präsentieren (siehe Abbildung 5).

Bei der interkulturellen Kommunikation geht es darum, die positiven Eigenschaften eigener Kultur zu bewahren und gleichzeitig im Dialog eine Offenheit gegenüber positiven Eigenschaften anderer Kulturen zu entwickeln. Denn ohne diese Fähigkeit werden die neuen Erfahrungen und der Austausch blockiert. Um das zu realisieren, ist ein *Bewusstsein* über eigene kulturelle Normen die Voraussetzung. Denn sonst besteht die Neigung, eigene kulturelle Gegebenheiten außer Acht zu lassen, abzuwerten oder umgekehrt die Überlegenheit der eigenen Kultur hervorheben. Das Werte- und Entwicklungsquadrat scheint eine geeignete Methode zu sein, um das Konzept der PPT für ein besseres Verständnis des interkulturellen Dialogs und der Begegnung zu unterstützen.

---

[23] Es gibt ein sog. ‚WW8-Instrument', mit dem es den Paaren gelingen kann – eventuell im Rahmen einer Paarberatung –, einen neuen Zugang zu ihrer eigenen inneren Welt der Gefühle zu schaffen und so die sich immer wiederholenden und sich nicht auflösenden Auseinandersetzungen besser analysieren zu können. Diese praxisorientierte Methode wird im Kapitel 2.4.3 näher dargestellt. Es sei darauf hingewiesen, dass der Eindruck entsteht, dass Funktion und Grundgedanke von WW8 im Teufelskreis gewisse Gemeinsamkeiten zeigen.

Anhand der folgenden Abbildung werden die Zusammenhänge der individuellen interkulturellen Kommunikation und Entwicklung mit dem Wertequadrat dargestellt.

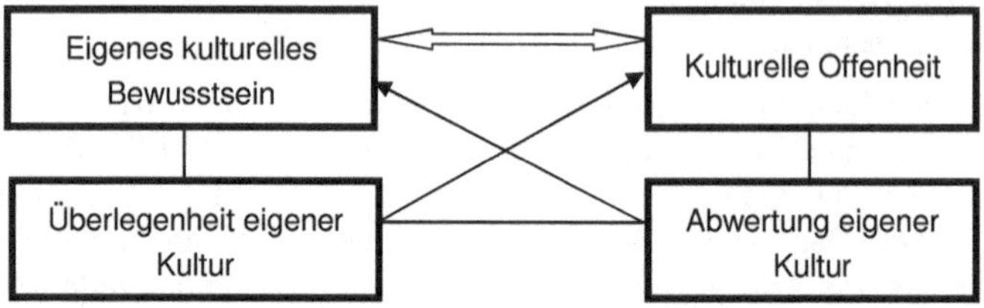

Abb. 5 Werte- und Entwicklungsquadrat in der interkulturellen Begegnung

Das Ziel der PPT als eine praxisorientierte Methode besteht darin, Menschen zu unterstützen, die Fixierung auf einen positiven Wert aufzugeben und ein neues Verständnis über eigene integrierte Werte zu bekommen. Das ermöglicht die Integration von zwei positiven Eigenschaften und ein Gleichgewicht zwischen den beiden (siehe Kap. 5.1.3). Denn bei einer Fixierung auf nur einen positiven Wert kann die Entwicklung des anderen positiven Wertes verhindern, dass eine Tendenz zum dazugehörigen Unwert auftritt und so die interkulturelle Kommunikation belasten (vgl. Schulz von Thun 2005b, S. 39).

Wie schon oben erwähnt wurde, führt das Aufgeben einer Fixierung und die Vorstellung einer dynamischen Balance zwischen zwei positiven Werten (z.B. Zuverlässigkeit gegenüber Spontaneität oder Höflichkeit gegenüber Ehrlichkeit) zur Entwicklung der Persönlichkeit. Eine neue dynamische Balance zwischen zwei positiven Werten kann zur inneren Persönlichkeitsentwicklung, dem inneren Gleichgewicht, der Ganzheitlichkeit der Werte und zur Verringerung von Missverständnissen in der interkulturellen Kommunikation und binationalen Partnerschaft beitragen (vgl. Peseschkian 2004, S. 73). In den folgenden Abbildungen werden zwei Aktualfähigkeiten im Kontext der PPT auf das Werte-Quadratmodell von Helwig übertragen und dargestellt.

(Bsp.1)

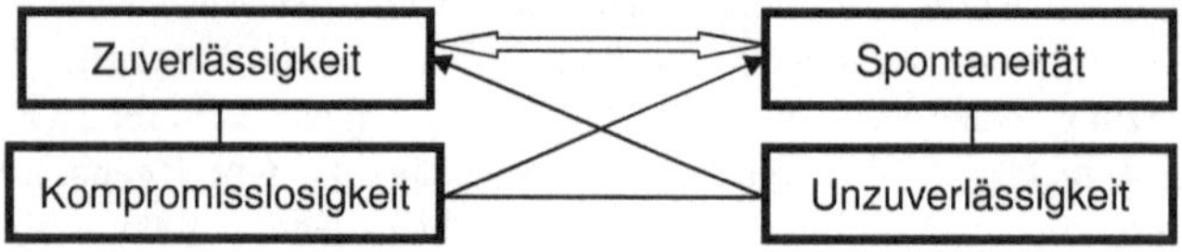

(Bsp. 2)

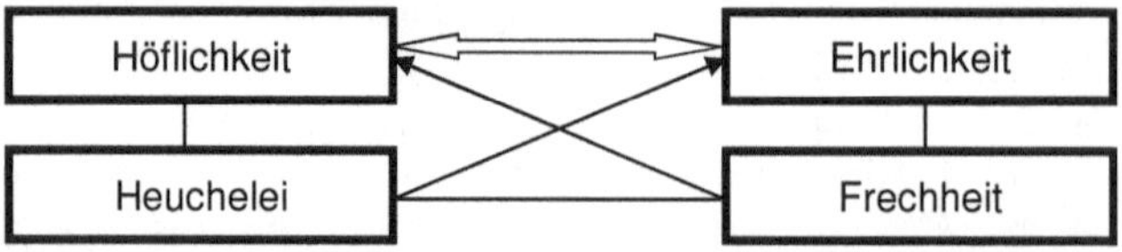

Die interkulturelle Kommunikation kann als zusätzliches Hindernis oder als eine Chance zur Erweiterung des eigenen kulturellen Bewusstseins und zur Entwicklung von neuen Fähigkeiten gesehen werden. Die Vermeidung der Einseitigkeit von kulturellen Gewohnheiten und die Entwicklung von Toleranz im allgemeinen Umgang mit anderen Werten sind für Paare essentielle Ressourcen der gelingenden interkulturellen Kommunikation.

2.4 Partnerschaftskonflikte aus psychodynamischer Perspektive

Eines Tages fragte ein kleiner persischer Junge seinen Vater: „Lieber Vati (persisch: Pedar Joun), erkläre mir bitte, wie ein Krieg zustande kommt." „Das erkläre ich dir gerne", sagte der Vater. Stelle dir einmal vor, Persien schickt seine Truppen nach China". In diesem Augenblick mischte sich die Mutter ein: „Wie kannst du denn dem Kind einen solchen Unsinn erzählen. Wann hat jemals Persien gegen China Krieg geführt?" „Liebe Frau", versuchte der Vater zu erklären, „ich wollte nur an einem Beispiel erläutern, wie ein Krieg entsteht." „Durch deine Beispiele, die nie stimmen, bringst du bloß das Kind durcheinander. Außerdem ist es eine Lüge, dass Persien gegen China Krieg geführt hat." „Was, du bezeichnest mich als Lügner!", fuhr der Vater auf. „Ich nehme mir die Zeit und versuche dem Kind etwas zu erklären, und du meckerst daran herum. Wenn du meinst, du könntest es besser erklären, dann mach du es doch. Du weißt doch immer alles besser." „Das ist aber unerhört, wie du mit mir sprichst. Ich werde nie mehr etwas sagen, dass du es nur weißt." In diesem Augenblick unterbrach der Sohn das Streitgespräch seiner Eltern und sagte: „Liebe Eltern, ihr braucht mir nicht mehr zu erklären, wie ein Krieg entsteht. Ich kann es mir gut vorstellen." (zit. nach Peseschkian)

In der Literatur und auch in der Öffentlichkeit werden Auseinandersetzungen in binationalen Paarbeziehungen häufig *ausschließlich* auf die kulturellen Differenzen reduziert. Es besteht die Gefahr, dass Schwierigkeiten und Konflikte, die innerhalb einer binationalen Beziehung auftreten können, häufig allein auf die unterschiedliche kulturelle Zugehörigkeit zurückgeführt und dadurch andere mögliche Ursachen für die Konflikte außer Acht gelassen werden.

Dieser Abschnitt der Arbeit hat zum Ziel, eine dynamische Perspektive in Bezug auf weitere mögliche Ursachen von Konflikten und Herausforderungen aufzuzeigen, die nicht in der kulturellen Herkunft begründet sind. Es gibt intrapsychische Abläufe im Menschen, die Einfluss auf Wünsche und Erwartungen an den Partner nehmen – unabhängig von mono- oder binationaler Partnerschaft. Die Folgen dieser *typisch menschlichen Erwartungen* auf die Dynamik von Partnerschaften dürfen nicht unterschätzt werden.

Bevor jedoch eine Auseinandersetzung mit der Psychodynamik von Paarbeziehungen erfolgen kann, ist es wichtig, zunächst die Begriffe ‚Problem' und ‚Konflikt' zu definieren, da aus psychodynamischer Perspektive Problem und Konflikt nicht gleichzusetzen sind. Der Begriff „Problem" stammt etymologisch vom lateinischen Begriff *problema* ab und bedeutet „schwierige Aufgabe, komplizierte Fragestellung, nicht gelöste Frage […] daher anknüpfend an Sokrates oft als

'Wissen vom Nichtwissen' beschrieben"[24]. Als Synonymbegriffe werden Dilemma oder Schwierigkeiten verwendet. Dörner definiert Problem wie folgt: „Ein Individuum steht einem Problem gegenüber, wenn es sich in einem inneren oder äußeren Zustand befindet, den es aus irgendwelchen Gründen nicht für wünschenswert hält, aber im Moment nicht über die Mittel verfügt, um den unerwünschten Zustand in den wünschenswerten Zielzustand zu überführen" (Dörner 1979, S. 10). Ein Problem ist laut Dörner durch drei Komponenten gekennzeichnet: a) Unerwünschter Anfangszustand, b) Erwünschter Endzustand, c) Barriere, die die Transformation vom unerwünschten Anfangszustand in den erwünschten Endzustand im Moment verhindert (vgl. ebd., S. 10).

Der Konflikt (lateinisch: Zusammenstoß) wird dagegen als ein Zusammentreffen unterschiedlicher Positionen innerhalb einer Person (innerer Widerstreit von Motiven, Wünschen, Werten und Vorstellungen) oder zwischen mehreren Personen verstanden[25]. In der Psychologie wird der Konflikt als das Aufeinandertreffen verschiedener Verhaltensweisen (Motive, Bedürfnisse, Wünsche) definiert (intra- und/oder interpersonell) (vgl. OPD 2006, S. 95) [26]. Für das psychodynamische Verständnis ist das Konzept des Konfliktes, dass er sowohl intrapsychisch als auch interpersonell stattfinden kann, entscheidend. Die psychodynamische Sichtweise misst der ‚inneren Reibung' große Bedeutung bei. In diesem Zusammenhang schreibt Mentzos: „Die Entwicklung des Einzelnen stellt einen didaktischen Prozess dar, innerhalb dessen diese potenziell unvereinbar erscheinenden Gegensätzlichkeiten bzw. Bipolaritäten immer wieder integriert oder – anders ausgedrückt – ausbalanciert werden, wodurch Erneuerung, Dynamik, Fortschritt und Differenzierung gewährleistet sind" (Mentzos 2009, S. 29).

Um die Dynamik von Konflikten innerhalb einer binationalen Partnerschaft besser einschätzen zu können, sind verschiedene Perspektiven zu berücksichtigen. Einerseits ist zu betrachten, welche *individuellen* Persönlichkeitsmerkmale, Eigenschaften und Ressourcen die Person hat, deren Einfluss auf die *Dynamik der Partnerschaft* und Partnerschaftskommunikation und wiederum welchen Einfluss die Dynamik der Paarbeziehung auf das Individuum haben kann. Andererseits spielen *sozio-kulturelle* Erfahrungen und daraus entstandene Wertesysteme auf die Entwicklung des Individuums eine Rolle. Auch stellt sich die Frage, inwieweit das Individuum Bereitschaft zeigt, das eigene Wertesystem im Sinne der kulturellen Zugehörigkeit noch einmal differenziert zu betrachten und gegebenenfalls neue Elemente in das eigene Wertesystem[27] einzubringen. Die *gesellschaftlichen* und *familiären* Aspekte spielen sowohl bei der Verstärkung als auch der Eliminierung von Konflikten eine besondere Rolle (siehe Kap. 3.6). Es ist wichtig zu beachten,

---

24 Brockhaus Bd. 22 (2006) Stichwort: Problem, S. 129

25 Brockhaus Bd. 15 (2006) Stichwort: Konflikt, S. 399

26 Operationalisierte Psychodynamische Diagnostik (OPD)

27 Im Kontext der Positiven Psychotherapie bedeutet dies, neue Fähigkeiten zu erwerben und eventuell (alte) zu modifizieren. Die Theoretische Grundlage der PPT wird im Kapitel 5 ausführlich dargestellt.

inwieweit die binationale Partnerschaft bzw. ein Mensch mit Migrationshintergrund von der Aufnahmegesellschaft akzeptiert wird – z.B. kann Fremdenfeindlichkeit am Arbeitsplatz eine große Belastung für die Paarbeziehung sein. Daher sollten die konfliktpotenziellen Situationen sehr differenziert und von verschiedenen Seiten betrachtet werden, wie in der folgenden Abbildung dargestellt wird.

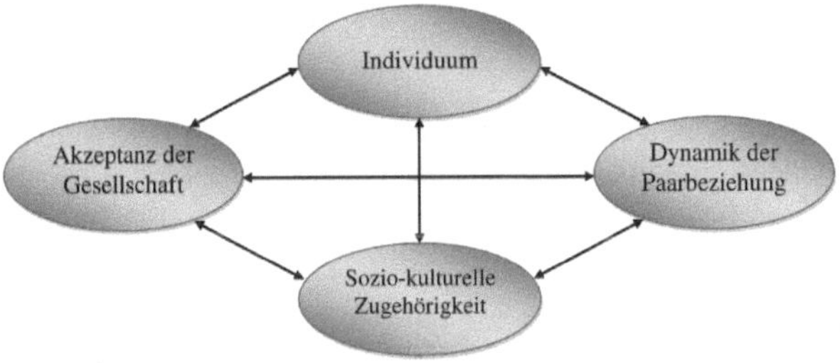

Abb. 6 Verschiedene Aspekte und deren Einfluss auf die Dynamik partnerschaftlicher Auseinandersetzungen

Ein Phänomen, das nicht selten in der Anfangsphase jeder Beziehung vorkommt, besteht darin, dass das Fremde zunächst interessant erscheint und anziehend wirkt, jedoch später leicht zu Konflikten führen kann. Es stellt sich die Frage, welche Gründe bei der Entstehung dieser Konflikte zu finden sind. Sind Hauptursachen der Konflikte – im Kontext der binationalen Partnerschaften – *allein* in kulturellen Verschiedenheiten zu suchen? Welche Rolle spielen die ‚inneren Welten' der einzelnen Menschen bei der Verhinderung bzw. der Bereitschaft zur Kompromissfindung in den interkulturellen bzw. transkulturellen Verschiedenheiten? Handelt, reagiert der Mensch grundsätzlich aus einer inneren Spannung heraus? Spielt das Bedürfnis nach Macht und Kontrolle, ein geringer Selbstwert und das Streben nach Selbstwerterhöhung, Schuldgefühle sowie die unbewusste Angst vor Autonomie in der zwischenmenschlichen und (binationalen) partnerschaftlichen Beziehung eine Rolle?

Ein Konflikt besteht, wenn unterschiedliche Werte oder Handlungstendenzen zweier Menschen aufeinanderstoßen. Durch das subjektive Empfinden einer Person entsteht ein innerer Konflikt, welcher die Spannung von Unvereinbarkeit und Gegensätzlichkeit aufweist und Einfluss auf die Paardynamik nimmt. In diesem Zusammenhang definiert Mentzos den Konflikt wie folgt: „Sehr oft besteht er darin, dass der Betreffende zwischen zwei gleich stark befürchteten, also gleich gefährlichen Situationen quasi zu wählen hat. Zwar spielen auch andere Affekte, die ebenfalls eine Signalfunktion haben, wie Schuld, Scham, Wut, Ekel usw., eine ähnliche Rolle wie die Angst in der Dynamik des Konfliktes" (Mentzos 2009, S. 35). Im folgenden Abschnitt der vorliegenden Arbeit werden die (Paar-)Konflikte aus psychodynamischer und tiefenpsychologischer Perspektive in der menschlichen und partnerschaftlichen Interaktion genauer dargestellt.

2.4.1 Grundbedürfnisse und Grundkonflikte nach G. Rudolf

Welche Bedürfnisse sind die Hauptbedürfnisse des Menschen? Wer befriedigt diese Bedürfnisse? Was passiert, wenn diese Bedürfnisse nicht ausreichend befriedigt werden? Gibt es einen Zusammenhang zwischen diesen Grundbedürfnissen und der Persönlichkeit und deren Einfluss auf die Dynamik von Beziehungen? Diese Fragen sind für die psychodynamisch orientierte Sichtweise wichtig und bedeutsam.

Um die zentralen Beziehungskonflikte, die für diesen Abschnitt der vorliegenden Arbeit bedeutsam sind, verstehen zu können, ist es zunächst notwendig, die Grundbedürfnisse bzw. Wünsche im Sinne einer psychodynamischen Denkweise zu klären.

Das Konzept psychodynamischer Konflikte basiert auf der Grundannahme, dass menschliches Verhalten durch unbewusste Gedanken, Vorstellungen und Wünsche gesteuert und beeinflusst wird. Auf der Basis der lebensgeschichtlichen Entwicklung entstehen Grundkonflikte durch die Spannung zwischen Bedürfnis und Versagung, d.h. ein Konflikt umfasst im Kern eine „Bedürfnisproblematik" (vgl. Rudolf 2008, S. 99). Die Grundbedürfnisse und -konflikte sind für die *Persönlichkeitsstruktur* grundlegend, mit der die interpersonellen Beziehungen und die zwischenmenschliche Kommunikation reguliert und das Subsystem (Selbst) stabilisiert werden kann. In diesem Zusammenhang schreibt Rudolf folgendes: „Die Möglichkeiten eines Menschen, eine Belastung wie z.B. eine schwierige Lebenssituation zu bewältigen, sind zweifellos eng an seinen Persönlichkeitstypus gebunden" (ebd., S. 104). Bei dem Prinzip des zentralen Beziehungskonfliktes und dem prozesshaften Geschehen zwischen Selbst und Partner geht es um mögliche Konfliktpole zwischen eigenen Bedürfnissen und konkurrierenden Bedürfnissen oder eigenen Emotionen gegen die des anderen. Boessmann weist darauf hin, dass Konflikte, Konfliktfähigkeit und Konfliktbereitschaft auch Möglichkeiten für eine Persönlichkeitsreifung sind (vgl. Boessmann 2006, S. 12).

Die Auseinandersetzungen zwischen zwei Menschen bzw. in der Partnerschaft können mit einem Tennismatch verglichen werden. Durch Vermeidung von Konfrontation oder Abwertung des Partners ändert sich also nicht die Spielstrategie, sondern diese wird in einer anderen Situation, mit einer anderen Person auf einen neuen (Spiel-)Platz übertragen. Es bleibt daher nichts anderes übrig, als die eigene Spiel- und Bewegungsstrategie zu überdenken und neue Strategien einzutrainieren. Jede Partnerschaft bringt Konflikte, Schwierigkeiten, Krisen und Probleme mit sich. Sie bietet aber zugleich auch die Chance, die eigene Persönlichkeit weiterzuentwickeln. Durch die Auseinandersetzung kann auf eigene Schwierigkeiten und einseitige Ansichten aufmerksam gemacht werden, so dass die Aufarbeitung solcher Situationen eine Chance zur emotionalen Vertiefung der Paarbeziehung ermöglicht und des Weiteren die persönliche Weiterentwicklung fördert.

Zunächst scheint es sinnvoll zu sein, eine allgemeine Grundorientierung zu geben, dass die Begriffe ‚Wunsch‘ und ‚Bedürfnis‘ nicht mit ‚Trieb‘ und ‚Impuls‘ gleichzusetzen sind. Während in den klassischen psychoanalytischen (triebtheoretischen) Konzepten die Suche nach Befriedigung von körperlichen Vorgängen im Mittelpunkt steht, verweisen die Begriffe Bedürfnis und Wunsch auf die Beziehung zwischen einer Person und seinen wichtigen Bezugspersonen – dieser Aspekt ist insbesondere für die Entwicklungspsychologie und Bindungsforschung sehr wichtig (siehe Kap. 2.1). Den interpersonellen Erfahrungen widmet die Objektbeziehungspsychologie große Aufmerksamkeit.

Nach Rudolf sind vier zentrale Grundbedürfnisse des Menschen an der Entstehung der Konflikte beteiligt:

a.) Bedürfnis nach Nähe – (in der Beziehung sein),

b.) Bedürfnis nach Bindung – (beim anderen geborgen sein),

c.) Bedürfnis nach Autonomie – (selbständig sein),

d.) Bedürfnis nach Identität – (in der eigenen geschlechtlichen und sozialen Rolle und damit verbundenen Beziehungen identisch sein) (vgl. Rudolf 2008, S. 108).

Der Mensch hat das Bedürfnis und den Wunsch nach Anerkennung und Wertschätzung durch sein soziales Umfeld. Gleichzeitig soll die Fähigkeit entwickelt werden, andere wertzuschätzen. Die jeweilige Erziehung, die individuelle und kulturelle Sozialisation führen zu inneren Mustern, die in der alltäglichen Interaktion zu Konfliktspannungen führen, wenn das Selbstwertgefühl belastet wird. Daher spielt die Persönlichkeitsstruktur eine wichtige Rolle, denn sie beeinflusst in welcher Art und Weise auf kulturelle Unterschiede, die als Konfliktpotenzial wahrgenommen werden, in binationalen und interkulturellen Partnerschaften reagiert wird. Konfliktspannung, Konfliktschemata und Konfliktmuster gibt es sowohl auf interpersoneller als auch intrapsychischer Ebene. Unter alltäglichen Belastungen und auf der Basis früherer Vorerfahrungen entwickeln sich vier zentrale Ängste, die Rudolf wie folgt zusammenfasst (vgl. ebd., S. 108):

- die Angst, sich selbst zu verlieren,
- die Angst, sein wichtiges Objekt zu verlieren,
- die Angst, die Selbstverfügbarkeit oder die Zustimmung der Objekte zu verlieren,
- die Angst, Aspekte der psychosexuellen, körperlichen oder sozialen Identität zu verlieren.

Auf der Basis früherer Beziehungserfahrungen gibt es eine direkte Verbindung zwischen Angst und Grundbedürfnissen. Grundbedürfnisse können in den jeweiligen Entwicklungsphasen nicht immer ausreichend befriedigt werden, was zu persistierenden Konfliktbereitschaft, emotionaler Bedürftigkeit und Vulnerabilität führen kann. Im alltäglichen Leben und in der partnerschaftlichen Beziehung sind die Grundkonflikte Ausdruck bestimmter Erwartungen an den Partner oder an sich selbst, die sich einerseits in Form von Werten und Lebenskonzepten widerspiegeln und andererseits nicht selten den unbewussten Wunsch beinhalten, die emotionale Bedürftigkeit doch noch befriedigt zu bekommen. Diese Werte bzw. emotionalen Bedürfnisse können anhand der Aktualfähigkeiten im Sinne der PPT beschrieben werden (siehe Kap. 5.1.3). Im weiteren Verlauf werden die Grundkonflikte kurz dargestellt.

Grundkonflikt der Nähe: In den ersten Lebensmonaten bilden sich die ersten Entwicklungsschritte, also „eine Erfahrung von Ich und Nicht-Ich" (vgl. ebd., S. 113). Bei dieser Aufgabe ist es entscheidend, eine emotionale Kommunikation und körpernahe Beziehung zwischen Kind und Bezugsperson (Mutter) zu entwickeln. Dieses archaische menschliche Grundbedürfnis, d.h. Grundbedürfnis nach Nähe kann eine Grundlage für einen Konflikt werden, wenn es nicht mit positiven Erfahrungen der Nähe verknüpft und befriedigt wurde. Dieser Grundkonflikt hinterlässt in der Persönlichkeit das Bedürfnis, Nähe und Distanz (gleichzeitig) zu erleben. Die auf diesen Grundkonflikt bezogene Person bewegt sich zwischen „Nähe-Wunsch und Nähe-Angst" (vgl. ebd., S. 107).

Grundkonflikt der Bindung: Durch die Beziehung zwischen Person (Subjekt) und wichtiger Bezugsperson (Objekt) entwickelt sich die Fähigkeit, diese wichtige Bezugsperson zu erkennen und eine emotionale Bindung zu ihr herzustellen. Daraus entwickeln sich verschiedene Formen der Bindungen (siehe Kap. 2.1). Ist diese positiv, wird eine innere Welt entstehen, die von Sicherheit und Wohlbehagen erfüllt ist. Daraus entwickelt sich die Überzeugung: Ich bin liebenswert. Die früheren Erfahrungen des Selbst mit den Bezugspersonen beeinflussen den späteren Stil der Selbstregulation und den Umgang mit anderen. Mangelt es an positiven Erfahrungen, führt das zu einem negativen Selbstbild, begleitet von Gefühlen, wertlos, hilflos und ausgeliefert zu sein. Die daraus entwickelten verschiedenen Formen der Verarbeitung bzw. Beziehungsmodi spielen in der Dynamik der Partnerschaft eine zentrale Rolle [28].

Grundkonflikt der Autonomie: Auf der Basis gesättigter Nähe und sicherer Bindung entwickelt sich das Autonomiesystem. Es beinhaltet u.a. die Fähigkeit, eigenverantwortlich zu leben, d.h. sich selbst anhand innerer Werte zu steuern, dann zu entscheiden und zu handeln. Nach Rudolf ist es ein entscheidender Aspekt, „dass das autonom gewordene Selbst nun keineswegs in der erlangten Autonomie verharrt, sondern dass es, wenn es davon genug hat, in die Sicherheit der Bindung zurückkehrt und umgekehrt, wenn es der Sicherheit überdrüssig wird, wieder zu den Abenteuern der Autonomie aufbricht" (ebd., S. 166). Mit anderen Worten: eine

[28] Rudolf klassifiziert die verschiedenen Formen der Verarbeitung wie folgt: altruistisch überfürsorgliche Verarbeitung, narzisstische Verarbeitung, schizoide Verarbeitung, regressive Verarbeitung, philobatische Verarbeitung und Verarbeitung durch Humor oder Kreativität (vgl. Rudolf 2008, S. 123-136).

gut integrierte Autonomieentwicklung beinhaltet die *Fähigkeit*, zwischen *Nähe und Distanz* zu regulieren. Im interkulturellen Kontext spielen dabei die soziokulturellen Aspekte der jeweiligen Bezugsgruppe eine wichtige Rolle, welche Form der Autonomie erwünscht bzw. als soziales Rollenverhalten akzeptiert wird. Da die individuelle Entwicklung im Mittelpunkt steht, können die Auseinandersetzungen mit vorgegebenen Normen und Wertvorstellungen einen Beitrag zur persönlichen Entwicklung leisten, wobei sich „in manchen Bereichen eine betonte Selbstständigkeit und Eigenwilligkeit" bemerkbar macht (vgl. ebd., S. 170).

Grundkonflikt der Identität: Die psychodynamisch orientierte Sichtweise betrachtet die Entwicklung des Identitätssystems als eine Reifung, die auf kognitive, emotionale und soziale Veränderungen zurückzuführen ist, die der Person durch eine differenzierte Wahrnehmung erlauben, seine eigene Position im sozialen Netzwerk, zwischen Generationen, Geschlechtern und vorgegebenen Werten zu definieren. Das unerfüllte Bedürfnis, in der eigenen geschlechtstypischen, psychischen und sozio-kulturellen Rolle wahrgenommen zu werden und diese adäquat zu erfüllen, steht im Kern dieses Grundkonfliktes; es geht um die Suche nach einer Eindeutigkeit des Selbst und Klarheit in den vielfältigen Beziehungskombinationen (vgl. ebd., S. 108).

In den meisten psychodynamischen Modellen wird angenommen, dass sich je nach Grad und Qualität der Befriedigung dieser Bedürfnisse unterschiedliche *Persönlichkeitsstrukturen* bzw. *Ich-Strukturen* bilden. Diese haben wiederum eine große Bedeutung auf die Art und Weise wie ein Individuum auf Konflikte reagiert. Es gibt also einen Zusammenhang zwischen (Grund-)Konflikt und Persönlichkeitsstruktur.

Die entwickelte Persönlichkeit sowie die strukturellen Fähigkeiten, die auf frühere Beziehungserfahrungen – im Balance-Modell „Vorbilddimensionen" genannt wird (siehe Kap. 5.1) – zurückzuführen sind, beschreibt Peseschkian als „Aktualfähigkeiten" (siehe Kap. 5.1.3). Nach Rudolf spielten diese strukturellen Fähigkeiten eine zentrale Rolle, um „das eigene Selbst und das System der interpersonellen Beziehungen zu regulieren" (Rudolf 2004, S. 58). Nach OPD-2 hängen diese Regulationsfähigkeiten von verschiedenen Faktoren ab, die als Struktur-Checkliste[29] zusammengefasst wird (vgl. OPD-2 2006, S. 117f). Diese Aspekte sind besonders in einem beraterischen Kontext für Paarberater sehr hilfreich, um einen Überblick zu bekommen, mit welchen charakteristischen Eigenschaften die

[29] Nach OPD-2 lässt sich die Struktur-Checkliste in vier Hauptkategorien einordnen, die sich in zwei Gegensatzpaare Selbst – Objekt bzw. innen – außen aufteilen. Diese Struktur-Checkliste bezieht sich auf Selbstwahrnehmung und Objektwahrnehmung (eigener Körper, eigene Affekte, eigene Phantasiewelt, Selbstreflexionsvermögen), Steuerung des Selbst und der Beziehung, Emotionale Kommunikation nach innen und außen (Kontaktaufnahme, Empathie und soziale Kompetenz) und innere Bindung und äußere Beziehung (innere Bilder von Menschen und Werten, achtsamer Umgang mit sich selbst) (vgl. OPD-2 2006, S. 255-274).

Paare Auseinandersetzungen vermeiden bzw. bewältigen. Die in der Checkliste angesprochenen Fähigkeiten sind:

- Die Fähigkeit zur Selbstwahrnehmung
- Die Fähigkeit zur Fremdwahrnehmung
- Die Fähigkeit zur Selbststeuerung
- Die Fähigkeit zur Bindung
- Die Fähigkeit zur Kommunikation

Die von OPD-2 beschriebenen strukturellen Fähigkeiten unterstützen die ressourcenorientierte Sichtweise der PPT und dienen so als Modell, vorhandene Fähigkeiten als Ressourcen und die zu fördernden Fähigkeiten als Chance für eine individuelle Entwicklung zu sehen. Wenn diese Funktionen auf das Balance-Modell (Körper, Leistung, Kontakt und Intuition) von Peseschkian übertragen werden, ergibt sich folgende Abbildung:

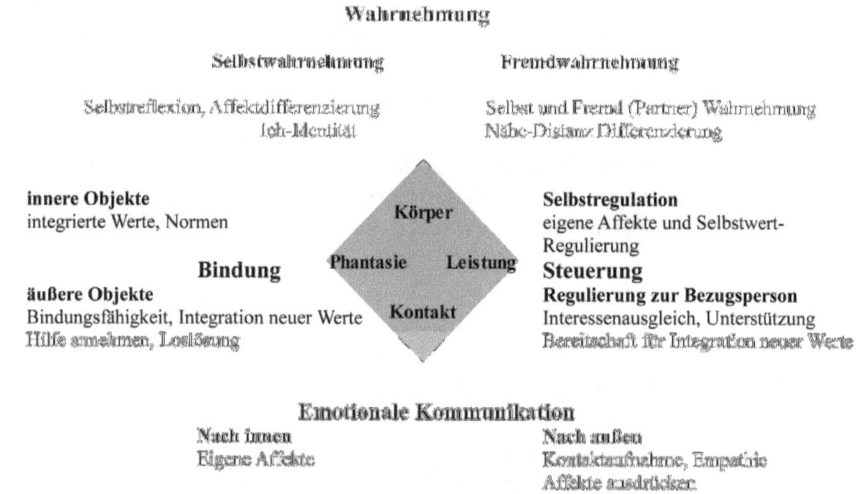

Abb. 7 OPD-2 Struktur und Balance-Modell der PPT

Mit dieser kurzen Darstellung wurde gezeigt, welche Rolle unbewusste Bedürfnisse und Wünsche in der Dynamik der Beziehung zwischen Selbst und Objekt (Partner) spielen können. Auf der Basis von (früheren) Beziehungserfahrungen werden durch unbewusste Erwartungen interpersonelle Konflikte provoziert. Wie der Partner sich dabei im Kontakt mit dem Gegenüber fühlt und beide aufeinander reagieren, lässt sich nach Rudolf durch „das Prinzip des zentralen Beziehungskonfliktes" beschreiben (vgl. Rudolf 2008, S. 102). Die folgende Abbildung veranschaulicht die bisherige Erklärung.

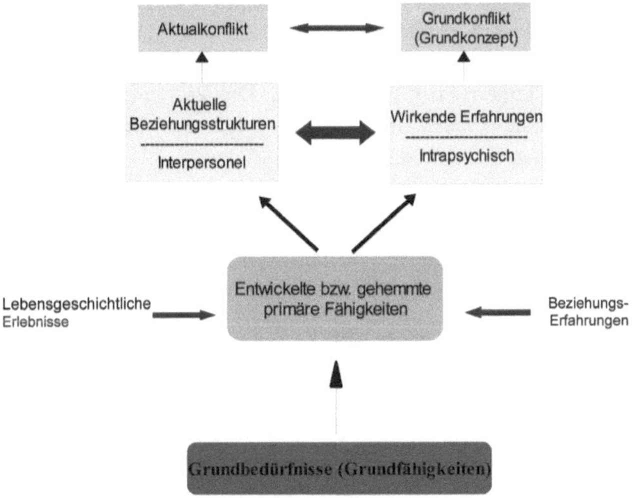

Abb. 8 Beziehungsdynamik

2.4.2 Die Analyse von Wechselwirkungen in dyadischen Beziehungssituationen

Auf der Basis der bis jetzt geschilderten psychodynamischen Sichtweise auf Grundbedürfnisse und Grundkonflikte sowie ihr Zusammenhang mit aktuellen kritischen Lebenssituationen wird im Folgenden ein Instrument dargestellt, das unter Berücksichtigung der Persönlichkeitsanteile des Paares die Situation durchschaubarer machen kann. Die konfliktbeladenen Beziehungssituationen sind manchmal vielschichtig und facettenreich, so dass die Partner in einer Konfliktsituation von einem Thema zu dem nächsten Thema wechseln. Die Partner landen dann in einer Konfliktspirale und eine gemeinsame Lösung scheint nicht möglich. Dieses Instrument, das im Rahmen der *Hakomi* Methode entwickelt wurde, wird „Wechselwirkungs-Acht" (WW8) genannt und hilft den Auseinandersetzungsprozess zu systematisieren und ist so für die Bearbeitung der Konflikte nützlich.

Ein wichtiger Bestandteil des Modells ist die Entwicklung der Selbstwahrnehmung im psychodynamischen Prozess. Diese Selbstwahrnehmung wird in der buddhistischen Psychologie als „innere Achtsamkeit" bezeichnet und soll den Menschen dabei unterstützen, im Laufe der Zeit einen „inneren Beobachter" zu entwickeln (vgl. Weiss 2007, S. 332). Dazu schreibt Weiss Folgendes: „Aus der Position dieses Beobachters entsteht mit der Zeit eine wohlwollende, akzeptierende, relativ neutrale und interessierte Präsenz, die es einfacher macht, interne Objekte, Zustände und Anteile zu bemerken und zu explorieren. Insbesondere durch diesen Faktor der Dysidentifikation besteht zusätzlich die Möglichkeit, regressive Anteile im gegenwärtigen Augenblick zu erleben, dabei zu beobachten und mit ihnen zu arbeiten" (ebd., S. 332).

In der Regel geraten die Partner (die beteiligten Personen) in der Konfliktsituation in Zustände, „die sich durch unterschiedliche Gefühls-, Denk-, und Handlungsweisen auszeichnen“ (ebd., S. 332). Es sei darauf hingewiesen, dass diese Zustände meist den Partnern nicht bewusst sind. Das Ziel einer Paarberatung oder Krisenintervention besteht darin, die Konfliktinhalte zu klären und gemeinsam nach möglichen Lösungen zu suchen.

Eine Paarbeziehung ist dadurch gekennzeichnet, dass in der Anfangsphase der Beziehung meist angenehme Zustände vorherrschen und die Schwäche des anderen toleriert wird. Im Laufe der Zeit, in der inhaltliche Auseinandersetzungen zunehmen, treten unangenehme und unerträgliche Zustände auf.

Für den partnerschaftlichen Beziehungsprozess ist es relevant zu wissen, dass jeder der Partner einerseits ständig von einem Zustand zum anderen Zustand wechselt und auf der anderen Seite ist meist dem Gegenüber oft nicht bewusst und klar, auf welche ‚innere Welt‘ der andere sich gerade bezieht. Folgende Erklärung macht diesen Zusammenhang deutlicher: Es kann typischerweise ein sehr aggressiver Zustand dahinterliegende Angst, Traurigkeit, Unsicherheit etc. verbergen. Würden diese aktiviert, könnte das große Ohnmacht auslösen. Aggression springt gewissermaßen automatisch und augenblicklich an, wenn Gefahr droht, dass die Person in ohnmächtiger Hilflosigkeit versinkt. Dieser Hintergrundzustand wird nicht sichtbar und ist sehr häufig auch der betreffenden Person nicht bewusst. Aus dieser Perspektive betrachtet, werden die verletzlichen Seiten eines Individuums in einer Konfliktsituation durch die beschützenden Anteile versteckt und so kommt es leicht dazu, dass die Interaktionspartner aneinander vorbeireden und sich hauptsächlich mit den eigenen verborgenen Anteilen verbunden fühlen, während der Partner nur das äußere Schutzverhalten wahrnimmt.

Um in einer konflikthaften Situation eine sinnvolle Lösung zu finden, ist es nach diesem Modell entscheidend, die wichtigen beteiligten Persönlichkeitsanteile herauszuarbeiten. Diese Teile werden in „beschützte Teile“ und „Beschützer“ unterteilt (vgl. ebd., S. 335f):

a) *Beschützte Teile*: Sie sind die unangenehmen und manchmal schwer aushaltbaren Zustände einer Person, die durch äußere oder innere Auslöser (Aktualkonflikt) aktiviert werden. Dabei handelt es sich um Gefühle wie Schuld, Wertlosigkeit, Ohnmacht, Hilflosigkeit, Angst vor Nähe usw., die aus dynamischer Perspektive einen Hintergrund in der lebensgeschichtlichen Erfahrung der Person haben, die sich in Form von inneren Konflikten zeigen können.

b) *Beschützer*: Damit sind die Strategien bzw. Fähigkeiten der Person gemeint, die die Person im Laufe ihrer Lebenserfahrung entwickelt hat, „um verletzliche und empfindliche Zustände abzuwehren“. Sie dienen dazu, die Person weiterhin beziehungsfähig bzw. funktionstüchtig zu erhalten.

Nach dieser Erklärung, welche Mechanismen und Gefühle am Konflikt beteiligt sind, ist es sinnvoll die praktische Anwendung des „WW8“ vorzustellen, mit dem es den Paaren gelingen kann – eventuell im Rahmen einer Paarberatung –, einen neuen Zugang zu ihrer eigenen inneren Welt der Gefühle zu schaffen und so die sich immer wiederholenden und sich nicht auflösenden Auseinandersetzungen besser analysieren zu können.

2.4.3 Das Instrument „WW8“

Dieses Instrument kann als eine praktische Methode in einer Paarberatung eingesetzt werden. Wie die folgende Abbildung zeigt, werden auf einem Blatt vier Felder angeordnet. In jedem der vier Felder sollen die Gefühlsempfindungen und Reaktionen (Verhaltensweisen) der Partner dargestellt werden. Wie die Abbildung (9) zeigt, bedingen sich die vier Felder gegenseitig, unabhängig davon, mit welchem Feld und dessen Analyse begonnen wird.

Als Beispiel wird das Verhalten der Person im Feld 1 genommen. Dabei geht es darum, welches innere Gefühl das auftretende Verhalten der Person (Feld 1) auf den Interaktionspartner (Feld 2) ausgelöst hat bzw. auszulösen droht. Das durch das Verhalten des Gegenübers ausgelöste Gefühl ruft wiederum beim Interaktionspartner – unbewusst – eine bestimmte automatische Abwehr hervor (Feld 3). Diese Reaktion ist in der Regel so schnell, dass der betroffenen Person (Feld 2) der eigene Gefühlszustand gar nicht bewusst ist. In dieser Situation zeigt der Interaktionspartner (Feld 3) nur *beschützendes* Verhalten. Wiederum wirkt dieses Verhalten auf die innere Welt der Person (Feld 4), die sich durch ihre typische Reaktion in der Form von Abwehr zu schützen versucht (Feld 1).

Die entstandene Figur, die eine liegende Acht illustriert, ist als Zeichen für Unendlichkeit (∞) zu betrachten. Bei diesem zirkulären Prozess, an dem die beiden Interaktionspartner beteiligt sind, wird nur auf die Beschützer des anderen reagiert. Dabei werden die dahinterliegenden unbewussten Motive und Erwartungen oft nicht wahrgenommen.

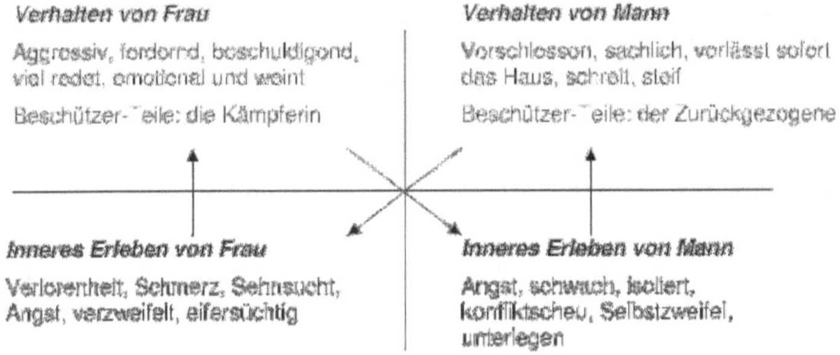

Abb. 9 Wechselwirkungs-Acht (vgl. Weiss 2007)

Bei der Analyse einer beispielhaften Konfliktsituation wird offenbar, was sich hinter diesem beschützenden Verhalten verborgen hat. Dem Interaktionspartner kann bewusst werden, was sich der Partner wünscht bzw. worunter er leidet und wie dieses eventuell mit seiner lebensgeschichtlichen Erfahrung zusammenhängt. Durch diese Offenheit wird die Empathie füreinander verstärkt und es fällt leichter, dem Interaktionspartner die eigenen zu beschützenden Anteile zu offenbaren. Als Ergebnis können die beiden füreinander mehr Mitgefühl entwickeln, sich in die innere Welt des anderen einfühlen sowie die eigene innere Welt besser kennenlernen. Durch die Analyse wird auch deutlich, dass beide Partner zur Entstehung dieser schwierigen Situation beigetragen haben.

Durch die Anwendung des Instruments WW8 ergeben sich noch weitere wichtige Schritte der Zusammenarbeit in der Beziehung. Durch eine vertiefte Einsicht in die eigenen beschützten Anteile verstärkt sich im Sinne der psychodynamischen Perspektive die Selbstreflexion, die im Sinne der PPT als neu zu erwerbende bzw. noch nicht entfaltete Fähigkeit (Offenheit, Ehrlichkeit) zu betrachten ist. Dazu entwickelt sich zunehmend ein tieferes Verständnis für das Verhalten des Partners, das durch die Einsicht in dessen innere Welt besser nachvollzogen werden kann. Neben diesen Möglichkeiten, die als Chance und Bereicherung zu betrachten sind, entwickelt sich ebenfalls die Möglichkeit, auf einer anderen Ebene miteinander zu kommunizieren und sich auszutauschen, die Kommunikationsfähigkeit reift. Ebenso werden Fähigkeiten zur Selbstregulation, Handlungsplanung und -ausführung noch intensiver gestärkt.

2.4.4 Das Konfliktmodell in der Positiven Psychotherapie

Die PPT als ein dynamisches und ressourcenorientiertes Modell geht davon aus, dass die interpersonellen Konflikte bewusst oder unbewusst im Zusammenhang mit der ‚inneren Welt' stehen, die sich als Ausdruck von Wünschen, Erwartungen, eigenen Wertesystemen und Gewohnheiten oder unter dem Aspekt der Fähigkeiten zu betrachten sind (vgl. Peseschkian 2004, S. 136). Bei der inneren Reibung handelt es sich um die Begegnung von Norm- und Wertesystemen, die entweder innerlich oder durch die Begegnung mit Wertesystemen der anderen nicht in Einklang zu bringen sind bzw. sich manchmal gegenseitig ausschließen. In einer transkulturellen Situation, in der es verschiedene Einstellungen zu Normen und Gewohnheiten gibt, kann es zu Konflikten kommen. Dabei geht es nicht darum zu bewerten, welche Meinung richtig oder falsch ist, sondern es bedeutet lediglich, dass zwei Individuen oder zwei Mitglieder zweier Wertesystemen unterschiedliche Vorstellungen von einem Wert (z.B. Pünktlichkeit, Ordnung) haben.

Die PPT unterscheiden drei Konfliktarten, die auf der lebensgeschichtlichen Entwicklung des Menschen basieren. Die drei Konfliktarten sind *Aktualkonflikte, Grundkonflikte* und *innere Konflikte* (vgl. Peseschkian 2005, S. 46).

Die vorhandenen Konflikte, die zwischen zwei Personen (z.B. Partnern) oder Gruppen entstehen und als *Aktualkonflikte* bezeichnet werden, treten nicht plötzlich auf, sondern sie entwickeln sich kontinuierlich und entstehen mit der Zeit – entweder aus größeren lebensgeschichtlichen Erfahrungen, die als *Makrotraumen* bezeichnet oder aus kleineren alltäglichen Ereignissen und Belastungen, auch *Mikrotraumen* genannt werden (vgl. Peseschkian 2004, S. 91). Mikrotraumen werden im Bereich der Aktualfähigkeiten zugefügt und sie modellieren unsere Gewohnheiten. Das Verstehen über die Zusammenhänge von Mikrotraumen und Beziehungskonflikten ist eine wichtige Voraussetzung für die Konfliktverarbeitung und präventive Intervention. In diesem Zusammenhang formuliert Peseschkian Aktualfähigkeiten wie folgt: „Durch dieses Aufeinandertreffen äußerer Belastungen und persönlichkeitsdeterminierender Kapazitäten und Fähigkeiten zur Verarbeitung dieser Belastungen entsteht der Aktualkonflikt" (Peseschkian 2005, S. 45). Mit anderen Worten: die Konfliktsituationen lassen sich durch subjektive Wertesysteme und Verhaltenskonzepte – Aktualfähigkeiten – beschreiben, die zu Konflikten führen, „sobald ihre Auswirkungen die subjektive und situative Tragfähigkeit eines Menschen" nicht berücksichtigen (Peseschkian 2004, S. 137). Dann kommt es bewusst oder unbewusst zum Konflikt. Um einen Konflikt verstehen zu können, ist es zunächst wichtig, die Lebensgeschichte der einzelnen Partner, welche ihre Persönlichkeit und strukturellen Fähigkeiten beeinflusst, nachzuvollziehen und zu begreifen, welche inneren und äußeren Bedingungen es gab. Der Transkulturelle Ansatz der PPT bietet sowohl Material zum Verständnis individueller Konflikte an als auch die Möglichkeit, die außerordentliche soziokulturelle Bedeutung mit zu berücksichtigen – z.B. Schwierigkeiten, die sich im Umgang mit Mitgliedern anderer Kulturen ergeben: Vorurteile und ihre Bewältigung, Probleme transkultureller und binationaler Partnerschaften (vgl. Peseschkian 2005, S. 42).

Die Grundfähigkeiten bilden sich sowohl aus der Persönlichkeitsstruktur als auch aus der Familienstruktur. Die daraus entstehenden mangelhaft entwickelten emotionalen Fähigkeiten führen zu *Grundkonflikten*, die auf der Basis der frühkindlichen Entwicklung und der familiären Situation begründet sind (vgl. Peseschkian 1997, S. 139). Als Folge können eine persistierende Konfliktbereitschaft, emotionale Bedürftigkeit und Vulnerabilität entstehen. Die tiefenpsychologisch fundierten Ansätze beschäftigen sich mit dem Grundkonflikt, dessen Aufarbeitung wird angestrebt. Die Fixierung auf ungelöste Konflikte führt zu bestimmten Erwartungen an die Mitmenschen, an den Partner oder an sich selbst. Diese Erwartungen spiegeln die Lebenskonzepte, Wertesysteme und Regeln der Ursprungsfamilie wieder, die jeder Mensch in das eigene Lebenskonzept integriert, das man als ‚Selbstkonzept' bezeichnen kann. Dieses beinhaltet den (oft unbewussten) Wunsch, die nicht erfüllten emotionalen Bedürfnisse bzw. Mangelerfahrungen doch noch zu befriedigen, was sich anhand der Aktualfähigkeiten beschreiben lässt.

Aus der Aktivierung der Grundkonflikte durch Aktualkonflikte entsteht nun der *innere Konflikt* oder „Schlüsselkonflikt", der durch zwei entgegengesetzte innere Kräfte gekennzeichnet ist (vgl. Peseschkian 2005, S. 46). „Als Resultate entstehen

Verhaltensbereitschaften und Verhaltensweisen mit ihren affektiven und emotionalen Komponenten, welche in die als Schlüsselkonflikt bezeichnete Dichotomie *Höflichkeit-Ehrlichkeit* einmünden“ (ebd., S. 47).

In diesem Zusammenhang schreibt Rudolf, dass die zentralen Wünsche und Emotionen aus „lebensgeschichtlich frühen Entwicklungsabschnitten“ stammen und „sich in die Wunschwelt des Erwachsenen hineinmischen“ (Rudolf 2008, S. 100). Die aktuellen Lebensbelastungen, äußere und innere Forderungen, Überforderungen im privaten und beruflichen Leben, die Geburt eines Kindes können zu Widersprüchen der verinnerlichten Selbstkonzepte, Wertesysteme, zu Gebote und Verbote führen. Der innere Konflikt kann sich in psychischen, somatischen oder psychosomatischen Symptomen zeigen. Die inneren Konflikte lassen sich nach dem Konzept der PPT als psychosoziale Fähigkeiten (z.B. Ehrlichkeit versus Höflichkeit) beschreiben. Nach dem Konzept der OPD 2 lassen sich die inneren Konflikte als widerstreitende Bedürfnisse beschreiben (z.B. Unterwerfung versus Macht/Kontrollbedürfnis oder Nähe versus Distanz, Abhängigkeit versus Autonomie) (vgl. ebd., S. 102).

In diesem Zusammenhang weist Mentzos darauf hin: „Solche nach außen projizierte, also externalisierte Konflikte sind recht häufig. Ihre richtige Erfassung kann von praktischer Bedeutung für das Verständnis von Ehe- und Partnerproblemen, von intergruppalen und ethnischen Konflikten sein […]. Darüber hinaus sollte auf die wichtigste Tatsache hingewiesen werden, dass sehr viele sich wiederholende Streitigkeiten und Kämpfe in der Familie, in der Gesellschaft etc., in Wirklichkeit externalisierte innere Konflikte sind“ (Mentzos 2009, S. 43).

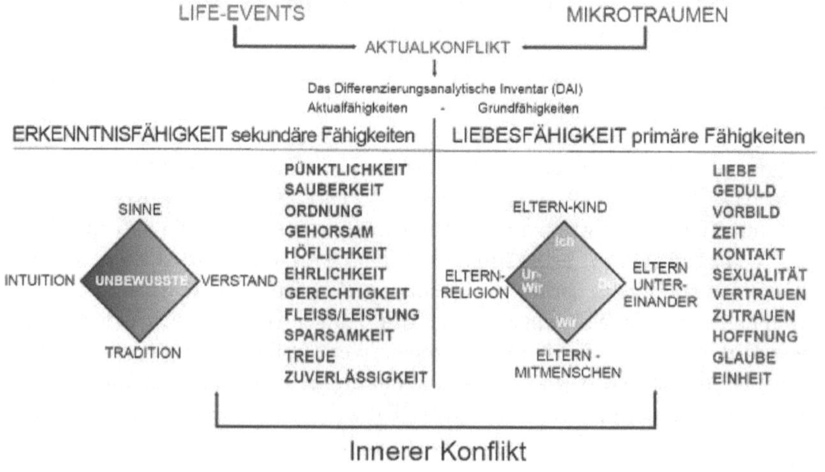

Abb. 10 Das Konfliktmodell in der PPT

2.4.5 Grundprinzipien der Konflikte in der partnerschaftlichen Situation

Wie schon oben beschrieben wurde, zeigen sich die Inhalte der Konflikte (Aktual- und Grundkonflikt) anhand der Aktualfähigkeiten (Aktualkonflikte). In der Charakteristik dieser individuell entwickelten Eigenschaften ist eine dynamische Struktur zu finden, die nach dem Konzept der PPT als Grundprinzipien der Konflikte bezeichnet werden können, die auch für eine partnerschaftliche Situation gelten. Diese Prinzipien sind: a) Prinzip der *Verbundenheit*, b) Prinzip der *Differenzierung* und c) Prinzip der *Ablösung*. Im weiteren Verlauf dieses Abschnittes wird auf diese drei Prinzipien näher eingegangen (vgl. Peseschkian 2004, S. 139ff).

- **Verbundenheit**: Entwicklungsgeschichtlich benötigen die Menschen Bindung und Aufmerksamkeit von Bezugspersonen, die sich in Form von Geduld, Zeit und Vorbild zeigen. Diese subjektiven Erwartungen und Bedürfnisse begleiten Menschen auch im Erwachsenenalter in den zwischenmenschlichen Beziehungen und auch in der Partnerschaft. Sie zeigen sich in Form von sich hilflos fühlen, auf Zuwendung des Partners angewiesen sein, Geduld und Zeit vom Partner erwarten, mehr Geborgenheit und Zuwendung zeigen etc. In einer partnerschaftlichen Beziehung ist das Prinzip der Verbundenheit ein ständiger Prozess von Geben und Nehmen.

- **Differenzierung**: Unterscheidung und Differenzierung gehören zu den Grundfunktionen des Menschen, die sich zunächst durch Lernen bilden, z.B. wie ein Kind sprachliches Formulieren lernt oder soziale Verhaltensweisen entwickelt. Im Erwachsenenalter zeigt sich diese Phase durch das Beherrschen von Informationen, Regeln, Wissen etc. Differenzierung definiert Peseschkian wie folgt: „Jeder soziale Kontakt, in dem man mit anderen Verhaltensnormen und Regeln konfrontiert wird, kann im Sinne der Differenzierung wirken“ (ebd., S. 141). Die Menschen, die dieses Persönlichkeitsmerkmal haben, zeigen häufig eine auffallend leistungsorientierte und rationalisierende Haltung.

- **Ablösung**: Dieses Prinzip kann wiederum in der menschlichen Entwicklung als Beendigung jeder Phase verstanden werden, die das Ziel hat, die Integration von Fähigkeiten zu einer individuellen Persönlichkeit zu erreichen. Auf dieser Basis wird die Autonomie gefördert. Im Erwachsenenalter zeigt sich dieses Prinzip so, dass das Individuum in der Lage ist, sich von den engeren Bezugspersonen abzulösen und selbstständig für sich die Verantwortung zu übernehmen, was „die reifende und reife Persönlichkeit“ kennzeichnet (vgl. ebd., S. 143). Für einige Menschen ist die Ablösung von Bezugspersonen oder verinnerlichten Aktualfähigkeiten eine Herausforderung. Sie schwanken zwischen Ablösung und Verbundenheit. Peseschkian weist darauf hin, dass jede Ablösung an sich eine neue Verbundenheit mit sich bringt, wie z.B. Ablösung von den Bezugspersonen (Eltern) und die autonome Suche nach neuen Bezugspersonen, wie z.B. einem Partner.

Nach Peseschkian können die unterschiedlichen Befindlichkeiten auf die o.g. Prinzipien, die die zwischenmenschlichen und partnerschaftlichen Konflikte verursachen, Einfluss nehmen. Da es sich um Wünsche, Bedürfnisse und Erwartungen des jeweiligen Partners handelt, wird von „Erwartungsstadien“ gesprochen (vgl. ebd., S. 144).

In einer zwischenmenschlichen Interaktion sowie in der Partnerschaft ist zunächst bei der Analyse eines Konfliktes die Frage, in welchem jeweiligen Stadium sich die Partner befinden. Benötigt einer Zuwendung, emotionale Bindung oder hat Bedürfnis nach Sicherheit durch den anderen, dann ist das Stadium der „Verbundenheit“ gemeint. Die Beziehung besteht allerdings nicht nur als emotionale Beziehung. Wenn jemand das Bedürfnis hat, den Partner zu kontrollieren, einen Rat zu geben, zu warnen, Entscheidungen zu beeinflussen, befindet er/sie sich im Stadium der „Unterscheidung/Differenzierung“. Nach diesem Modell wird vom Stadium der „Ablösung“ gesprochen, wenn von dem Partner erwartet wird, Verantwortung für sich zu übernehmen, selbstständig zu sein und die Autonomie des Partners zu akzeptieren.

Es wird sich eine konflikthafte Situation ergeben, wenn das Erwartungsstadium des einen Partners mit dem Erwartungsstadium des anderen nicht übereinstimmt. Nach diesem Modell gibt es *neun* Konfliktmöglichkeiten.

Ablösung	Differenzierung	Verbundenheit	
A	B	C	Verbundenheit
D	E	F	Differenzierung
G	H	I	Ablösung

Abb. 11 Modell der Stadien einer Interaktion (vgl. Peseschkian 2004, S. 144)

a.) Das Bedürfnis nach Verbundenheit bei einem Partner trifft auf das Bedürfnis nach Ablösung bei dem anderen.

b.) Auf das Bedürfnis nach Verbundenheit wird durch den anderen eine Warnung (Differenzierung) ausgesprochen.

c.) Der eine Partner wünscht sich eine andere Art der Verbundenheit, als er erhält.

d.) Der Partner erwartet Ratschläge und Unterstützung. Die Bezugsperson verlangt die Selbständigkeit und fordert freie Entscheidung.

e.) Der Partner wünscht sich Informationen oder Ratschläge. Er erhält diese nicht in der erwünschten Weise.

f.) Beim Partner besteht das Bedürfnis nach Entscheidungshilfe. Die Bezugsperson erwartet sozialen Kontakt.

g.) Der erwünschten Ablösung eines Partners kann der andere nicht in angemessener Form entsprechen.

h.) Der Partner möchte autonom und selbstständig entscheiden (Ablösung). Die Bezugsperson erkennt diese erwünschte Autonomie nicht an und versucht trotzdem durch Ratschläge zu steuern.

i.) Beim Partner besteht das Bedürfnis nach Selbstständigkeit (Ablösung). Die Bezugsperson fordert dagegen Verbundenheit.

Die oben genannten Interaktionsformen dienen als Orientierung für die Analyse der möglichen auftretenden Konflikte zwischen den Interaktionspartnern, die anhand des im letzten Abschnitt beschriebenen „WW8-Instruments“ möglich ist. Damit besteht die Möglichkeit für die beiden Partner, ihre jetzigen Herausforderungen zu erfassen und unter Berücksichtigung dieser Orientierungshilfe konstruktiv zu beseitigen bzw. zu minimieren.

2.4.6 Die Formen der Konfliktverarbeitung in der Positiven Psychotherapie

Auf die entstandene konflikthafte Situation reagiert jeder auf seine eigene Art und Weise. Nach dem Modell der PPT hängt die Form dieser Reaktion von der Persönlichkeit und Lebenssituation des Menschen ab, die durch die Entwicklung bzw. Hemmung der Fähigkeiten definiert wird. Dieser Vorgang lässt sich anhand des Modells der ‚Vorbilddimensionen‘ beschreiben, die aus Sicht der PPT für die Grundkonflikte verantwortlich sind. Die relevanten Informationen können aus der Beziehung der Person zu sich selbst (Ich), aus der Beziehung zu den Eltern (Du), aus dem Verhältnis der Person zur Beziehung Eltern-Umwelt (Wir) und aus dem Verhältnis der Person zur Beziehung der Eltern zur Weltanschauung (Ur-Wir) entnommen werden. Sie werden auf die aktuellen Beziehungen bzw. aktuellen Konflikte des Menschen in der Partnerschaft und Familie übertragen.

In Bezug auf konflikthafte Situationen sind nach diesem Modell der PPT vier Reaktionsformen durch Konzepte der Aktualfähigkeiten zu gestalten. Diese vier Reaktionsformen sind Kategorien, die jeder Mensch mit seinen eigenen Wünschen, Bedürfnissen und Vorstellungen entwickelt und anhand derer sich zeigen lässt, welche Form der Konfliktverarbeitung bevorzugt wird. Diese Konfliktverarbeitung erfolgt durch folgende vier Medien:

- Körper und Sinneswahrnehmung
- Leistung und Arbeit
- Kontakt/soziale Beziehungen
- Zukunft/Sinn und Phantasie

Die lebensgeschichtlichen und früheren Erfahrungen spielen dafür eine zentrale Rolle. Symptome wie Schlafstörungen, Organbeschwerden, hemmungsloses Essen, Bewegungsarmut, Alkoholsucht, hypochondrische Vorstellungen sowie Trieb- und Affektstörungen können im „körperlichen“ Bereich wahrgenommen werden. Eine andere Verarbeitungsmöglichkeit zeigt sich durch Flucht in die Arbeit und Leistung, die das Burnout-Syndrom[30] zur Folge haben kann. Im Gegensatz zur Überforderung kann sich die Konfliktreaktion sich in Form von Verweigerung der Leistung zeigen. Eine weitere Form der Konfliktverarbeitung kann sich durch sozialen oder partnerschaftlichen Rückzug und Einsamkeit oder überbetonte soziale Beziehungen darstellen, um die Konfrontation mit eigenen Konflikten zu verdrängen. Fixierung, Vorurteile und Einseitigkeit stehen in Beziehung zur „Tradition“ und zum „Kontakt“. Realitätsfremdheit, Befürchtungen usw. können dem Medium „Phantasie“ und der Dimension „Zukunft“ zugerechnet werden. Diese vier Bereiche sind mit einer Waage zu vergleichen, bei der ein (seelisches) Gleichgewicht zu erreichen ist. Die Fähigkeit alle vier Bereiche auszubalancieren, wird häufig in der Lebensgestaltung vernachlässigt. Ihre Ausbildung und ihr Einsatz sind jedoch erlernbar. Um Konflikten aus dem Weg zu gehen oder sie zu kompensieren, flüchten sich die Menschen in einen oder zwei der vier Bereiche. Diese Überbetonung kann psychosomatische Reaktionen, Konsum und Sucht, übertriebenen Arbeitsdrang, Einsamkeit bzw. Flucht in die Geselligkeit, politischer und/oder religiöser Fanatismus zur Folge haben. Das folgende Schema stellt eine Abbildung der vier Formen der Konfliktreaktion bzw. -verarbeitung dar.

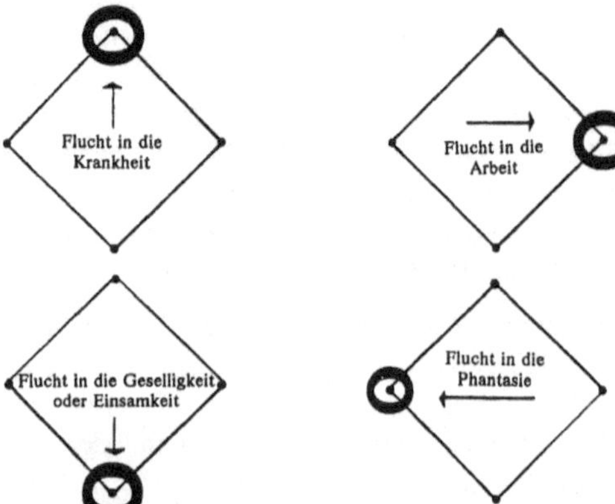

Abb. 12 Vier Formen der Konfliktverarbeitung (Peseschkian 2005, S. 47)

Um eine konflikthafte Situation zu verstehen, ist nach Peseschkian das Verständnis des Hintergrundes und der daran beteiligten Personen und Konzepte notwendig. Denn die Entwicklung der Persönlichkeit wird auf der Basis von

[30] Weitere Informationen zu diesem Thema bietet das Buch: Burnout von Gunther Hübner (2009).

primären und sekundären Fähigkeiten eines Menschen ausgebildet (vgl. Peseschkian 2005, S. 64). In der Partnerschaft sind die gewählten Formen der Konfliktverarbeitung offene Geheimnisse. Offen, weil sie in den jeweiligen Reaktionen an den Partner herangetragen werden; ein Geheimnis, weil man nicht darüber spricht. Durch das Modell der Konfliktverarbeitung können die Kommunikationsschranken abgebaut werden. Die beiden Partner bekommen durch dieses Modell einen Überblick, welche Schwerpunkte und Einseitigkeiten sie im Verlauf der Beziehung entwickelt haben. Ein weiterer Vorteil besteht darin, dass ihnen mit diesem Modell eine Möglichkeit gegeben wird, den aktuellen Standpunkt zu wechseln. Das ist mit einem Umzug zu vergleichen, der mit viel Aufwand, Kosten und Zeit und dem Abschied von einer gewohnten Situation verbunden ist, der jedoch stattdessen andere Vorteile bringt.

Auf der Basis dieser Grundannahme besteht die Möglichkeit, die Aktualfähigkeiten des einzelnen Partners und deren Hintergründe zu verstehen, sowie deren Einfluss auf die Dynamik der Partnerschaft. Das gibt den Partnern im Rahmen der Selbsthilfe oder der Paarberatung die Gelegenheit, die Hintergründe der aktuellen Konflikte zu verstehen, ausführlich zu verarbeiten und in diesem Prozess eine neue ‚Ich-Identität' zu entwickeln.

2.5 Identität

„Der wahre Lohn eines guten Werkes liegt stets in diesem Selbst."
(N. Peseschkian)

Wer bin ich? Wohin gehöre ich? Welchen Gruppen fühle ich mich zugehörig? Wann kann ich das Gefühl haben, einer Gruppe zugehörig zu sein? Wer will ich sein? Wo ist mein Platz in der Gesellschaft? Wie werde ich von anderen wahrgenommen? Ist diese Wahrnehmung mit meinem eigenen Selbstbild identisch? All diese Fragen sind für verschiedene Fachdiskurse wie Philosophie, dynamische und Tiefenpsychologie, Sozialpsychologie und Sozialwissenschaften bedeutsam. In der postmodernen und globalisierten Gesellschaft ist die klassische Sichtweise der Identitätstheorie – in der es das Ziel ist, eine stabile und gesicherte Identität zu erreichen – nicht mehr relevant. Identität ist ein Prozess, der sich in ständiger Veränderung befindet, um eine Balance zwischen inneren Bedürfnissen und Anforderungen der äußeren Welt zu schaffen. In diesem Prozess geht es darum, das eigene subjektive Befinden in der objektiven Welt wiederzufinden bzw. dessen Wesen zu spiegeln. Daher lässt sich Identität als eine Art sozialer Konstruktion verstehen, bei der sich die betroffene Person mit einem sozialen Bedeutungsnetzwerk innerlich vereinigt. Hier sei eine allgemeinere Definition von Identität genannt, die keine fachspezifische Begrenzung enthält. Auch sie weist die relevanten Aspekte von Identität auf: „Identität ist die Bezeichnung für eine auf relativer Konstanz von Einstellungen und Verhaltenszielen beruhende, relativ überdauernde Einheitlichkeit in der Betrachtung seiner selbst oder anderer bzw. eine vollständige Übereinstimmung in allen Einzelheiten“[31].

Die Identität lässt sich im psychologischen Sinne wie folgt definieren: „Es geht immer um die Herstellung einer Passung zwischen dem subjektiven ‚Innen‘ und dem gesellschaftlichen ‚Außen‘, also um die Produktion einer individuellen sozialen Verortung“[32]. Auch Erikson sieht in seinem Stufenmodell der Identitätsbildung – das im folgenden Abschnitt näher erläutert wird – als eine „Fähigkeit des Ichs, angesichts des wechselnden Schicksals Gleichheit und Kontinuität aufrechtzuerhalten“ (Erikson 1964, S. 87).

Im Rahmen der vorliegenden Arbeit ist es notwendig darzulegen, welche Bedeutung diesem Begriff zugrunde liegt. Durch die Migrationserfahrung der Migranten einerseits und die Entstehung der binationalen Partnerschaften bzw. Ehen andererseits stehen die betroffenen Menschen vor der Aufgabe, das eigene und soziale Selbstbild neu zu definieren. Es ist eine Tatsache, dass das menschliche Handeln durch Werte und Regeln beeinflusst wird, die eine Basis für soziokulturelle Identifizierung schaffen.

Zunächst wird der moderne psychologische Identitätsbegriff von Erikson, der immer noch als klassischer Diskussionsansatz zur Entwicklung des Identitätsbegriffs seine Würdigung erfährt und sein Nachfolger Marcia dargestellt. Die weiteren modernen Ansätze der hybriden Identität von Hall sowie die Patchwork-Identität von Keupp et al. sind für diese Arbeit in Bezug auf die Bedeutung der Ich-Identität und Identitätsentwicklung in unserer interkulturellen Gesellschaft und auch in binationalen Paarbeziehungen besonders nützlich.

2.5.1 Betrachtung der Ich-Identität der klassischen Ansätzen

Erikson versteht unter dem Begriff Identität ein Konstrukt, mit dem das Individuum ein sicheres und vertrautes inneres Gefühl in die eigene Kompetenz zur Wahrung von Kontinuität und Kohärenz hat. Das bedeutet aus seiner Sicht, dass ein „inneres Kapital“ dem Individuum Stabilität gibt (vgl. Erikson 1973, S. 107). Das Gefühl, so zu sein, nennt er *persönliche Identität*; das Bewusstsein, auf diese Weise zu leben und von anderen auch so erkannt zu werden, nennt Erikson *Ich-Identität* (vgl. ebd., S. 18). Er betont den Einfluss von Kultur und Gesellschaft auf die Sozialisationsbedingungen. Denn der Mensch lebt unter Menschen und hat Anteil an Kultur und Gruppe, so dass sich dies unmittelbar auf die Entwicklung der Identität auswirkt. Der Entwicklungsprozess der Identitätsbildung wird von Erikson als ‚Organisierung der Erfahrungen im individuellen Ich‘ verstanden, die das Individuum befähigt, mit Herausforderungen des individuellen Lebens und auch in Verbindung und Beziehung mit gesellschaftlichen Phänomenen umzugehen und seine eigene Position zu finden (vgl. Erikson 1974, S. 28f).

---

[31] Wörterbuch der Psychologie 2000, S. 233.

[32] Lexikon der Psychologie Band II. 2001, S. 243.

Die zentralen Aspekte seiner klassischen Theorie liegen in der Wahrnehmung von Gleichheit und Kontinuität, die sowohl vom Individuum, als auch vom sozialen Umfeld erkannt werden. Einen weiteren Aspekt von Identität beschreibt Erikson wie folgt: „Unter günstigen Umständen besitzen Kinder schon früh im Leben den Kern einer eigenen Identität, oft müssen sie ihn sogar gegen die Notwendigkeit, sich mit einem ihrer Elternteile, oder beiden, übermäßig zu identifizieren, verteidigen“ (ebd., S. 235). Erikson war der Ansicht, dass Menschen, die unfähig sind, für sich eine persönliche Identität oder Berufsidentität zu entwickeln, dies eine zunehmende Belastung darstellt. Als Ausgleich überidentifizieren sie sich mit bestehenden Normvorstellungen, um über diese Formen der Konformität scheinbare Sicherheit zu erlangen. In ihrem Verhalten können diese Menschen bemerkenswert abweisend, intolerant und aggressiv gegenüber anderen sein, die von den gegebenen Normvorstellungen abweichen und allgemein als ‚verschieden‘ gelten. Dieses ‚Anderssein‘ kann sich durch Merkmale wie z.B. Hautfarbe oder Herkunft ausdrücken. Es ist schwierig, tolerant zu sein, wenn im tiefsten Inneren noch unsicher ist, ob jemand im Stande sein wird, seine Triebe zu beherrschen. Wenn jemand noch nicht weiß, wer er ist bzw. was er werden will, und ob er von den anderen akzeptiert wird (vgl. Erikson 1973, S.112).

Erikson beschreibt die Dynamik der Identitätsbildung als eine Vielzahl von Veränderungen biologischer, psychologischer und sozialer Art, die als ‚Persönlichkeitsreife‘ wahrzunehmen ist. Die Entstehung dieser Reife ist die Voraussetzung für das Erwachsensein. Dazu schreibt er vom „Zuwachs an Persönlichkeitsreife, den das Individuum am Ende der Adoleszenz der Fülle seiner Kindheitserfahrungen entnommen haben muss, um für die Aufgaben des Erwachsenenlebens gerüstet zu sein“ (Erikson 1956, S. 114). Dadurch wird nach Auffassung von Erikson die Adoleszenz beendet. „Die Adoleszenz ist die letzte und abschließende Phase der Kindheit. Der Prozeß der Adoleszenz ist jedoch nur dann wirklich abgeschloßen, wenn das Individuum seine Kindheitsidentifikationen einer neuen Form von Identifikation untergeordnet hat“ (Erikson 1973, S. 136). Auf der Basis dieser Entwicklung beginnt die neue Ich-Identität des erwachsenen Menschen, der in der Lage ist für sein eigenes Leben Verantwortung zu übernehmen und „nicht mehr durch das Spielerische der Kindheit und die Probierfreude der Vorpubertätszeit charakterisiert“ ist (ebd., S. 137). Ein Misslingen dieser Entwicklung ist ein Zeichen der „Unfähigkeit“ des ‚Ich‘, welches dadurch in „Identitäts-Diffusion“ und folglich in bedrohliche Lebenskrisen geraten kann (vgl. Erikson 1956, S. 136).

Erikson thematisiert drei problematische Bereiche der Identitätsdiffusion: die Diffusion der Intimität, die Diffusion der Zeitperspektive und die Diffusion des Werksinns.

Im Kern einer Diffusion der Intimität (Beziehungsfähigkeit) steht „Intimität gegen Isolierung“, bei dem „das sichere Gefühl der Identität fehlt“ (vgl. Erikson 1973, S. 157). Erikson ist der Meinung, dass sich diese Störung erst im frühen Erwachsenenalter bildet. Die Person versucht, sich auf eine intime Freundschaft oder auch auf sexuelle Intimität einzulassen. Dadurch wird eine „latente Schwäche der Identität“ aufgedeckt (vgl. ebd., S. 156). „Die echte Begegnung mit dem Du ist das Ergebnis und zugleich die Probe aufs Exempel für das festumrissene Identitätsgefühl“, das der junge Mensch in Freundschaft, Rivalität, im Flirt und in der Liebe sucht (Erikson 1956, S. 138). „Daraus folgt eine krampfhafte innere Zurückhaltung, ein vorsichtiges Vermeiden von Verpflichtungen“ (ebd., S. 138). Durch Entstehen dieser inneren Belastung kann es dahin führen, dass die Person sich isoliert oder formale zwischenmenschliche Beziehungen aufnimmt. Leidet ein Mensch an der Diffusion der Zeitperspektive hat er Eriksons Ansicht nach „den Zeitbegriff als eine Dimension des Lebens verloren“ (Erikson 1973, S. 159). Er fühlt sich sowohl sehr jung als auch uralt. Das charakteristische Merkmal dieser Diffusion bezeichnet Erikson als „Verzweiflung“, in der am Ende der Adoleszenz ein Gefühl bzw. die Vorstellung, es könne das Ende des Lebens sein, oder durch Hoffnung entsteht ein Gefühl für einen „Neubeginn“ (vgl. ebd., S. 159f). Die dritte Dimension, die Erikson als problematisch thematisiert, ist die Diffusion des Werksinns. Menschen mit dieser Identitätsdiffusion leiden an einer akuten Störung ihrer Leistungsfähigkeit, so dass sie nicht fähig sind, sich auf eine Arbeit zu konzentrieren oder sich einer selbstzerstörerischen Beschäftigung zuzuwenden.

Im weiteren Verlauf werden die acht psychosozialen Stadien der Persönlichkeitsentwicklung – Identitätsentwicklung – nach Erikson beschrieben.

In der ersten menschlichen Entwicklungsphase muss der Säugling zwei wesentliche Beziehungsaspekte menschlichen Verhaltens erlernen. In der Interaktion mit der Bindungsperson (Mutter) muss er sich mit *„Vertrauen“* und *„Misstrauen“* auseinandersetzen (vgl. Erikson 1974, S. 241). Erikson bezeichnet Vertrauen als ein Grundgefühl, welches für die zukünftige Entwicklung der Zuverlässigkeit einer Person eine entscheidende Rolle spielt. Die Intensität dieses Gefühls ist aus seiner Sicht wichtiger als dessen Dauer. „Hier formt sich die Grundlage des Identitätsgefühls, das später zu dem komplexen Gefühl wird, […], dass man ein Selbst besitzt und dass man das Vertrauen der Umwelt rechtfertigt“ (ebd., S. 243). Dieses Thema spielt im Leben und auch in den Theorien über die Identität eine große Rolle. Menschen, die kein Vertrauen erworben haben, ziehen sich vor Schwierigkeiten zurück und trauen sich weniger zu, Schwierigkeiten zu überwinden.

In der zweiten Phase, die mit der analen Phase von Freud verglichen wird, lernt das Kind einige Schritte der Autonomieentwicklung. Diese Phase wird als „Autonomie gegen Scham und Zweifel“ benannt (vgl. ebd., S. 245). Für diese Schritte braucht das Kind Vertrauen in sich und seine Umwelt. Es lernt in der Entwicklung in doppelter Richtung Kontrolle auszuüben, nämlich „das Festhalten und das Loslassen“, sich Durchsetzen und Anpassen, also durch *„Elimination“* und *„Retention“* (vgl. Fisseni 2003,S. 91). Durch die Unterstützung und Bestätigung der Eltern kann das Kind lernen, auf das eigene Erreichte stolz zu sein. Wird die Entwicklung des Kindes dagegen durch die Eltern behindert, verstärkt dies negative Gefühle wie Scham und Zweifel (vgl. Erikson 1974, S. 248).

Die dritte Phase der psychosozialen Entwicklung – die der ödipalen Phase nach Freud entspricht – wird von Erikson „Initiative" gegen „Schuldgefühle" bezeichnet (vgl. ebd., S. 249). In dieser Phase sammelt das Kind die Erfahrung, welche Ziele erreichbar und welche nicht erreichbar sind. Findet das Kind keinen Resonanzraum, können Gefühle wie Schuldgefühle und Ängstlichkeit in dieser Entwicklungsphase ausgeprägt werden.

Der vierten Phase – Leistung gegen Minderwertigkeitsgefühl – misst Erikson besondere Bedeutung bei. In diesem Alter erlernen Kinder bestimmte schulische und handwerkliche Fertigkeiten, die später in der Gesellschaft geschätzt werden. Das Kind entwickelt die Fähigkeit, sich Bestätigung und Lob zu verschaffen, indem es etwas leistet (vgl. ebd., S. 253). Die Zusammenarbeit mit Erwachsenen und Gleichaltrigen ist wichtig, weil das Kind dadurch lernt, seine eigenen Fähigkeiten zu überprüfen. Die Bewältigung von Schwierigkeiten und Konflikten ist in dieser Phase für die Bildung des Selbstvertrauens von großer Bedeutung, da sich sonst Gefühle der Minderwertigkeit bilden können. Diese Gefühle können mit Selbstverachtung verbunden sein. Durch mangelnde Anerkennung von Leistung können Minderwertigkeitsgefühle entstehen. Es ist allerdings schwierig anzunehmen, wie Erikson es darstellt, dass Selbstwertgefühl nur mit guter Leistung verbunden ist.

In der fünften Phase der Entwicklung, in der die Adoleszenz dominiert, treten unterschiedliche Identitäten hervor. Das Ich-System versucht die unterschiedlichen Identitätsformen zu überwinden und eine neue Ich-Identität zu bilden. Durch die Überwindung der Nichteinheitlichkeit entsteht eine reife Ich-Identität, in der sich das Individuum sowohl innerlich als auch innerhalb seines gesellschaftlichen Umfeldes wohl fühlt und geschätzt wird. Dazu schreibt Erikson: „Das Gefühl der Ich-Identität ist also das angesammelte Vertrauen darauf, dass der Einheitlichkeit und Kontinuität, die man in den Augen anderer hat, eine Fähigkeit entspricht, eine innere Einheitlichkeit und Kontinuität aufrechtzuerhalten" (Erikson 1973, S. 107). In diesem Zusammenhang beschäftigt Erikson sich mit der Frage, mit welchen Lebensbereichen sich ein Mensch auseinander setzen muss. Er klassifiziert drei Hauptbereiche: Die „Geschlechtsrolle", die „Berufsrolle" und in Folge eine neue „gesellschaftliche Rolle". Die Unfähigkeit eines Menschen, seine Ich-Identität zu definieren, führt zu einer „Identitätsverwirrung" oder „Identitätsdiffusion" (vgl. ebd., S. 110). Erikson ist der Ansicht, dass diejenigen, die sich in diesem Zustand befinden, sich entweder überidentifizieren werden, oder intolerant gegenüber anderen sind, die „verschieden" sind in Hautfarbe, Herkunft, Geschmack. „Es ist wichtig, daß man diese Intoleranz als notwendige Abwehr gegen ein Gefühl der 'Identitätsdiffusion' versteht" (ebd., S. 110).

Durch Reflexion können frühere Identifikationen und vorgegebene Wertsysteme in Frage gestellt werden. Man versucht, für sich einen neuen Weg zu finden, und Menschen, die ähnliche Ideen und Lebenseinstellungen haben, von denen man gesellschaftliche Anerkennung erhält. Dadurch erhöht sich die Möglichkeit der Akzeptanz. Nach Erikson müsste man am Ende der Adoleszenz die Identität endgültig bearbeitet haben und sagen können: ‚Ich weiß wer ich bin, welche Rolle ich in der Gesellschaft habe und ich weiß, was ich will'. An dieser Stelle sei darauf hingewiesen, dass in der Pubertät und Adoleszenz eine bedeutsame Änderung in der Entwicklung und Ich-Identität stattfindet. Allerdings gibt es keine endgültige individuelle Identitätsfindung. Die Entwicklung der Identität ist eine lebenslange Anforderung, die durch äußere und innere Umstände neu zu definieren ist. Daher ist es zu statisch, die Dynamik der Identitätskrise nur auf Pubertät und Adoleszenz zu begrenzen.

Die Identitätsentwicklung setzt sich laut Erikson im Erwachsenenalter in drei Stadien weiter fort. Diese drei Stadien lauten: a) Intimität und Distanzierung gegenüber einer Selbstbezogenheit im früheren Erwachsenenalter, b) die Entwicklung der Generativität gegenüber Stagnierung im mittleren Erwachsenenalter, c) Integrität gegenüber Verzweiflung und Ekel im hohen Erwachsenenalter (vgl. Erikson 1973, S. 114f).

Das Stadium der „Intimität" besteht nach Erikson im Aufbau einer stabilen Beziehung zu einer anderen Person. Die Qualität und Tiefe der eigenen Ich-Identität bestimmt die Art der Beziehung zwischen zwei Partnern. Es kann sich entweder um eine oberflächliche, überwiegend sexuelle Anziehung oder um eine tiefgehende Art der Anziehung handeln. Menschen, die keine intime Beziehung zu sich selbst und anderen aufweisen, werden sich entweder isolieren oder nur sehr formale zwischenmenschliche Beziehungen aufnehmen. Viele heiraten unter solchen Umständen in der Hoffnung, sich selbst in ihrem Partner zu finden. „Auch ein häufiger Partnerwechsel scheint nur vordergründig eine Lösung zu sein. Solange man nicht zu der Einsicht gekommen ist, dass es keine wahre Zweiheit gibt, bevor man nicht selber eine Einheit ist" (ebd., S. 115). Ein gegenteiliges Bedürfnis zu „Intimität" ist „Distanzierung". Damit ist die Fähigkeit gemeint, Einflüsse von sich fernzuhalten und sich abzugrenzen. Die Fähigkeit der Abgrenzung stellt eine Ressource da, da durch sie negative bzw. dysfunktionale Kontakte abgewehrt werden können. Intimität und Isolierung sind für Erikson im Hinblick auf traditionelle Ehen zu verstehen. Diese Vorstellung von Erikson ist nicht mehr zeitgemäß. Heute sind viele Formen der partnerschaftlichen Beziehungen möglich; ein verheirateter Mensch muss nicht diese Stufe erreicht haben oder ein allein lebender Mensch muss nicht als isoliert betrachtet werden.

Das Stadium der „Generativität" zeigt sich nach Erikson in der Ausübung schöpferischer Tätigkeiten. Sie kann in zwei Lebensperspektiven, die für diese Phase kennzeichnend sind, umgesetzt werden: erstens in der Gründung einer Familie und der Übernahme von Verantwortung und zweitens, im kreativen und produktiven Tätigkeiten im Interesse der Gesellschaft. Wie Erikson meint, bezieht sich das Bedürfnis Kinder zu haben, nicht nur auf leibliche Kinder. Wenn Personen das Gefühl der Generativität nicht aufweisen können oder wollen, spricht Erikson vom Gefühl der „Stagnation" und „Persönlichkeitsverarmung" (vgl. Erikson 1974, S. 262).

Die letzte Phase der Persönlichkeitsentwicklung wird von Erikson als die Thematik „Ich-Integrität versus Verzweiflung“ bezeichnet (vgl. ebd., S. 262). Sie ist das Ergebnis der vorigen sieben Stadien. Entscheidend für diese Phase ist, dass man seine eigene Vergangenheit einschließlich der Personen, die einen mitgeprägt haben, annehmen und lieben kann. Wenn man mit seinem eigenen Leben nicht zufrieden ist, empfindet man Ekel, Abscheu und Verzweiflung – zieht also eine resignative Lebensbilanz. Diese Einstellung bezeichnet Erikson als ‚Gipfel der Ich-Integrität‘. Menschen, denen es nicht gelingt, diese Haltung zu entwickeln, sind stärker für Gefühle der Verzweiflung anfällig und tendieren dazu, ihr eigenes Leben und andere Menschen häufig zu kritisieren. In dieser Phase der Persönlichkeitsentwicklung geht es nach Erikson um die reifste Form des Vertrauens in das Leben. Diese Form findet man besonders im Glauben und in der Religiosität: Der Mensch vertraut sich Gott und eben damit dem Leben an.

Es ist nicht zu bezweifeln, dass die von Erikson heraus gearbeiteten Identitäts- und Entwicklungsthemen im Leben wichtig sind. Allerdings gibt es einerseits weitere Themen im Leben, die er nicht erwähnte. Andererseits kann seine zu starre Vorstellung, dass diese Stufen von Menschen durchlebt werden sollten, kritisiert werden. Gelänge es nicht, sei das als Krise zu bezeichnen. Dazu ist zu erwähnen, wenn aus einem Grund sich diese Entwicklungsschritte als Krise zeigen, sollte das nicht so interpretiert werden, dass man das Leben für immer verpasst habe. Wenn das der Fall wäre, hätten Beratung, Intervention und Psychotherapie keinen Sinn und keine Bedeutung mehr. Es ist eine Tatsache, dass das Individuum im Leben vor der Aufgabe steht, neue Fähigkeiten zu erwerben, um eine Balance zwischen Anforderungen der Umwelt und gleichzeitig eigenen inneren Bedürfnissen zu schaffen. Diese Aufgabe begleitet Menschen lebenslang und sie ist nicht so strikt, wie es Erikson in diesem harten *Entweder-Oder-Schemata* festgelegt. Es kann sein – wie bereits oben erwähnt – dass Menschen sich aus verschiedenen Gründen wie Krankheit, Umweltereignisse, Migration nicht zeitgemäß nach den Stufen von Erikson entwickeln oder misstrauisch sind. Sie haben trotzdem die Möglichkeit – wie bei der ressourcenorientierten Sichtweise der PPT zu finden ist – neue Ressourcen und Kompetenzen zu erwerben bzw. stärker zu aktivieren. Denn das Leben ist sehr viel dynamischer und beweglicher als Erikson es sah.

Die von Marcia entwickelte Identitätstheorie, die auf der Basis von Erikons Theorie vorgelegt wurde, hat als Typologie keine große Bedeutung, aber sie hat eine beträchtliche Unterstützung für empirische Forschung geliefert. Er entwickelte in Verbindung mit dem Konzept von Erikson ein Verfahren[33] für die Feststellung der Identitätsphase. Er definierte vier Formen der Identität, die als „Identitätsstatus“ bezeichnet werden. Diese sind „diffuse Identität“, „Moratorium“, „übernommene Identität“ und „erarbeitete Identität“. Marcia ist der Ansicht, dass es drei Lebensbe-

[33] Den Probanden wurde eine Reihe von Fragen in verschiedenen Bereichen wie Beruf, Religion, Politik etc. gegeben. Sie sollten anhand dieser Fragen das Ausmaß an Verpflichtungen (commitment) abklären (zit. nach Oerter & Montada 2002, S. 295).

reiche gibt, mit denen sich Jugendliche auseinanderzusetzen haben. Diese Dimensionen sind: „Krise“, „Verpflichtung“ und „Exploration“ (vgl. Marcia 1989, S. 289). Unter Krise versteht er Unsicherheit und Beunruhigung, die zur Auseinandersetzung mit sich selbst führen kann. Verpflichtung bezeichnet er als das Ausmaß und den Umfang von Engagement. In verschiedenen Lebensbereichen sieht ein Mensch sich unterschiedlichen Fragen gegenüber gestellt. Durch Klärung dieser Fragen erreicht er eine bessere Orientierung. Diesen Prozess nennt Marcia „Exploration“ (vgl. ebd., S. 290f). Watermann sieht den Prozess der Identitätsbildung (identity formation) als Suche nach eigenen Standpunkten (commitments). In diesem Verlauf unterscheidet Waterman zwischen progressiven, regressiven und stagnierenden Verläufen. „Progressive Verläufe erreichen über das Moratorium die erarbeitete Identität, regressive Verläufe enden bei einer diffusen Identität und stagnierende Verläufe verweilen entweder bei der übernommenen oder bei der diffusen Identität“ (Watermann 1982 zit. nach Oerter, Montada 2002, S. 296).

Von Neuenschwander wurde eine Studie auf der Basis des Marcia-Ansatzes durchgeführt. Daraus entwickelte sich ein Modell, das aus vier Phasen besteht. Die werden als „Identitätszustände“ bezeichnet. Diese Zustände sind wie folgt zusammengefasst:

a) undifferenzierter Identitätszustand

b) desorganisierter Identitätszustand

c) partieller Neukonstruktionszustand

d) differenzierter integrierter Identitätszustand (vgl. Neuenschwander 1996, S. 98).

Die Ergebnisse der Untersuchungen zeigen, dass es angenommen werden kann, dass die letzte Phase bei vielen Jugendlichen tatsächlich als letzter Zustand bezeichnet wurde, bei dem die Entwicklung in Richtung psychosoziale Unabhängigkeit und Kohärenz des Selbstbildes zu verlaufen ist. Durch Lebensereignisse, die als krisenhafte Situationen bezeichnet werden, kommt eine neue Identitätsformung in Gang, die ein neues Selbstwertgefühl zu definieren versucht. Auf der Basis der wachsenden Kontrollübernahme steigt das Selbstbild und der Glaube, die krisenhaften Lebensereignisse bewältigen und neue Ziele verwirklichen zu können (vgl. ebd., S. 99).

2.5.2 Identitätsmodell nach H. G. Petzold

Die integrative Identitätstheorie von Petzold weist Parallelen zu der PPT auf und strebt wie diese an, Menschen in dem Prozess der Selbstsuche, Selbsterkenntnis und Selbstverwirklichung zu unterstützen und vor allem ein Gleichgewicht der Identität aktiv zu gestalten. Deshalb ist es sinnvoll, sich im weiteren Verlauf der Arbeit mit diesem Modell und seinen Gemeinsamkeiten mit PPT zu beschäftigen.

Petzold betrachtet Identität als „ein kreatives, entwicklungsdynamisches Geschehen“ (Petzold 2001, S. 40). In dem Prozess der Identitätsbildung und Identitätsarbeit weist er darauf hin, dass der Identitätsprozess zwischen ‚Individuum‘ und ‚Gesellschaft‘ Sichtweisen von unterschiedlichen Perspektiven erfordert, der ein neues integratives Verständnis auf der Mikro-, Meso- und Makroebene ermöglicht. Das bedeutet „sowohl in der Konnektivierung der Konzepte von *Person* als dynamisches System von ‚Selbst, Ich und Identität‘, von sozialem Netz als Gruppe konnektiver Personen, von sozialer Welt als von einer Gruppe geteilte ‚kollektive Kognitionen, Emotionen und Volitionen‘ und von *Kultur* als übergreifendes System ‚kollektiv geteilter Symbolwelten und Praxen‘ zum Ausdruck wie auch in der Verbindung der Konzepte *Intensitätsstille, life styles, kulturelle Stille*“ zu denken (vgl. ebd., S. 40).

Petzold weist auf die Bedeutung der Identitätsbildung in der neuen und modernen Gesellschaft für die individuelle und kollektive Entwicklung von Menschen als ein zentrales Phänomen hin. Dieses ‚life-style-Phänomen‘ zeigt sich in allen Identitätsbereichen. Anfang der 1980er Jahre entwickelte Petzold ein Modell, das als die *fünf Säulen der Identität* bekannt wurde. Dieses Modell erklärt, wie ein Mensch Identität gewinnt und in welchen Bereichen sie sich entfaltet. Es bietet zudem auch die Möglichkeit, die Risikofaktoren der Identität in bestimmten Lebensphasen zu diagnostizieren. Die Identitätstheorie von Petzold sieht auch die Ausbildung der Identität „als Prozess“, der im „Wandel“ ist und „nie als ein abgeschlossenes bzw. abschließendes Ergebnis“ (vgl. ebd., S. 49). Petzold gibt in seinem Identitätsansatz der Tatsache der *Zuweisungen* von Eigenschaften und Fähigkeiten durch *Andere* und dem Wahrnehmen und Bewerten dieser Zuweisungen/Attributionen besonderes Gewicht (vgl. Petzold/Müller 1999, S. 196). Das Zuweisen von ‚außen‘ und deren Bewertung im Selbst spielt seiner Meinung nach bei der Entstehung der Identität eine zentrale Rolle. Andererseits geht die Identität aus der Selbstbewertung, Selbstwahrnehmung und dem Selbstbewusstsein hervor. Dabei wird hier der Blick nach ‚innen‘ gerichtet.

Das Modell von Petzold sieht die Identität wie Säulen an, die das Dach eines Gebäudes tragen. Petzold formuliert sowohl Identität als auch Persönlichkeit prozessual. Dieser Prozess beinhaltet folgende Elemente: Fremdzuschreibung, Bewertung, Selbstzuschreibung und Internalisierung. Für jede einzelne ‚Identitätssäule‘ kommen diese Elemente zum Tragen. Die Bereiche der Identität werden in der nebenstehenden Grafik dargestellt.

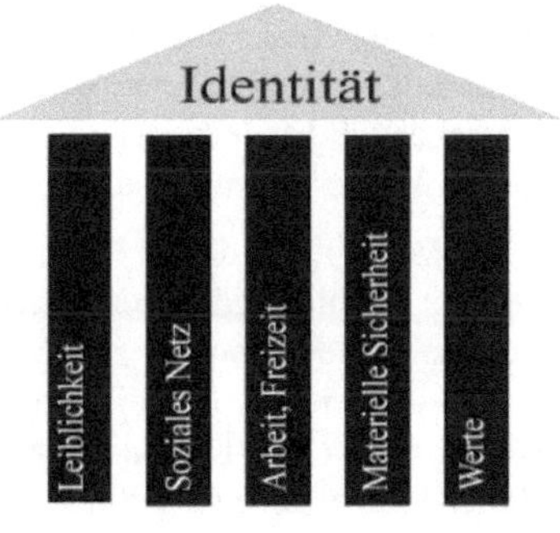

Abb. 13 Fünf Säulen der Identität nach Petzold

Die *Leiblichkeit* beinhaltet u.a. gute Gesundheit, Zufriedenheit mit sich selbst und eine erfüllte Sexualität. ‚Sich in seiner Haut wohlfühlen‘, ‚in seinem Körper zu Hause sein‘ sind die Qualitäten, die die Leiblichkeitssäule der Identität kennzeichnen. Orth und Petzold sind der Ansicht, dass die Leiblichkeitssäule durch Sport, Spiel, eine bewusste Körperpflege und ein „caring“ – einen sorgsamen Umgang mit sich selbst – gefördert und gestärkt werden kann (vgl. Orth/ Petzold 1998, S. 184f).

Die *sozialen Beziehungen* umfassen als zweite Säule der Identität soziale Netzwerke wie Familie, Freundeskreis, Kollegen bei der Arbeit usw. Zu den wichtigen Bereichen des praktischen Tuns des Menschen gehören das Pflegen und Gestalten von zwischenmenschlichen, familiären und partnerschaftlichen Beziehungen, in denen sich Menschen wohl fühlen und sich einander verpflichtet fühlen.

Arbeit und Leistung wird als dritter Bereich der Identität bezeichnet. Die berufliche Tätigkeit und Leistung spielen für die Gesundheit und Stabilität einer Person eine zentrale Rolle. Berufliche Tätigkeit und Status, Rolle in der Familie, Leistungsfähigkeit und Leistungsbereitschaft (z. B. Beruf, Sport), befriedigende Freizeitgestaltung gehören zu diesem Bereich.

Da die *materielle Sicherheit* einen großen Einfluss auf die Lebensqualität ausübt, wird auch dieser Aspekt als ein wichtiger Teil der Identität klassifiziert. Die materiellen Wünsche können durch das Erbringen beruflicher Leistungen erfüllt werden. Für eine harmonische Partnerschaft ist es jedoch wichtig, dass diese Aktivitäten nicht übertrieben werden. Diese Gefahr besteht besonders dann, wenn einer der Partner zu viel Wert auf materielle Sicherheit legt. Als Folge hat er kaum Zeit für seine Familie bzw. sein soziales Netzwerk.

Die *Werte* werden von Petzold als die letzte Säule der Identität bezeichnet. Auf der Basis dieser erworbenen Werte beziehen Menschen einen Sinn für das Leben und die Zugehörigkeit zu ihrer sozialen Umwelt. Werte sind in der Persönlichkeit verwurzelt und zeigen sich in der Handlung (vgl. Petzold 2001, S. 21). Die Zugehörigkeit zu Wertegemeinschaften hat eine hohe identitätsstiftende Bedeutung.

Dieser Aspekt spielt eine zentrale Rolle in zwischenmenschlichen Beziehungen. Denn auf der Basis unserer eigenen Wertesysteme handeln wir bzw. bewerten wir die Handlung von anderen Menschen. Respekt vor dem Anderssein des anderen, Menschenwürde, Interesse für friedliches Zusammenleben wird auf der Basis unserer Wertesysteme gesteuert.

Im Mittelpunkt dieses Modells steht das Bestreben, eine Balance herzustellen, die zum Wohlbefinden des Menschen beiträgt. Die PPT stellt ebenfalls den Anspruch, ein Gleichgewicht zwischen verschiedenen Lebensbereichen und Wertesystemen zu erreichen. Aus diesem Grund scheint es wertvoll zu sein, das vorgestellte Modell mit der PPT nebeneinander vergleichend zu betrachten. Denn die beiden Modelle konzentrieren sich hauptsächlich auf die Ressourcen und Fähigkeiten und streben danach, die Stabilität der Identität einer Person zu erzielen.

Nach dem Modell von Petzold ist der Begriff *Werte* als eine Säule der Identität zu betrachten. Nach dem Modell der PPT spiegeln sich integrierte Werte von Fähigkeiten wie Ordnung, Sparsamkeit, Fleiß, Offenheit etc. in verschiedenen Lebensbereichen wider. Die Grundlage dieser integrierten Werte und Normen sind in der lebensgeschichtlichen und familiären Sozialisation zu finden. Sie bilden die Basis für Handlungen bzw. Interaktionen des Menschen und beeinflussen seine Interaktionsgestaltung in verschiedenen Lebensbereichen wie Körper (Leiblichkeit), Leistung und Beruf, soziale Kontakte und schließlich den Sinn des Lebens und der Zukunft/Spiritualität. Sie sind als Teile der Ich-Identität zu verstehen. Sinnfrage und Spiritualität, welche einen besonderen Platz nach dem Modell der PPT bei der Beschreibung der Ich-Identität besitzen, hat kein besonderes Gewicht nach dem Modell von Petzold. Diese Erklärungen zeigen, dass die beiden Ansätze ähnliche Elemente für eine stabile Ich-Identität beinhalten. Die zu starre bzw. fixierte Fokussierung oder ein zu labiler und vernachlässigter Bereich kann dazu führen, dass das ‚Ich' mit den vielfältigen Anforderungen der Wirklichkeit und Realität nicht zurechtkommen kann.

2.5.3 „Patchwork-Identität"

Keupp et al. sehen Identität „als ein(en) subjektivc(n) Konstrukionsprozeß", in dem das Individuum eine Balance von innerer und äußerer Welt anzustreben versucht (vgl. Keupp et al. 2008, S.7). Unter dem Prozess der Identität verstehen Keupp et al. eine lebenslange Aufgabe, während bei Erikson, die Lebensphasen zeitlich begrenzt sind und ein optimales Endergebnis erzielt werden soll.

Das Individuum steht dieser ‚Handlungsaufgabe' gegenüber, die in jeder Lebensphase zu meistern ist (vgl. ebd., S. 83). Die Aufgabe des Subjektes bezeichnen Keupp et al. als „Identitätsstrategie". Dabei geht es darum, die vorhandenen Erfahrungen und Ressourcen effektiv zu nutzen, um eine neue Aufgabe zu bewältigen (vgl. ebd., S. 84).

Kohärenz und Kohärenzkonstruktionen konstatieren Keupp et al. als eine weitere notwendige Aufgabe bei der Identitätsentwicklung. Unter diesem Begriff verstehen die Autoren eine zunehmende Vielseitigkeit, die dem Fluss unserer globalen Zeit und interkulturellen Gesellschaft entspricht (vgl. ebd., S. 93). In diesem Zusammenhang weisen Keupp et al. darauf hin, dass das Selbst kein festes und unveränderbares Gebilde ist, sondern ein Konstrukt, das sich im Laufe der menschlichen Entwicklung verändert. Dabei geht es darum, diesen Prozess zu meistern und entsprechend neue Erfahrungen und gesellschaftliche Rollen miteinander zu verknüpfen. Die Bewältigung dieser möglichen Herausforderungen dient dem Individuum seine Authentizität herzustellen. Beim Misslingen dieser Aufgabe kann sich eine ‚psychische Fragmentierung' entwickeln (vgl. ebd., S. 94).

Für Keupp et al. ist noch ein weiterer Aspekt für das Verständnis des Identitätsbegriffs relevant. Identität wird als eine Art ‚soziale Konstruktion' verstanden. So formuliert Gossiaux: „Aus anthropologischer Sicht ist die Identität eine Beziehung und nicht, wie die Umgangssprache meint, eine individuelle Eigenschaft. Deshalb ist die Identitätsfrage nicht wer bin ich? sondern wer bin ich im Verhältnis zu den anderen, wer sind die anderen im Verhältnis zu mir?“ (zit. nach Keupp et al. 2008, S. 95)

Für das Verständnis der Identität in unserer heutigen Gesellschaft greifen Keupp et al. den Ansatz der „narrativen Identität“ auf. Es geht darum, dass das Individuum „Selbstkonstruktion primär im Modus der Narration, der Erzählung“ erreicht (vgl. ebd., S. 101). Dadurch kann das Individuum einen bestimmten Bewusstseinszustand erreichen, welcher „ein stabiles Selbstgefühl oder eine feste Identität“ findet, herauskristallisiert oder hervorbringt (vgl. Gergen & Gergen 1988, S. 36). Die narrative Psychologie postuliert – worauf Keupp et al. hinweisen –, dass das Individuum sein ganzes Leben und seine Beziehungen zur Welt selbst zu konstruieren hat. Die narrative Psychologie geht davon aus, „daß die Erzählung das primäre strukturierende Schema ist, durch das Personen ihr Verhältnis zu sich selbst, zu anderen und zur physischen Umwelt organisieren und als sinnhaft auslegen“ (Polkinghorne 1998, S. 15). Zusammengefasst kann die narrative Identität als eine Einheit des Individuums definiert werden, die sich anhand von Erfahrungen artikuliert und ausdrückt (vgl. Keupp et al. 2008, S. 102).

Abgeleitet aus diesem Ansatz zeichnen Keupp et al. zwei Ebenen, die für die Identitätskonstruktion notwendig sind: Die eine Ebene ist die Berücksichtigung der individuellen Ressourcen und auf der zweiten analytischen Ebene handelt es sich um die gesellschaftliche Perspektive. Dies bedeutet, dass „mikroperspektiv(isch) wahrnehmbare Veränderungen der Identitätsentwicklung auf makrosoziale Veränderungsprozesse verweisen“ (ebd., S. 107).

Wie an mehreren Stellen darauf hingewiesen wurde, betrachten Keupp et al. Identitätsentwicklung als „Ressourcenarbeit“ und gehen davon aus, dass Identität ein „Aushandlungsprozess“ des Subjektes ist, welches das Subjekt eine Einheit mit seinem sozialen Umfeld anstrebt. Bei diesem Prozess sind die individuellen Ressourcen und Fähigkeiten des Subjekts nicht zu übersehen bzw. zu unterschätzen. Allerdings ist ein entscheidender Punkt, ob das Subjekt selbst die Ressourcen wahrnimmt oder nicht, ob die identitätsbezogenen Entwicklungsprozesse als Zukunftsorientierung gelingen können oder nicht (vgl. ebd., S. 198). Gerade im Kontext der Migration und binationaler Partnerschaft kann jedoch diese Auseinandersetzung als eine Chance zur Verstärkung der Reflexion, Kreativität, Offenheit und Annahme von Kritik gesehen werden, mit denen jedes Individuum bzw. Paar seine eigene individuelle Lebenssituation neu gestaltet.

2.5.4 Hybride Identität nach S. Hall

Der Vertreter des neuen Identitätsbegriffs Hall spricht von einer „hybrider Identität.“ Seiner Ansicht nach befinden wir uns in einem Umwandlungsprozess in der Gesellschaft. Diese Veränderung der Gesellschaft bringt neue Bedeutung bzw. „besondere Berücksichtigung der kulturellen Identität" mit sich (vgl. Hall 1994, S. 180), so dass „moderne Identitäten ‚dezentriert', ‚zerstreut' und fragmentiert" sind (vgl. ebd., S. 180). Dadurch entsteht eine bewegliche Identität. „Sie wird im Verhältnis zu den verschiedenen Arten, in denen wir in den kulturellen Systemen, die uns umgeben, repräsentiert oder angerufen werden, kontinuierlich gebildet und verändert" (ebd., S. 183).

Als Argumentation für diese These stützt sich Hall auf die Begründung der Theoretiker, die der Meinung sind, dass durch die Wandlung auch neue moderne Identität zu definieren ist. Diese strukturelle Wandlung fragmentiert „die kulturelle Landschaft [...], Ethnizität, 'Rasse' und Nationalität, in der wir als gesellschaftliche Individuen fest verortet sind" (vgl. ebd., S. 181). Dies wird als „De-Zentrierung des Subjekts" bezeichnet (vgl. ebd., S. 193).

Hall ist der Ansicht, es gibt keine Identität, die jemals eine Einheit im Sinne des Abgeschlossenen bilde. Differenz steht nicht im Widerspruch zu Identität, sondern ist ihr wesentlicher Teil. Seiner Ansicht nach ist Identität in sich durch Differenz markiert. Identität ist nicht „entweder-oder" sondern „sowohl als auch" und steht deswegen für Uneinheitlich/Different (vgl. Hall 1997, S. 220f). Es kann sogar als eine Art von „Kunst" gesehen werden, in der der Mensch seine Fähigkeiten und Ressourcen nutzt, um eine kohärente Wahrnehmung über seine eigene Subjektivität zu schaffen.

Die zunehmende Globalisierung sieht Hall als ein Beweis für Streuung der nationalen und kulturellen Identitäten und als „eine Bewegung": „ein(en) Zusammenhang von Prozessen und Kräften der Veränderung, die unter dem Begriff 'Globalisierung' zusammengefaßt werden können" (Hall 1994, S. 208). Entsprechend dieser zunehmenden Erfahrung entstehen laut Hall „kulturelle Identitäten, die nicht fixiert sind, sondern im Übergang zwischen verschiedenen Positionen schweben, die zur gleichen Zeit auf verschiedene kulturelle Traditionen zurückgreifen und die das Resultat komplizierter Kreuzungen und kultureller Verbindungen sind" (ebd., S. 218). In diesem Kontext stellt sich die Frage, welche Bedeutung die Globalisierung für die Entstehung der Identität haben kann. Einige Theoretiker (es wird aber nur einer erwähnt) sehen zwei Möglichkeiten darauf zu reagieren: „Entweder zu ihren Wurzeln zurück (zu) kehren oder in der Assimilation oder Homogenisierung (zu) verschwinden" (ebd.). Das wäre eine einfache Möglichkeit, auf dieses Phänomen zu reagieren. Es gibt weitere Optionen, die Globalisierung als das Zurückgewinnen der „Einheit" zu sehen. Die Begegnung mit anderen Kulturen muss nicht zwangsläufig als Assimilation interpretiert werden, sondern wie im Sinne der PPT interpretiert wird, ist das eine Chance für individuelle Bereicherung und eine neue Balance. Für Hall ist diese neue konstruierte Identität eine, „die zu solchen *Kulturen der Hybridität* gehören, mußten [...] die Ambition aufgeben, irgendeine verlorene kulturelle Reinheit, einen ethnischen Absolutismus, wiederentdecken zu können" (ebd.). Menschen mit hybriden Kulturen können laut

Hall die Rolle des „Übersetzer(s)“ gegeben werden, die zwischen den Kulturen Gewohnheiten und Rituale vermitteln und übersetzen können.

Zusammenfassend versteht Hall Identität als ein offenes und flexibles System, das in der Begegnung mit anderen kulturellen Erfahrungen die Möglichkeit hat, durch Reflexion eigene beständige Identität, welche auch als ‚wahres Selbst‘ bezeichnet werden kann, zu definieren. Das Ziel dieser hybriden Identität sollte darin bestehen sowohl die gesellschaftlichen Anforderungen als auch die individuellen Bedürfnisse des Selbst als Kern der Persönlichkeit zu kongruieren. Ob und wie dies gelingen kann, flexible und reflektierte Interpretation und Zuordnung von Werten zu meistern, hängt u. a. von eigenen Fähigkeiten und der Kohärenz des Selbst ab, das zur guten und stabilen Selbstrepräsentanz dienen kann.

2.5.5 Integrative Auffassung der Ich-Identität in der Partnerschaft

Ich-Identität drückt eine wechselseitige Beziehung zwischen einem inneren Sich-Selbst-Gleichsein und einem Teilhaben an einer Gruppe aus. Wenn das eigene Handeln dem Selbstbild nicht entspricht, versucht man zunächst, den Grund dafür in der Umwelt (in der partnerschaftlichen Beziehung beim Partner) zu suchen. Wenn das nicht plausibel gelingt, ist die Person verpflichtet, sich mit der Diskrepanz zwischen Ich-Identität und eigenem Handeln auseinanderzusetzen und die eigene Identität zu reflektieren. Das Bild, das jemand von sich selbst gewinnt, wird durch die Sozialisation der Person, durch ihre Wahrnehmung und Interpretation und durch ihr soziales Umfeld individuell gestaltet. Erhebliche Unterschiede in der Prägung sind innerhalb eines Kulturkreises oder einer Gesellschaft nicht selten. Die gewonnene Erwachsenenidentität bleibt nicht konstant, sondern ist modifizierbar. Sie kann durch soziale Einflüsse oder neue Lebenssituationen (z.B. neue Ich-Identität in einer partnerschaftlichen Beziehung) sogar radikal geändert werden[34].

Nach der Entstehung einer Beziehung entwickelt sich eine eigene Paaridentität, die aus den *individuellen Eigenschaften* und Merkmalen der Partner abgeleitet wird. Dabei handelt es sich um die Auffassung der Gemeinsamkeiten, die sich auf verschiedene Bereiche beziehen: a) die Kommunikation wird zunehmend intimer, b) Entwicklung einer Arbeitsteilung findet unter den Partnern statt, c) Entstehung eines partnerschaftlichen Interaktionsverhaltens, d) aktive Unterstützung des Partners e) eine kooperative Orientierung, in der die Leistung des Partners gewürdigt wird (vgl. Levinger & Snoeek 1972).

[34] Dies ist eine zentrale Thematik für die Sozialisationsphase. Eine anschauliche und ausführliche Behandlung findet sich bei Berger/Luckmann 2003, S. 147-195.

Diese funktionale Eigenschaft der Ich-Identität ist für binationale Paare, die wie jedes andere Paar aus zwei unterschiedlichen Kulturkreisen mit unterschiedlichen Sozialisationsprozessen kommen, nicht vermeidbar[35].

Es ist in jeder Partnerschaft *sogar* wünschenswert, nach der Entstehung eines neuen ‚Kultursystems‘ bzw. ‚Paarsystems‘ neue Identitäten zu erwerben bzw. zu definieren. Von beiden Partnern wird eine neu definierte geistige und individuelle, ökonomische, soziale Rolle erwartet. Diese funktionale Eigenschaft ist eine Herausforderung für jedes Paar: Auch hier ist für unterschiedliche Persönlichkeiten eine Identitätswandlung erforderlich. Die integrative Auffassung dieses neuen Prozesses ist *nur* durch eine offene Kommunikation, in der gegenseitiger Respekt und Achtung voreinander zu spüren sind, möglich. Empathie, Sprachfähigkeit und Kommunikationsbereitschaft sind notwendige Grundqualifikationen für die Schaffung einer neuen Identität, die ein dichotomes Weltbild (Meins-Deins) vermeidet bzw. reduziert.

Um mit dem neuen Paarsystem zurechtzukommen, genügt es nicht, die eigenen Kultursysteme zu beherrschen, sondern es muss zunächst das jeweils neue Kultursystem umfassend angeeignet werden. Dafür brauchen die beiden Partner *Zeit*, um in einem Austauschprozess gemeinsame Kriterien zu schaffen, die die Basis der neuen partnerschaftlichen Identität bilden. Auf der Basis dieser Kriterien können die Interaktionsverläufe stabilisiert und im Konfliktfall analysiert werden. Als Voraussetzung für eine zufriedenstellenden Interaktion muss sowohl das Selbstbild bzw. die Vorstellung über die eigene Ich-Identität als auch das Fremdbild bzw. die Vorstellung über die Identität des Partners reflektiert und thematisiert werden. Mit dem Prozess der Auseinandersetzung kann die Umstrukturierung der *Ich-Identität* erfolgreich gelingen.

In dem Prozess der Gestaltung eigener Subkultur bzw. eines eigenen Kultursystems spielen die sozio-kulturellen Aspekte der jeweiligen konkreten Lebenssituation ebenfalls eine wichtige Rolle bei dieser Dynamik – wie schon an mehreren Stellen erwähnt wurde. Welche Veränderungen und Traditionsneubildung realisiert werden müssen, hängt u.a., wie Apitzsch darauf hinweist, von „kultureller Reflexivität“ (vgl. Apitzsch 1999, S. 10) und auch von den individuellen Bedürfnissen der Personen ab. Daher kann dieses neue Lebensmuster als ein ‚Kunstwerk‘ bezeichnet werden, an dem die beiden Partner beteiligt sind, um ein neues, integriertes farbenprächtiges *Lebensmosaik* zu schaffen. Das nächste Kapitel dieser Arbeit widmet sich der Frage, was Kultur eigentlich beinhaltet und welche Bedeutung dieser Begriff in einer partnerschaftlichen Beziehung haben kann.

---

[35] Wenn Partner gleiche Nationalitäten besitzen, aber aus ganz unterschiedlichen sozialen Milieus bzw. Kulturkreisen stammen und verschiedene soziale Entwicklungen durchlaufen haben, können sie ebenso Schwierigkeiten bei der Definition ihrer neuen Identität haben, wie zwei Personen mit verschiedenen ethnischen Hintergründen, was nicht selten vorkommt.

2.6 Definition von Kultur

„Wir lernen die Menschen nicht kennen, wenn sie zu uns kommen; wir müssen zu ihnen gehen, um zu erfahren, wie es mit ihnen steht. (Johann Wolfgang von Goethe)

Ein wichtiger Aspekt für Fallstudien und zur Analyse binationaler Partnerschaften ist die Definition des Kulturbegriffs. Da im Alltagsverständnis und auch manchmal innerhalb der partnerschaftlichen Beziehung die auftretenden Auseinandersetzungen *unmittelbar* auf *nur* kulturelle Unterschiede bezogen werden, ist es für die vorliegende Arbeit notwendig, neue Blickwinkel auf diesen Begriff zu schaffen. In diesem Zusammenhang ist es eine notwendige Aufgabe von transkultureller Psychotherapie und Beratung, genauso wie von interkultureller Pädagogik, neue Positionen gegenüber dem Kulturverständnis einzunehmen und eine reduktionistische Beschränkung auf kulturelle Einheiten zu überwinden.

Der Kulturbegriff ist ein Gegenstand vieler Wissenschaften, die den Einfluss der Kultur aus ihrer jeweiligen Perspektive betrachten, wie z.B. die Ethnologie, Psychologie, Soziologie, Politikwissenschaften, Anthropologie, usw. Was bedeutet eigentlich das Wort *‚Kultur'*? Der Begriff stammt etymologisch vom lateinischen Begriff *cultura* ab und bedeutet „Pflege des Körpers und Geistes" und ist mit dem Begriff „Kolonie" verwandt[36]. In engerem Sinne werden mit Kultur die Handlungsbereiche bezeichnet, „in denen der Mensch auf Dauer angelegte und den kollektiven Sinnzusammenhang gestaltende Produkte, Produktionsformen, Verhaltensweisen und Leitvorstellungen hervorzubringen vermag. Deshalb betont dieser Kulturbegriff nicht nur das Hervorgebrachte und Künstliche, sondern auch die Wertschätzung, die diesem zukommt"[37].

Die Vielschichtigkeit und Mehrdeutigkeit des Kulturbegriffs lässt sich in den wissenschaftlichen Debatten nicht vermeiden. Kluckhohn hat in seinem Standardwerk „Spiegel der Menschheit" auf 27 Seiten 164 verschiedene Definitionen des Begriffs Kultur zusammengefasst (vgl. Kluckhohn 1951, zit. nach Geertz 1983, S. 7). Es ist nicht der Fokus dieser Arbeit all diese Definitionen zu erwähnen und zu diskutieren. Dennoch ist es nützlich – um zu verstehen, welche Probleme die Verwendung des Kulturbegriffs hervorrufen kann –, zunächst einige dieser Definitionen zu betrachten. Der Ethnologe Geertz hat einige dieser Definitionen von Kluckhohn wie folgt zusammengefasst: a) als „Gesamtlebensstil eines Volkes", b) als „das soziale Erbe, dass das Individuum von seiner Gruppe übernimmt", c) als „eine Weise des Denkens, Fühlens und Glaubens", d) als „eine abstrakte Form des Verhaltens", e) als „eine Theorie, die der Ethnologe über das tatsächliche Verhalten einer Gruppe von Menschen aufstellt", f) als „ein Speicher gemeinsamer Erfahrungen", g) als „ein System standardisierter Orientierungen angesichts wiederkehrender Probleme", h) als „erlerntes Verhalten", i) als „System von Techniken zur

[36] Wahrig, Deutsches Wörterbuch 2002, S. 787.

[37] Brockhaus Bd. 12 (2006) Stichwort: Kultur S. 612.

Anpassung an die Umwelt sowie an andere Menschen" und j) als „ein Mechanismus zur normativen Verhaltensregelung" (vgl. Geertz 1983, S. 8f). Von solchen Definitionen wandte sich Geertz ab und er ist der Ansicht, dass der Mensch ein Wesen ist, das in selbstgesponnenen Bedeutungsgeweben verstrickt ist, wobei Kultur als dieses „Gewebe" anzusehen sei (vgl. ebd., S. 9). Ihre Untersuchung ist daher keine experimentelle Wissenschaft, die nach *Gesetzen* sucht (ebd., S. 9). Er lehnt einen völlig standardisierten Kulturbegriff ab und interessiert sich für die tatsächlichen Handlungen des Menschen. Dies geschieht nicht durch generalisierte Konzepte, sondern in einer *„dichten Beschreibung"*, in der die Handlungen gedeutet werden (vgl. ebd., S. 10). In diesem Zusammenhang weist er auf drei zentrale Merkmale der dichten Beschreibung hin: Sie ist erstens „deutend, zweitens geht es darum, „was sie deutet", also um den „Ablauf des sozialen Diskurses" und drittens besteht „das Deuten (...) darin, das Gesagte eines solchen Diskurses dem vergänglichen Augenblick zu entreißen" (ebd., S. 30). Ein anderer Punkt, den Geertz als weiteres Kennzeichen der dichten Beschreibung bezeichnet, zielt auf die Realisierung, die ‚mikroskopische' Untersuchung ab (ebd.). Geertz ist der Ansicht, dass der Ethnograph es mit einer „Vielfalt komplexer, oft übereinander gelagerter oder ineinander verwobener Vorstellungsstrukturen, die fremdartig und zugleich ungeordnet und verborgen sind und die er zunächst einmal irgendwie fassen muss" zu tun hat (ebd., S. 15). Er definiert Kultur als „das Geflecht von Bedeutungen, in denen die Menschen ihre Erfahrung interpretieren und nach denen sie ihr Handeln ausrichten" (ebd., S. 99).

Einige Wissenschaftler sind der Ansicht, dass es eine „reine Kultur" nicht mehr gibt, in der die Mitglieder *nur* als *Figuren* dieses Modells wahrgenommen werden[38]. An dieser Stelle kann zum Beispiel die Position des Philosophen Welsch[39] in der Debatte zum Kulturverständnis erwähnt werden. Er betrachtet die weit verbreitete Kulturvorstellung in der Tradition Herders, die von „autonome(n) Insel(n)" ausgeht, als problematisch: „Kulturen, die wie Inseln oder Kugeln verfasst sind, können sich der Logik ihres Begriffs gemäß nur voneinander absetzen, sich gegenseitig verkennen, ignorieren, diffamieren oder bekämpfen – nicht hingegen sich verständigen und austauschen" (Welsch 2002, S. 86). Die traditionelle Kulturvorstellung scheitert in unserer globalisierten, differenzierten und komplexen Zeit, in der die Kulturen durch eine Vielzahl unterschiedlicher Lebensvorstellungen und Lebensstile und entsprechender ‚Mischungsverhältnisse' gekennzeichnet sind. Nach Welsch berührt Transkulturalität nicht nur die Makroebene, sondern umfasst ebenso die Meso- und Mikroebene der Gesellschaft, also auch die *individuelle* Position (vgl. ebd., S. 87).

---

[38] Andere Autoren gehen sogar soweit, dass sie den Begriff „Lebenswelt" gegenüber dem Terminus „Kultur" bevorzugen (vgl. Nieke 2008, S. 37), wobei der Begriff „Lebenswelt" zu neuen und ähnlichen Schwierigkeiten führt (vgl. Auernheimer 2003, S. 94ff.).

[39] Wolfgang Welsch ist ein deutscher Philosoph und einer der wichtigsten deutschsprachigen Theoretiker der Kulturphilosophie.

Kompatibel mit Welschs Fassung des Kulturbegriffs sind die Überlegungen, die von Vertretern der interkulturellen Pädagogik Auernheimer seit einigen Jahren vorgetragen werden. Nach Auernheimer besteht mittlerweile ein Konsens darüber, „dass Kulturen erstens als heterogen, nicht homogen und geschlossen und zweitens als prozesshaft, dynamisch“ zu verstehen sind (Auernheimer 2005, S. 75).

Ähnlich formuliert Leiprecht: Kulturen sind „keine unveränderbaren und einheitlichen Gebilde“ (Leiprecht 2008b, S. 29) und sie können durch „Mischung“, „Verbindung“, „Übernahmen“, „Neuinterpretationen“, usw. gekennzeichnet sein (ebd.). In dieser Hinsicht erwähnt er einige Probleme, die im Zusammenhang mit dem Kulturbegriff stehen. Häufig führen die Informationen über kulturelle Gruppierungen zu bestimmten Assoziationen und Denkmustern, die mit negativen Bewertungen zu tun haben und in der Folge Erklärungsmodelle in Form von „Sie-Wir-Dichotomien“ verstärken (vgl. Leiprecht 2004, S. 7). Von hier aus verbinden sich solche Assoziationen und Denkmuster mit stereotypen Vorstellungen oder bilden ihre Grundlage. Es besteht die Gefahr, dass die Zielgruppen nicht mehr als *Individuen* gesehen werden, die in einem *bestimmten Verhältnis* zur eigenen Kultur stehen, sondern nur als *Kulturträger* fungieren (vgl. ebd., S. 10). Dieses Begriffsverständnis betrachtet Leiprecht kritisch: „Wird bei Kultur ausschließlich an Nationalkultur gedacht und dieser eine einheitliche Substanz unterstellt, so werden innerhalb eines nationalstaatlichen Rahmens wohl kaum mehr Unterschiede zwischen verschiedenen kulturellen Gruppen wahrgenommen“ (Leiprecht et al. 1997, S. 40). Um im Gegensatz zu einer solchen kontraproduktiven Vorstellung von Kultur einen eher positiven Kulturbegriff zu formulieren, weist Leiprecht darauf hin, dass Kultur „als ein bestimmtes Repertoire von Bedeutungsmustern und Zeichensystemen“ gesehen werden sollte, welches „Orientierungsfunktionen“ hat (vgl. ebd., S.33). Allerdings – so Leiprecht – kommt es nicht selten vor, dass stereotype Bilder über andere Kulturen uns in der Wahrnehmung so beeinflussen können, dass unbewusst Kultur als Synonym für „Länder“, „Staaten“ oder „Völker“ verwandt und so Kultur z.B. auf „Nationalkultur“ reduziert wird (vgl. Leiprecht 2008b, S. 29). Dadurch werden die Möglichkeiten zu einer gelungenen Kommunikation bei einer Begegnung von Menschen aus verschiedenen Ländern bzw. Kulturen verschlechtert und ein interkulturelles Verstehen und ein Austausch geradezu untergraben.

Es wird leicht vergessen, dass solche Bilder und Stereotypen aus psychodynamischer Perspektive mit uns selbst und unserer eigenen ‚inneren Welt‘ zu tun haben. Denn es stellt sich die Frage, warum ein ‚Wir‘ und ‚die Anderen‘ von Menschen konstruiert werden. In diesem Zusammenhang spielt Macht bzw. Machtstreben auf partnerschaftlicher, zwischenmenschlicher und gesellschaftspolitischer Ebene eine zentrale Rolle. Denn die Frage lautet: Wer hat die Fähigkeit, Kompetenz bzw. das Recht zu beurteilen, welche Handlungen verzerrt oder richtig sind oder nach welchem Maßstab Menschen sich ein Urteil machen? Dabei haben einige Merkmale wie *Kategorisierung, Hierarchisierung* und *Akzentuierung* auf eigene Eigenschaften und die Betonung von Unterschieden zu Anderen im sozialen Konstruktionsprozess große Bedeutung.

In diesem Zusammenhang sei darauf hingewiesen, dass in der interkulturellen Begegnung eine Art gleichzeitige Begegnung von ‚Wertsystemen' stattfindet. In oder von einer Kultur aus – abgesehen von individuellen Abweichungen, die diese Debatte noch komplexer machen – wird eine bestimmte Wahrnehmung über einen Wert vermittelt. Die Funktion und Integration dieses Wertesystems, das im Laufe der Zeit ein *im Prinzip* auch der Reflexion zugänglicher Teil unser Persönlichkeit bzw. Identität geworden ist, hängt von vielen Faktoren ab, wie z.B. intrapsychischen, familiären, sozialisatorischen, kulturellen, ökonomischen Aspekte und schulischer Bildung, etc. Trotz *potentieller* Reflexionsmöglichkeit kann man allerdings feststellen, dass häufig die in ein Selbst integrierte Kultur zu einem nicht-bewussten oder unbewussten Faktor wird. Gerade routinierte und ‚geläufige' Abläufe, Denkmuster, Zusammenhangsannahmen, Schlussfolgerungen, usw. werden oft mit großer ‚Selbstverständlichkeit' hervorgebracht. Sie erscheinen gewissermaßen als ‚fraglos gegeben'. In diesem Zusammenhang wird auch das unbewusste ‚Vorschreiben' von ‚Richtigem' und ‚Falschem' bzw. von ‚Normalem' als unhinterfragte Gegebenheit betrachtet. Kulturelles erscheint auf diese Weise als etwas *Selbstverständliches.*

In den alltäglichen Begegnungen von Menschen kommen diese Wertsysteme nun miteinander in Berührung, die einerseits eine Bereicherung für individuelle Entwicklung sein können, aber auch andererseits nicht akzeptiert und abgelehnt werden können, und zwar häufig begründet durch andere bestehende Wertesysteme. Eine solche Nicht-Akzeptanz und Ablehnung kann zudem durch Ängste und Unsicherheiten begründet sein, mit geringen Reflexionsfähigkeiten oder mit Macht- und Geltungsbedürfnissen zu tun haben. Nicht selten sind solche Formen dann mit deutlichen Abwertungen und Diskriminierungen verbunden.

Leiprecht weist darauf hin, dass Vorurteil und Stereotyp gemeinsame Elemente enthalten und in der Fachliteratur teilweise fast synonym benutzt werden. Gleichzeitig gibt es jedoch gute Argumente, beide Begriffe voneinander zu unterscheiden. In diesen Fällen steht der Begriff Stereotyp für ein bestimmtes Bild mit einem bestimmten (nicht selten) negativen Inhalt. Dieses Bild können ‚wir' im Kopf haben, aber ‚wir' müssen ihm nicht unbedingt emotional zustimmen. Hierfür wird dann der Begriff Vorurteil reserviert: Ein Vorurteil ist dann das stereotype Bild plus die emotionale Zustimmung zu diesem Bild (‚innere Überzeugungen' oder beliefs). Diese Unterscheidung ist nützlich, da es vorkommen kann, dass wir zwar eigentlich – bei genauerem Nachdenken – einigen Bildern in ‚unseren Köpfen' nie zustimmen würden, es uns jedoch passiert, dass wir genau solche Bilder bei gedanken*losen*, routinierten und alltäglichen Interaktionssituationen äußern und gebrauchen (vgl. Leiprecht 1997).

Gleichzeitig macht Leiprecht darauf aufmerksam, dass eine sehr geläufige Definition zu Stereotyp oder Vorurteil kontraproduktive Konsequenzen haben kann. Sehr verbreitet ist die folgende Begriffsauffassung: „Verglichen wird ein Urteil über eine soziale Gruppe oder ein sozialer Sachverhalt damit, wie sich eine soziale Gruppe oder einen sozialen Sachverhalt in Wirklichkeit darstellt. Stimmt das Urteil nicht mit der Wirklichkeit überein, wird von einem Vorurteil oder einem Stereotyp gesprochen. Unter Vorurteil und Stereotyp wird gemeinhin ein fehlerhaftes oder unzureichendes Urteil über eine wirkliche Gegebenheit bzw. eine verzerrte oder verkürzte Wahrnehmung von Realität verstanden" (ebd., S. 42).

Dieser Definition folgend entsteht häufig das Problem, dass im Nachdenken über das ‚Vorurteilsobjekt' geprüft wird, ob er oder sie so ist, wie das Vorurteil (oder auch der Stereotyp) behauptet. Leider wird mit dieser ‚Denkbewegung' oft abgelenkt von der Funktion und Bedeutung, die dieses Vorurteil (oder der Stereotyp) für das Subjekt hat, welches es benutzt oder reproduziert. Dabei geht es sowohl um die Funktion und Bedeutung für die ‚innere' Logik oder die ‚innere' Dynamik als auch um die Funktion und Bedeutung für das Subjekt in seinem sozialen Kontext.

Gerade im interkulturellen Kontext ist es für Psychotherapeuten, Paar- und Familientherapeuten und Paarberater notwendig, eine differenzierte Sichtweise zu entwickeln, zu schärfen und aus psychodynamischer Sichtweise das besondere Verhältnis des einzelnen Individuums und dessen lebensgeschichtliche und familiären Erfahrungen ernst zu nehmen. Es wird nicht gelingen, eine sinnvolle Beratung bzw. Intervention durchzuführen, wenn wir die Menschen mit den Bildern, welche wir über andere Kulturen haben, einordnen und in entsprechende ‚Schubladen' stecken. Der individuelle Ansatz, der derTherapie zugrunde liegt, würde in solch einem Herangehen vollkommen ignoriert.

Im Gegenteil zur differenzierten Sichtweise von Leiprecht, Auernheimer und Welsch, die vom Fokus der vorliegenden Arbeit unterstützt werden, ist das wissenschaftliche Konzept der „Kulturstandards"[40] von Thomas zu sehen (vgl. Thomas 2003, S. 24). Unter „Kulturstandards" werden „alle Arten des Wahrnehmens, Denkens, Wertens und Handelns verstanden, die von der Mehrzahl der Mitglieder einer bestimmten Kultur für sich persönlich und andere als normal, selbstverständlich, typisch und verbindlich angesehen werden. Eigenes und fremdes Verhalten wird auf der Grundlage dieser Kulturstandards beurteilt und reguliert" (Thomas 1996, S. 112). Sobald etwas anders ist als sonst, wird es als *Kultur* wahrgenommen. Es wäre nun oberflächlich, die kulturellen Unterschiede in Bezug auf menschliche Begegnung, auf die Art und Weise, was und wie gegessen wird, wie die Gefühle ausgedrückt werden, welche Rolle und Bedeutung die Familie hat, usw. zu bestimmen. Kulturelle Elemente dürfen nicht vernachlässigt werden, sie haben z.B. eine orientierende Funktion und können eine wichtige Bedeutung im Selbstkonzept bekommen. Dennoch wäre es verhängnisvoll, hier einen statischen (= keine Entwicklung wird zugestanden), homogenisierenden (= die sind alle gleich) und deterministischen (= sie sind durch ihre Kultur zu 100 Prozent festgelegt)

[40] Zur Kritik am Konzept Kulturstandards (vgl. Leiprecht 2008a).

Kulturbegriff zu benutzen. Genau diese Gefahr ergibt sich, wenn Unterschiede und Ähnlichkeiten zwischen Kulturen auf eine zu simple und naive Weise klassifiziert und in Tabellenform zu rezeptartig zur Anwendung empfohlen werden[41]. Interkulturelle Interaktionen können durch solche Kulturmodelle zum Scheitern gebracht werden. Eine Standardisierung von kulturellen Gewohnheiten, wie sie Alexander Thomas vorschlägt, kann dazu beitragen, Stereotypisierungen zu verstärken und die Chance für einen interkulturellen Austausch zu beschränken und damit das Problem der klischeehaften Denkweisen weiter zu festigen. In Bezug auf die binationale Partnerschaftsbeziehung wird der Partner nicht mehr als eine Person wahrgenommen und erlebt, sondern als *Vertreter* und/oder *Prototyp* einer nationalen und kulturellen Gruppe. Dadurch wird seine *Individualität* ignoriert und damit eine wichtige Voraussetzung für menschliche bzw. partnerschaftliche Begegnung ausgeklammert.

Genauso wie Leiprecht ist Krewer im Zusammenhang mit dem Modell *Kulturstandards* der Ansicht, dass die hiermit „verbundene Stilisierung kultureller Differenzen (eine Fehlerquelle in sich) birgt“: „Der Partner oder die Partnerin wird nicht mehr als Person erlebt, sondern als Vertreter einer kulturellen Gruppe, und wird entsprechend stereotyp behandelt. Erlernte Kulturstandards werden zu einem Stereotypraster, das den jeweiligen Gegenüber zu einem kulturabhängigen Gruppenprototyp, erstarren lässt und seiner Individualität und damit auch seiner kommunikativen Kompetenz beraubt“ (Krewer 1994, S. 147).

Die nationalen Kulturstandards[42] führen zu einem problematischen Alltagsverständnis, welches Leiprecht als das *Marionettenmodell* bezeichnet. Damit drückt Leiprecht aus, dass in der Gesellschaft der Begriff Kultur mit bestimmten Bildern assoziiert wird. Häufig wird Verständnis von Kultur als Synonym für „Länder“, „Gesellschaften“, „Völker“, „Staaten“ „Nationen“ oder gar „Rasse“ benutzt (vgl. Leiprecht 2004, S. 12). In diesem Zusammenhang schreibt er: „Das Wort Kultur wird hier nicht selten als eine Art strategisches Sprachzweck für das Wort, Rasse‘ benutzt“ (Leiprecht 1992, S. 103). Diese Vorstellung verstärkt die kollektive Zuordnung, mit der die *Individuen* nur als Zugehörige bestimmter Gruppierungen wahrgenommen werden, die *nur* bestimmte Fähigkeiten und psychosoziale Eigenschaften aufweisen. Mit dieser Vorstellung „werden die Anderen gleichsam als Marionetten, die an den Fäden ihrer Kultur hängen, wahrgenommen“ (Leiprecht

[41] Aufgrund seiner Forschung klassifiziert Thomas sieben Merkmale, die als deutsche Kulturstandards zu definieren sind: Sachorientierung, Regelorientierung, Direktheit/Wahrhaftigkeit, Interpersonale Distanzdifferenzierung, Internalisierte Kontrolle, Zeitplanung und Trennung von Persönlichkeits- und Lebensbereichen (vgl. Thomas 2003, S. 26).

[42] Thomas definiert als Nationalkultur Folgendes: „Spricht man von einer deutschen Nationalkultur, dann klingt das sehr abstrakt und erscheint entfernt von dem, was das Alltagsleben der Menschen bestimmt. Wenn man dann konkreter von zentralen Merkmalen der deutschen Nationalkultur wie Selbstverwirklichung und Gleichberechtigung zwischen den Geschlechtern spricht, dann sind damit sehr weite Themenfelder angesprochen, die auch Menschen anderer Nationen beschäftigen“ (Thomas 2003, S. 34).

2004, S. 13). Deshalb ist ein interkultureller Dialog mit Hilfe anderer Kulturbegriffe notwendig, um eine konstruktive Lösung für die Schwierigkeiten bzw. Missverständnisse zu finden und neue Möglichkeiten für den Umgang mit den Unterschieden zu schaffen.

Folglich ist ein interkultureller Dialog mit Hilfe anderer Kulturbegriffe und Kulturverständnis notwendig, um eine konstruktive Lösung für die Schwierigkeiten bzw. Missverständnisse zu finden und neue Möglichkeiten für den neuen und fruchtbaren Umgang mit den Unterschieden zu schaffen. Die folgende Abbildung verdeutlicht die kontraproduktive Vorstellung von ‚Kultur', die in der Gesellschaft im Alltagsleben verbreitet ist (vgl. Leiprecht 2004, S. 14).

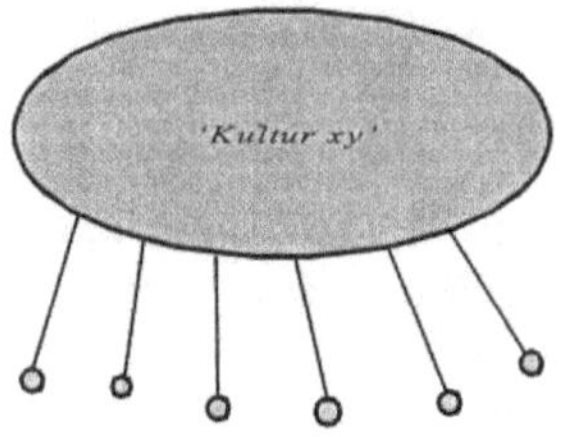

Abb. 14 Kontraproduktives Alltagsverständnis von Kultur (vgl. Leiprecht 2004, S. 14)

Gerade in der globalen Zeit und in unserer multikulturellen Gesellschaft, in der verschiedene Kulturen in Begegnung und Berührung kommen, stellt sich einerseits die Frage, ob überhaupt die Vorstellung realistisch ist, eine Kultur rein und unvermischt beizubehalten. Andererseits zeigt sich in der Geschichte nicht, wo und woraus sich die angebliche *Essenz* einer Kultur überhaupt bilden könnte. Die Geschichte zeigt, dass die Fixierung auf das Reinhalten von Kultur oder auch die ethnische Säuberung oft zu blutigen Kriegen geführt hat. Diese Vorstellung des Reinhaltens einer homogen gedachten Kultur ist eine *sinnlose* Erwartung, es sei denn, man verfolgt damit bestimmte abschottende, ausgrenzende, feindselige oder kriegerische Zwecke. Nach Welsch jedenfalls ist diese Vorstellung „heute deskriptiv falsch und normativ irreführend" (Welsch 2002, S. 87).

Mit dieser Beschreibung lässt sich ein positiv formuliertes und ‚sinnvolles' Kulturverständnis – so Leiprecht – denken als ein dynamisches, unabgeschlossenes und prozesshaftes System, welches für Anpassungen, Veränderungen, Entwicklungen, Überlagerungen und ‚Vermischungen' offen ist: Es „sollte davon ausgegangen werden, dass die Grenzen der besonderen Lebensweise einer Gruppe oder einer Gesellschaft keineswegs eindeutig, sondern eher diffus sind" (Leiprecht 2004, S. 15).

Aufgrund des unterschiedlichen sozialen Umfelds entstehen verschiedene *Subkulturen.* Wenn man jedoch über die kulturellen Normen einer bestimmten Nation informiert ist, kennt man noch lange nicht die *individuellen* Eigenschaften und Meinungen der Einzelnen dieser Gemeinschaften. In einer binationalen Partnerschaft ist diese Unterscheidung zwischen Nationalitätszugehörigkeit einerseits und Individualität andererseits von großer Bedeutung. Eine genaue und sensible Wahrnehmung dieses Unterschieds ist für beide Seiten hilfreich. Die binationalen Paare können in diesem Zusammenhang eine wertvolle und herausfordernde Aufgabe haben. Sie können diesem Begriff einen neuen Sinn geben und ein neues Bewusstsein zur Geltung bringen und auf der Basis eines zweifellos komplexen Diskurses neue Impulse für das Kulturverständnis in der Gesellschaft verbreiten. Die Erfüllung dieser vordringlichen Aufgaben kann die Anerkennung unterschiedlicher Identitätsformen innerhalb der multikulturellen Gesellschaft unterstützen. Es könnte hier berechtigt sein zu sagen, dass dadurch eine Homogenisierung der Kulturen zunimmt. Damit ist gemeint, dass sich eine Form der Gesellschaft bzw. des Kulturverständnisses entwickelt, in der/dem eine Vielfalt von unterschiedlichen kulturellen Lebensweisen existiert, die gleichzeitig als Realität akzeptiert werden.

2.6.1 Individualismus und Kollektivismus

Schließen sich Individualismus und Kollektivismus aus? Gibt es kollektive Elemente in einer eher individualistischen Gesellschaft? Das folgende Beispiel ist eine interessante Beobachtung, wie in einer Gesellschaft, deren Mitglieder sich nach außen hin oft als individualistisch präsentieren, auch kollektivistische Elemente wirksam sind. Dies ist im Großraum Amsterdam in den Niederlanden der Fall. An einem Nachmittag mit schönem Wetter kann man dort beobachten, wie Massen von ‚Individuen' sich mit dem eigenen PKW in Richtung Strand begeben, um vor dem Sonnenuntergang noch ein paar Sonnenstrahlen zu genießen. Meist entsteht aus diesem individuellen Verhalten dann ein größerer Stau. Alle sind offenbar zu einer ähnlichen Zeit auf dieselbe Idee gekommen und haben eine individuelle Entscheidung getroffen, um dasselbe Ziel zu erreichen. Mit diesem harmlosen Beispiel lässt sich überlegen, ob eine *scharfe Trennung* von Gesellschaften in Form von ‚Individualisten' und ‚Kollektivisten' sinnvoll ist? Es soll dennoch betrachtet werden, wie und mit welchen Begründungen in der Literatur solche Unterschiede formuliert werden.

Erst seit Anfang des 19. Jahrhunderts spricht man von der Entwicklung einer individualistischen Gesellschaft. Bis zu diesem Zeitalter werden alle Gesellschaften als kollektivistisch eingeordnet. Zum ersten Mal wurden die Begriffe ‚Individualismus' und ‚Kollektivismus' von englischen politischen Philosophen im 18. Jahrhundert gebraucht. Im Zuge der Industrialisierung gab es einen Umbruch in traditionellen bzw. kollektivistischen Gesellschaften. Den verstärkten wirtschaftlichen Wettbewerb vor Augen, verbunden mit neuen Formen von Lohnarbeit und Geldwirtschaft, wurde der einzelne Mensch zunehmend als ein Wesen wahrgenommen, welches hauptsächlich seine eigenen Wünsche, Ziele und Ideen verfolgt und für sein eigenes Leben sorgt. Die individualistische Idee von John Locke stand schließlich der kollektivistischen Idee von Jean-Jacques Rousseau gegenüber. Während bei Locke mit Individualismus der ‚freie Willen des Individuums' betont werden soll, ist aus der Sicht Rousseaus der Willen des Einzelnen der Allgemeinheit unterzuordnen (vgl. Triandis 1995, S. 19).

Wie werden heute individualistische und kollektivistische Gesellschaften beschrieben?

Unter *individualistischen* Gesellschaften werden solche definiert und verstanden, in denen die Menschen einen hohen Grad an persönlicher Autonomie anstreben und sich Individuen als unabhängig von Kollektiven wahrnehmen. Zu solchen Gesellschaften werden Länder wie die Vereinigten Staaten von Amerika oder auch die Staaten Westeuropas gezählt. Folgende Beschreibungsmerkmale sind hier von Bedeutung: Fähigkeiten wie Selbstverantwortung, Selbstbestimmung und Selbstverwirklichung werden geschätzt. Sich treu zu bleiben, eine eigene Meinung zu haben und hohe individuelle Leistungen zu erbringen, werden positiv bewertet und bilden eine wichtige und anerkannte Quelle des Selbstwerts. In der Gruppe wird Konkurrenzverhalten als leistungsfördernd angesehen, und sie liefert den Maßstab für einen sozialen Vergleich, um die eigenen Ziele, Bedürfnisse und Rechte einzuschätzen hinsichtlich ihrer Gültigkeit, Legitimität, o.Ä., aber auch in Bezug darauf, wie weit der Einzelne im Verhältnis zu anderen von solchen Zielen entfernt ist, ob seine Bedürfnisse in ähnlicher Weise befriedigt werden, oder ob er dieselben Rechte hat. Zudem werden die Verbindungen mit anderen ‚rational' analysiert, ob und welche Vorteile und Nachteile sie mit sich bringen können (vgl. ebd., S. 2).

Als *kollektivistisch* gelten Gesellschaften oder soziale Gruppierungen, bei denen das ‚Selbst' vor allem als Teil eines Kollektivs verstanden wird. Hervorgehoben werden in entsprechenden Beschreibungen und Einordnungsversuchen folgende Merkmale: Die Normen und Pflichten dieser Kollektive sind vorrangig und die Verbundenheit mit den Mitgliedern dieser Kollektive wird betont, wie z.B. ehemalige DDR[43] (vgl. ebd., S. 3). Thomas ist der Ansicht, dass in solchen Kulturkreisen ein besonderer Wert auf die Kompetenz gelegt wird, sich in einen vorhandenen Kontext eingliedern zu können. Die personale und soziale Identität wird zunächst von der Primärgruppe (Familie) gebildet. Das Individuum erlebt sich als einen untrennbaren Teil dieser Gruppen. Hilfestellung und Unterstützung, aber auch Anpassung und Gehorsamkeit sind zentrale kollektivistische Werte. Jedes Mitglied der Gruppe verhält sich hier anderen gegenüber als Repräsentant seiner Gruppe und wird auch so wahrgenommen. Soziale Rollen und Anforderungen sind von der Gruppe festgelegt und bieten – im Vergleich zu den als individualistisch beschriebenen Gesellschaften – weniger individuelle Freiräume und Gestaltungsmöglichkeiten. Man ordnet sich unter und umgeht jegliche Konfrontation mit den anderen Gruppenmitgliedern zugunsten des Harmoniebedürfnisses. So geht man auch oft Konflikten aus dem Weg, um sowohl das eigene Gesicht als auch das des anderen zu wahren. Die Abhängigkeit von der Gruppe wird nicht als negativ empfunden, sondern mit Dankbarkeit und Demut angenommen (vgl. Thomas 1993, S. 394).

---

[43] Deutsche Demokratische Republik

Meist wird in solchen Beschreibungen eine deutliche Trennung zwischen als *gegensätzlich* behaupteten Formen vorgenommen. Hier kann angedacht werden, dass die vorgegebenen Muster idealisiert werden, um in diesem Veränderungsprozess der Gesellschaft den Halt nicht zu verlieren. In der Zeit der Globalisierung, in der unterschiedliche Kulturen zunehmend und in besonderer Weise miteinander in Berührung kommen, erscheinen solche Beschreibungen unangemessen und es ist notwendig eine neue Sichtweise im Diskursfeld ‚Kollektivismus – Individualismus' zu entwickeln. Damit ist die Hoffnung verbunden, ein neues und präziseres Verständnis dafür zu bekommen, wie die einzelnen Menschen mit Werten, Normen und Ideen in ihren Lebenswelten umgehen und u.U. ‚Mischformen' bilden oder bevorzugen, die letztendlich nicht gegensätzlich sind, sondern sich ergänzen.

Diese beiden unterschiedlichen Beschreibungen und Interpretationen in der Literatur versuchen die Position des Individuum und dessen Beziehung in einer Kulturgemeinschaft darzustellen.

Die Wertesysteme beeinflussen das Selbstkonzept der Mitglieder einer Gruppe. Durch unterschiedliche Wahrnehmung und als Folge der differenzierten Interpretationen können und sollen bewusstere Reflexionen und Sensibilisierungen zustande kommen. Auch in binationalen Partnerschaften, in denen einer der Partner aus einer Gesellschaft kommt, die als individualistisch beschrieben wird und der andere aus einer Gesellschaft, die als kollektivistisch gesehen wird, ist es sinnvoll, mögliche Ressourcen im Sinne von unterschiedlichen Fähigkeiten zu erkennen und durch Austausch den Zugang zu neuen Fähigkeiten zu ermöglichen. Es ist die Aufgabe des Forschungsbereichs der interkulturellen Psychologie eine besondere Aufmerksamkeit zu entwickeln, um zum Beispiel die Entwicklungs- und Bereicherungsmöglichkeiten für eine partnerschaftliche Beziehung, die in unterschiedlichen Bezugssystemen, aber auch in damit verbundenen Vorlieben, Fähigkeiten, Gewohnheiten, etc. liegen, zu ‚sehen' und in positiver Weise thematisieren zu können.

Aus psychodynamischer Perspektive handelt es sich beim Diskurs zu ‚Individualismus – Kollektivismus' um eine ‚Autonomie/Verbundenheit-Regulation' des Selbst. In diesem Zusammenhang spielt das emotionale und soziale Selbstbild eine zentrale Rolle. Denn dabei geht es um die Positionierung und Interaktion des Individuums in seiner sozialen Umgebung.

Während die Sichtweise populär verbreitet ist, dass die Autonomie des Individuums in traditionellen Gesellschaften nicht gefördert wird und die soziale und emotionale Verbundenheit bevorzugt wird als autarkes Verhältnis zu anderen, ist zu beachten, dass in individualistisch beschriebenen Gesellschaften die Mitglieder genauso wie in kollektivistisch beschriebenen Gesellschaften von außen wie aus der Ursprungsfamilie (durch emotionale Abhängigkeit), von Freunden, Medien, Werbungen, Mode, etc. gesteuert werden können, die genauso kollektive Elemente beinhalten.

Mit dieser Beschreibung soll die allgemeine Gegenüberstellung relativiert werden, dass Menschen in als kollektivistisch beschriebenen Gesellschaften sich nur durch soziale und emotionale Verbundenheit auszeichnen und gegenüber Menschen in als individualistisch beschriebenen Gesellschaften ein Mehr an sozial und emotional autonomem Selbst besitzen.

Um diese Sichtweise besser nachvollziehen zu können, scheint es sinnvoll, auf Riesman und seine Aufteilung von Gesellschaftsformen und ihre Charakteristika einzugehen. Riesman bezeichnet einige Gesellschaftsformen, in denen das Individuum und seine Verhaltenskonformität hauptsächlich durch die tradierten Normen und Werte gesteuert werden als „Traditions-Gelenkte-Gesellschaften" (vgl. Riesman 1956, S. 40), welche als kollektiv geprägte Gesellschaften zu verstehen sind. Riesman vermutet, dass das Individuum in solchen traditionellen Gesellschaften in einigen Bereichen mehr gewürdigt und respektiert wird als in modernen Gesellschaften, da das Individuum mehr in einer funktionalen Beziehungen zu anderen Mitgliedern der Gruppe steht (vgl. ebd., S. 41). Auf der anderen Seite ist es hier für ein Individuum schwierig autonom seine eigenen Lebensziele zu gestalten. Riesman schreibt in diesem Zusammenhang Folgendes: „Man kann wohl mit einigem Recht behaupten, dass die Charakterstruktur in diesen Gesellschaften weitgehend angepasst ist [...]; dies bedeutet noch nicht, dass die Menschen in diesen Gesellschaften, an deren Tradition sie sich angepasst haben, zufrieden sind" (ebd., S. 42).

Im Gegensatz zu kollektivistisch beschriebenen Gesellschaften stehen nach Riesman die komplexen Gesellschaften, in denen eine normative Verhaltensregulation von Individuen stattfindet. In diesem Zusammenhang stellt er die zwei Menschentypen gegenüber: „Innen-Gelenkte" und „Außen-Gelenkte". Der innengelenkte Mensch wird durch Internalisierung von Normen und Werten, die das Verhalten des Individuums steuern, beeinflusst: „Sie werden frühzeitig durch die Eltern in das Kind eingepflanzt und auf prinzipiellere, aber dennoch unausweichliche Ziele gerichtet" (ebd., S. 46). Nachdem der Charakter des Individuums von seinen Eltern geformt wurde, haben Tradition und elterliche Wertvorstellungen später weniger Einfluss auf das Individuum und seine Handlung. So ist der innengelenkte Mensch in der Lage, „ein Gleichgewicht zwischen den durch seine Lebensziele gestellten Forderungen und den Stößen, die er bei der Auseinandersetzung mit der Außenwelt empfängt, herzustellen" (ebd., S. 48). Es sei an dieser Stelle darauf hingewiesen, dass dieses Gelingen als Fähigkeit zur ‚Autonomie/Verbundenheit-Regulation' bezeichnet werden kann.

Nach Riesman orientieren sich außengelenkte Menschen im Gegensatz zu innengelenkten Menschen an den Signalen der Umgebung; dies bedeutet, die Handlung des Individuums wird dadurch gesteuert, was der Mensch wahrnimmt an Signalen. Der Mensch entwickelt eine Verhaltenskonformität, aber nicht wie traditionsgeleitete Menschen durch vorgeschriebene Verhaltensregelungen seiner Eltern, sondern durch Nachahmung von durch außen angegebenen Vorbildern, wie z.B. durch Medien, Prominente, aktuelle Mode etc. Riesman ist der Ansicht, dass der außen-gelenkte Mensch dem traditionsgeleiteten Menschen ähnelt, weil beide sich an von außen gegeben Normen orientieren (vgl. ebd., S.55). Bei dem außengelenkten Menschen werden andere Normen wie Perfektionismus, vorgegebene Idealvorstellungen, Fleiß und Leistung und äußerliche Erscheinung positiv bewertet. Der außengelenkte und der traditionsgeleitete Mensch orientieren sich in einem Gruppenmilieu. Ihnen fehlt die Fähigkeit, selbstständig ihren eigenen Weg zu gehen.

Die Kategorisierung der individualistischen und kollektivistischen Gesellschaften ist vereinfachend. Es mag sein, dass tendenziell bestimmte Normen und Werte in einer sozialen Gruppe häufiger vorkommen als in einer anderen, dennoch ist eine solche Art der Kategorisierung besonders in unserer Zeit unmöglich bzw. falsch. Sowohl zwischen den verschiedenen Gemeinschaften als auch innerhalb einer Gruppe können individualistische und kollektivistische Eigenschaften in unterschiedlicher Ausprägung vorhanden sein. Daher ist es wichtig, sich einerseits in einer Gruppe als ein gruppensensibles Individuum zu positionieren, d.h. auch die Bedürfnisse der Gruppenmitglieder zu berücksichtigen. Andererseits sollte das Individuum darauf achten, dass es sich nicht an unverrückbare Werte klammert und in einem einzigartigen Anpassungsversuch nur die Erwartungen und Forderungen des sozialen Umfeldes erfüllt bzw. sich nur daran orientiert.

Die Perspektive der PPT gegenüber Fähigkeiten wie Gehorsamkeit, Höflichkeit und Treue zu vorgegebenen Werten und Normen ist dann kritisch, wenn sie in einem übertriebenen oder übermäßigen Ausmaß aktiviert werden. Für eher traditionell, kollektivistische Gesellschaften scheint genau dies der Fall zu sein. Für solche Gesellschaften wird beispielsweise wahrgenommen, dass von ihren Mitgliedern verlangt wird, *nicht* ohne eine positive Rückmeldung einer autoritären Person sich den eigenen Wunsch bei der Partnerwahl zu erfüllen. Das Selbstverständnis der PPT geht demgegenüber eher davon aus, dass durch die Entwicklung von autonomen und reifen Persönlichkeiten die Mitglieder von Gesellschaften lernen, reflektiert eigene Wünsche zu äußern, diese zu vertreten und einen angemessenen Raum für ihre Verwirklichung zu gestalten.

An dieser Stelle sei darauf hingewiesen, dass die Begegnung von Menschen aus kollektivistisch oder individualistisch beschriebenen Gesellschaften *nicht* nur Schwierigkeiten mit sich bringt, sondern auch die Chance zur Ausbildung weiterer Fähigkeiten und Ressourcen durch eine Überprüfung und Verbesserung des eigenen Wertsystems und Selbstkonzeptes bzw. der Integration neuer Werte und Fähigkeiten, welche Motivation, Offenheit, Aufgeschlossenheit und Reflexion voraussetzen.

Es stellt sich die Frage, wie es gelingt, eigene vorhandene Fähigkeiten als Ressourcen wahrzunehmen, die die Person darin unterstützen und gleichzeitig fördern, neue Fähigkeiten im Sinne der Entwicklung und Bereicherung zu erwerben.

Die PPT hat sich zur Aufgabe gemacht, ein neues interkulturelles Verständnis zu fördern, welches als *transkulturell-sozialer Ansatz* zu verstehen ist. Die Menschen sollen in der Zeit der Globalisierung und intensiver interkultureller Begegnungen (auch die in binationalen Partnerschaften lebenden) darin unterstützt werden, eine individuelle Balance zwischen verschiedenen Werten und Fähigkeiten herauszuarbeiten bzw. zu aktivieren (vgl. Peseschkian 2004, S. 91). Ziel ist es dabei, dass das Individuum, unabhängig von seinem kulturellen und sozialen Hintergrund, ein *Gleichgewicht* zwischen ‚Autonomie' und ‚sozialer Verbundenheit' herstellen kann.

2.6.2 Natio-ethno-kulturelle (Mehrfach-) Zugehörigkeit

Wortgeschichtlich wird der Begriff „Zugehörigkeit" als Ausdruck für das Dazugehören zu etwas oder jemandem verwandt[44]. Die Synonymbegriffe dafür sind „Verbundenheit" oder „Mitgliedschaft". In der sozialwissenschaftlichen Fachdebatte werden diesbezüglich vor allem im angloamerikanischen Sprachraum Begriffe wie „belonging" und „othering" diskutiert. Damit ist das Zugestehen oder Absprechen von Zugehörigkeiten zu sozialen Gruppen im Sinne von Fremdzuschreibung oder das Identifizieren mit sozialen Gruppen im Sinne von Selbstzuschreibung gemeint, wobei parallel zu solchen ‚Verortungsprozessen' meist die machtvolle Konstruktion von sogenannten ‚Anderen' (als nicht-dazugehörig, anders, nicht normal, etc.) stattfindet.

Das Problem besteht in diesem Zusammenhang u.a. darin, dass nicht danach gefragt wird, ob Ähnlichkeit, Vergleichbarkeit, Gleichartigkeit oder Verwandtschaft zwischen zwei Gruppen oder Personen besteht oder nicht, sondern eine Gruppe oder eine Person wird – je nach Machtstruktur – als unhinterfragter, unthematisierter und unreflektierter Maßstab des Vergleichs, in dem Ähnlichkeit bzw. Unähnlichkeit festgestellt wird, ausgewählt.

In unserer globalen Zeit und modernen Gesellschaften ist es selbstverständlich, dass Menschen verschiedener Gruppierungen unterschiedliche und sogar zum Teil widersprüchliche, widerstreitende Interessen vertreten. Der Begriff „Mehrfachzugehörigkeit" (Mecheril 2003) ist daher ein normales Phänomen. Trotz dieser Selbstverständlichkeit der Mehrfachzugehörigkeit sind – wenn es sich um nationale Zugehörigkeiten handelt – „die meisten Nationen auch heute noch sehr empfindlich" (Treibel 1993, S. 336).

Mit der Frage, was „natio-ethno-kulturelle (Mehrfach-) Zugehörigkeit" bedeuten kann, hat sich Mecheril eingehend befasst. Menschen, die sich in einer transkulturellen bzw. transnationalen Ebene befinden – die also entweder als Migranten oder als Generationen, die als Kinder und Kindeskinder den eigentlichen Migranten folgen oder als binationale Kinder [45] in Deutschland leben –, sind mit Themen wie kulturelle Selbstverständlichkeiten, Zugehörigkeiten und Fremdzuschreibungen konfrontiert. Diese Aspekte sind für die Entwicklung bzw. Entstehung der

---

[44] Wahrig. Deutsches Wörterbuch. S. 1434.

[45] Zu diesem Thema: „Binationale Familien in Deutschland und die Erziehung der Kinder" von Khounani (2000).

Zusammengehörigkeitsgefühle zwischen verschiedenen natio-ethno-kulturellen Gruppierungen von zentraler Bedeutung.

In der traditionellen Migrationsforschung und der Ausländerpädagogik wurde der Blick vor allem darauf fokussiert, die Andersartigkeit von Menschen als *Defizit* zu sehen – statt vorhandene Ressourcen zu entdecken, zu mobilisieren und davon zu profitieren. Die Aufgabe besteht darin, Menschen so zu fördern und zu unterstützen, dass sie sich in einer bestimmten Art und Weise verhalten, die als *Wir* akzeptiert wird. Das bedeutet, dass Assimilation und entsprechende Förderung, die die Aufnahmegesellschaft ihnen zukommen lässt und vorschreibt, die einzige Lösung dafür ist, dass Migranten, Nachfolgegenerationen oder binationale Kinder von der Aufnahmegesellschaft aufgenommen werden können (vgl. Mecheril 2003, S. 14). Auernheimer macht in kritischer Perspektive auf zwei Punkte aufmerksam, die in diesem Zusammenhang zu beachten sind: Der erste Punkt betrifft den kulturalistischen Bias und die strukturelle Benachteiligung von Migranten, der zweite Punkt den Assimilationismus der Ausländerpädagogik. Im Gegensatz dazu entwirft er ein Pluralitätsprinzip für Interkulturalität (vgl. Auernheimer 1996, S. 10).

Bei dieser Debatte sieht Mecheril zwei Elemente, die miteinander verbunden sind: Man kann bei einer Verweisung, der zufolge ‚die dort hingehören', das ‚dort' als ein „Kriterium des Vergleichs" (Mecheril 2003, S. 119) verstehen; gleichzeitig hängt dieser Verweis mit einem gewissermaßen „mengentheoretische(n) Zugehörigkeitsbegriff" (ebd.) zusammen, bei dem die Zugehörigkeit nach Gemeinsamkeiten und Unterschieden durch Beobachtende sortiert wird. Durch die Ordnung von Elementen – ‚dies gehört dahin, und jenes gehört hierhin' – wird Unordnung beseitigt, die Orientierung wird vereinfacht und eine entsprechende Handlungsfähigkeit erleichtert. Ein entscheidender Punkt ist hier, von welchem Standpunkt aus Zugehörigkeit festgestellt wird und welche Personen die Möglichkeit haben (also eine ‚Stimme' bekommen und auch ‚gehört' werden), andere zu sortieren und zuzuordnen und ihnen Plätze zuzuweisen. Aus diesen Gründen bezeichnet Mecheril Zugehörigkeit als ein „doppelt relationales Phänomen" (ebd.).

Die Frage der natio-ethno-kulturellen Zugehörigkeit sollte bei binationalen Partnerschaften mehr Aufmerksamkeit gewidmet werden. Da dieses Thema für die vorliegende Arbeit bedeutsam ist, wird genauer dargestellt, welche Entwürfe und Empfehlungen es für die gesellschaftliche und politische Anerkennung von Mehrfachzugehörigkeit gibt.

In diesem Zusammenhang schlägt Mecheril zwei Schritte vor, die als Ansätze für die Wahrnehmung von Mehrfachzugehörigkeit als selbstverständliche Normalität notwendig sind: Zum einen die „Anerkennung nicht eindeutig zugehöriger Anderer" und zum anderen eine „akkulturative und dekonstruktive Transformation" (ebd., S.400) und „Affirmation der Disponiertheit" (ebd., S. 403). Diese beiden Punkte sollen kurz erläutert werden:

a) „Anerkennung nicht eindeutig zugehöriger Anderer“

Mecheril ist der Ansicht, dass viele Sozialwissenschaftler, die sich mit natio-ethno-kultureller Zugehörigkeit in der Gesellschaft befassen, neue Sichtweisen für die Lösung dieses Phänomens bereitstellen. Die bisherige Sichtweise bestand darin, „die Notwendigkeit des (Sich-)Einfügens“ als Hauptdilemma zu positionieren (ebd., S. 388). Zwei Punkte sind in diesem Zusammenhang außer Acht gelassen worden: Einerseits ist „die umfassende Assimilation“ und andererseits „eine einzige natio-ethno-kulturelle Sozialintegration bei nicht eindeutig zugehörigen Anderen“ unvermeidlich. An dieser Stelle ist darauf hinzuweisen, dass im Zeitalter der Globalisierung, in dem weiterhin Migrationsbewegungen stattfinden und interkulturelle Kommunikationskompetenz mehr Bedeutung und Gewicht bekommen, es unrealistisch ist, mit einem homogenisierenden Schema kulturelle Zugehörigkeiten zu konstruieren. Die komplizierten und dynamischen kulturellen Begegnungen und entsprechenden kulturellen Überlagerungen und Verbindungen unserer Zeit vertragen sich nicht mit der Behauptung eindeutiger, starrer und einheitlicher kultureller Gruppierungen, und die Perspektive des Assimilationismus (mitunter auch als Integration formuliert) verfolgt ja leider die Idee der vollständigen Anpassung an etwas Einheitliches und fest Definierbares. Hall beschreibt diesen Zusammenhang mit anderen Worten: „Überall entstehen kulturelle Identitäten, die nicht fixiert sind, sondern im Übergang zwischen verschiedenen Positionen schweben, die zur gleichen Zeit auf verschiedene kulturelle Traditionen zurückgreifen und die das Resultat komplizierter Kreuzungen und kultureller Verbindungen sind, die in wachsendem Maße in einer globalisierten Welt üblich werden“ (Hall 1994, S. 218).

In diesem Zusammenhang erwähnt Mecheril einige Gründe, weshalb eine Anerkennung von Mehrfachzugehörigkeiten sinnvoll ist: Mehrfachzugehörigkeiten verringern zumindest die Wahrscheinlichkeit einer Akzeptanz nationalistischer und/oder rassistischer Ideologien und entsprechender Gewalttaten und Übergriffe. Bei nationalen oder ethnischen Einfachzugehörigkeiten liegt diese Wahrscheinlichkeit höher. Mehrfachzugehörigkeiten, verbunden mit einem Kontingenzbewusstsein, könnten also dazu beitragen, militärische und gewalttätige Instrumentalisierungen von Gruppenzugehörigkeiten zu verhindern bzw. weniger ‚akzeptabel‘ zu machen (vgl. Mecheril 2003, S. 390). Aus diesen Gründen sei es sogar notwendig, Mehrfachzugehörigkeiten anzuerkennen bzw. zu unterstützen. Mecheril weist auf zwei Punkte hin, die mit Anerkennung zu tun haben: Identifikation und Achtung. Damit meint er, dass Anerkennung eine Art von Achtung ist, die sich in zwei Dimensionen zeigt, Selbstanerkennung und Fremdanerkennung (vgl. ebd., S. 391).

„Anerkennung ist nicht schlicht mit wertschätzender Empathie gleichzusetzen, sondern im Anerkennungsprozess geht es um eine ‚gerichtete Anerkennung‘. Damit ist zweierlei gemeint. Zum einen beziehen sich Anerkennungsprozesse normativ auf solche Lebensformen und -weisen, die das Prinzip der Wechselseitigkeit der Anerkennung nicht außer Kraft setzen. [...] Zum zweiten geht es bei Anerkennungsprozessen [...] um eine ‚Anerkennung als Subjekt' " (ebd.). Um Andere als handlungsfähige Subjekte in der Gesellschaft anzuerkennen, genügt es nicht, nur auf Selbstbeschreibungen zu achten, sondern man benötigt Strukturen, in denen jeder und jede Mehrfachzugehörige sich bewähren und entwickeln kann. Dabei spielen nach Mecheril drei analytische *Strukturebenen* eine Rolle, auf denen Menschen den Subjekt-Status erfahren und praktizieren können. Diese Ebenen sind für Mecheril „gewissermaßen Sphären der Subjektivität": die personale, soziale und politische Sphäre. Um den Subjekt-Status zu ermöglichen, ist es notwendig, dass das Individuum als Subjekt auf allen drei Ebenen geachtet, anerkannt und zur Kenntnis genommen wird. Neben diesen Faktoren sei darauf hingewiesen, dass Selbstwertschätzung, Selbstachtung und Anerkennung der eigenen Ressourcen einen wichtigen Beitrag zur Ermöglichung des Subjekt-Status leisten.

Transkulturelle Ansätze, wie z.B. PPT passen sehr gut zu Mecherils Beschreibungen, da auch sie von *Sowohl-Als-Auch-Zugehörigkeiten*, Anerkennung und Ressourcenorientierung ausgehen. Im Bereich psychosozialer Arbeit bieten solche Ansätze die Möglichkeit, neue Sicht- und Erfahrungsweisen beim einzelnen Menschen herauszuarbeiten und zu unterstützen.

b) „Akkulturative und dekonstruktive Transformation" und „Affirmation der Disponiertheit"

Verschiedene Ansätze der Politik, die in Deutschland bedeutsam und wirkmächtig sind, verstehen unter Integration vor allem Assimilation bzw. Anpassung, also eine ‚Verschmelzung' der Minderheiten mit den Mehrheiten – oder wie Mecheril definiert, „die Überführung von Mehrfachzugehörigkeiten in Einfachzugehörigkeit" (ebd., S. 398). Die Politik der Mehrfachzugehörigkeit soll – so Mecheril – hingegen in erster Linie dazu dienen, assimilativen Sichtweisen bzw. Strategien entgegenzuwirken und solche Ansätze zu unterstützen, die eine eindeutige Trennung zwischen *Wir* und *Nicht-Wir* vermeiden bzw. auf eine *Verflüssigung* dieser Trennungen zielen. Dadurch wird die Anerkennung der mehrfachzugehörigen Identität gefördert. Mecheril steht jedoch nicht nur einer assimilativen Politik kritisch gegenüber; er ist auch skeptisch in Bezug auf dekonstruktivistische Sicht- und Handlungsweisen. Damit meint er, dass die Mehrfachzugehörigkeit insofern dekonstruktiv ist, dass einerseits „die Zugehörigkeit der Unzugehörigen, den Inländerstatus" der Ausländer und anderseits „den Ort der Ortlosigkeit" begrüßt (vgl. ebd., S. 402). In der Konsequenz formuliert Mecheril deshalb: „Obwohl dekonstruktivistische und assimilative Politiken, wenn auch in unterschiedlicher Weise und mit unterschiedlichen Zielsetzungen, geneigt sind, natio-ethno-kultrulle Mehrfachzugehörigkeit aufzulösen, so weisen beide politischen Konstruktionen doch auf wichtige und beachtenswerte Aspekte hin. Der assimilative Ansatz macht deutlich, dass die Gegebenheit, Beharrlichkeit und Dominanz in der Weise, in der Handlungsräume beschaffen sind, im Rahmen einer Politik der Mehrfachzugehörigkeit berücksichtigt werden muss; der dekonstruktivistische Ansatz weist auf die Erfordernis hin, für selbstverständlich erachtete, selbstverständlich und unmerklich gewordene Schemata der Unterscheidung, in denen Menschen sich nicht nur verstehen, sondern auch wechselseitig beschränken, so anzusprechen, dass ihre Veränderung möglich wird" (ebd., S. 399). Daher versucht die Politik der Mehrfachzugehörigkeit „sich zwischen dem konservativen Ansatz des Assimilationismus und der transformativen Spur des Dekonstruktivismus hindurch einen Weg der Anerkennung zu eröffnen" (ebd., S. 399). Die Politik der Mehrfachzugehörigkeit sucht einen neuen Weg im Umgang mit Affirmation und mit Transformation, ohne die Disponiertheit der Einzelnen zu vernachlässigen. Mecheril schreibt, dass Transformationen aus zwei idealtypischen Richtungen bestehen: Die eine zielt auf die Anerkennung und Stärkung von Dispositionen und fördert die Verbindung zwischen dominantem Kontext und Disponiertheit, die andere schafft eine „reflexiv-kommunikative Auseinandersetzung", um die Handlungsfähigkeit der Einzelnen in einer neuen dispositionalen Formulierung zu unterstützen (vgl. ebd., S. 400).

Nach dieser Darstellung des Modells von Mecheril wird deutlich, dass eine klare Trennung in unserer Einwanderungsgesellschaft unmöglich ist. Es ist ein sinnloser Versuch, einer klaren Trennung von „Wir" und „Nicht-Wir" nachzustreben. Die zunehmende Entstehung binationaler Partnerschaften und – als Folge – binationaler und bikultureller Familien sind reale Tatsachen, die zu einem faktischen Mehr an Sowohl-Als-Auch-Zugehörigkeiten führen, auch wenn diese in wichtigen Diskursen (leider) nur wenig Anerkennung finden. Transkulturelle Ansätze, wie sie in der Positiven Psychotherapie zu finden sind, können dazu dienen, Hybriditäten und Verbindungen als eine Chance für Entwicklung und Wachstum zu sehen, gewissermaßen – um das traditionelle Bild einer statischen Brücke mit zwei festen Ufern (‚Wir' versus ‚Sie') zu überwinden – als verschlungene Übergänge zwischen vielen verschiedenen ‚Standorten' (Wertsystemen, Zugehörigkeiten, etc.), die sich durch die stetigen Veränderungen des Flusslaufes ebenfalls kontinuierlich neu modifizieren.

Die Aufgabe der Sozial- und Migrationspolitik sollte weiterhin darin bestehen, diese Mischformen als ‚Normfall' zu betrachten, zu akzeptieren und vor allem zu fördern. Es ist dringend notwendig, die Anerkennung natio-ethno-kultureller Mehrfachzugehörigkeit als eine gesellschaftliche Aufgabe und Herausforderung wahrzunehmen, in deren Rahmen die einzelnen Individuen sich selbst als Subjekte, die ein selbstverständliches Recht auf einen Subjekt-Status haben, verorten können.

3. Phänomenologie und Forschungsergebnisse zu binationalen Partnerschaften

Seit Beginn der 1980er Jahre hat die wissenschaftliche Erforschung binationaler Partnerschaften an Bedeutung gewonnen. Im deutschsprachigen Raum ist sie jedoch ein vernachlässigter Forschungsbereich geblieben. Dieses Phänomen benötigt mehr ressourcenorientierte Herangehensweisen, denen bis jetzt nur wenig Beachtung geschenkt wurde (vgl. u.a. Müller-Dincu 1981; Pandey 1988; Elschenbroisch 1988; Scheibler 1992; Kielhöfer& Jonekeit 1993; Gómez Tutor 1995; Beck-Gernsheim 2000; Khounani 2000; Thode-Arora 1999; Larcher 2000; Molnáer 2004; Menz 2008).

In klassischen Einwanderungsgesellschaften wie den USA, Kanada und Australien, wird im Bereich der binationalen Partnerschaft mehr Forschung betrieben als im deutschsprachigen Raum. Hierzulande wurde dem Thema, trotz seiner Bedeutung im Rahmen psychologischer und psychotherapeutischer Forschungen, kaum Aufmerksamkeit gewidmet (vgl. Falkner 2005, S. 172). Bilingualität in binationalen Familien wurde außerhalb des europäischen bzw. nordamerikanischen Sprachraums kaum untersucht und dies, obwohl es viele binationale Partnerschaften gibt, in denen einer der Partner nicht dem europäischen oder nord-amerikanischen Sprachraum angehört. In einer Meta-Studie wertete Thode-Arora (2000) 420 Studien unterschiedlicher wissenschaftlicher Methodik zum Thema interethnischer Partnerschaft aus (vgl. Thode-Arora 2000, S. 65). Zentrale Fragestellungen der Studien zu binationalen Paaren sind Aspekte der Partnerwahl und der Paarbeziehung (vgl. Wolf-Almanasreh 1982; Scheibler 1992; Wagner & Beck-Gernsheim 2001), die Rolle der Väter (Wießmayer, 1993), das Thema Diskriminierung, die Entstehung und Bewältigung von Problemen und Krisen in einer binationalen Partnerschaft sowie die Ehestabilität (vgl. Kunze 1993).

Viele Studien fokussieren allein auf die Schwierigkeiten und Herausforderungen bei binationalen Paaren. Einige Studien (Kunze 1993; Muhs & Lieberz 1993; Anft 1995) behaupten, dass die Probleme und Meinungsverschiedenheiten *allein* auf die nationalen Zugehörigkeiten zurückzuführen seien. Durch solche Studien wird das negative Bild über binationale Paare verstärkt (vgl. Scheibler 2000, S. 159). Sie dienen dazu, Stereotypen und Zuschreibungen zu verbreiten. In der Forschung werden binationale Paare als die Wahl einer „Ausnahmesituation“ und die Entscheidung für einen ausländischen Partner als „Schritt in die Minderheit“ dargestellt (vgl. Gronau & Jagota 1991, S. 9). Diese einseitig problematisierende Sichtweise auf binationale Paare ist kritisch zu bewerten. Sobald Meinungsverschiedenheiten innerhalb einer binationalen Paarbeziehung auftauchen, werden sie, ohne eine differenzierte Sichtweise heranzuziehen, mit den national-kulturellen Unterschieden begründet, obwohl Meinungsverschiedenheiten auch zwischen Paaren gleicher Nationalität auftauchen. Binationale Partnerschaften sind, genau wie alle anderen Partnerschaften auch, mit vielen Aufgaben konfrontiert. In diesem Zusammenhang ist es wichtig darauf zu achten, dass der Begriff binationale Partnerschaft bzw. binationale Ehe ein heterogener Begriff ist, unter dem zahlreiche unterschiedliche Konstellationen vorzustellen sind. Verschiedene Faktoren wie frühkindliche und biografische Beziehungserfahrungen, individuelle und unverwechselbare Persönlichkeitsstruktur, Grad der kulturellen Ähnlichkeit, schichten- und bildungsspezifische Merkmale, religiöse und weltanschauliche Einstellung, Aufenthaltssituation des nichtdeutschen Partners, Dauer des Aufenthalts des nichtdeutschen Partners zum Zeitpunkt des Kennenlernens bzw. der Eheschließung, gesellschaftliche Aspekte sowie Motive und Erwartungen der beiden Partner, spielen in der Dynamik der Partnerschaft eine zentrale Rolle.

Lange Zeit war die deutsche Forschung darauf fokussiert, die Ursachen und Motive der partnerschaftlichen Beziehung zwischen deutschen Frauen und einem ausländischen Partner zu identifizieren. Die Entscheidung für eine binationale Partnerschaft wurde als eine von der Norm abweichende Form der Partnerwahl betrachtet. Als Gründe wurden unter anderem mangelnde Chancen auf dem deutschen Heiratsmarkt oder psychische Defizite angeführt (vgl. Kleiber & Gömüsay 1990).

Bei einem Überblick über die bisher geführten Studien und nähere Beschäftigung mit der Literatur zum Thema binationaler Partnerschaft ist zu beobachten, dass die Debatte zum Thema binationaler Partnerschaft in drei verschiedenen Perioden zu betrachten ist. Die erste Annäherungsphase an die Situation binationaler Partnerschaften – die als Mischehe bezeichnet wurde – hat es während der Weimarer Republik und im Nationalsozialismus gegeben (siehe Kap. 3.1). In der nächsten Phase, die seit Anfang der 1980er Jahre begonnen hat, wurde diesem Thema im wissenschaftlichen Diskurs mehr Aufmerksamkeit gewidmet. Diese Phase kann als die Anfangsphase der Erforschung binationaler Partnerschaften beschrieben werden. In dieser Phase wurden von den Autoren hauptsächlich die gesellschaftlichen und soziokulturellen Aspekte und Herausforderungen binationaler Partnerschaft untersucht. Während die Forschungen der 1980er Jahre von einem Kulturproblem ausgingen, untersuchen die neueren Forschungen vielmehr die Wirkungs- und Konstruktionsweisen und stellen die Frage, wie Kultur innerhalb einer binationalen Partnerschaft als Deutungsmuster eingesetzt werden kann. Es ist die Aufgabe und gleichzeitig eine Chance mit eigener Herkunftskultur und vorgegebenen Werten konfrontiert zu werden, die gegenseitigen Respekt, Reflexion, Kooperationsbereitschaft und Entwicklungsbereitschaft voraussetzt. Menz weist darauf hin, dass die neueren Studien einen rekonstruktiven Ansatz zur Anwendung bringen „der kulturelle Differenzen nicht als gegeben voraussetzt, sondern sie in ihrer Bedeutung und Funktion für spezifische Aushandlungsprozesse analysiert" (Menz 2008, S. 59). Das ist ein bedeutsamer Anfang für eine differenzierte und ressourcenorientierte Sichtweise und Forschung zu diesem Diskursfeld. Im Zusammenhang mit dem Phänomen binationaler Partnerschaft klassifiziert Menz drei unterschiedliche Perspektiven und Erklärungsansätze: Die eine ist die Folge *demographischer* Faktoren; eine weitere ist der Beitrag zur *Statuserhöhung oder -stabilisierung* und schließlich die *spezifischen Persönlichkeitsmerkmale* (vgl. ebd.,

S. 39). Im weiteren Verlauf werden einige der bisherigen Studien ausgewählt und kurz dargestellt.

In einer Studie (zur Rolle der Kultur bei der binationalen Partnerwahl) zeigten Buba, Ueltzen, Vaskovics und Müller, dass die Eheschließung zwischen Deutschen und Ausländern, deren kulturelle und gesellschaftliche Normen und Gegebenheiten ähnlich sind, häufiger als Eheschließungen zwischen Deutschen und Menschen aus ‚fernen' Kulturkreisen, wie z.B. der Türkei (vgl. Buba et al. 1984, S. 428). Es sei darauf hingewiesen, dass die Daten einen hohen Anteil gemischt-nationaler Ehen zwischen deutschen Frauen und türkischen Männern zeigen. Jedoch sehen Buba et al. den Grund dafür allein in der Tatsache, dass in den letzten Jahren sehr viele Türken in die Bundesrepublik gekommen sind (vgl. ebd., S. 429). In der Forschung werden weitere Zusammenhänge bei binationalen Partnerschaften deutlich. Die Forscher stellen fest, dass eine Heirat zwischen Deutschen und Ausländern umso wahrscheinlicher ist, je geringer die kulturelle Distanz zwischen den Partnern ist. Ein weiterer begünstigender Faktor für binationale Partnerschaften sei eine unausgeglichene Geschlechterrelation der entsprechenden Migrantengruppe. Des Weiteren nehmen sie an, dass bei Migranten, die ein hohes Maß an Integration aufweisen, die Wahrscheinlichkeit für eine Eheschließung mit einem deutschen Partner höher ist (vgl. ebd., S. 444).

Scheibler (1992) führte eine ähnliche Untersuchung wie Buba et al. (1984) durch. Nach beiden Untersuchungen ergeben sich in Abhängigkeit von der Herkunft des ausländischen Partners unterschiedliche Partnerschaftsprobleme. Scheibler untersuchte Ehen von Deutschen mit EG-Ausländern. Sie räumt eine Werthierarchie in ihrer Beurteilung von kulturellen Unterschieden ein (vgl. Scheibler 1992, S. 114). Beim Ergebnis dieser Untersuchung stellt Scheibler fest, „dass die Probleme nicht auf der individuellen Ebene lagen, sondern auf der Ebene mangelnder gesellschaftlicher Akzeptanz und Wertschätzung hinsichtlich der Kultur des ausländischen Partners" (vgl. ebd., S. 131).

Es sei an dieser Stelle angemerkt, dass eine solche Auffassung, Partner aus dem südländischen Raum verursachten eher Probleme als Partner aus westeuropäischen Ländern ethisch sehr zweifelhaft ist. Es entsteht der Eindruck, dass damit Menschen nach ihrer Herkunft hierarchisch bewertet werden. Solch undifferenzierte Verallgemeinerungen verstärken die Vorurteile über binationale Partnerschaften und verhindern eine individuelle Betrachtung der verschiedenen Problemsituationen. Es ist vielleicht richtig, dass die Führung einer harmonischen Partnerschaft umso schwieriger wird, je größer die Distanz der beiden Kulturen der Partner ist. Es wird jedoch allzu leicht übersehen, dass auch innerhalb einer Nation kulturelle Unterschiede existieren. Diese Unterschiede machen auf die Notwendigkeit aufmerksam, auch andere Einflussfaktoren, vor allem individuelle Persönlichkeitsmerkmale zu identifizieren und einzubeziehen. Angesichts der Gruppe, die im

Fokus dieser Untersuchung steht, sei darauf hingewiesen, dass es im Iran viele verschiedene Völkergruppen gibt[46], die sich alle als Iraner bezeichnen.

Aufgrund gesellschaftlicher Veränderungsprozesse, mit zunehmender Interkulturalität und dem Anstieg von Minderheitsgruppen ist es notwendig geworden, die binationale Partnerschaft differenziert zu untersuchen und dabei auch die positiven Aspekte solcher Beziehungen zu berücksichtigen. Beispielsweise kann der kulturelle Austausch als Bereicherung und Erweiterung des eigenen Horizonts, als individuelle Ressource und Entwicklung und gesellschaftlich betrachtet als Entwicklung der Integrationsleistung aufgefasst werden.

3.1 Historische Perspektive der Mischehe und binationaler Partnerschaften

Die Geschichte der Ehe kann zugleich als Geschichte der „Mischehe" gesehen werden (vgl. Groeger 1973, S. 117). Das heißt, die Beziehung zwischen einem Mann und einer Frau unterschiedlicher ethnischer Herkunft oder religiöser Zugehörigkeit ist kein neues Phänomen, und die Ursachen dafür haben sich im Laufe der Zeit nicht viel verändert. Migration mit seinen vielfältigen Motiven (siehe Kap. 1.1) wie Verbesserung der Lebensverhältnisse, Karriere, Flucht vor Krieg oder politischer Verfolgung begünstigt nach wie vor das Entstehen binationaler Partnerschaften.

Der Begriff „Mischehe" hat seinen Ursprung in der christlichen Kirche. Sie verstand unter einer Mischehe die partnerschaftliche Verbindung zwischen Christen und Nichtchristen bzw. Katholiken und Nicht-Katholiken (vgl. Scheibler 1992, S. 22; Beck-Gernsheim 2000, S. 150). In fast allen Religionsgemeinschaften wurde mehr oder weniger stark versucht, die Eheschließung zwischen Angehörigen verschiedener Religionsgemeinschaften zu verhindern. Dies sollte jedoch nicht als Ausdruck allgemeiner Fremdenfeindlichkeit verstanden werden. Es geschah vor dem Hintergrund des Schutzes religiöser Stätten vor Entweihung. Außerdem sollte verhindert werden, dass Kinder aus solchen Ehen einer der beiden Religionsgemeinschaften verloren gingen. Die Verbote sollten auch zum Erhalt des eigenen wirtschaftlichen Potentials beitragen (Wähler 1978, zit. nach Scheibler 1992, S. 22). Die abwehrende Haltung gegenüber Mitgliedern spezieller Gruppen oder Religionsgemeinschaften ist also kein neues Phänomen: „Fremde wurden geduldet, vorübergehend aufgenommen, es konnte Handel mit ihnen betrieben werden – als Ehepartner jedoch standen sie außerhalb jeder Diskussion" (ebd., S. 24). Trotz der Verbote ist rückblickend festzustellen, dass in der Geschichte der Menschheit bis zur heutigen Zeit eine Vielzahl *interethnischer* Partnerschaften entstanden. Die binationalen Eheschließungen waren in Adelskreisen sogar eher üblich als die Ausnahme. Es gibt eine Vielzahl von Beispielen, die die Legitimierung politischer

---

[46] Die Mehrheit an der Bevölkerung stellen Perser mit 51%, Azerbaijaner mit 24%, Gilaken mit 8%, Kurden mit 7 % und zahlreiche kleinere ethnische Minoritäten (vgl. Gorges 2008, S. 13).

Verbindungen durch Heirat nachweisen. Die Grafen Haller von Hallerstein gingen beispielsweise vier Jahrhunderte lang nur Ehen mit Frauen aus meist ungarischen Adelshäusern ein. In diesem Fall waren es jedoch nicht allein politische oder wirtschaftliche Gründe, die zur Entstehung dieser gemischten Ehen führten (vgl. Engelmann 1984, zit. nach Scheibler 1992, S. 26f). Auch der Wunsch nach einem Partner mit bestimmten Charaktereigenschaften motivierte dazu, Offenheit zu zeigen, einen Partner über die geografischen Grenzen hinaus kennenzulernen bzw. zu finden. Solche binationalen Paarbeziehungen sind in der sozial-politischen Öffentlichkeit nicht selten. Königin Silvia von Schweden ist ein Beispiel dafür, sie selbst ist ein binationales Kind einer brasilianischen Mutter und eines deutschen Vaters und lebt mit einem schwedischen Mann in einer binationalen Ehe. Bei Schauspielern und Prominenten lässt sich eine Vielzahl von Beispielen für binationale Partnerschaften finden.

Mit dem Anstieg der Zahl binationaler Partnerschaften entstanden neue Begriffe wie *bikulturelle, interkulturelle, multikulturelle, interethnische* oder *binationale* Partnerschaft oder Ehe. Beck-Gernsheim weist darauf hin, dass in den USA häufig die Bezeichnung „multiracial couple" verwendet wird. Da eine reine Übersetzung ins Deutsche negative Assoziationen hervorruft, wird heute in Deutschland von der „multikulturellen Familie" gesprochen (vgl. Beck-Gernsheim 2000, S. 150). Die genannten Begriffe verdeutlichen, dass es sich um Verbindungen zwischen zwei Menschen handelt, die sich durch bestimmte Merkmale wie Nationalität, Sprache, Religion – neben einer Vielzahl weiterer Differenzierungsmerkmale – voneinander unterscheiden können. In diesem Zusammenhang ist es wichtig darauf hinzuweisen, dass unter bikultureller Ehe oder Partnerschaft auch Partnerschaften zwischen Angehörigen unterschiedlicher Kulturen verstanden werden kann, wobei beide durchaus die gleiche Nationalität besitzen können. Beispielsweise verfügen Kurden und Azerbaijaner neben den Persern alle die iranische Staatsangehörigkeit, haben jedoch unterschiedliche kulturelle Eigenschaften. Deshalb ist es vielleicht nicht übertrieben, jede Familie bzw. Partnerschaft als *bikulturell* zu interpretieren, weil es innerhalb einer Gesellschaft immer verschiedene kulturelle Gruppierungen gibt, die sich in unterschiedlicher Art und Weise voneinander unterscheiden können. Aus diesem Grunde wird in der vorliegenden Arbeit, wenn es sich um die Beziehung zwischen Angehörigen verschiedener Nationalitäten handelt, statt von bikultureller Partnerschaft, die Bezeichnung ‚binationale Partnerschaft oder Familie' verwendet – wie bereits in der Einleitung kurz erläutert wurde.

Als Folge binationaler Paarbeziehungen entstehen binationale Familien. Kinder aus binationalen Ehen bzw. Partnerschaften werden in der Literatur und Gesellschaft als „Mischlingskinder" oder „Mischlinge" bezeichnet (vgl. Scheibler 1992, S. 23). Es ist darauf hinzuweisen, dass diese Bezeichnungen eine Abwertung implizieren und somit eine Art von Diskriminierung darstellen. Um dem entgegenzuwirken, ist es angebracht neutralere Begriffe wie „binationale Kinder" im Fachdiskurs zu verwenden.

Ein Blick auf die Geschichte der Einwanderung in Deutschland zeigt, dass die Gründe für die Einwanderung von Menschen mit anderer ethnischer Herkunft entweder politischer, wirtschaftlicher oder sozialer Art waren/sind. Die Immigration hat auch zum Entstehen binationaler Ehen beigetragen. Direkt nach dem Zweiten Weltkrieg wurden hauptsächlich Ehen mit Bürgern der Staatsangehörigen der alliierten Länder geschlossen. Danach waren es meist Arbeitskräfte aus verschiedenen Ländern wie Italien, Spanien und der Türkei, die das Entstehen binationaler Partnerschaften begünstigten (vgl. ebd., S. 31). Seit ca. 35 Jahren kommen Menschen vieler anderer Nationalitäten nach Deutschland, wobei die Motive für die Immigration vielfältiger geworden sind.

Im Folgenden wird die zur Zeit des Nationalsozialismus vorgenommene Einordnung bzw. Unterscheidung zwischen Menschen dargestellt, die als eine der Ursachen der Schwierigkeiten für die Akzeptanz von Menschen anderer nationaler Zugehörigkeit gesehen werden kann und noch heute als Last der Geschichte Ausgrenzung und Diskriminierung in Deutschland unterschwellig begünstigt.

In der Zeit des Nationalsozialismus wurde die deutsche Bevölkerung durch die Rassenideologie in zwei Gruppen gespalten. Ehen zwischen sogenannten ‚Ariern‘ und ‚Nichtariern‘ wurden verboten. Begründet wurde dieses Verbot von prominenten NS-Politikern mit dem Erhalt der Rassenhygiene (vgl. Kleiber & Gömüsay 1990, S. 55). Gemischt-arische Ehen galten als ‚Rassenschande‘ und das Eingehen einer solchen Ehe wurde bestraft (vgl. Müller-Dincu 1981, S. 19).

Aufgrund des Gesetzes zum Schutze des deutschen Blutes und der deutschen Ehre (sog. Blutschutzgesetz), das am 15. September 1935 verabschiedet wurde, konnten keine Ehen mehr zwischen Vollariern und Volljuden und auch nicht mit Personen, die eine artfremde bzw. fremdrassige Abstammung aufwiesen, geschlossen werden. Der Verstoß gegen dieses Gesetz wurde als „Rassenschande“ bezeichnet (vgl. Kleiber & Gömüsay 1990, S. 65). Mit den Nürnberger Gesetzen wurde schon im Jahre 1935 das so genannte „Ehegesundheitsgesetz“ (Gesetz zum Schutze der Erbgesundheit des deutschen Volkes) erlassen, das die Eheschließung von einem „Ehetauglichkeitszeugnis“ abhängig machte und mit gesundheitlicher Vorsorge begründet wurde (vgl. ebd., S. 71).

Am 14. November 1935 wurde jedoch eine Ausnahmeregelung erlassen, die eine Eheschließung zwischen „Halbjuden“ und „Deutschblütigen“ oder „Vierteljuden“ erlaubte, wenn eine Genehmigung vorlag. Nach Ergebnissen einer Volkszählung existierten im Jahre 1939 19.114 Mischehen in Deutschland (vgl. Przyrembel 2003, S. 85). Nach der Bekanntgabe des Blutschutzgesetzes wurden sogar einflussreiche Parteianhänger zur Zwangsscheidung aufgefordert. Per Gesetz wurden im Zuge der Vereinheitlichung des Rechts der Eheschließung und der Ehescheidung im Juli 1938 „rassische Gründe“ als zulässiges Scheidungsbegehren angeführt (vgl. ebd., S. 86). Durch das Blutschutzgesetz wurden auch Ehen mit Ausländern unmöglich. Das Rassengesetz stellte sogar für Deutsche, die im Ausland eine Ehe mit Ausländern schließen wollten, eine Bedrohung dar. Im Mai 1940 wurde an alle deutschen Botschaften im Ausland die folgende Stellungnahme gesendet: „Die Ehe zwischen Deutschen und fremden Staatsangehörigen sei nicht gesetzlich verboten; vom volkspolitischen Standpunkt aus sei sie jedoch im allgemeinen unerwünscht" (Kleiber & Gömüsay 1990, S. 86).

Ein weiteres Gesetz regelte, dass eine Ehe unter Ausländern auch aus gesundheitlicher Hinsicht nicht geschlossen werden konnte. In den Fällen einer Eheschließung zwischen einer deutschen Frau mit einem ausländischen Mann verloren die deutschen Frauen immer die deutsche Staatsangehörigkeit. Für den Fall einer deutsch-ausländischen Eheschließung war der ausländische Partner verpflichtet, in seinem Heimatland ein „Ehefähigkeitszeugnis" zu besorgen oder er musste eine „Befreiungsurkunde" vom Oberlandesgerichtspräsidenten vorlegen. Allerdings wurden deutsch-ausländische Ehen aufgrund nationalsozialistischer Grundgedanken als unerwünscht aufgefasst, wurden jedoch geduldet (vgl. ebd., S. 85).

Nach dem Zusammenbruch des Dritten Reiches war die Mehrheit der deutschen Bevölkerung Fremden gegenüber weiterhin negativ eingestellt. Die Rassenideologie existierte noch in den Köpfen der Menschen. Insbesondere Frauen litten unter dieser ablehnenden Haltung. Sie wurden als abweichend von der Norm oder als ‚Fremdgängerinnen' (vgl. Kleiber & Gömüsay 1990) deklariert. Es ist nicht verwunderlich, dass eine Ehe bzw. Partnerschaft mit Ausländern aufgrund der historischen Zusammenhänge stets mit Schwierigkeiten verbunden war bzw. ist. Es könnte ein Grund dafür sein, dass bis jetzt dieses Thema in der Familienpsychologie oder auch Familiensoziologie in Deutschland wenig Aufmerksamkeit erhalten hat.

Die Betrachtung der bisherigen Geschichte der binationalen Eheschließung und die Bedeutung des Begriffs „Mischehe" machen deutlich, dass die politischen und wirtschaftlichen Ursachen unterschiedlicher Epochen einen starken Einfluss darauf haben, dass binationale Partnerschaften nach wie vor kritisch betrachtet werden. Bis vor kurzem hatten binationale Paare und deren Kinder Nachteile in Bezug auf das Familienrecht. Laut internationalem Privatrecht galt bis 1986 das „Heimatrecht" des Ehemannes. Dies bedeutete, dass das Gesetz aus dem Heimatland des Mannes Vorrang hatte und Scheidungen bei in Deutschland geführten, binationalen Ehen beispielsweise auf deren Grundlage vollzogen wurden. Ebenso galt lange Jahre das „Folgeprinzip", nach dem von einer deutschen Frau erwartet wurde, ihrem Mann zu folgen, wenn er Deutschland verlassen wollte. Andernfalls sollte die Scheidung durch die Frau eingereicht werden. Binationale Kinder bekamen stets die Staatsangehörigkeit des Vaters, wenn die Mutter eine deutsche Staatsangehörigkeit besaß und der Vater eine andere ethnische Herkunft hatte. Kinder binationaler Partnerschaften hatten bis 1975 kein Recht, die deutsche Staatsangehörigkeiten zu bekommen. Ein Kind war also in seinem Geburtsland Ausländer (vgl. Massingue 2005, S. 161).

Hiermit wurde ein Überblick über die historische Perspektive von binationalen Partnerschaften gegeben. Politische und gesellschaftliche Veränderungen unserer

Zeit, wie Globalisierung und steigende Mobilität, führen zu häufigeren Begegnungen und größerer Akzeptanz von Menschen verschiedener Kulturen und Herkunft. Obwohl die Wahrscheinlichkeit binationaler Paarbeziehungen im Zeitalter der Globalisierung zugenommen hat und heute von einem freien Heiratsmarkt gesprochen wird, existieren in der Öffentlichkeit noch starke Vorurteile und Klischees. Es wird zum Beispiel potentiell der Verdacht einer ‚Scheinehe' gegenüber jedem binationalen Paar erhoben, wenn der ausländische Partner vor der Eheschließung über keine Aufenthaltsgenehmigung verfügt.

Um diese Entwicklung und die sich daraus ergebenden gesellschaftlichen Herausforderungen zu verstehen, ist es sinnvoll im nächsten Abschnitt der vorliegenden Arbeit einen systematischen Überblick über statistische Daten binationaler Partnerschaften seit Ende des Nationalsozialismus zu geben.

3.2 Statistik binationaler Partnerschaften

Zunächst soll ein Überblick über die statistischen Daten von Migranten gegeben werden, da diese das Potential für binationale Partnerschaften darstellen. Seit dem zweiten Weltkrieg ist der Anteil von Menschen mit Migrationshintergrund in Deutschland kontinuierlich gestiegen. Während im Jahre 1950 ein Anteil von 1,1% verzeichnet wurde, erhöhte sich der Prozentsatz auf 4,9% im Jahre 1970 und erreichte 1990 sogar 8,4%. Ende 2008 berichtet das statistische Bundesamt in Wiesbaden, dass von 82,1 Millionen Menschen in Deutschland etwa 15,6 Millionen Migrationshintergrund haben, was einem Anteil an der Bevölkerung von 18,9% entspricht, und das etwa 7,3 Millionen Menschen ausländischer Herkunft in Deutschland leben. Diese statistischen Daten zeigen einen Anstieg der Bevölkerung mit Migrationshintergrund. Mit anderen Worten: fast jeder fünfte Mitbürger in Deutschland hat einen Migrationshintergrund. Aufgrund der Zunahme von Menschen mit Migrationshintergrund entsteht die Wahrscheinlichkeit und Möglichkeit zu mehr interkulturellen Begegnungen und infolgedessen sind auch mehr binationalen Partnerschaften bzw. Eheschließungen zu beobachten, was als neues gesellschaftliches Phänomen mehr Bedeutung gewinnt.

Anhand der statistischen Daten ist zu erkennen, dass nach dem zweiten Weltkrieg von 1950 bis 1990 ein Aufstieg von binationalen Ehen sowohl zwischen deutschen Frauen und einem Partner anderer Nationalität als auch zwischen deutschen Männern und einer Partnerin anderer Nationalität. Die Daten weisen einen Prozentsatz von 3,6% im Jahr 1950 auf. Dieser Anteil stieg im Jahre 1990 auf 9,6% (vgl. Wießmeier 1993, S. 164f). Allerdings waren mit einem höheren Prozentsatz bei deutschen Frauen Männer anderer Nationalitäten vertreten. Die statistischen Daten zeigen, dass nach dem zweiten Weltkrieg binationale Partnerschaften vor allem mit Angehörigen der Alliierten Länder geschlossen wurden. In den darauffolgenden Jahren kamen Eheschließungen mit Angehörigen anderer Länder hinzu, die hauptsächlich aus Arbeitsmotiven in die Bundesrepublik

Deutschland eingewandert waren hinzu. Überwiegend sind Italien (1955), Spanien (1960), Griechenland (1960), Türkei (1961), Marokko (1963), Portugal (1964), Tunesien (1965) und Jugoslawien (1968) zu erwähnen.

Im Jahr 2008 waren von insgesamt 377.055 Eheschließungen 44.282 (11,8%) als binationale Eheschließungen zu verzeichnen[47]. 2.840 (0,8%) der Ehen wurden zwischen Partnern geschlossen, die beide keine deutsche Staatsangehörigkeit besaßen, 18.154 (4,8%) zwischen deutschen Frauen und Männern anderer Herkunft und 23.288 (6,2%) zwischen deutschen Männern und Frauen anderer Herkunft. Bei genauer Betrachtung ist festzustellen, dass seit 2001 die Zahlen der binationalen Eheschließungen kontinuierlich zurückgegangen sind. In Deutschland wurden im Jahr 2001 insgesamt 389.591 Eheschließungen geschlossen, davon 65.200 (16,7%) binational. Der Rückgang der binationalen Eheschließungen sagt jedoch wenig über das Heiratsverhalten aus. An dieser Stelle sei darauf hingewiesen, dass statistische Daten allein keine aussagekräftigen Informationen für den Vergleich von mono- und binationalen Partnerschaften geben können. Dafür sind verschiedene Gründe zu erwähnen: Es existieren keine speziellen Ehestandsdaten für binationale Ehen. Wie die o.g. Statistik zeigt, steigt die Anzahl von Menschen mit Migrationshintergrund oder eingebürgerte Migranten und Aussiedler, die in der Statistik als Deutsche gelten. Außerdem werden Paare, die in einer binationalen Partnerschaft leben und nicht verheiratet sind, statistisch nicht erfasst. Binationale Eheschließungen werden in der Statistik nur erfasst, wenn sie im Bundesgebiet stattfanden. Im Ausland geschlossene Ehen von Deutschen mit einem nichtdeutschen Partner werden beispielsweise nicht registriert. Binationale Ehepaare, die nach Deutschland eingewandert sind, finden ebenso wenig Eingang in die Statistik[48].

In diesem Zusammenhang sei darauf hingewiesen, dass aufgrund hoher bürokratischer Hindernisse in Deutschland einige binationale Eheschließungen im Ausland (z.B. in Dänemark) stattfinden, wo der Prozess der Eheschließung unkomplizierter abläuft. Anderseits gibt es genauso eine viel Anzahl von deutschen Partnerschaften, die in einer eheähnlichen Lebensgemeinschaft leben, nicht als Ehe registriert sind und nach der Trennung nicht in statistische Daten eingehen. Daher müssen die statistischen Daten vorsichtig betrachtet werden. Dennoch ist es interessant neuere Daten des statistischen Bundesamtes zu beobachten. Die anschließende Tabelle, die anhand der Daten individuell erstellt wurde, veranschaulicht die unterschiedliche Entwicklung der mononationalen und binationalen Eheschließungen von 1991 bis 2008.

---

47 Im Jahre 1991 wurden in Frankreich 14, 5% der Eheschließungen mit einem ausländischen Partner geschlossen. In der Schweiz lagen im Jahre 1999 die binationalen Eheschließungen bei 28% (vgl. Lauth-Bacas 2001, S. 111).

48 Anzumerken ist außerdem, dass Ausländer seit 1987 auch in den betreffenden Konsulaten in der Bundesrepublik Deutschland einen Eheschluss vornehmen können. In die amtliche Statistik gehen diese Eheschließungen jedoch nur ein, wenn zusätzlich ein deutscher Standesbeamter eingeschaltet wird (vgl. Scheibler 1992, S. 18).

Tab. 6 Mononationale und binationale Eheschließungen von 1991 bis 2008[49]

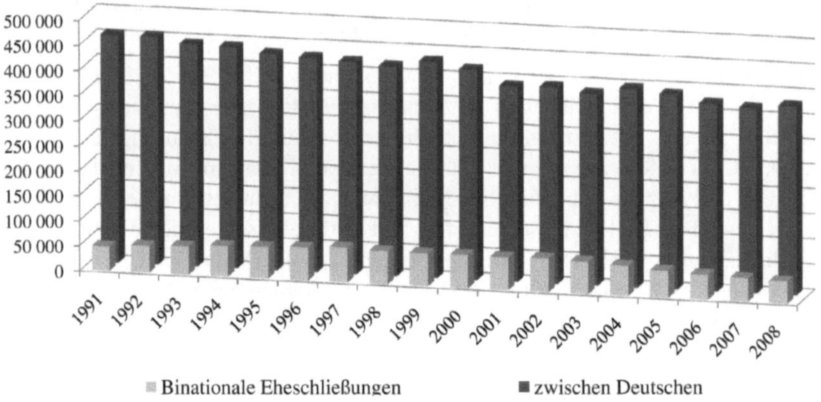

Die folgende Tabelle zeigt sowohl die Eheschließungen zwischen Deutschen und Menschen anderer Herkunft als auch zwischen zwei Personen, die beide eine unterschiedliche Herkunft haben und in Deutschland leben. Es ist zu beobachten, dass es Unterschiede in der geschlechtsspezifischen Zusammensetzung gibt. So waren es von 1950 bis 1994 mehr Eheschließungen zwischen deutschen Frauen und Männern anderer Herkunft. Im Zeitraum von 1994 bis 2002 in Statistiken ist eine Zunahme von binationalen Eheschließungen zwischen deutschen Männern und Frauen anderer Nationalität festzustellen.

Tab. 7 Eheschließungen zwischen Deutschen und von oder mit Menschen anderer Herkunft in Deutschland, (1991-2008)

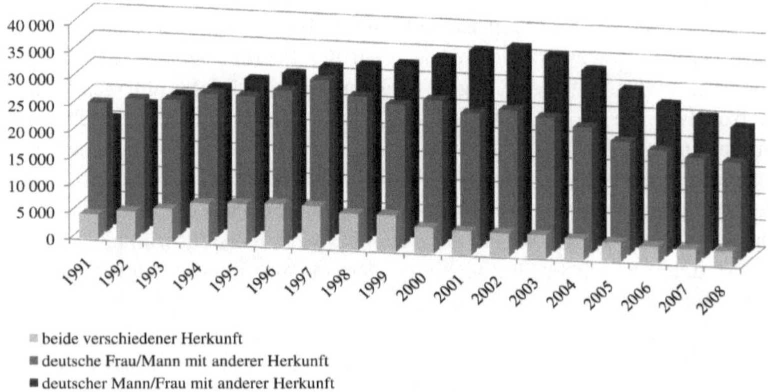

49 Da die Daten für Eheschließungen von ausländischen Partnern mit gleicher Staatsangehörigkeit im Jahre 1992 nicht vorhanden waren, wurde für die vorliegende Studie ein Mittelwert von vor- und nachherigen Jahren ermittelt, um die Eheschließungen von diesem Jahr errechnen zu können.

Die zu beobachtende Zahl binationaler Eheschließungen von 2002 bis 2008 lässt erkennen, dass einerseits laut Statistik ein kontinuierlicher Rückgang der binationalen Eheschließungen zu beobachten ist und anderseits weiterhin mehr deutsche Männer mit Frauen anderer Nationalität eine Ehe schließen als deutsche Frauen. Dennoch, wie schon bereits erwähnt wurde, ist aufgrund der steigenden Zunahme von Bevölkerungsanteilen mit Migrationshintergrund in den letzten Jahren die Interpretation von solchen statistischen Daten sehr schwierig.

Desweiteren zeigen die Daten des statistischen Bundesamtes – wie Scheibler (2000) feststellte –, dass die binationalen Partnerschaften zwischen deutschen Frauen oder Männern mit ihren nichtdeutschen Partnern aus ganz unterschiedlichen Nationen sind. Die folgenden Abbildungen zeigen, die Anzahl binationaler Eheschließungen nach ausgewählten Nationalitäten des ausländischen Ehepartners im Jahr 2008.

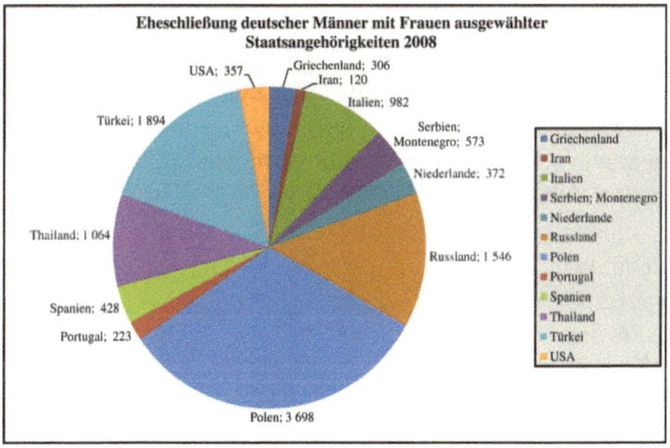

Abb. 15 Eheschließung deutscher Männer mit Frauen ausgewählter Staatsangehörigkeiten

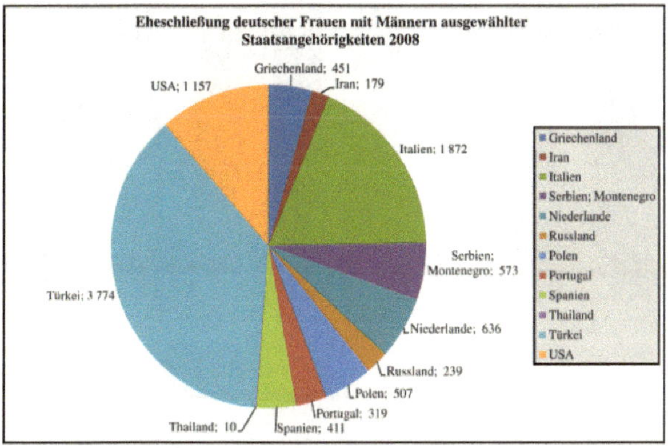

Abb. 16 Eheschließung deutscher Frauen mit Männern ausgewählter Staatsangehörigkeiten

Anhand der Daten ist zu erkennen, dass unter binationalen Eheschließungen zwischen deutschen Männern und Frauen anderer Nationalität im Jahre 2008 Polinnen, Russinnen, Türkinnen und Thailänderinnen die am stärksten vertretende Gruppe waren. Während deutsche Frauen in erster Linie Ehemänner aus der Türkei, Italien, den USA, aus Niederlande und Serbien/Montenegro nahmen.

Die Häufigkeit der binationalen Eheschließungen und binationalen Partnerschaft hängt stark von der Anzahl der Angehörigen der jeweiligen vertretenden Migrantengruppen ab. Da die Menschen mit iranischer Herkunft als Zielgruppe dieser Forschung zu Grunde liegen und in der verwendeten Literatur keine Daten dafür zu finden waren, wurden die Daten des statistischen Bundesamtes von 2000 bis 2008 ausgewertet. Überraschend ist bei der genaueren Betrachtung zu erkennen, dass bei dieser Migrantengruppen in Deutschland mehr binationale Eheschließungen zu beobachten sind, als eine iranisch-iranische Eheschließung. Bezogen auf diese Daten ist jedoch ein deutlicher Rückgang sowohl zwischen iranisch-iranischen Paaren als auch binationale Eheschließungen zwischen Iranern und Deutschen bzw. Menschen anderer Nationalität zu verzeichnen. Da viele Menschen mit iranischer Herkunft eingebürgert sind, ist es schwierig, nur diese Daten als zuverlässige Informationsquelle zu betrachten und eine aussagekräftige Argumentation zu äußern. Dennoch, wie schon bereits erwähnt wurde, aufgrund der demographischen Entwicklungen und Anstieg der Gesamtzahl von Menschen mit Migrationshintergrund werden binationale Paarbeziehungen auch zukünftig als gesellschaftliches Phänomen immer mehr an Bedeutung gewinnen. Die folgende Tabelle stellt die demographische Entwicklung der Eheschließung zwischen Deutschen und Iranern von 2000 bis 2008 dar.

Tab. 8 Zeitliche Entwicklung der Eheschließungen zwischen Iranern und Deutschen bzw. Menschen anderer Nationalität

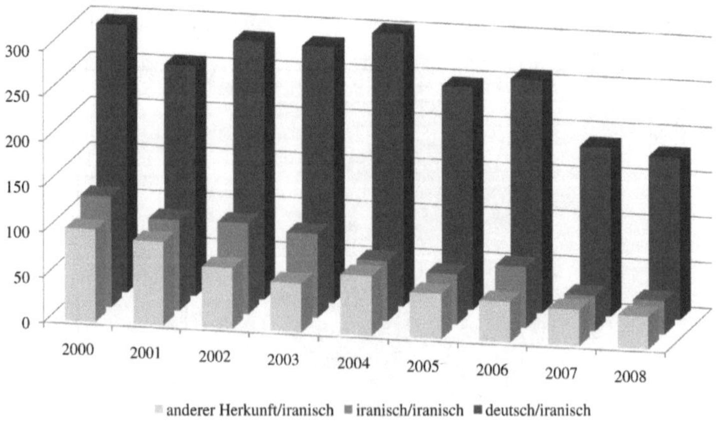

Am beeindrucksten ist jedoch die geringe Zahl der Scheidungen binationaler Paare. Die statistischen Daten zeigen, dass im Jahre 2008 insgesamt 158.981 Scheidungen bei deutsch-deutschen Paaren und 25.056[50] Scheidungen bei deutsch-nichtdeutschen Paaren registriert wurde. Es zeigt sich, dass die Scheidungsrate binationaler Paare nicht signifikant höher ist als deutsch-deutsche Paare. Folgender Tabelle zeigt die Veränderung der Scheidungsrate von 2004 bis 2008.

Tab. 9 Geschiedene Ehen zwischen Deutschen und Deutsch/Nichtdeutsch und andere Nationalitäten

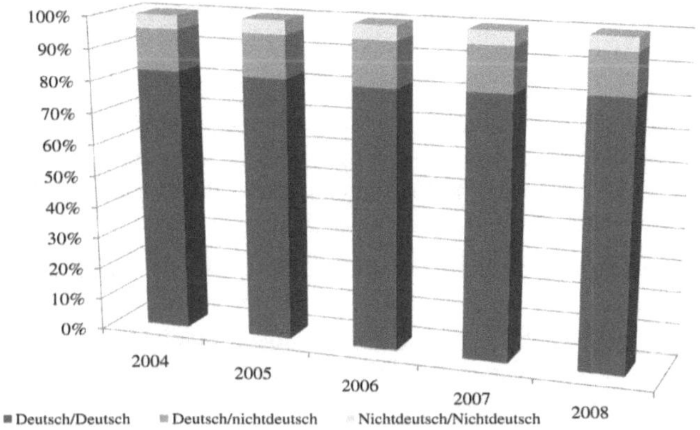

Aus der steigenden Anzahl von binationalen Ehen und Partnerschaften gehen zunehmend binationale Kinder hervor. Die Anzahl an binationalen Kindern im Vergleich zu deutsch-deutschen Kindern steigt schneller an. Im Jahr 1960 wurden 895.690 Kinder mit deutsch-deutschen Eltern und 7.806 Kinder mit binationalen Eltern geboren. Im Jahr 1995 wurden insgesamt 45.121 Kinder aus binationalen Familien geboren. Im Jahr 2001 hatten etwa 12% der geborenen Kinder binationale Eltern (vgl. Falkner 2005, S. 172). Diese statistischen Daten sollten dazu führen binationale Partnerschaften und Familien als Normalität wahrzunehmen und dem Thema mehr Aufmerksamkeit zu widmen[51].

3.3 Ressourcen für persönliche Entfaltung in binationalen Partnerschaften

Das Thema binationale Partnerschaften wird in der Öffentlichkeit skeptisch und problemreich wahrgenommen. Beck-Gernsheim erläutert: „Immer noch gilt, wer nicht den Regeln der ‚normalen' Partnerwahl folgt, sondern sich mit einem

---

50 11.616 Scheidungen zwischen deutschen Männern und ausländischen Frauen und 13.440 zwischen deutschen Frauen und ausländischen Männern (vgl. Statistisches Bundesamt 2008).

51 Da die binationalen Kinder nicht im Vordergrund dieser Untersuchung liegen, wurde nur dieser kurze Hinweis gegeben.

‚Anderen', einem ‚Fremden' verbindet, wird von der Umwelt oft mit Argwohn und Mißtrauen [sic] betrachtet" (Beck-Gernsheim 2000, S.168). Dieses negative Image wurde neben den oben erwähnten historischen Aspekten weiterhin durch defizitorientierte Forschung verschärft. Darin werden binationale Partnerschaften aufgrund kultureller Unterschiede prinzipiell als konflikthaft betrachtet. Außerdem werden häufig die Ursachen von Herausforderungen in der Partnerschaft allein auf kulturelle Distanz attribuiert. Diese in der Forschung weit verbreitete *einseitige* Sichtweise ist abzulehnen. Auf der anderen Seite sollten mögliche Probleme bzw. Herausforderungen nicht aus der Wahrnehmung ausgeklammert werden. Angesichts der oft schwierigen sozialen und politischen Bedingungen, die mit Migration verbunden sind, können spezifische Probleme auftreten und Beziehungen belasten. Zweifellos ist aber eine einseitige Reduktion darauf fehl am Platz.

Gerade angesichts der verbreiteten Defizitperspektive, die zudem noch häufig *kulturalisierende* Schuldzuschreibungen transportiert, kommt es darauf an, auch den Blick zu öffnen für mögliche Ressourcen, die in binationalen Partnerschaften vorhanden sind und zur Entfaltung der Persönlichkeit beitragen können.

Ein wichtiger Ausgangspunkt ist hier allerdings, dass die Mannigfaltigkeit von Menschen als etwas Wertvolles und Reales und als eine Chance für die Gesellschaft zu betrachten ist. Eine solche Wahrnehmung kann, wenn sie sich in der Gesellschaft verbreitet, dabei zweifellos für Paare eine stimulierende Wirkung haben. Paare könnten so erfahren, dass sie als etwas Positives und Kreatives betrachtet werden und nicht kritisch als ein Problem oder dass sie eine unzulässige Grenzüberschreitung gewagt haben, die kein gutes Ende nehmen kann und denen man mit Misstrauen begegnen muss.

Durch lebensgeschichtliche Entwicklung und Sozialisation erwerben Menschen Werte und Normen. Wie diese Werte und Normen verarbeitet und in die Persönlichkeit integriert werden, hängt sicherlich nicht nur von kulturellen Faktoren ab. Dennoch werden nicht selten kulturbedingte Unterschiede in zwischenmenschlichen Interaktionen u.a. in (binationalen) partnerschaftlichen Beziehungen sichtbar. Dadurch eröffnet sich eine neue Debatte über erworbene Werte, in der über deren Stärke und Verankerung intensiv diskutiert werden kann. Es bietet sich einerseits die Chance, das Denken und Fühlen des Partners zu erfahren. Andererseits entsteht ein Bewusstsein darüber, welches die eigenen zentralen Werte sind. Laut Beck-Gernsheim findet eine Auseinandersetzung mit der eigenen Geschichte und Identität statt (vgl. ebd., S.167). Die Konfrontation mit eigenen Wertesystemen führt zu einem neuen Bewusstsein. Bestimmte Fähigkeiten wie Flexibilität, Offenheit, Reflektionsbereitschaft, Sensibilisierung, Toleranz, Kooperationsfähigkeit, Kompromissbereitschaft, Kommunikationsbereitschaft, Akzeptanz usw. können diesen Prozess unterstützen. Kreativität kann in diesem Kontext als eine Fähigkeit im Sinne eines Wunsches nach Veränderung zum Erwerb neuer Ressourcen zur individuellen Entwicklung beitragen. Die oben genannten Fähigkeiten können innerhalb einer binationalen Paarbeziehung und Familie praktiziert bzw.

aktiviert werden. Es besteht die Chance zur persönlichen Entfaltung und eine neue Sichtweise auf das soziale Umfeld zu bekommen. Die Entwicklung dieser Ressourcen können interkulturelle Handlungsfähigkeiten verstärken.

In einer pluriformen Gesellschaft haben binationale Paare – im Gegensatz zu einer traditionellen Gesellschaft – die Gelegenheit, sich aus der Abhängigkeit von vorgeschriebenen und festgefahrenen Normen und Werten angemessen zu distanzieren. Durch eine neue Balance von früheren und neu erworbenen Werten besteht für einzelne Personen und auch für binationale Paare ein neuer Freiheitszustand in Richtung Mitverantwortung und Autonomieentwicklung.

Die multikulturelle Handlungsfähigkeit sollte als eine Notwendigkeit und Ressource in einer pluriformen Gesellschaft gesehen werden, in der zahlreiche Verhaltens- und Handlungsmöglichkeiten und verschiedene ethnisch-kulturelle und sozial-kulturelle Anforderungen im Zusammenleben mit anderen Menschen gestellt werden. Die binationale Partnerschaft kann als eine Lern- und Erfahrungsmöglichkeit gesehen werden, um den eigenen Standort zu wechseln und neue Sichtweisen zu gewinnen. Das Zusammenleben mit einem Partner, der einer Minderheitsgruppe angehört, kann insofern zur persönlichen Entwicklung dienen, indem man lernt mit Auseinandersetzungen kreativ umzugehen und sich aus eigenen intrapsychischen Fixierungen zu lösen. Im Zusammenleben versuchen die Partner sowohl eigene Bedürfnisse und Interessen zu erkennen als auch Akzeptanz und Verständnis für die Bedürfnisse des Partners aufzubringen. Laut Khounani entwickeln sich dadurch Konflikt-, Handlungs- und Kompromissfähigkeiten. Durch die Auseinandersetzung mit verschiedenen Lebensformen und Anschauungen entwickeln sich Sensibilität und Verständnis für die Erwartungen anderer Menschen. Daraus kann sich eine Balance zwischen den eigenen Vorstellungen und denen der anderen ergeben (vgl. Khounani 2000, S. 73).

Durch die Konfrontation mit einem Partner, der mit anderen kulturellen Orientierungssystemen und Verhaltensmustern vertraut ist, besteht die Möglichkeit und Chance, sich mit den kulturellen Differenzen auseinanderzusetzen. Diese Vielschichtigkeit eröffnet neue Horizonte für eine Entwicklung. Untersuchungen über national gemischte Familien zeigen, dass Menschen in binationalen Partnerschaften durch die Erfahrungen ihrer Partner und Kinder zu einer neuen Wahrnehmung ihrer Umgebung fähig sind (vgl. Beck- Gernsheim 2000, S. 169).

Durch eine binationale Partnerschaft besteht für beide Partner durch die gegenseitige Ergänzung in kultureller Heterogenität die Möglichkeit, ihre eigenen vorgegeben Werte und Normen zu reflektieren und einseitige Vorstellungen abzubauen, um ein gegenseitiges Verständnis zu gewährleisten. In dieser Hinsicht vertritt Guerend sogar die Annahme, dass durch die Begegnung zweier Kulturen die binationalen Partner eine besondere Chance haben, die positiven Aspekte beider Kulturen kennenzulernen und in ihren eigenen Lebensstil zu integrieren (vgl. Guerend 1975, zit. nach Scheibler 1993, S. 93). An dieser Stelle sei darauf hingewiesen, dass auch die Herkunftsfamilie und der Freundeskreis durch den kulturellen Austausch die Chance haben, ihren Horizont zu erweitern. Durch erworbene interkulturelle Handlungsfähigkeiten und -kompetenzen wird das friedliche Zusammenleben in unserer multikulturellen Gesellschaft positiv beeinflusst. Das setzt allerdings Reflektionsfähigkeit, Offenheit, Flexibilitätspotential, Toleranz, Entwicklungsbereitschaft und Kommunikationsbereitschaft von beiden Seiten voraus. Das hängt von verschiedenen Faktoren ab wie Persönlichkeitsmerkmale und Lebensstil, Bildungsstand, gesellschaftlich verankerte Vorstellungen, Verallgemeinerungen und Stereotypen, sowie sozial-politisch aktueller Themen. Elschenbroisch schreibt in diesem Kontext: „Man erlebt, wie tief das eigene Wertesystem verankert ist, ja, man erlebt es in mancher Hinsicht zum ersten Mal“ (Elschenbroisch 1988a, S. 368).

Nach dem Modell der PPT ist „Zukunft und Sinn“ eine wichtige Dimension des Lebens, die als Lebensqualität zur Balance führt. Durch binationale Partnerschaften wird diese Dimension stärker aktiviert, da man sich folgende Frage stellt: Was will ich? Was ist der Sinn dieser Entscheidung? Was möchte ich bewahren, was ist mir wichtig und warum? Was kann ich aufgeben? Warum bin ich nicht bereit einige vorgegebene Werte loszulassen? Was kann ich von meinem Partner lernen? In der Auseinandersetzung mit diesen Fragen liegt die Chance, im Sinne der PPT, bestimmte Fähigkeiten wie Toleranz, Akzeptanz, Optimismus, Offenheit, Vertrauen, Geduld, Hoffnung und Glaube auf die Probe zu stellen.

3.4 Herausforderungen in binationalen Partnerschaften

Im vorherigen Abschnitt wurde die ressourcenorientierte Sichtweise der binationalen Partnerschaft dargestellt. Es ist notwendig in zukünftiger Forschung anzuerkennen, dass es in jeder Beziehung – gleichgültig ob mono- oder binational – neben Gemeinsamkeiten auch Unterschiede zu bewältigen gibt. In diesem Zusammenhang schreibt Falicov: “We all intermarry, even if we marry the boy next door” (Falicov 1986, S. 429). Dazu erwähnt sie, es sei eine Tatsache, dass beide Partner unterschiedliche familiäre Traditionen, schichtenspezifische Merkmale, Bildung und gesellschaftliche Einstellungen aufweisen. Aufgrund dieser individuellen und persönlichen Erfahrungen seien alle Paare darauf angewiesen, eigene Formen von kompromissorientierten Lösungsstrategien zu entwickeln (vgl. ebd., S. 429). Dennoch ist es wichtig herauszuarbeiten, welche Themen bzw. Aspekte in einer Partnerschaft als Verhandlungsthemen bzw. Herausforderung relevant sind, bei der die beiden Partner einen unterschiedlichen ethno-sozio-kulturellen und religiösen Hintergrund haben.

Gebauer ist der Auffassung, dass die Probleme in binationalen und mononationalen Partnerschaften ganz ähnlich sind (vgl. Gebauer 2006, S. 48). Trotz dieser Perspektive ist es wichtig darauf zu achten, dass durch einige Faktoren, wie z.B. Sprache als Hindernis für partnerschaftliche Kommunikation oder kulturelle Aspekte, die durch Begegnung mit Menschen anderer Kulturkreise zunächst bewusst werden, zusätzliche Herausforderungen für binationale Partnerschaften entstehen können. Um eine lösungsorientierte Sichtweise zu entwickeln, ist Flexibilität im Umgang mit der eigenen kultureller Identität und Offenheit gegenüber der kulturellen Andersartigkeit des Partners notwendig. Gebauer weist darauf hin, dass bei binationalen Partnerschaften Kompromissbereitschaft eine große Rolle spielt (vgl. ebd., S. 48). Er ist der Ansicht, dass dazu eine gewisse Neugierde und auch Abenteuergeist Voraussetzungen sind. Dies bewertet er als einen positiven Prozess (vgl. ebd., S. 49). Wie intensiv und in welcher Form die Problemfelder auftreten bzw. bearbeitet werden, hängt – wie schon an mehreren Stellen erwähnt wurde – von vielen Faktoren, wie z.B. dem Bildungsstand, der Kenntnis über die Herkunftskultur des Partners, der sozialen Umgebung, der Aufenthaltssituation und -dauer des Partners im Gastland, der gesellschaftlichen Akzeptanz und dem Vorhandensein einer gemeinsamen Sprache ab.

Im weiteren Verlauf dieses Abschnittes werden die potenziellen Herausforderungen bei binationalen Partnerschaften, die in der Literatur am häufigsten thematisiert werden, dargestellt.

In einer Studie hat Thode-Arora 240 internationale Untersuchungen über binationale Ehen ausgewertet. Ihre Ergebnisse zeigen, dass in der Anfangsphase ein binationales Paar unter hohem Außendruck und innerem Stress steht und große Anpassungsprobleme zu lösen hat. Sie argumentiert, dass die Auseinandersetzungen auf kulturellen Verschiedenheiten, die die Partner aufgrund von lebensgeschichtlicher Erfahrung und Sozialisation gelernt haben, zurückzuführen seien. In diesem Zusammenhang erwähnt sie außerdem Kommunikationsschwierigkeiten aufgrund unterschiedlicher Sprachkenntnisse und Auseinandersetzungen wegen unterschiedlicher Bewertung von Gastfreundschaft und der Rolle der Verwandten (vgl. Thode-Arora 1999, S. 244ff).

Ein anderer Faktor, der zu Auseinandersetzungen bei binationalen Partnerschaften führen kann, ist die Bedeutung von Partnerschafts- und Familienkonzepten. Während in einigen Kulturkreisen – überwiegend im Westen – die nichteheliche Lebensgemeinschaft akzeptiert wird, ist in anderen Kulturkreisen nach wie vor eine eheliche Lebensgemeinschaftsform erwünscht (vgl. Falkner 2005, S. 175). Auch die Bedeutung der Rolle der Ursprungsfamilie und weiterer Verwandten kann bei der Einstellung über den Grad der Einmischung und der persönlichen Freiheit kulturspezifisch variieren. Dazu schreibt Elschenborich Folgendes: „Andere Kulturen haben andere Ehekonzepte, andere Erwartungen an Intimität, andere Glückserwartungen an Familie“ (Elschenborich 1988b, S. 200). Daher müssen bei der Gestaltung einer neuen Familie beide Partner darauf achten, welche persönliche Sichtweise vorherrscht, damit keiner der Partner das Gefühl bekommt, dass seine Bedürfnisse nicht mitberücksichtigt werden. Es ist anzustreben, dass sich nicht nur einer der Partner an die anderen kulturellen Normen und Vorstellungen anpassen muss. Beide Partner sollten sich um einen Anpassungs- und Kompromissprozess bemühen. In diesem Kontext stellt sich die Frage, aus welchen Motiven keine

Kompromissbereitschaft vorhanden ist und ob einer oder beide Partner eine kulturelle Überlegenheit und Dominanz anstrebt/anstreben.

Eine weitere Frage für binationale Paare ist die Wahl des Landes, das als Wohnort ausgesucht wird (vgl. Lesbet 1997, S. 59). Mindestens einer der beiden beteiligten Personen der binationalen Partnerschaft lebt im Ausland, was Konsequenzen mit sich bringt. Wenn beide Partner sich in einem dritten Land kennenlernen und dort leben, ergibt sich wiederum eine andere Situation. Nach Ansicht von Gómez Tutor kann die Migrationssituation des einen Partners sowohl Auswirkungen auf die Person als auch auf den Partner haben und zu einer Last in der Beziehung werden. Für die im Ausland lebende Person entsteht eine ‚Verlustsituation'. Der Partner dagegen, in dessen Land das Paar lebt, hat gegenüber seinem Partner soziale Vorteile aufgrund der gewohnten Umgebung und eventuell bessere Arbeitsmöglichkeiten (vgl. Gómez Tutor 1995, S. 104). Allerdings ist an dieser Stelle zu erwähnen, dass diese Schilderung relativiert werden muss. Denn diese Vorstellung trifft nicht den nichtdeutschen Partner, der schon seit einiger Zeit durch Migration der gesamten Familie, aufgrund von Studium oder Arbeit, bevor die beiden Personen sich kennengelernt haben, in Deutschland lebt. Der statistische Teil der Arbeit bestätigt diese Tatsache, dass die Anzahl der Menschen mit Migrationshintergrund in dieser Gesellschaft zunimmt.

Besonders ist es eine Herausforderung, wenn der nichtdeutsche Partner durch den deutschen Partner nach Deutschland kommt und am Anfang der Beziehung sich stark von dem Partner abhängig fühlt. Diese Abhängigkeit ist sicherlich für beide Partner in unterschiedlicher Intensität als Belastung wahrzunehmen.

Am Anfang haben beide Partner in solchen Situationen viele zusätzliche Aufgaben und Belastungen. Der nichtdeutsche Partner benötigt zunächst mehr Unterstützung für die Orientierung in dem neuen sozialen Umfeld. Andererseits kann diese zusätzliche Aufgabe für den deutschen Partner eine Überforderung verursachen. Die aus dieser Situation entstehenden Konflikte können dazu führen, dass beide Partner den Mut verlieren und zu früh aufgeben. In diesem Zusammenhang ist zu beachten, dass es gelegentlich sogar erwünscht ist, aufgrund von Macht- und Kontrollbedürfnis oder einem Helfersyndrom die individuelle Freiheit und Unabhängigkeit des nichtdeutschen Partners zu behindern bzw. nicht zu fördern. Hierbei spielt die Persönlichkeit der beiden Partner eine wichtige Rolle. Scheibler schreibt dazu: „Dem Ehepartner wurde in der ersten Zeit eine zentrale Bedeutung zugeschrieben, sowohl was die finanzielle und emotionale Unterstützung anbetraf, als auch im Hinblick auf die Hilfe bei sozialen Kontakten und zur Unterstützung bei beruflichen Schwierigkeiten. Die beschriebenen Veränderungen auf individueller Ebene wirkten reziprok, d.h. sie beeinflussten das gesamte Ehesystem. Dieser Umstand führte nicht selten zu großer Unzufriedenheit und Überbelastung beider Partner, was sich negativ auf die Ehezufriedenheit zu Beginn der Ehe auswirken konnte" (Scheibler 1992, S. 110).

In der Literatur wird als weitere Schwierigkeiten thematisiert, dass einige Belastungen durch die Familie im Ausland entstehen können. Durch Migration und Heimatverlust sind die regelmäßigen familiären Kontakte unterbrochen. Bei dem ‚ausländischen' Partner können Schuldgefühle gegenüber der Herkunftsfamilie entstehen, wenn die Eltern erkranken oder sterben und er nicht für seine Ursprungsfamilie da sein kann (vgl. Kocklemus-Jochum 1989 S. 27). Dieser Aspekt hat nicht zwangsläufig mit binationalen Partnerschaften zu tun. Denn es gibt viele Migranten, die in einer mononationalen Partnerschaft leben und mit diesem Thema konfrontiert sind und sich damit auseinandersetzen müssen.

Durch Heimatverlust des migrierten Partners kann das Bedürfnis nach sozialem Kontakt mit Landsleuten entstehen oder das Interesse, dass Verwandte aus seinem Heimatland zum Besuch kommen. Auch dieser Aspekt kann auch die Dynamik der Partnerschaft beeinflussen und dadurch ein neues Konfliktfeld entstehen lassen. Schwierigkeiten ergeben sich auch, wenn der deutsche Partner vom nichtdeutschen Partner verlangt, dass dieser sich einseitig nur an kulturelle Gewohnheiten anpasst und der nichtdeutsche Partner daran gehindert wird, soziale Kontakte mit Menschen aus dem eigenen Herkunftsland aufrechtzuerhalten.

Unterschiedliche Vorstellungen über Gastfreundschaft erwähnt Gómez Tutor als ein weiteres Thema für Auseinandersetzungen. Unbekannte Gewohnheiten der Besucher können zu Konflikten führen, wenn nicht eine gewisse Toleranz gezeigt wird. Genauso kann nach Gómez Tutor ein Problem entstehen, wenn das Heimatland des Partners besucht wird. Nach Gómez Tutor kann es bei einem Besuch der Familie im Herkunftsland vorkommen, dass dem deutschen Partner weniger Aufmerksamkeit geschenkt wird. Der deutsche Partner kann dadurch irritiert sein oder sich ausgeschlossen fühlen (vgl. Gómez Tutor 1995, S. 109). An dieser Stelle ist darauf hinzuweisen, dass in solchen Situationen nicht ausschließlich das Verhalten des nichtdeutschen Partners, sondern auch das Grundvertrauen des deutschen Partners eine bedeutende Rolle spielt. Auch Sprachkenntnisse des deutschen Partners sind entscheidend beim Kontaktaufbau mit der Herkunftsfamilie des Partners. Wenn die Muttersprache des Partners noch nicht oder zumindest nicht ausreichend beherrscht wird, besteht eine Barriere für den deutschen Partner direkt Kontakt aufzunehmen. Oder es kann der Druck entstehen, möglichst alles richtig zu machen, um den Partner oder seine Familie nicht zu enttäuschen. Das könnte eine innere Anspannung verursachen.

Häufig wird in der Literatur Macht- und Rollenverständnis in der Partnerschaft als ein weiteres Thema thematisiert, was zur Auseinandersetzung innerhalb der Beziehung führen kann. Dieses Problem tritt allerdings nicht nur bei binationalen Paaren auf, bei denen ethno-kulturelle Verschiedenheiten eventuell eine Rolle spielen könnten. Es sei darauf hingewiesen, dass auch bei Paaren mit nahen kulturellen Zugehörigkeiten dieser Aspekt ein Konfliktpotenzial darstellen kann. In diesem Zusammenhang stellt Blossfeld fest, dass, nach wie vor der Großteil der

Hausarbeit von den Frauen übernommen wird, obwohl der Anteil von bildungshomogenen Paarbeziehungen zugenommen hat (vgl. Schulz/Blossfeld 2006, S. 29f).

Auch das Rollenverständnis wandelt sich im Laufe der Zeit. Die Rollenverteilung war sogar in westlichen Kulturkreisen in früheren Generationen klar definiert. Heute stehen die Partner vor der Aufgabe, interne und nicht auf andere Paare übertragbare Regelungen zu finden, die für beide Partner akzeptabel sind. Die Ergebnisse der beiden folgenden Studien sind in diesem Zusammenhang bedeutsam: In einer Studie stellte Tuomi-Nikula fest, dass ein zentraler Streitpunkt zwischen finnischen Frauen und ihren deutschen Ehepartnern darin besteht, dass die Ehemänner eine Priorität für ihre berufliche Entwicklung als selbstverständlich wahrnehmen und ihre Frauen gern ausschließlich als Hausfrauen sahen (vgl. Tuomi-Nikula 1996, S. 227). Im Rahmen seiner Doktorarbeit hat Smith schwarz-weiße Paare in New York befragt. Das Ergebnis dieser Untersuchung zeigt: Alle befragten Paare waren der Ansicht, dass Konflikte nicht auf ethnische Hintergründe, sondern vielmehr auf den Persönlichkeitsstil zurückzuführen sind (vgl.Smith 1966, S. 169-174). Bei einer anderen Untersuchung, die durch Wießmeier über die bikulturellen Ehen in Berlin durchgeführt wurde, stellt sie fest, dass häufige Konflikte bei deutsch-orientalischen Paaren aufgrund von unterschiedlicher Bewertung von Gastfreundschaft und dem Stellenwert von Arbeit und Leistung, mangelnde Motivation für das Lernen der Sprache auftraten (vgl. Wießmeier 1993, S. 99). Abgesehen davon waren die Herausforderungen durch die spezifische Sozialisation des Individuums und die Persönlichkeitsstruktur zu erklären, die kaum als Dynamik berücksichtigt werden (vgl. ebd., S. 164). Die Betrachtung dieser Studien unterstützt den Grundgedanken, dass Macht- und Rollenverständnis nicht ausschließlich auf kulturelle Distanz zurückzuführen sind, sondern weitere Faktoren wie Vorbilder, geschichtliche Erfahrungen und soziale Umgebung, individuelle Persönlichkeitsstruktur etc. eine mitwirkende Rolle spielen.

Eine weitere Herausforderung bei binationalen Paaren kann die sprachliche Barriere sein, wenn beide Partner keine gemeinsame Sprache haben. Bei menschlicher Interaktion und auch in der Partnerschaft hat sowohl verbale als auch nonverbale Kommunikation eine zentrale Bedeutung. Da die gemeinsame Sprache für einen Partner in besonderen Konstellationen als Fremdsprache gilt, kann es schwierig sein, eigene Wünsche oder Gedanken verbal auszudrücken. Auch im Bereich der nonverbalen Kommunikation kann es zu Missverständnissen kommen, da auch hier kulturspezifische Unterschiede bestehen. Es kann manchmal für den einheimischen Partner mühsam sein, die Botschaft des Partners zu verstehen.

An dieser Stelle sei darauf hingewiesen, dass bei Migranten auch die Sprachkompetenz eine Rolle spielt, um gesellschaftliche Kontakte aufnehmen zu können. Jacobs und Labov sind der Ansicht, dass das Beherrschen der Sprache es ermöglicht, sich in der Gesellschaft und in sozialen Räumen – wie etwa Schule, Universität, soziale Einrichtungen – aufzuhalten. Es erhöht die Möglichkeiten für interethnische Begegnungen, die eventuell zu binationalen Partnerschaften führen können (vgl. Jacobs & Labov 2002, S. 641f).

Während in einigen Kulturkreisen ein indirekter Kommunikationsstil aus Höflichkeit bevorzugt wird und Wünsche nur angedeutet werden, wird in anderen Kulturen eine direktere Form der Kommunikation bevorzugt. Durch die Begegnung von zwei Menschen, die in unterschiedlichen kulturellen Kontexten aufgewachsen sind, kann die direkte Art des Ausdrucks als rücksichtslos und unsensibel bzw. die indirekte Form als anstrengend empfunden werden. In diesem Zusammenhang können laut Thode-Arora neben mangelnder Beherrschung der Sprache auch „kulturell unterschiedliche Kommunikationsmuster" eine Ursache für Herausforderungen sein (vgl. Thode- Arora 1999, S. 275). Daraus kann eine gespannte Dynamik entstehen, die aus Sicht der PPT als ‚Ehrlichkeit-Höflichkeitskonflikt' bezeichnet wird(siehe Kap. 2.4.4). Durch die Bereitschaft etwas Neues zu lernen, werden eigene Wertehaltungen relativiert, Fixierungen gelöst und als Folge Kommunikationsblockaden aufgehoben. Emotionale Schranken und Vorurteile gegenüber fremden Denk- und Empfindungsweisen werden dadurch abgebaut (vgl. Peseschkian 2005, S. 59).

Unterschiedliche Essgewohnheiten, Essenszeiten und Rituale beim Essen werden als weiterer Faktor für Auseinandersetzungen in binationalen Partnerschaften in der Literatur erwähnt (vgl. Scheibler 1992, S. 94). Es kommt nicht nur in verschiedenen Kulturkreisen, sondern auch innerhalb eines Landes vor, dass Menschen unterschiedliche Vorlieben bezüglich der Essgewohnheiten haben. Manche landestypische Küche nimmt bei der Zubereitung viel Zeit in Anspruch. Deswegen müssen die Paare innerhalb ihres eigenen Subsystems als Familie eine Regelung finden, wie sie die Zeitaufteilung realisieren wollen, um genug Zeit zum Kochen und für andere Familienaktivitäten zu haben. Diese Regelung ist auf andere Familien nicht unbedingt übertragbar, sondern muss innerhalb des familiären Subsystems individuell gestaltet werden.

Neben den genannten Faktoren für potenzielle Konflikte sind nicht zuletzt traditionelle Feste oder Zeremonien beider Nationen eventuelle Anlässe für Auseinandersetzungen innerhalb einer binationalen Partnerschaft. Dieser Aspekt ist bedeutsam, weil die Paare aufgrund ihrer unterschiedlichen Nationalitäten unterschiedliche Familienkulturen haben. Auch in Bezug auf dieses Thema muss das Paar für sich definieren, wie es mit den Unterschieden umgehen will (vgl. ebd., S. 97). Die Partner müssen einen Kompromiss finden, wie die Feste beider Kulturen gefeiert werden[52].

Ein weiterer Problembereich können Stereotypen über fremde Ethnien sein. Aus der Alltagsberatung berichtet Wolf-Almanasreh von einer deutschen Frau, die mit einem aus Indien abstammenden Mann verheiratet ist. Sie berichtete, dass sie schon

[52] Beispielsweise werden Feste wie Weihnachten und Ostern in Deutschland gefeiert. Im Iran dagegen ist das persische Neujahrfest (Nowruz) die wichtigste Feier des Jahres (siehe Kap. 1.1).

vor der Eheschließung meditiert und Yoga-Kurse gemacht hatte, ihr Mann dagegen sei hauptsächlich interessiert an Wirtschaft und Geschäften und sei kein „echter Inder“ (vgl. Wolf-Almanasreh 1990, S. 135f). In diesem Zusammenhang ist die Frage, aus welchen Motiven und Erwartungen der ausländische Partner ausgesucht wurde, was die Dynamik der Partnerschaft beeinflusst.

Die Thematik Kinder und Kindererziehung ist ein nächster Aspekt, der in einer Partnerschaft eine wichtige Rolle spielt. Dazu sind beispielsweise die Namensgebung, sprachliche Sozialisation (mono- oder bilingual), Erziehungsstil oder religiöse Zugehörigkeit zu nennen (vgl. Gómez Tutor 1995, S. 101).

Interessant sind die Unterschiede des Erziehungsverhaltens, wie Fuhrer feststellt. Fuhrer spricht dabei von freundschafts- oder eher verwandtschaftsorientierter Erziehung: Je freundschaftsorientierter die Eltern sind, desto mehr Freiräume gewähren sie ihren Kindern für Freundschaften. Sie haben Vertrauen in die Autonomie des Kindes und lassen ihnen viel Freiraum für ihre Pläne und Bedürfnisse. Je verwandtschaftsorientierter ein Elternteil ist, desto mehr beschränkt dieser Elternteil die kindliche Selbstständigkeit und fördert ein angepasstes und braves Verhalten bei den Kindern. Zusammenfassend ist festzustellen, dass verwandtschaftsorientierte elterliche Netzwerke mit mehr kontrollierender Erziehung und freundschaftsorientierte elterliche Netzwerke mit weniger kontrollierender Erziehung einhergehen (vgl. Fuhrer 2005, S. 246). Da diese Studie nicht bei binationalen Partnerschaften durchgeführt wurde, zeigt sich, dass der unterschiedliche Erziehungsstil der beiden Partner nicht nur auf ihre Nationalitätszugehörigkeit bezogen werden kann. Allerdings darf dieses Thema auch bei binationalen Partnerschaften nicht außer Acht gelassen werden. Immer wenn die Partner unterschiedliche Erziehungsvorstellungen haben, kann dies zu ernsthaften Konflikten führen. In diesem Zusammenhang ist es interessant, dass die Partner nach Ankunft von Kindern ein besonderes Interesse entwickeln, eigene kulturelle Normen und Werte an diese weiterzugeben (vgl. Beck-Gernsheim 2001, S. 4ff; Falkner 2005, S. 176). Daher ist es notwendig, dass die Paare rechtzeitig über ihr eigenes Familienkonzept offen sprechen, um spätere Konfliktthemen zu begrenzen.

In diesem Kontext können unterschiedliche Vorstellungen bezüglich sprachlicher und religiöser Erziehung zu Problemen führen. Entscheidungen die diesbezüglich von den Eltern getroffen werden, spielen bei der Entstehung der personalen Identität der Kinder eine wichtige Rolle. Einige behaupten, dass bilinguale Erziehung negative Auswirkungen auf die Entwicklung haben kann. List weist diese These zurück: Zweisprachige Erziehung könne nicht als Ursache von Problemen der Kinder aufgeführt werden. Für ihn ist es relevant, in welchem Maße die beiden Sprachen dem Kind vermittelt werden, was auf Rollenverteilung innerhalb der Partnerschaft und gesellschaftliche Wertschätzung und Akzeptanz der Sprache zurückgeht. (vgl. List 2006). Auch die Einstellung der Gesellschaft, ob bilinguale Erziehung gefördert wird, kann die Entscheidung der Eltern beeinflussen. Die Untersuchungen zeigen, dass Frauen eine gute Verhandlungsposition in

Bezug auf die Sprache der Kinder haben. Varro stellt fest, dass amerikanische Frauen, die mit einem französischen Mann verheiratet sind und in Frankreich leben, großen Wert darauf legen, dass ihre Kinder Englisch lernen (vgl. Varro 1984). Auch Schlehe (1998) kommt zu dem Ergebnis, worauf Waldis hinweist, dass die Mütter einen großen sprachlichen Einfluss bei der Kindererziehung haben. In seiner Untersuchung beherrschten Kinder binationaler Partnerschaften in Indonesien die jeweilige europäische Muttersprache, aus der ihre Mutter abstammte (vgl. Schlehe 1998 zit. nach Waldis 2001, S. 134). In einer anderen Studie stellte Streiff-Fenart (1989) fest, dass Frauen aus dem arabischen Raum, die mit Franzosen verheiratet sind, sich dafür engagierten den Kindern arabisch beizubringen. Umgekehrt setzen sich französische Frauen, die einen Partner mit arabischer Herkunft haben (z.B. Maghreb) für die französische Sprache ein und stellen Frankreich als Residenzland dar (vgl. Streiff-Fenart, 1989, S. 102). Scheibler fand in ihrer Untersuchung heraus, dass die Entscheidung für oder gegen zweisprachige Erziehung mit dem Prestige der Sprache zusammenhängt. Einige Paare lehnen eine zweisprachige Erziehung aufgrund erlebter Diskriminierung ab. Westeuropäische Sprachen werden ihrer Ansicht nach mit höherem Prestige bewertet und eher vermittelt (vgl. Scheibler 1993, S. 84).

Die Ergebnisse der oben genannten Studien erwecken den Eindruck, dass einerseits das Prestige der Sprache für einheimische Partner eine wichtige Rolle für die Förderung und Unterstützung der bilingualen Erziehung der Kinder spielt und andererseits Mütter Haupteinflussfaktoren für oder gegen eine bilinguale Erziehung der Kinder darstellen.

Es sollte an dieser Stelle nicht außer Acht gelassen werden, dass die Kinder durch die zweisprachige Erziehung die Möglichkeit haben, zwei verschiedene Weltanschauungen und Werte- und Normensysteme kennenzulernen. Das bilinguale Aufwachsen ist als Ressource für die Bereicherung und Entfaltung der Kinder von besonderer Bedeutung. Unabhängig von individuellen Kompetenzen der Kinder und der Bemühung der Eltern, sind soziale und gesellschaftliche Einflussfaktoren nicht zu vergessen. Es kommt nicht selten vor, dass die Eltern oder Kinder aufgrund gesellschaftlicher Konsequenzen es ablehnen, die zweite Sprache zu praktizieren. Sie befürchten Nachteile in Form von negativen Reaktionen des sozialen Umfelds, die aufgrund des „Ausländerseins“ zustande kommen. Es ist wertvoll zu untersuchen, ob und inwiefern die Zweisprachigkeit von Kindern in der Gesellschaft in der sie leben akzeptiert wird, in Verbindung mit deren sozialem und politischem Standpunkt. Sind unterschiedliche Reaktionen auf Charakteristika der Nation oder das aktuelle Prestige einer Nation zurückzuführen? Trotz der möglichen Schwierigkeiten gibt es für die Eltern einen Grund, die Kinder zweisprachig zu erziehen: Sie können dem Kind dadurch verdeutlichen, dass es zwei unterschiedlichen Ethnien angehört. Die Eltern sollten Wert darauf legen, ihren Kindern klar zu machen, dass sie später beide Sprachen benötigen, um die Beziehung zur Verwandtschaft aufrechterhalten und untereinander kommunizieren zu können.

Ein weiteres Thema, – wie zuvor schon erwähnt wurde – das in binationalen Partnerschaften aufgrund des unterschiedlichen Hintergrunds zum Konflikt führen kann, ist die Frage der Namensgebung der Kinder. In Bezug auf die Namenswahl weist Barbara (1989) darauf hin, dass eine häufige Lösung für die Namensgebung die Mischung ist, d.h. entweder wird ein Name ausgesucht, der in der jeweiligen Sprache vertraut ist oder es wird ein Doppelname gewählt (vgl. Barbara 1989, zit. nach Gómez Tutor 1995, S. 101).

Michel vermutet, dass ein weiterer Faktor, der zur Auseinandersetzung führen kann, auf verschiedene Wirtschaftsformen der Herkunftsgesellschaften zurückzuführen ist (Michel 1959, zit. nach Thode-Arora 1999, S. 283). In diesem Zusammenhang wurde bis jetzt keine weitere Forschung gemacht. Daher ist es sinnvoll im Kontext der binationalen Partnerschaft zu untersuchen, inwiefern die Herkunft aus verschiedenen sozialen Schichten Konfliktpotenzial mit sich bringt.

Insgesamt muss darauf aufmerksam gemacht werden, dass die Forschung der Zukunft nicht einseitig auf die Schwierigkeiten solcher Beziehungen ausgerichtet werden sollte, sondern dass die Ressourcen und Fähigkeiten binationaler Beziehungen, die für Konfliktbewältigung unterstützend sind, verstärkt untersucht werden sollten. Um einen günstigen Raum für Konfliktbearbeitung zu schaffen ist es notwendig, dass sich Paare nicht nur auf ihre Differenzen konzentrieren, sondern auch die verbindenden Gemeinsamkeiten berücksichtigen. Bei Paaren, die weniger flexibel sind, können bestehende Differenzen aufgrund ihrer kulturellen Unterschiede verstärkt in den Vordergrund treten. Dadurch wird häufig eine konstruktive Bewältigung von Partnerschaftskonflikten verhindert. Neben kulturellen Differenzen spielen die individuellen Fähigkeiten, Persönlichkeitsmerkmale und Beziehungsfähigkeit der Partner eine besondere Rolle, um ein gemeinsames Partnerschaftskonzept im Sinne einer kulturellen Anpassungsstrategie (siehe Kap. 3. 5. 2) zu entwickeln, das nicht mit dem Konzept von einem anderen Paar zu vergleichen ist. Gegenseitiges Verständnis, Toleranz und Geduld ist für diesen Prozess erforderlich.

Nach Scheibler gibt es zwei Faktoren, die Spannungsfelder in binationalen Partnerschaften beeinflussen: ‚*Der Grad der kulturellen Distanz*' und ‚*der Grad gesellschaftlicher Akzeptanz*' (vgl. Scheiber 2000, S. 160). Dabei ist zu beachten, dass die Gefahr besteht, aufgrund von kulturellen Unterschieden – nach dem Konzept der Kulturstandards nach Thomas – eine vorschnelle Prognose über Konflikte und Probleme binationaler Partnerschaften zu treffen. Kulturelle Distanz sollte weder überbewertet noch vollkommen ignoriert werden. Inwiefern es den Partnern gelingt, mit kulturellen Verschiedenheiten konstruktiv umzugehen, hängt neben den zwei Faktoren von Scheibler auch von den *Persönlichkeitseigenschaften* der beiden Partner ab, die aus psychodynamischer Perspektive für den Prozess des Zusammenlebens und der Konfliktbearbeitung in der Partnerschaft eine zentrale und bedeutsame Rolle spielen.

Partnerschaftliche und familiäre binationale Konstellationen werden in der Realität noch immer als problematisch und normabweichend betrachtet. Es ist notwendig, entsprechende psychosoziale Interventionen und Beratungsmöglichkeiten zu schaffen, in denen Ressourcen, Fähigkeiten, Persönlichkeitspotenziale und interkulturelle Handlungskompetenz solcher Familien wertgeschätzt, mobilisiert und verstärkt werden. Dies kann zu einem gelingenden Zusammenleben in einer multikulturellen Gesellschaft beitragen.

3.5 Umgang mit kulturellen Unterschieden und Gestaltung eigener Subkultur

Jeder der Partner bringt das Gepäck seiner Kultur und gleichzeitig seine individuelle Lebensgeschichte in die Partnerschaft mit. Die Partner sind allerdings nicht nur ‚*Gepäckträger*' bestimmter kultureller Normen, sondern sie besitzen ihre eigene individuelle Einzigartigkeit. Die Dynamik der Ich-Identität verändert sich im Laufe der Zeit durch verschiedene Faktoren wie persönliche Entwicklung, Bildung, Einfluss des sozialen Umfeldes und durch Medien.

Die Begegnung der Kulturen kann schwierig sein, weil sie gleichzeitig die Auseinandersetzung mit der eigenen Person bedeutet, die in der einheimischen Gruppierung nicht so notwendig erscheint. In diesem Zusammenhang schreibt Peseschkian, dass der Mensch seine eigene Erziehungssphäre mit sich in die Beziehung bringt. D.h. jeder Mensch besitzt seine eigene Tradition, die in irgendeiner Form das kulturelle System seiner sozialen Umgebung einschließt (vgl. Peseschkian 1997, S. 38). Andere Kulturen kennenzulernen bedeutet, sich auch mit der eigenen Kultur auseinanderzusetzen und den eigenen Standpunkt zu bestimmen. Dieser Prozess der Auseinandersetzung kann der persönlichen Entwicklung dienen.

Unabhängig davon, ob eine mono- oder binationale Partnerschaft vorliegt bzw. inwieweit kulturelle Unterschiede zwischen den Partnern bestehen, ist das Paar mit der Aufgabe konfrontiert, eine gemeinsame partnerschaftliche Subkultur zu gestalten, in der unterschiedliche kulturelle Gewohnheiten und Partnerschaftsentwürfe vereint werden. Willi (2002) ist der Ansicht: „Eine Liebesbeziehung ist dabei niemals nur harmonisch und selbstlos, sondern immer eigennützig und spannungsgeladen. Die Liebespartner reiben sich aneinander, sind ihre kompetentesten Kritiker und unerbittlichsten Herausforderer, weil jeder von der Entfaltung und Weiterentwicklung des anderen direkt betroffen ist. Partner sind füreinander die Stimme des Unterbewussten, das heißt aber auch der verdrängten Aspekte ihrer eigenen persönlichen Entwicklung. Die Liebe der Partner bleibt ambivalent – gespannt in der Frage, wieweit die Beziehung zueinander die Entfaltung des eigenen Potentials begünstigt oder behindert. Eine Partnerschaft, in der es keine Reibungen und keine Entwicklungen mehr gibt, ist zum Stillstand gekommen“ (Klappentext). Das setzt voraus, dass die beiden Partner bereit sind, eigene gefestigte Anschauungen, Welterklärungen und Urteile aufzugeben und sich von ihrem eigenen Standpunkt zu lösen. Durch die Annahme, dass es andere Bewertungen und Wahrnehmungen in der Welt gibt, besteht die Möglichkeit, eigene verinnerlichte Werte auf die Probe zu stellen und womöglich Vorzüge der anderen Sichtweisen zu erkennen. Einige Fähigkeiten und Ressourcen wie Reflexion, Selbstkritik, Kommunikationsbereitschaft, Kompromiss- und Anpassungsfähigkeit, Handlungskompetenz und eine hohe interkulturelle Sensibilität sind für diesen Prozess unabdingbar. Nach Beginn einer partnerschaftlichen Beziehung begegnen sich sowohl zwei kulturelle Normen als auch zwei Einzelbiographien. Dadurch besteht für beide Partner die Verantwortung, zwei unterschiedliche Weltanschauungen in Einklang zu bringen. Integration der beiden individuellen und kulturellen Lebensvorstellungen und die Gestaltung der neuen partnerschaftlichen Subkultur beeinflussen die Dynamik der binationalen Partnerschaft.

In Bezug auf die Gestaltung der Subkultur weist Massingue darauf hin: „Dass die eigene Paarkultur in etwa in der Mitte zwischen beiden Herkunftskulturen angesiedelt wird, ist eminent wichtig" (Massingue 2005, S. 165). Dazu schreibt sie, dass bestimmte Verhaltensweisen das Gelingen der Subkultur verhindern können, wenn ein Partner alle Schwierigkeiten in der Beziehung auf die fremde und seiner Meinung nach nicht so entwickelte Kultur schiebt und dem Partner die Überlegenheit seiner eigenen Kultur vorhält (vgl. ebd., S. 167).

Wer sich nur auf die Unterschiede konzentriert und nicht auf die Gemeinsamkeiten achtet, wer nicht in der Lage ist, über Probleme zu sprechen und nicht tolerant und flexibel genug ist, das Anderssein des Partners anzunehmen, sollte auf binationale Partnerschaften verzichten. Es bleibt dahingestellt, ob eine Person, die nicht mit Unterschieden umgehen kann, in der Lage ist, innerhalb ihres eigenen Kulturkreises eine konflikt- und problemfreie Beziehung zu führen. Des Weiteren ist die Frage, ob es überhaupt eine Beziehung ohne Auseinandersetzungen gibt.

Mit Zunahme von interkulturellen Begegnungen im Zuge der Globalisierung, gewinnt die transkulturelle Lebensdynamik für Menschen als Individuen und besonders für binationale Paare mehr Bedeutung. Durch die Sozialisation werden verschiedene Werte, Normen und Verhaltensmuster vermittelt. Daraus entwickelt sich eine starke emotionale Bindung an diese Wertorientierungen, die als Teil der Identität zu verstehen sind. Menschen mit Migrationshintergrund, die Aufnahmegesellschaft und auch binationale Paare müssen lernen, in einem besonderen Verständigungsprozess mit diesen kulturellen Verschiedenheiten umzugehen. Die Partner lernen, die Werte beider Kulturen zu verstehen. Durch Flexibilität und Toleranz entwickelt sich eine transkulturelle Kompetenz, welche als Bereicherung gesehen werden kann. Dabei ist zu beachten, dass binationale Paare – genauso wie jedes andere Paar - ihre eigene Geschichte und Entwicklung haben. Jedes Paar – sowohl mono- als auch binational – ist dafür verantwortlich, eine eigene spezifische Subkultur zu entwickeln, in der Traditionen, Werte und Normen der Herkunftsfamilien beider Partner aufgegriffen und kombiniert werden. Dieser Prozess ist gelungen, wenn die Paare einerseits eine starke und loyale Beziehung entwickelt haben und andererseits jeder der Partner eine emotional positive Akzeptanz des anderen Partners erfährt. Dazu ist die positive Unterstützung des sozialen Umfeldes wie Familie, Verwandte, Freunde, etc. nicht zu unterschätzen. Für binationale Paare ist es einerseits eine Herausforderung und zugleich eine Bereicherung, wenn sie eigene Werte nicht als absolut betrachten, sondern relativieren und versuchen, die Welt aus der Sicht des Partners zu verstehen. Dadurch kann eine Grundhaltung entstehen, in der eine Verbindung von eigenen und fremden Werten geschaffen wird. Positive und Transkulturelle Psychotherapie, wie im Kapitel 5 ausführlich dargestellt, unterstützt die Partner darin, durch kulturellen Austausch und Anpassung eine neue Balance zu entwickeln.

Das Ziel interkultureller Partnerschaften sollte sein, ethnische Identität und übergreifende Loyalitäten zu verbinden. Dies muss als ein Lernprozess angesehen werden. Unter dem Begriff *Paarsystem* wird das ganz eigene, spezifische Kompromissgeflecht eines bestimmten Paares verstanden. Schließlich besitzen die Paare die Fähigkeit, das eigene Wertesystem in seiner Relativität zu erkennen. Diese Fähigkeit ist das Ziel, das erreicht werden sollte. Auf der Basis dieses Gelingens sind die beiden Partner in der Lage, sich aus der Enge ihrer jeweiligen Herkunftskultur zu befreien. Darin sollten störende Elemente beider Kulturen ausgeschaltet und die Gemeinsamkeiten positiv verstärkt werden. Durch die neu gefundene Mischung können die beiden Partner eine befriedigende Kompromisskultur als *‚dritten Raum‘* miteinander aushandeln.

3.5.1 Anpassungsstrategien in binationalen Partnerschaften

Bei der Betrachtung der Integrationsprozesse sind zwei verschiedene Dimensionen zu berücksichtigen: Einerseits die Dynamik des Integrationsprozesses jedes individuellen Menschen in der neuen Aufnahmegesellschaft; andererseits der Kompromiss und Anpassungsprozess innerhalb einer binationalen Paarbeziehung.

Die Begegnung von zwei Menschen – unabhängig davon, ob sie aus unterschiedlichen Nationalitäten stammen – bedeutet das Zusammentreffen von zwei *Individuen* mit unterschiedlichen Lebensgeschichten, Erfahrungen und Einstellungen. Durch die Entstehung jeder Partnerschaft sind die beiden Partner mit Anpassungsprozessen und Herausforderungen konfrontiert, in der sie einige Eigenschaften des Partners neu kennenlernen und teilweise eine gewisse Akzeptanz zeigen müssen. Wie die beiden Partner es schaffen, diese Aufgaben zu bewältigen, hängt von verschiedenen Faktoren ab.

Zusätzlich zu den von Scheibler erwähnten Determinanten, die schon bereits erwähnt wurden, sind individuelle Persönlichkeitsmerkmale und Präferenzen einzelner Menschen zu berücksichtigen, die sich im Laufe der lebensgeschichtlichen Entwicklung und durch unterschiedliche familiäre Lebensbedingungen geformt haben. Diese Merkmale wirken auf die Partnerschaftsdynamik und

Verarbeitung dieses Anpassungsprozesses ein. Hierbei ist auch die Akzeptanz individueller Freiheit und der Grad der Kompromissbereitschaft entscheidend, was sich zusammen als *Beziehungsfähigkeit* ausdrücken lässt. Ein weiterer Faktor für das Gelingen einer (binationalen) Partnerschaft ist Bildung. In einer Studie hat Schroether die Bedeutung von Bildung als einen wichtigen Faktor sowohl für Migrationserfolg als auch für das Gelingen einer binationalen Partnerschaft hervorgehoben (vgl. Schroether 2006, S. 431).

Einige dysfunktionale Einstellungen sind mit negativem Verhalten in Konfliktsituationen verknüpft und für binationale Partnerschaften schädlich. Die Überzeugung, dass Menschen verschiedener Nationalitäten völlig verschieden sind, beeinflussen direkt oder indirekt die Anpassungsprozesse einer Partnerschaft. An dieser Stelle sei darauf hingewiesen, dass sowohl überdauernde Eigenschaften von beiden Partnern als auch belastende Ereignisse die Anpassungsprozesse beeinflussen können und die Strategien, welche die Partner im Alltag, insbesondere in Konfliktsituationen und Krisen, auswählen.

Das von Karney und Bradbury entwickelte Vulnerabilitäts-Stress- Adaptationsmodell konstruiert eine Wechselwirkung zwischen überdauernden Eigenschaften und belastenden Ereignissen, welche sich in der Folge auf den Anpassungsprozess auswirken und die Zufriedenheit und Stabilität der Partnerschaft beeinflusst (Karney & Bradbury 1995, S. 23). Die Anpassungsprozesse beziehen sich auf Strategien, die die Partner als Individuen in ihr gemeinsames Alltagsleben einbeziehen. Sowohl die individuelle Form der Emotionsregulation und Stressbewältigung, als auch die dyadische Form bestimmen die paarinterne Unterschiedlichkeit. Hierbei spielen Kommunikationsfertigkeiten, Konfliktlösungskompetenzen, Persönlichkeitsmerkmale, Bindungsstil, kognitive Reflexionsfähigkeit, Motive und Einstellungen eine entscheidende Rolle für die Partnerschaftsqualität.

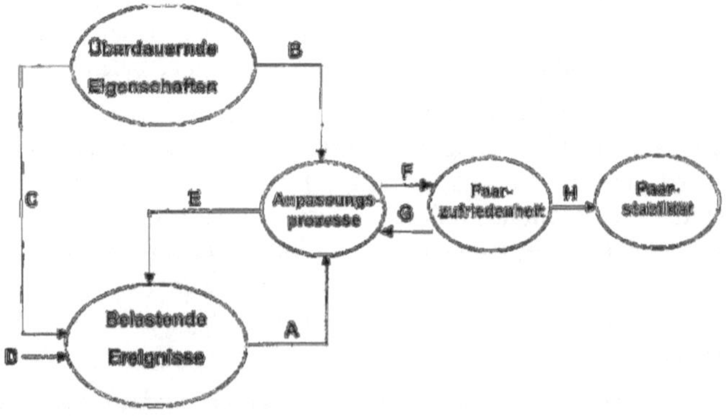

Abb. 17 Das Vulnerabilitäts-Stress-Adaptationsmodell der Paarbeziehung (vgl. Karney & Brandbury 1995, S. 23; Schneewind et al. 2000, S. 101)

Ein wichtiger Faktor in diesem Prozess ist die Kommunikationsart – wie Gottmann in mehreren Längsschnittstudien herausgefunden hat (siehe Kap. 2.2.1). Die Art der Konfliktverarbeitung, die Bewertung des Verhaltens des Partners und die Auseinandersetzung beeinflussen den Anpassungsprozess und als Folge die Zufriedenheit in der Paarbeziehung. Eine Reihe von Studien zeigen – in denen die Paare bestimmte Strategien in kritischen Situationen angewendet haben, um ihre Beziehung zu stabilisieren –, dass die konstruktiven Verhaltensweisen zur Aufrechterhaltung und Reparatur der Paarbeziehung dienen, insbesondere in kritischen Situationen. Dies sind wichtige stabilisierende Verhaltensweisen, die den Anpassungsprozess erleichtern. Diese Strategien sind:

- Positivität: optimistisch sein, Kritik am Partner vermeiden, sich interessiert darstellen, sich persönlich weiterentwickeln wollen.
- Offene Kommunikation: aufmerksam zuhören, bei der Kommunikation Empathie zeigen, sich öffnen und über die Beziehung offen reden.
- Zuneigung: Verhaltensweisen zeigen, die Liebe und Treue beweisen, dem anderen eine Freude machen, zu Gunsten des anderen auf etwas verzichten.
- Gemeinsame Aktivitäten und Kontakte: gemeinsame Zeit verbringen, sich an den Aktivitäten des anderen beteiligen, Rituale pflegen.
- Netzwerke: Zeit mit Freunden und Familienangehörigen verbringen, die die Beziehung unterstützen.
- Aufgabenteilung: Haushaltsverantwortungen fair teilen (vgl. Schneewind 2000, S. 104).

Durch das Aufeinandertreffen unterschiedlicher Handlungen und Reaktionen zweier Partner sowie deren aktive Beteiligung an der Begegnung, kann eine kulturelle Anpassung entstehen, die als ein kontinuierlicher Prozess verstanden werden sollte. Als Folge dieser Anpassung ergeben sich unterschiedliche Lösungsstrategien, die in Abhängigkeit von den individuellen Eigenschaften der Partner, der Art der Kommunikation, der familiären Unterstützung, dem Grad der Bereitschaft für die Veränderung, von der Offenheit etwas Neues zu erfahren, des sozialen Umfeldes und den internen und externen Anforderungen an die Partnerschaft stehen. Diesbezüglich unterscheiden Tseng und seine Mitarbeiter (1977) drei Muster für kulturelle Anpassungsstrategien in binationalen Partnerschaften: „One-way-adjustment“ (einseitiges Arrangement), „alternative adjustment“ (alternatives Arrangement) und „creative adjustment“ (kreatives Arrangement).

- Beim sogenannten „one-way-adjustment“ gibt ein Partner seine kulturelle Identität auf und passt sich an die kulturelle Identität seines Partners an. Dabei gilt es herauszufinden, aus welchen Motiven und Gründen die Person diese asymmetrische Lösung sucht (vgl. Tseng et al. 1977, S. 98). Es sei darauf hingewiesen, dass es vielfältige Hintergründe für eine solche Anpassungsstrategie geben kann. Personen mit geringem Selbstwertgefühl neigen eher dazu, sich äußeren Bedingungen stark anzupassen. Es kann die Hoffnung bestehen, vom sozialen Umfeld besser akzeptiert zu werden und in der Gesellschaft besser überleben zu können. Zudem kann die geringe Bindung an die herkunftskulturellen Werte eine starke Anpassung begünstigen. Diese genannten Faktoren haben eine kausale Beziehung zur Dynamik der Persönlichkeitsstruktur der betroffenen Person.

- Das „alternative adjustment" zielt darauf, eine Balance zwischen beiden herkunftskulturellen Normen herzustellen (vgl. ebd., S. 99). Sie lässt sich in unterschiedlicher Weise realisieren: a) Durch eine Lösung, bei der zwei unterschiedliche Verhaltensmuster kombiniert werden. Dann wird von „simultaneous solution" gesprochen. b) Durch einen Kompromiss: Diese Lösungsstrategie kann gewählt werden, wenn unterschiedliche Verhaltensmuster der beiden Partner nicht kombinierbar sind. Diese wird als „mid-point-compromise" bezeichnet. c) Bei der dritten Form geht es darum, unterschiedliche Wertvorstellungen der beiden Partner in unterschiedlichen Lebensbereichen zum Ausdruck zu bringen. Diese Form von Strategie wird als „mixing-arrangement" benannt (vgl. ebd., S. 100).
- Die dritte Anpassungsstrategie wird als „creative adjustment" bezeichnet. Diese Form wird als neutrale Lösung benannt. Sie kommt zum Einsatz, wenn die Partner sich nicht für ihre kulturellen Normen interessieren, keinen besonderen Wert darauflegen, oder die individuellen Werte unvereinbar sind. Die Bedeutung des gesellschaftlichen und familiären Umfeldes als Nebenfaktoren für dieses Lösungsmuster darf nicht vergessen werden (vgl. ebd., S. 100f).

Neben den o.g. Lösungsstrategien klassifiziert der Autor in Anlehnung an die o.g. Muster und unter Berücksichtigung psychodynamischer Sichtweisen drei typologische Kompromisse und Anpassungsprozesse in (binationalen) Partnerschaften:

a) *Macht- und Dominanzbefugnis bzw. Abhängigkeit*: Ein Partner bestrebt bewusst oder unbewusst nach kultureller Überlegenheit und der andere passt sich einseitig oder überwiegend an die kulturellen Gegebenheiten des anderen an. Es besteht die Gefahr, dass kein kultureller Austausch im Sinne von Bereicherung und Entwicklung stattfindet. Bei dieser Art der Überanpassung kann nicht von einer interkulturellen und fruchtbaren Begegnung gesprochen werden. Bei einer solchen binationalen Paardynamik, die sogar lebenslang funktioniert und von außen als gelungen wahrgenommen wird, wäre es interessant zu beobachten, warum einerseits Macht- und Kontrollbedürfnis und andererseits Abhängigkeit, Überanpassung und Abkehr von kultureller Herkunft als Strategie und Abwehr benutzt wird.

b) *Distanz und Vermeidung*: Dies kommt nicht selten nach Beendigung der symbiotischen Phase vor, die meist in der Verliebtheitsphase und zu Anfang der Paarbeziehungsbildung abläuft. Während zunächst die ungewöhnlichen Eigenschaften des Partners toleriert, interessant gefunden und positiv bewertet werden, ziehen sich die beiden Partner nach einer gewissen Zeit voneinander zurück. In solchen Fällen werden meistens die Ursachen für Auseinandersetzungen und Konflikte ausschließlich in der kulturellen Andersartigkeit des Partners gesehen. Stereotypen und Vorurteile werden für die Zuschreibung kultureller Unterschiede aktiviert. Die Gefahr der *Rückzugsstrategie* kann durch unzureichende Kommunikationsbereitschaft und Handlungskompetenz für die Bewältigung von kulturbedingten Auseinandersetzungen und Konflikte zwischen den Partnern erhöht werden. Auch die gesellschaftliche und familiäre Umgebung kann diese Lösungsstrategie verstärken. Hier spielt die professionelle Paarberatung oder Paartherapie eine wichtige Rolle, um die tatsächlichen Ursachen der Konflikte und die Bedeutung der individuellen Persönlichkeit und Eigenschaften bei der Entstehung der Konflikte herauszuarbeiten. Die Erkenntnisse über die Paardynamik sind wichtige Voraussetzungen, um je nach Bedarf die passende Intervention bzw. Paarberatung für die Neugestaltung der Beziehung anzubieten.

c) *Stabile und ausgewogene Paarbeziehung*: Man kann davon ausgehen, dass ein gelingendes und zufriedenstellendes Paarsystem als solches definiert werden kann, wenn das Paar seine eigene abgegrenzte und auf andere Paare nicht übertragbare Subkultur schafft, an deren Gestaltung beide Partner aktiv beteiligt sind. Auf der Basis dieses gemeinsamen Ausgangspunktes werden die Elemente beider Kulturen, sogar auch die anderen Kulturen einbezogen und ein eigenes Lebenskonzept entwickelt. Gleichzeitig wird beidseitig ein freier Raum für individuelle Bedürfnisse und Wünsche zugelassen und eine klare Grenze zwischen sich respektiert, welche im Sinne von Nähe-Distanz-Regulation (Autonomie-Verbundenheit) verstanden werden kann.

Durch wechselseitige Wertschätzung, Kommunikationsbereitschaft, Offenheit, Respekt und Toleranz ist es möglich, eine *kompromisshafte, stabile* und *ausgewogene* Paarbeziehung im Sinne von einer zufriedenen und gelungenen Paarbeziehung zu realisieren. Wenn die Anpassung gelingt, kann die Beziehung für beide Partner als Bereicherung empfunden werden. Wobei ein Austausch stattfindet, das zur individuellen Entwicklung beiträgt.

Die folgende Abbildung gibt zusammenfassend einen Überblick über den oben beschriebenen Kompromiss- und Anpassungsprozess in (binationalen) Paarbeziehungen.

a) Macht- und Dominanzbefugnis bzw. Abhängigkeit	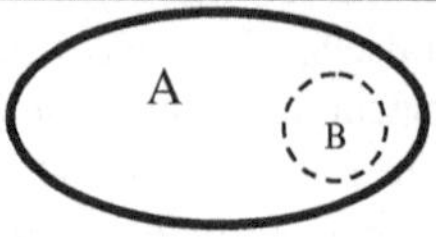
b) Distanz und Vermeidung	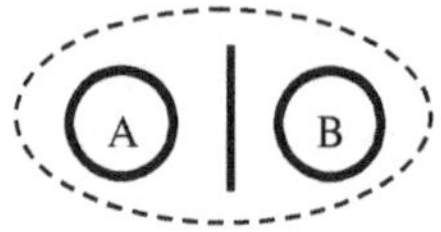
c) Stabile und ausgewogene Beziehung	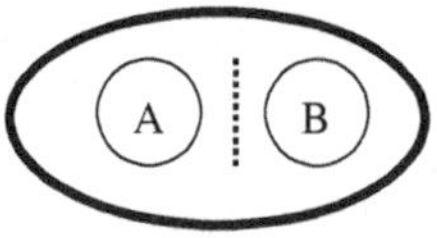

Abb. 18 Kompromisse und kulturelle Anpassungsstrategien in (binationalen) Paarbeziehungen im Überblick

Bei der Frage, wie es möglich ist, dieses Ziel zu erreichen, unterstützt das Konzept der PPT die Paare und sie stellt sich die Aufgabe, eine Form der ausgewogenen Anpassungsstrategien durch die ressourcenorientierte Sichtweise und Interventionen zu unterstützen. Für eine gelingende (binationale) Partnerschaft lässt sich ein Konzept – in Anlehnung an Balancemodell nach Peseschkian – abbilden, das im Kapitel fünf näher erläutert wird (siehe Kap. 5.1.3).

In Bezug auf die interkulturelle Handlungsfähigkeit z.B. innerhalb einer partnerschaftlichen Beziehung, sind einige Fähigkeiten wichtig, welche den Prozess des Lernens und der Anpassung erleichtern (vgl. Neel 1986 und Garz 1989, zit. nach Khounani 2000, S. 32). Dies sind:

- *Empathie*: Interkulturelle Auseinandersetzung setzt die Fähigkeit voraus, sich in die fremde Lebensvorstellung und Sichtweise hineinversetzen zu können.
- *Neugier/Kritikfähigkeit/Flexibilität*: Interkulturelle Handlungsfähigkeit setzt suchende Neugier und die Bereitschaft voraus, sich auf Unbekanntes einzulassen und neue Erlebnisse zuzulassen.
- *Konfliktfähigkeit*: Interkulturelle Handlungsfähigkeit ist auch damit verbunden, Konflikte auszutragen, die aufgrund unterschiedlicher Meinungen und Bedürfnisse entstehen. Auf Unterschiede sollte nicht mit aggressivem Verhalten reagiert werden, sondern mit gegenseitigem Respekt und Dialogbereitschaft. Beide ermöglichen Verständigung und bereiten den Boden für gegenseitiges Verstehen und Akzeptanz.
- *Frustrationsverarbeitungsfähigkeit*: Mit interkultureller Handlungsfähigkeit ist die Fähigkeit verbunden, sich kulturdivergenten Interessen und

Verhaltensweisen zu stellen und Meinungsverschiedenheiten auszuhalten und zu tolerieren.

- *Durchsetzungs- und Selbstbehauptungsfähigkeit*: In der interkulturellen Handlung müssen beide Partner den Mut und die Fähigkeit haben, ihre eigenen kulturellen Vorstellungen, Erwartungen und Bedürfnisse in angemessener Form in die Beziehung einzubringen.
- *Selbstvertrauen*: Diese Fähigkeit ist in hohem Maße an innere Selbstsicherheit gebunden, die sich in unterschiedlichen Lebenssituationen und -bereichen bewähren muss. Durch die neuen Erfahrungen müssen Strategien und Regeln entwickelt werden, um die Orientierung und Anpassung in einer binationalen Partnerschaft zu ermöglichen. Für diese Entwicklung ist Selbstvertrauen eine wichtige Voraussetzung.

Wie schon an mehreren Stellen erwähnt wurde, erfordert es die neue Lebenssituation für beide Partner sich mit der eigenen Vergangenheit, Normen und Wertvorstellungen, Wünschen und der daraus entstandenen Identität auseinanderzusetzen. Geduld, Toleranz und gegenseitiger Respekt sind wichtige Ressourcen und Voraussetzungen, die in den (binationalen) Beziehungen in hohem Maße erforderlich sind und deren Ausprägung einen starken Einfluss auf die Harmonie in der Partnerschaft hat. „Wenn es geht, bleibt über die Jahre etwas erhalten von der anfänglichen Kühnheit vom Optimistisch-Experimentellen, dann sind bikulturelle Ehen besonders lebendig und interessant“ (vgl. Beck- Gernsheim 2000, S. 168). Entstehen Konflikte und Missverständnisse, sollten sie einerseits nicht sofort und ausschließlich auf kulturelle Verschiedenheiten zurückgeführt werden, denn Auseinandersetzung gehören unvermeidlich zu jeder partnerschaftlichen Beziehung. Andererseits kann der Versuch, noch einmal neu anzufangen und etwas zu verändern, als Bereicherung wahrgenommen werden und der Entwicklung der Handlungskompetenz wachstumsfördernd dienen.

Das Zusammenleben zweier Menschen unterschiedlicher sozialer und ethnischer Herkunft, das die beidseitige Anpassung fordert und fördert, kann gelingen, wenn gewisse Fähigkeiten und Handlungsmöglichkeiten im Sinne von interkulturellem Verhalten bzw. Lernen herausgebildet werden. Diese Ressourcen sind notwendig für das Zusammenleben in einer multikulturellen Gesellschaft, davon profitieren sowohl die Paare als auch andere Mitglieder der Gesellschaft. Durch interkulturelle Handlungsfähigkeit kann ein erweiterter Raum eines friedlichen Mit- und Nebeneinanders unterschiedlicher Normensysteme, Denkformen, Weltanschauungen und Lebensstile geschaffen werden. An der Gestaltung dieses Raumes haben binationale Paare einen großen Anteil. Für den Aufbau eines Verständnisses interkulturellen Handelns sind drei psychologische Grundkomponenten entscheidend. Die „kognitive“ Komponente umfasst das Wissen um Merkmale der eigenkulturellen und fremdkulturellen Werte. Die „emotionale“ Komponente beinhaltet emotionale Bewertungen. Die „Handlungskomponente“ beschreibt die Interaktion und Kommunikation in unterschiedlichen sozial-kulturellen Verhaltensumfeldern (vgl. Khounani 2000, S. 31).

Es lässt sich zusammenfassen, dass das Gelingen oder Misslingen des Anpassungsprozesses in binationalen Partnerschaften von vielen Faktoren abhängig ist. Diese sind individuelle Persönlichkeitsmerkmale und Präferenzen, Kommunikations- und Reflexionsfähigkeit, Beziehungsfähigkeit, interkulturelle Handlungsfähigkeit, Einflüsse des sozialen Umfeldes und gesellschaftliche Akzeptanz von Migranten und binationalen Partnerschaften.

3.5.2 Motive für binationale Partnerschaften

Ein zentrales Forschungsthema bei binationalen Partnerschaften, dem in diesem Fachdiskurs noch mehr Aufmerksamkeit gewidmet werden sollte, fragt nach den Motiven und Situationen, in denen Partnerschaften bzw. Ehen geschlossen werden.

In vielen Studien zum Thema binationale Partnerschaft wurde häufig außer Acht gelassen, dass in solchen Konstellationen sich zwei *Individuen* begegnen. Menschen können füreinander Gefühle zeigen, sich gegenseitig sympathisch finden und sich gegenseitig mit ihren jeweiligen persönlichen Eigenschaften als liebenswert wahrnehmen und zwar völlig unabhängig davon, welche ethnische Herkunft die beiden Menschen haben. Eigentlich ist dies eine Banalität, offenbar muss sie jedoch in der Forschung von binationalen Partnerschaften besonders betont werden. Solche Motive für die Entstehung von Partnerschaften sollten auch hier angemessen berücksichtigt werden. Wobei es selbstverständlich auch sein kann (aber nicht muss), dass bei der Entstehung binationaler Partnerschaften weitere Motive eine Rolle spielen. Es ist jedoch kritisch zu bewerten, von Anfang an davon auszugehen, wie dieses häufig in der Forschung der Fall ist, dass die emotionale Bindung zwischen zwei Individuen keinen wichtigen Platz einnimmt und nur gesellschaftliche, wirtschaftliche und rechtliche Aspekte von Bedeutung sind.

Hecht-El Minshawi führte in Deutschland eine Untersuchung mit binationalen Paaren in Bezug auf deren Motive für die Partnerschaft durch. Sie stellt Unterschiede bei den Motiven von Männern und Frauen fest. Bei deutschen Frauen strhen – so ihre Ergebnisse – vor allem folgende Gründe für die Wahl eines ausländischen Partners im Vordergrund: Geographische Mobilität, Aufbruchsstimmung nach einer Trennung, unangenehme Erfahrungen mit einem deutschen Partner. Manche deutsche Frauen empfinden ihre Umwelt als gefühllos, anonym und kalt. Viele äußern Sehnsucht nach Liebe, Verständnis und Geborgenheit und wünschen sich einen Partner, der emanzipatorische Leistungen unterstützt. Ältere deutsche Frauen äußern vor allem Angst vor dem Alleinsein im Alter. Dagegen haben die ausländischen Männer folgende Motive für die Wahl einer deutschen Frau genannt: Sie hatten geringe Chancen, in der BRD eine Frau aus dem eigenen Kulturraum zu finden. Das jahrelange Fernsein von der Heimat führt zu kultureller Irritation; eine monokulturelle Ehe in der Heimat einzugehen ist dann nicht so naheliegend, wenn die Betroffenen aus emanzipatorischen Gründen ihre Familie und Heimat verlassen haben (vgl. Hecht-El Minshawi 1988, S. 248).

Diese Darstellung von Hecht-El Minshawi muss kritisch hinterfragt werden. Es entsteht der Eindruck, dass die jeweiligen Frauen bewusst und gezielt nach einem Partner aus dem Ausland und die jeweiligen Männer bewusst und gezielt nach einer deutschen Partnerin gesucht haben und dabei die gefundenen Gründe ausschlaggebend waren. Die Möglichkeit einer ‚zufälligen' Begegnung und Sympathie *ohne* eine solche Klassifizierung wird offenbar von vornherein ausgeschlossen.

Waldis stellt in ihren Untersuchungen in der Schweiz[53] andere Fragen als Hecht-El Minshawi: Ist die binationale Partnerschaft als eine Migrationsstrategie oder für die Sicherung des Aufenthaltsrechtes entstanden? Welche Konsequenzen hat diese Strategie für beide Partner (vgl. Waldis 2000, S. 19)? Auch diese Fragen beschreiben durchaus mögliche Konstellationen, die nicht aus der Wahrnehmung ausgeschlossen werden dürfen. Allerdings ist umgekehrt eine *Reduktion* auf solche Fragen zu einseitig. Sie folgt einer in der Öffentlichkeit oft anzutreffenden Tendenz, bei bestimmten Paarkonstellationen sogenannte ‚Scheinehen' zu vermuten.

Es wäre also sinnvoll, ohne die Fragen von Hecht-El Minshawi und Waldis völlig außer Acht zu lassen, differenziertere Untersuchungen zu Motiven und Erwartungen für die Bildung binationaler Partnerschaften vorzunehmen, um entsprechende Reduktionen und Einseitigkeiten zu vermeiden. Leider gibt es *keine* Forschungen, die die Komplexität von binationalen Partnerschaften wirklich erfassen. Auch die nachstehend beschriebenen Forschungen und Befunde haben diesbezüglich deutliche Mängel. Es ist jedoch aufschlussreich, sie aus einer differenzierten Perspektive zu betrachten.

Nach Scheibler hat der ausländische Partner, wenn er schon seit einigen Jahren in der Aufnahmegesellschaft lebt, die Möglichkeit die neue soziale Umgebung kennenzulernen und vor der Ehe mit dem Partner zusammenzuleben.[54] Sie ist der Ansicht, dass sich bei diesen Paaren eine stärkere Anpassung an die deutsche Kultur zeigt (vgl. Scheibler 1993, S. 82). Diese Bewertung, dass die Anpassung an die deutsche Kultur der einzige Weg für das Gelingen einer binationalen Partnerschaft ist, ist nicht zu akzeptieren. Denn an dem kulturellen Austausch sind beide Partner beteiligt. Beispielsweise wäre auch die Machtbalance innerhalb der Partnerschaftsbeziehung als weiterer Faktor zu thematisieren. In diesem Zusammenhang zeigt übrigens Waldis, dass Machtbalance nicht nur ein Thema binationaler Partnerschaften, sondern auch ein Thema in der allgemeinen Partnerschaftsforschung sei, und dass allerdings ein großes Forschungsdefizit in diesem Bereich besteht (vgl. Waldis 2001, S. 135).

---

[53] Im Rahmen einer Forschung zum Thema „Migration und interkulturelle Beziehungen" wurden in den Kantonen Bern, Freiburg und Neuenburg rund achtzig binationale Paare interviewt.

[54] Sie führte eine qualitative Studie durch und stellte die spezifische Lebens- und Konfliktbereiche binationaler Ehe in Deutschland dar.

Nach Schrödter sind die sozio-demographischen Merkmale der Migrantengruppe weitere Einflussfaktoren bzw. Motive, die binationale Partnerschaften beeinflussen. Als wichtigste Faktoren nennt er die Gruppengröße, die Geschlechterproportionen, die Konzentration des Arbeitsmarktes und individuelle Eigenschaften (vgl. Schrödter 2007, S. 221).

Waldis klassifiziert die Motive für die Entstehung binationaler Partnerschaften in der Schweiz in vier Gruppen (vgl. Waldis 2000, S. 29-34):

a) Bei einem temporären Migrationsprojekt (z.B. Studium) fixiert die binationale Familiengründung im Immigrationsland das Migrationsprojekt.
b) Bei einem definitiven Migrationsprojekt (z.B. Flucht) hat die Eheschließung integrativen Charakter im Immigrationsland (Aufenthaltsrecht).
c) Die binationale Partnerwahl und insbesondere die Heirat kann ein Migrationsprojekt motivieren.
d) Eine binationale Eheschließung bei der zweiten Immigrationsgeneration findet ohne Migration statt.

Es gibt auch Paarbeziehungen, die im Reise- und Urlaubsland entstehen, die von einigen Autoren als „Ferienliebe" bezeichnet werden. Diese Beziehungen münden, so Waldis, dann in eine Ehe, wenn der Aufenthalt des ausländischen Partners gesichert werden soll. Hinzu kommt die Möglichkeit einer Heirat als Mittel zum Zweck, um aus der sog. Dritten Welt zu entkommen und ein ökonomisch besseres Leben zu ermöglichen. Auch diese Form der Eheschließungen bezeichnet Waldis als „Heiratsmigrationen". In diesem Zusammenhang werden die Begriffe Hyper- oder Hypogamie[55] verwendet (vgl. Waldis 2001, S. 136).

Dazu schreibt Waldis: „In der Türkei steht die Migrationsstrategie einer Ferienliebe mit nachfolgender Heiratsmigration kanalisiert durch ein religiöses Verbot, vor allem den Männern offen, aber nicht den Frauen. In Marokko wird die Heiratsmigration trotz des religiösen Verbotes von Männern und Frauen verwendet. In Polen ist eine solche Migrationsstrategie vor allem weiblich" (ebd., S. 145). In ihrer eigenen Untersuchung begegnete Waldis binationalen Paaren, bei denen es Verbindungen zwischen Partnern aus unterschiedlichen beruflichen und sozialen Statusgruppen gab[56].

In dieser Hinsicht sind zwei Aspekte für die Motive zu betrachten: Erstens kann die soziale Deklassierung ein Argument für Heiratsmigration sein. Diese Strategie hängt von den sozialen, politischen und wirtschaftlichen Möglichkeiten im Her-

---

55 Hypergamie wird als die Heirat einer Frau aus einer niedrigeren sozialen Schicht mit einem Mann aus einer höheren sozialen Schicht definiert. Hypogamie hingegen bezeichnet die Eheschließung einer Frau aus einer höheren sozialen Schicht mit einem Mann einer niedrigeren sozialen Schicht (vgl. Waldis 1998, S. 67).

56 Ein Beispiel ist die Heirat eines Marokkaners ohne Ausbildung mit einer schweizer Informatikerin. Bei einem anderen Fall war die polnische Frau eine Sozialwissenschaftlerin, die einen Handwerker aus der Schweiz heiratete (vgl. Waldis 2001, S. 136).

kunftsland ab. Zweitens spielt Machtbedürfnis eine entscheidende Rolle für den Partner, der sich einen Partner aus einer anderen beruflichen und sozialen Statusgruppe ausgesucht hat, wenn die Beziehung unabhängig von der Aufenthaltssicherheit des ausländischen Partners zustande gekommen ist. Beim zweiten Fall ist zu untersuchen, aus welchen Motiven die Partner eine Beziehung mit Partnern aus anderen Statusgruppen (Klassen, Schichten, Kasten, etc.) eingehen – unabhängig davon, ob dies in einem mononationalen oder binationalen Kontext stattfindet. Diese Motivlagen können aus psychodynamischer Sicht für den weiteren Verlauf der Partnerschaft bedeutsam sein. In der binationalen Partnerschaftsforschung (Intermarriage) spielt die Machtposition innerhalb der Partnerschaft oder Familie eine wichtige Rolle. Es wird dabei davon ausgegangen, dass sich die Machtpositionen durch vorhandene Ressourcen wie nationale und religiöse Zugehörigkeit, Wohnort, beruflichen Status und die Sprachen verhandeln lassen (vgl. ebd., S. 134). Diese Ressourcen oder Güter können die Machtbalance innerhalb der Partnerschaft und die Bedeutung der jeweiligen Ressourcen für die Individuen beeinflussen (vgl. Varro 1984 und Streiff 1989, zit. nach Waldis 2001, S. 134). In einer binationalen Partnerschaft finden sich einige potentielle Problemfelder, die nicht nur, wie Patricia Roux meint, auf die Binationalität zurückzuführen sind. Eine unausgeglichene Machtbalance ist u.a. ein Aspekt, der in jeder partnerschaftlichen Beziehung zu Problemen führen kann (vgl. Roux 1999, zit. nach Waldis 2001, S. 135). In dieser Hinsicht ist es auch sinnvoll zu untersuchen, ob es einen Zusammenhang zwischen Machtbalance bzw. Machtbedürfnis und den Motiven für eine binationale Partnerschaft gibt.

3.6 Die Rolle des sozialen Umfeldes

Jeder einzelne Mensch wird von seinem sozialen Umfeld beeinflusst. Auch bei der Entstehung und innerhalb einer Partnerschaft sollte der Einfluss des sozialen Umfeldes berücksichtigt werden. Wenn Menschen eine binationale Partnerschaft eingehen, kann dies besondere Reaktionen und Bewertungen bei der Herkunftsfamilie, den Freunden, Verwandten oder den Kollegen hervorrufen. Thode-Arora verortet eine Tendenz zu negativen Reaktionen gegenüber binationalen Paaren in der Gesellschaft. Verbreitet sind böse Blicke und herablassende Bemerkungen auf der Straße, Misserfolge bei der Wohnungs- oder Stellensuche sowie Feindlichkeit der Nachbarn etc. Eine häufige Reaktion seitens der Familien sind verbale Proteste, Vorwürfe und Warnungen bis hin zu Rückzug oder Kontaktabbruch für eine gewisse Zeit (vgl. Thode-Arora 1999, S. 348ff). Rassistische Zuschreibungen, Diskriminierungen oder Angriffe können einen negativen Einfluss auf die Dynamik der Partnerschaft haben und zusätzlich als Konflikt- bzw. Belastungspotenziale für binationale Partnerschaften gesehen werden. Daher spielt das soziale Umfeld bei der Entstehung, Verminderung oder Verstärkung von innerpartnerschaftlichen Auseinandersetzungen eine bedeutsame Rolle.

3.6.1 Gesellschaftliche Zuschreibungen

Die zunehmende Zahl von binationalen Partnerschaften ist auch als Ergebnis gesellschaftspolitischer Veränderungen unserer Zeit, wie die Erweiterung der EU, größerer Mobilität, Ausweitung von Tourismus, der Einwanderung von Menschen verschiedener Herkunft usw., zu verstehen. Gebauer fällt auf, dass Ehen, die innerhalb der Nachbarschaft geschlossen werden, gesellschaftlich akzeptiert sind und keine Abweichung von der Normalität aufweisen, während binationale Paare als etwas Ungewöhnliches und sogar Anstößiges wahrgenommen werden (vgl. Gebauer 2006, S. 48). Laut Massingue werden solche Beziehungen nach wie vor von Verwandten, Freunden und Medien als „Problempartnerschaften" bezeichnet (vgl. Massingue 2005, S. 162). Die Entscheidung einen Partner aus einem anderen Land zu wählen, wird nicht selten als Besonderheit oder als Opposition gegenüber der eigenen Familie oder Gesellschaft wahrgenommen. Dies kann zu latenten oder offenen Diskriminierungen führen. Die Intensität dieser rassistischen Zuschreibungen oder Angriffe hängt allerdings von der Zugehörigkeit des nichtdeutschen Partners ab (vgl. Gómez Tutor 1995, S. 12; Lesbet 1997, S. 53). Im Zusammenhang der Probleme durch das soziale Umfeld schreibt Elschenbroich: „Nicht nur innerhalb der Beziehung müssen die Rollen immer wieder neu interpretiert werden, auch die äußere Situation birgt typische Konfliktquellen" (Elschenbroich 1988a, S. 368).

Einige Autoren (wie Elschenbroich 1988b; Kochlemus-Jochum 1989) sind der Ansicht, dass deutsche Frauen mehr Widerstände seitens der sozialen Umgebung erleben als deutsche Männer, wenn sie sich für eine ausländische Partnerin entscheiden. Laut Scheibler werden diese Frauen normabweichend gesehen und ihnen werden u.U. sogar psychische Probleme zugeschrieben (vgl. Scheibler 1993, S. 81). In diesem Zusammenhang formuliert Hecht-El Minshawi, „wenn deutsche Männer ausländische Frauen bevorzugen, wird dies eher positiv bewertet. Wählen aber deutsche Frauen ausländische Männer, reagiert die Bevölkerung den Frauen gegenüber skeptisch" (Hecht-El Minshawi 1988, S. 229).

In Bezug auf die Reaktion des sozialen Umfeldes stellt Scheibler in ihrer Untersuchung fest: „Speziell deutsche Frauen berichteten, dass sie wegen ihres ausländischen Partners als minderwertig betrachtet und behandelt wurden" (Scheibler 1992, S. 115). Zu diesem Thema schreibt Massingue: „Glücklich zu sein nimmt man ihnen nicht so recht ab, irgendwo muss doch ein Haken sein" (Massingue 2005, S. 163). Manchmal wird der deutschen Frau, die mit einem muslimischen Partner zusammen ist, zugeschrieben, dass sie zu viel von sich aufgegeben hat. Wenn der muslimische Mann sich offen und tolerant gegenüber anderen Weltanschauungen zeigt, wird er als angepasst und (mitunter ‚zu sehr') verwestlicht von der Gesellschaft wahrgenommen. An dieser Stelle ist es wichtig, darauf hinzuweisen, dass solche Reaktionen zu Spannungen führen und die Partner das Gefühl bekommen können, sich für ihr Lebenskonzept rechtfertigen zu müssen. Die Statistik zeigt, dass in den letzten Jahren im Vergleich zu binationalen Eheschließungen zwischen deutschen Frauen und nichtdeutschen Männern mehr Eheschließungen zwischen deutschen Männern und nichtdeutschen Frauen zustande gekommen sind (siehe Kap. 3.2). Dies könnte den Hintergrund haben, dass Männern mehr Toleranz entgegengebracht wird, wenn sie eine nichtdeutsche Partnerin wählen.

Ein wichtiger Aspekt bei binationalen Partnerschaften ist die rechtliche Situation und der Aufenthaltsstatus des ausländischen Partners. In der Regel bekommt ein ausländischer Ehepartner eine Aufenthaltserlaubnis für zunächst drei Jahre und kann danach eine unbefristete Aufenthaltserlaubnis beantragen, die automatisch der Niederlassungserlaubnis gleichgestellt wird (vgl. §9 Abs 1). Für Bürger von Drittstaaten wird eine unbefristete Aufenthaltserlaubnis allerdings erst erteilt, wenn eine seit mindestens fünf Jahre bestehende Aufenthaltserlaubnis vorliegt und weitere Voraussetzungen[57] gegeben sind (z.B. Fähigkeiten zur einfachen Verständigung in deutscher Sprache, ausreichender Wohnraum).

Am 1. Januar 2005 ist das neue Zuwanderungsgesetz in Kraft getreten. Für Ausländer, die zur Aufnahme der ehelichen Lebensgemeinschaft zu ihrem deutschen oder ausländischen Ehegatten ins Bundesgebiet nachziehen möchten, bedeutet dies, dass sie vor der Einreise ins Bundesgebiet einfache deutsche Sprachkenntnisse nachweisen müssen. Nachziehende Ehegatten, die wegen einer körperlichen, geistigen oder seelischen Krankheit oder Behinderung nicht in der Lage sind, einfache Kenntnisse der deutschen Sprache nachzuweisen, sind vom Sprachnachweis ausgenommen. Gleiches gilt für Ehegatten, bei denen ein erkennbar geringer Integrationsbedarf besteht. Dennoch bestehen einige Ausnahmeregelungen für bestimmte Ausländergruppen. Bürger der Europäischen Union, der USA und Kanadas haben es leichter eine Aufenthaltserlaubnis zu bekommen als Angehörige von Drittstaaten[58]. Nach § 28 Abs. 2 des Zuwanderungsgesetzes wird im Übrigen eine Aufenthaltserlaubnis verlängert, solange eine familiäre Lebensgemeinschaft fortbesteht. Diese Abweichungen zeigen, dass es keine allgemeine Regelung in Bezug auf die Aufenthaltsberechtigung gibt. Wenn die beiden Partner zunächst in einer nichtehelichen Lebensgemeinschaft leben wollen, hat der ausländische Partner Schwierigkeiten bezüglich des Aufenthaltsrechtes. Es sei darauf hingewiesen, dass sich der Gesetzgeber in Zukunft mehr mit dieser besonderen rechtlichen Situation befassen sollte, da immer mehr Paare zusammenleben, bevor sie eine Ehe eingehen. Zudem gibt es zunehmend formalisierte Partnerschaften zwischen gleichgeschlechtlichen Paaren.

Für nichtdeutsche Partner aus Ländern außerhalb der EU gibt es nur zeitlich begrenzte Möglichkeiten, wie z.B. durch das Studium an einer Hochschule, ein Bleiberecht zu sichern. Wenn ausländische Partner mit einem deutschen Partner ein gemeinsames Kind haben, bekommen sie ein Aufenthaltsrecht, da nach dem Kindschaftsrecht von 1998 nichteheliche und eheliche Kinder gleichgestellt sind

---

57 Vgl. Artikel 2 Buchstabe b der Richtlinie 2003/09/EG.

58 Siehe Einleitung.

(vgl. Falkner 2005, S. 174). Es besteht allerdings die Gefahr, dass diese Möglichkeit von Menschen, die eigentlich keinen Kinderwunsch haben, zur Sicherung des Aufenthalts missbraucht wird. Alle diese Faktoren sind zusätzliche Herausforderungen, welche die Paarbeziehung stark belasten können.

Hecht-El Minshawi ist der Ansicht, dass ausländische Partner, die in einem anderen Land leben, das Gefühl haben müssten, „entwurzelt“ zu sein und geht davon aus, dass die Situation an sich zu Problemen führen können. Sie meint: „Wenn sie in ihren Erwartungen an sich und an andere völlig irritiert sind, kann dies zu widersprüchlichem Verhalten führen und zu einem starren Bestehen auf dem, was sie als das Richtige empfinden. Die Erwartens-, Verhaltens- und Motivationsstruktur ist gestört“ (Hecht-El Minshawi 1988, S. 238f). Diese Reduktion auf eine defizitorientierte Sichtweite ist kritisch zu betrachten.

In einer binationalen Partnerschaft besteht sowohl für den deutschen Partner als auch für das soziale Umfeld die Chance, die Erlebniswelt des ausländischen Partners kennenzulernen. Sie bekommen spezifische Einblicke über das Heimatland des ausländischen Partners. Zudem können sie Phänomene wie Rassismus und Diskriminierung aus nächster Nähe erfahren. Durch Interviews mit einigen Paaren wurde häufig von dem deutschen Partner erwähnt, dass erst durch eigene nahe Erfahrungen von Erlebnissen mit Rassismus und Diskriminierung beim Partner ein neues Bewusstsein zu diesem Thema entstanden ist. Dadurch kann ein wichtiger Beitrag zur Rassismusbekämpfung[59] geleistet werden. In diesem Zusammenhang betont Waldis, dass sich einheimische Partner durch eine binationale Partnerschaft Grundkenntnisse über Ausländergesetzgebung und Ausländerrecht aneignen (vgl. Waldis 2001, S. 147).

In der Sichtweise der Gesellschaft auf binationale Paare werden diese häufig entweder konfliktbesetzt gesehen oder die Erwartung an sie herangetragen, dass sie reibungslos verlaufen müssten. Dies verursacht einen starken Druck auf die beiden Partner.

Andererseits werden interethnische und binationale Partnerschaften z.B. von Schrödter als wesentlicher Indikator für interkulturelle Verständigung und Integration gesehen. Durch interethnische Partnerschaften bzw. Freundschaften kreuzen sich soziale Netzwerke, die interkulturelle Verständigung aufbauen und einen wichtigen Beitrag für die soziale Integration von Migranten leisten, was durch Studien empirisch nachgewiesen wurde. Abgesehen davon, dass binationale Beziehungen als soziale Integration von Migranten angesehen werden, können interethnische Ehen zu den fundamentalsten Formen von Anerkennungsbeziehungen gezählt werden (vgl. Schrödter 2007, S. 220). Es ist wünschenswert, dass die oft ausschließlich negative Sichtweite der Gesellschaft auf binationale Partnerschaften sich durch diesen erwiesenen positiven Effekt reduziert. In diesem

[59] Einsichten zu diesem Thema bieten Rassismuserfahrungen in der Jugendhilfe, Claus Melter (2006) und Rassismuskritik Band I. C. Melter & P. Mecheril (Hrsg.) (2008), Band II. W. Scharathow & R. Leiprecht (Hrsg.) (2009).

Zusammenhang stellen Jacobs und Labov fest, dass mehr interethnische Partnerschaften entstehen, wenn Migrantengruppen weniger unter sich bleiben und sich mehr in sozialen Räumen wie Ausbildungszentren und Hochschulen aufhalten (vgl. Jacobs & Labov 2002, S. 641f).

Im Zusammenhang mit der vorliegenden Arbeit spielt die gesellschaftliche Haltung gegenüber Menschen aus der islamischen und orientalischen Welt eine wichtige Rolle. Durch politische Auseinandersetzungen unserer heutigen Zeit ist der Islam mit negativen Assoziationen verbunden. Es herrscht in der Gesellschaft eine intolerante Haltung gegenüber dem Islam und der islamischen Kultur vor. Leider werden die Angehörigen dieser Glaubensrichtung mit verschiedenen Gruppierungen, die den Islam instrumentalisieren und für eigene politische Zwecke ausnutzen, gleichgesetzt. Oft wird vergessen, dass der Ursprung von Literatur und Dichtung, Wissenschaft, Medizin, Mathematik und Volkspsychotherapie gerade innerhalb der orientalischen und islamischen Kultur entwickelt wurde und eine Bereicherung für die Weltgemeinschaft hinterlassen hat. Der heutige oft befremdete Blick auf Menschen, die aus diesen Kulturkreisen kommen, passt nicht damit zusammen. Wie es auch nicht passend wäre, wenn man die politische Haltung von G.W. Busch und den Krieg im Irak mit westlichen Werten, westlicher Kultur und der christlichen Religion gleichsetzen würde.

3.6.2 Die Herkunftsfamilien binationaler Partnerschaften

Die Bedeutung der Herkunftsfamilie für die Entwicklung einer Partnerschaft wurde bislang in der psychologischen Partnerschaftsforschung nicht systematisch untersucht. In einer Untersuchung hat Kaiser die Einflüsse der Herkunftsfamilie auf die Partnerwahl und Partnerschaft bei einheimischen Paaren untersucht. Das Ergebnis zeigte, dass die Herkunftsfamilie bei der Partnerwahl und Aufrechterhaltung der Partnerschaft eine wichtige Rolle spielt (vgl. Kaiser 2000, S. 141).

Bei binationalen Partnerschaften hat die Herkunftsfamilie, die als enges soziales Netz die Stabilität unterstützt, eine besondere Bedeutung. Die Ablehnung bzw. Nicht-Akzeptanz der binationalen Partnerschaft seitens der Herkunftsfamilie beeinflusst den Anpassungsprozess in negativer Weise (vgl. Scheibler 2000, S. 170). Nach Falicov kann eine Ablehnung als Verbot in den kulturellen Übergangsprozess einzutreten, verstanden werden (vgl. Falicov 1986, S. 442). Es besteht die Gefahr, dass sich die Paare durch die Ablehnung ausschließlich auf Gemeinsamkeiten fixieren und damit kein kultureller Austausch stattfindet. Ebenso kann die Folge sein, dass sich das Paar von der Familie abwendet oder parteiisch gegen die Familie oder einen Teil der Familien zusammenhält. Erfährt ein Paar dagegen Unterstützung durch die Herkunftsfamilien, werden Verunsicherungen eingeschränkt. Nach Falicov‘s Ansicht zeigen Paare, die sich nur auf kulturelle Unterschiede fokussieren, ein hohes Maß an stereotypen Vorbehalten; dieses kann zu einer Polarisierung führen (vgl. ebd., S. 445). An dieser Stelle ist darauf hinzuweisen, dass die beiden Extreme, sich nur auf Unterschiede oder nur auf Gemeinsamkeiten zu konzentrieren, die Entwicklung der Bewältigungsstrategien und den konstruktiven Austausch beim Anpassungsprozess einschränken.

In einer Studie von Massingue über binationale Paare im Alter berichten diese, dass sie oft Schwierigkeiten in der Familie, im Freundeskreis und mit den Behörden hatten. Immer noch betrachteten Familien und Freunde die Beziehung kritisch und warteten geradezu auf Probleme, damit sie den Satz ‚Das habe ich kommen sehen' äußern können (vgl. Massingue 2005, S. 162).

Bei einer Längsschnittstudie wurden Beziehungen mit deutschen Partnern bei Migranten-Familien untersucht. Die Ergebnisse zeigen, dass die Bereitschaft zur Akzeptanz interethnischer Ehen bei Migranten von 1985 bis 2000 gestiegen ist (vgl. BMA 2002). Eine weitere Studie bestätigt die hohe Bereitschaft von Migranten zu interethnischen Ehen (Nauck 2002; zit. nach Schrödter 2007, S. 225). Schrödter spricht von einer Offenheit auf dem „Heiratsmarkt" bei Migranten-Familien, welche die Gesellschaft auf einer fundamentalen Ebene ändern kann. Es bleibt die Frage, inwieweit die Aufnahmegesellschaft diese Bereitschaft wahrnimmt und es vermieden werden kann, dass Migranten durch Ethnozentrismen oder Rassismen behindert werden (vgl. Schrödter 2007, S. 220).

Es ist eine Tatsache, dass die Herkunftsfamilie bei der Gestaltung, der Aufrechterhaltung und dem Wohlbefinden der Partner in der Beziehung eine wichtige Rolle spielt, obwohl in unserer heutigen Gesellschaft von individueller Freiheit gesprochen wird. In diesem Zusammenhang nennt Kaiser zwei Punkte, an denen die Herkunftsfamilie für die Partnerbeziehung bedeutsam ist: Zum einen sind dies Sozialisationsinstanzen mit Beispiel- und Vorbildcharakter für familiäres Zusammenleben und zum anderen sind dies enge Kontakte mit dem Paar.

Um die mannigfachen sozialisatorischen Einflüsse der Herkunftsfamilie zu verstehen, beschreibt Kaiser folgende Charakteristika familiärer Systeme:

- Autopoietisches System: Damit ist ein familiäres System gemeint, in dem die Angehörigen soziale Verpflichtungen haben und lernfähig und flexibel ihre Struktur gestalten.
- Spezifische Lebenswelt: Jede Familie hat seine eigene Lebenswelt. Die Frage ist, inwieweit die Lebensentwürfe der Herkunftsfamilien zueinander passen.
- Prozesscharakter des Familienlebens: Im Laufe der Paarbeziehung und im Familienzyklus verändert sich die Familie. Dabei ist die Frage, welchen Stellenwert die Geschichte und Biographie der Herkunftsfamilie für die spätere Partnerbeziehung der Kinder haben und welche Vorbildfunktionen sie bei der Bewältigung der Entwicklungsaufgabe hatten.
- Emotionale Beziehungen: In der Familie stehen sowohl die funktionalen Aufgaben und Rollen als auch die emotionalen Beziehungen im Vorder-

grund. Es ist danach zu fragen, wie diese Rollenverteilungen funktionierten und wie die emotionalen Beziehungen befriedigt wurden.

- Daseinsvorsorge als zentrale Aufgabe der Familie: Die relevante Frage ist, inwieweit die Familie die Gesundheits- und Entwicklungsförderung sowie die Pflegebedürftigkeit der Kinder erfüllt hat.
- Vorbereitung auf partnerschaftliche Beziehung: Inwieweit die Herkunftsfamilie die Kinder für eine partnerschaftliche Beziehung vorbereitet hat, hängt von ihren Lebensbedingungen, ihrer systemischen Funktionsfähigkeit und Motivation ab (vgl. Kaiser 2000, S. 118).

Nach Kaiser sind Funktionsfähigkeit und Kompetenz der Herkunftsfamilie wichtige Merkmale für die Vorbereitung der Kinder für die zukünftige partnerschaftliche Beziehung. Hierbei spielen Motivation und Einstellungen eine wichtige Rolle. In diesem Zusammenhang weist Kaiser darauf hin, dass die emotionale Beziehung und die Erwünschtheit bzw. Unerwünschtheit der Kinder einen wichtigen Einfluss auf die Entwicklung der jeweils eigenen partnerschaftlichen Beziehung haben, denn durch das eigene negative Selbstwertgefühl können sich kompensatorische Wünsche an den Partner ergeben (vgl. ebd., S. 120).

Kaiser nennt folgende zu erfüllende Funktionen der Herkunftsfamilie:

- Eine Werteordnung mit zuträglichen Werten, Normen und Regeln, die dialogisch reflektiert werden dürfen.
- Informationen und Wissen der Mitglieder übereinander.
- Zuträgliche reflektierte Lebenskonzepte/Modellvorstellungen.
- Reflektierte klare Kommunikationsstile, Entscheidungs- und Steuerungsstrukturen.
- Eine sinnvolle und klar umrissene Rollen- und Aufgabenverteilung.
- Klare Grenzen nach außen und zwischen den Subsystemen.
- Konstruktive Beziehungen und verlässliche Bindungen.
- Kompetente funktionsfähige Subsysteme mit kompetenten Angehörigen (vgl. ebd.).

Durch praktische Lebenskonzepte, die sich auf psychische Funktionen wie Gefühle, kognitive Reflexionsfähigkeiten etc. beziehen, entstehen innere Modelle, Bilder oder Beziehungen zu anderen Dingen und Bestandteilen des Selbstbildes, die bewusst oder unbewusst das gemeinsame Leben steuern. Diese entstandenen Lebenskonzepte haben eine besondere Bedeutung für die nächste Generation (vgl. Miller et al. 1973, S. 27).

Bei der Entwicklungsförderung von partnerschaftlichen Beziehungen sind Vorkenntnisse über die Herkunftsfamilien, welche die Entwicklung der Persönlichkeit mit beeinflusst haben, erforderlich. Insbesondere ist es in einer professionellen

Intervention und Paartherapie essenziell, wichtige Informationen über Lebenskonzepte und Interaktions- und Kommunikationsstile der Herkunftsfamilie zu erfahren. In der beraterischen und therapeutischen Vorgehensweise sollen der Widerstand der Herkunftsfamilie und Loyalitätskonflikte analysiert werden. Vorhandene Ressourcen und Fähigkeiten können dazu dienen, Menschen in ihrer Entwicklung zu Selbstständigkeit zu unterstützen.

4. Transkulturelle Beratung und Psychotherapie

„Wenn man etwas haben will, was man noch nie gehabt hat,
so muss man etwas tun, was man noch nie getan hat."
(Orientalische Lebensweisheit)

Wie an mehreren Stellen erwähnt wurde, leben zunehmend Menschen mit unterschiedlicher ethnischer, kultureller, religiöser und sprachlicher Herkunft und Zugehörigkeit in Deutschland. Durch die Begegnung von Menschen unterschiedlicher Herkunft und Kultur können sich Spannungen ergeben, denn es stoßen sich verschiedene Handlungsmuster und Erwartungen aufeinander. Im Zusammenhang mit der vorliegenden Arbeit – wenn von einer interkulturellen Beratung/Therapie gesprochen wird – stellen sich die Fragen, *wer* ist dafür am meisten Kompetenz. Welche Methode ist für transkulturelle Situation geeignet. *wie*, an *welchen Orten* und *bei wem* können z. B. binationale Paare professionelle Unterstützung und Beratung in Anspruch nehmen.

Im Allgemeinen wird in der Gesellschaft unter Beratung und (Paar)Therapie eine Form verstanden, wenn ein Mensch mit Migrationshintergrund bzw. nichtdeutscher zu einem einheimischen deutschen in professionelle Beratung oder Therapie geht. Soll der Berater bzw. Paar(Therapeut) bestimmte interkulturelle Handlungskompetenz besitzen? Es ist notwendig in der Gestaltung des Behandlungs- bzw. Beratungsprozesses den beiden Partnern ein Gefühl von Vertrauen und Akzeptanz zu vermitteln, das als Basis für die Bearbeitung von Konflikten notwendig ist. Eine multiperspektivische Betrachtung sollte als Grundprinzip für Intervention, Beratung oder Therapie im interkulturellen Kontext verstanden werden. Die Migration ist als wichtiges und sicherlich belastendes Lebensereignis anzusehen, das jedoch nicht regelhaft zu Problemen führen muss und auch eine Bereicherung sein kann, indem sie dem Individuum neue Handlungsräume eröffnet. Dies bedeutet, gleichzeitig sollten die Ressourcen und Fähigkeiten neben Problemen auch beachtet werden und versuchen die Schwierigkeiten in den Kontexten zu verstehen. In einer interkulturellen Beratung oder Therapie soll darauf geachtet werden, dass neben kulturellen Einbindungen, sich letztendlich zwei *Individuen* mit unterschiedlichen Lebensgeschichten begegnen. Mit diesem Hintergrund ist mehr eine sinnvolle Beratung möglich, die dazu dient, die Hauptursachen von Problemen unter Berücksichtigung von kulturellen Aspekten aufzudecken und mehr in der Lage ist, die Paare bei ihrer menschlichen Entwicklung zu fördern.

Für die zunehmende Heterogenität und mehr Entstehung binationaler und bikultureller Partnerschaften werden Methoden für beraterische, psychotherapeutische Interventionen benötigt. Dabei geht es um die Fragestellung, welche Methode für die Wahrnehmung von Konflikten und deren Ursachen nützlich und geeignet ist und dazu eine Lösung für die Bearbeitung von Konflikten und Problemen der interkulturellen Beziehungsdynamik anbieten kann. Dazu ist eine weitere Fragestellung, wie eine Methode die Begegnung von zwei Wertesystemen in einer binationalen Paarbeziehung, die eventuell zu einer interkulturellen Auseinandersetzung führen kann, umfassend betrachtet und gleichzeitig die Ressourcen der jeweiligen Partner mitberücksichtigt. Die Transkulturelle Betrachtungsweise soll kulturelle Normen und Wertvorstellungen, die in jeder Untergruppe der Gesellschaft bis hin zur einzelnen Familie unterschiedlich sein können, berücksichtigen. Gleichzeitig besteht die Aufgabe derTranskulturellen Psychotherapie darin, die Problemfelder fein differenziert und unter der Oberfläche der Verallgemeinerung aufzudecken und zu bearbeiten.

4.1 Positive Psychotherapie als Transkulturelle Methode

Die Situation eines Kranken gleicht in vieler Hinsicht der eines Menschen, der über längere Zeit hinweg nur auf einem Bein steht. Nach einiger Zeit verkrampfen sich seine Muskeln, das belastete Bein beginnt zu schmerzen. Er ist kaum in der Lage, das Gleichgewicht zu halten. Doch nicht nur das Bein schmerzt, die gesamte Muskulatur beginnt sich in dieser ungewohnten Haltung zu verspannen und zu verkrampfen. Der Leidensdruck wird unerträglich, der Mensch schreit um Hilfe. Die Helfer eilen herbei, und während er weiter auf dem einen Bein stehenbleibt, beginnt ein Helfer, das belastete Bein zu massieren. Ein anderer nimmt sich die verkrampfte Nackenpartie vor und walkt sie nach allen Regeln der Kunst durch. Ein dritter Helfer sieht, dass der Mensch sein Gleichgewicht zu verlieren droht und bietet ihm seinen Arm als Stütze an. Von den Umstehenden kommt der Rat, der Mensch solle vielleicht seine beiden Hände zu Hilfe nehmen, damit ihm das Stehen nicht mehr so schwer falle. Ein weiser alter Mann schlägt vor, er solle daran denken, wie gut er es eigentlich habe, wenn er sich mit Menschen vergleicht, die überhaupt keine Beine besitzen. Beschwörend redet einer auf ihn ein, er solle sich vorstellen, er sei eine Feder und je intensiver er sich darauf konzentriere, um so mehr würden seine Leiden nachlassen. Ein abgeklärter Alter setzt wohlmeinend hinzu: "Kommt Zeit, kommt Rat." Schließlich geht einer der Zuschauer auf den Leidenden zu und fragt: "Warum stehst du auf einem Bein? Mach doch das andere gerade und stelle dich darauf. Du hast doch ein zweites Bein!"

(Persische Geschichte)

Die am häufigsten gebrauchten Methoden für Paartherapie sind die *systemische Paartherapie* mit ihrer speziellen Behandlungstechniken wie das systemische Fragen, die Arbeit mit Familienskulpturen, Genogrammen, etc. (vgl. Scheib &

Wirsching 2004, S. 49). Die Aufgabe der *dynamischen Paartherapie* besteht darin, die unbewussten Konflikte in den Mittelpunkt der Behandlung zu stellen und das Bestreben diese Konflikte aufzudecken und zu bearbeiten. Bei der *verhaltenstherapeutisch* orientierten Paartherapie stehen weitere Techniken wie Kommunikationstraining, Vertragsmanagement, Konflikt- und Problemlösetraining etc. im Vordergrund (vgl. ebd., S. 52).

Die Positive und Transkulturelle Psychotherapie ist als eine geeignete Methode für den präventiven, beraterischen oder therapeutischen Zweck zu betrachten, denn diese ressourcenorientierte Methode ist in der Lage die Problemfelder fein differenziert und unter der Oberfläche der Verallgemeinerung, unter Berücksichtigung der unbewussten und inneren Konflikte und deren Zusammenhang mit ‚Aktualkonflikten', aufzudecken und gleichzeitig beinhaltet sie Elemente anderer Ansätze für die Bearbeitung der Probleme. Darüber hinaus werden verschiedene Bewertungssysteme unterschiedlicher Gruppierungen anhand der *Grundfähigkeiten* und *Aktualfähigkeiten* (siehe. Kap. 5.4) in einer transkulturellen Situation beschrieben. Durch die wachsende Zahl transkultureller Begegnung ist eine differenzierte Sichtweise wichtig, wenn menschliche Probleme und ihre Ursachen betrachtet werden, die aufgrund der Begegnung mit Andersartigkeit entstehen. Die PPT verfolgt u.a. die Förderung des interkulturellen Verständnisses als ein Hauptziel.

Der transkulturelle Ansatz beschäftigt sich mit den von der Mehrheit einer Kultur akzeptierten und gültigen Idealen und Wertvorstellungen. Es besteht allerdings die Gefahr, dass es durch die Vermittlung der in dieser Kultur häufig vertretenen Auffassungen, die die Konflikte eigentlich vermeiden und Vorurteile abbauen sollen, leicht zu Typisierungen wie „der Deutsche", „der Italiener", „der Türke", „der Araber", „der Iraner", usw. kommt. Aus diesem Grund ist es bei der transkulturellen Betrachtung wichtig, den Menschen trotz seiner Zugehörigkeit zu einer Gruppe immer als Individuum zu sehen. Auch ein Südländer, dem man im Allgemeinen eher Lässigkeit zuschreibt, kann Pünktlichkeit, Genauigkeit und Zuverlässigkeit durchaus ernst nehmen. Auf der anderen Seite ist zu beachten, wenn eine bestimmte Einstellung oder Gewohnheit, wie z.B. Höflichkeit, einer Gruppe zugeschrieben wird, sollte es nicht bedeuten, dass die andere Gruppe als unhöflich abgewertet wird. Sondern es geht darum, dass zwei Kulturkreise zwei unterschiedliche, gleichrangige und gleichwertige Vorstellungen von Höflichkeit haben. Diese Gedanken führen zu den Kernfragen der Transkulturellen Psychotherapie wie: Was ist eigentlich Kultur? Gibt es überhaupt noch eine nach außen abgegrenzte kulturelle Einheit? Kann man die kulturellen Einheiten auf der Landkarte abgrenzen? (siehe Kap. 2)

Die PPT als transkulturelles Modell basiert auf der Annahme, dass jeder Mensch gewisse Ressourcen und Fähigkeiten besitzt, die allerdings durch biologische Faktoren, körperliche Reifung, Sozialisationen, unterschiedliche Erfahrungen und Familie differenziert ausgebildet oder vernachlässigt bzw. gehemmt werden. Tendenziell wird in eher individualistischen Gesellschaften den sekundären

Fähigkeiten (siehe. Kap. 5.1.2), wie z.B. Leistungsfähigkeit Wert geschenkt. In eher kollektivistischen Kulturkreisen wird dagegen mehr auf die primären Fähigkeiten, wie z.B. Kontakt geachtet, die zur Vernachlässigung der verschiedenen sekundären Fähigkeiten führen kann (vgl. Peseschkian, 2006b, S. 83).

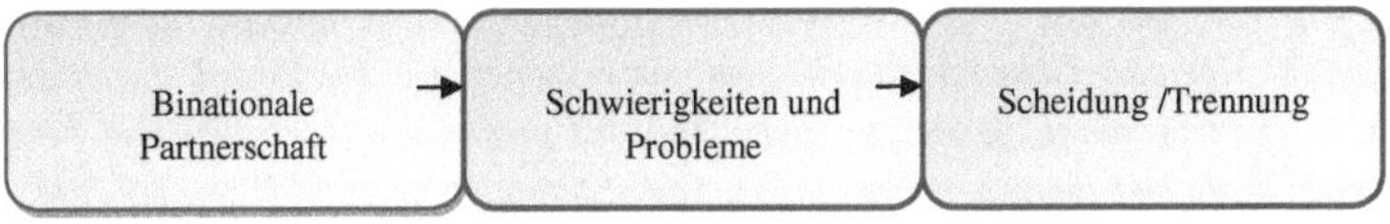

Bisherige Sichtweisen

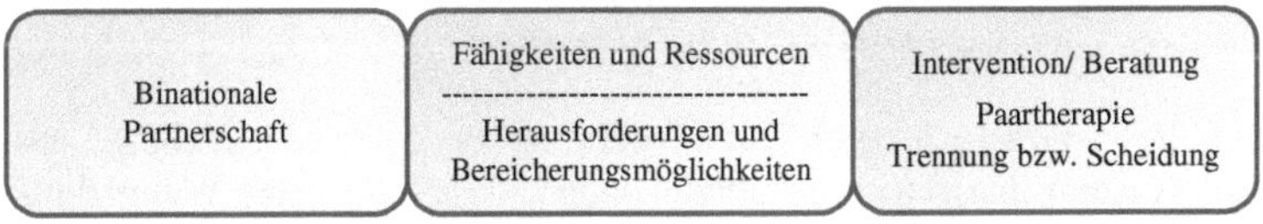

Lösungs- und Ressourcenorientierte Vorgehen

Das Ziel der PPT ist es, durch Ermöglichung neuer Sichtweisen, die Menschen, insbesondere in binationalen Partnerschaften darin zu unterstützen, eine individuelle Balance von verschiedenen Ressourcen und Fähigkeiten zu schaffen. Durch eine Integration zwischen „Entweder-oder" werden verschiedene Ressourcen miteinander verknüpft (vgl. ebd., S. 104). Durch kulturellen Austausch, gegenseitiger Toleranz und Respekt können Menschen aus unterschiedlichen Kulturen ihre Sichtweise anderen mitteilen und selbst von anderen profitieren. In der Darstellung der Transkulturellen Psychotherapie wird sichtbar, welchen besonderen Beitrag sie für die Aktivierung der Ressourcen in einer binationalen Partnerschaft leisten kann: Binationale Paare können ihre Beziehung als eine Chance und als zusätzliche Entfaltungs- und Bereicherungsmöglichkeit wahrnehmen und nutzen.

5. Theoretische Grundlagen der Positiven Psychotherapie

„Ein Elefant wurde vorgeführt; die neugierigen Menschen strömten herbei, um ihn zu sehen. Da jedoch der Elefant bei Nacht in einem dunklen Raum untergebracht war, konnten ihn die neugierigen Menschen nicht erkennen. Sie versuchten, seine Gestalt durch Betasten zu erraten. Allerdings konnte jeder nur einen Teil des großen Tiers greifen und beschreiben. Einer der zahlreichen Besucher, der ein Bein des Elefanten erwischt hatte, erklärte, dass der Elefant eine starke Säule sein muss. Der zweite, der die Stosszähne berührte, beschrieb den Elefanten als eine Spitze. Ein dritter, der das Ohr streichelte, behauptete, dass der Elefant wie eine Liege flach sein muss" (Mathnawi, III, 1259-68).

Aus dieser Geschichte von Rumi[60] geht hervor, dass jeder fähig ist, aus seiner Perspektive einzelne Aspekte wahrzunehmen, dass jedoch die Wahrnehmung des Ganzen oft verfehlt wird. Der Mensch wird als Rollenträger in sozialen Interaktionen angesehen, als Träger seiner Urteilskraft, seines Willens und seines Unbewussten.

In der Tat hat eine Person viele verschiedene, voneinander unabhängige Facetten. Dieses bezeichnet man als den Pluralismus einer Person. Die vielfältigen Fähigkeiten von Menschen zeigen sich in unterschiedlichen Situationen. Sobald ein Individuum mit einer neuen Situation konfrontiert wird, können die potentiellen Fähigkeiten, die in der Person angelegt sind, angesprochen und aktiviert werden. In diesem Zusammenhang sollte man sich fragen, welche potenziellen Ressourcen in welchem Kontext und Ausmaß aktiviert werden können. Zwischenmenschliche und partnerschaftliche Beziehungen beruhen auf potenziellen und ausgebildeten (Beziehungs-) Fähigkeiten. Jeder setzt sie wie selbstverständlich ein, doch nur einige reflektieren, worin sie bestehen und was sie bedeuten.

Jeder Mensch besitzt bestimmte Verhaltensmuster, die gleichermaßen als Entwicklungsdimensionen und Konfliktpotenziale wirksam sind. Pünktlichkeit, Höflichkeit, Ehrlichkeit und Gerechtigkeitssinn sind Beispiele für Potenziale, die in der Persönlichkeit eines Menschen zu finden sind. Verhaltensweisen, in denen das Potenzial ausgebildet vorhanden ist, werden als „Aktualfähigkeiten" bezeichnet, weil sie als Fähigkeiten im täglichen Leben wirksam sind. Die Aktualfähigkeiten sind in zwei Gruppen unterteilt, die als ‚primäre' und ‚sekundäre Fähigkeiten' bezeichnet werden. Unter den primären Fähigkeiten sind emotional-orientierte Kategorien und unter den sekundären Fähigkeiten leistungsorientierte psychosoziale Normen zusammengefasst (vgl. Peseschkian et al. 2006, S. 98). Für den einen Menschen gilt Zuverlässigkeit als Idealform von Verhalten, während für ihn Kontakt keine entsprechende Bedeutung hat. Umgekehrt kann jemand sozialen

[60] Persischer Mystiker, Philosoph und Dichter Dschalaleddin Rumi (1207-1273), genannt Mowlana [unser Herr und Meister]. Als sein Hauptwerk gilt das mystische Lehrgedicht ‚Mathnawi', welches der persische Dichter Dschami als Koran in persischer Zunge bezeichnete.

Kontakt höher bewerten als Sauberkeit. Diese Fähigkeiten werden je nach Situation und Zeitpunkt bewertet. Unterschiede in der Haltung gegenüber Werten können also nicht nur zwischen verschiedenen Gruppen oder Familien, sondern auch zwischen Ehepartnern oder Eltern und Kindern existieren. Ein Grund dafür sind unterschiedliche lebensgeschichtliche Erfahrungen und soziokulturelle Verschiedenheiten. In vielen Fällen muss von den Individuen ein Kompromiss oder ein Einverständnis bezüglich der verschiedenen Bereiche der Aktualfähigkeiten erarbeitet werden (vgl. Peseschkian 2004, S. 68).

5.1 Grundbefindlichkeit des Menschen in der Positiven Psychotherapie

Fähigkeiten werden vorausgesetzt, sie sollen zu Fertigkeiten werden. Das ist der Zweck aller Erziehung. (Johann Wolfgang von Goethe)

Eine grundlegende Annahme der Positiven Psychotherapie besteht darin, dass in jedem Menschen Ressourcen erblich bedingt vorhanden sind. Diese sind unabhängig von seiner ethnischen und sozialen Herkunft und entfalten sich durch die Beziehung zur Umwelt. Diese Fähigkeiten, die ohne Ausnahme jeder Mensch besitzt, werden in dem Konzept der PPT als „Grundfähigkeiten" bezeichnet. Auf der Basis dieser Grundfähigkeiten bildet sich die Grundstruktur eines Individuums, die als „Aktualfähigkeiten" bezeichnet werden. In diesem Konzept wird zwischen passiven und aktiven bzw. den ausgebildeten Ressourcen und Fähigkeiten unterschieden. Diese Fähigkeiten ermöglichen die Differenzierung des Menschen, die aus psychodynamischer Perspektive als Persönlichkeitsstruktur oder -charakter bezeichnet wird und das Konzept seiner Bewertungen, Einstellungen und Verhaltensdispositionen umfasst (vgl. Peseschkian 2004, S. 133f).

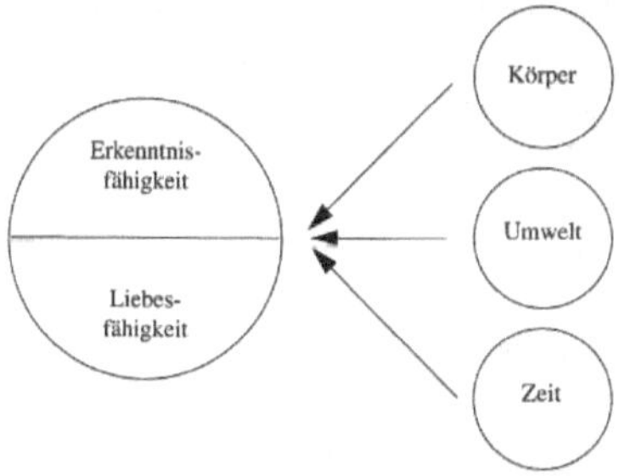

Abb. 19 Grundfähigkeiten und ihre Entwicklungsbedingungen (Peseschkian 1997, S. 72)

Nach dem Modell der PPT bestehen zwei grundsätzliche Differenzierungsmöglichkeiten in psychosozialen Bereichen: die emotionale Differenzierung, die als „Liebesfähigkeiten" (Emotionalität) bezeichnet wird und die Differenzierung des Wahrnehmens, Wissens und der Leistungsfähigkeit, die „Erkenntnisfähigkeiten" genannt werden. Aus der Perspektive der PPT werden alle menschlichen Ressourcen und Fähigkeiten von diesen beiden Grundfähigkeiten abgeleitet, die eine funktionale Abhängigkeit voneinander haben. Die Grundfähigkeiten werden in unterschiedlichen psychologischen Ansätzen verschieden benannt: Während Freud den Sexual- und Aggressionstrieb als Grundbedürfnis des Menschen sieht, nennt Erikson sie „innewohnende Kraft". Der *Körper*, die *Umwelt* und der jeweilige *Zeitgeist* ermöglichen, dass diese Grundfähigkeiten differenziert entwickelt werden (vgl. Peseschkian 1997, S. 72). Für die ressourcenorientierte Perspektive der vorliegenden Forschung scheint es sinnvoll zu sein, einen Überblick über diese beiden Fähigkeiten zu bekommen, welche die Grundlage der empirischen Forschung der Arbeit unterstützt. Im Folgenden werden diese Erkenntnis- und Liebesfähigkeiten genauer betrachtet.

5.1.1 Liebesfähigkeiten (primäre Fähigkeiten)

Die primären Fähigkeiten sind emotionale Kategorien und Basisphänomene, auf denen die sekundären Fähigkeiten aufgebaut werden. Die sekundären Fähigkeiten sind auf der Basis der emotionalen und affektiven Fähigkeiten und Beziehungen zu verstehen. Wenn man einen Mangel an Geduld hat, ärgert man sich über Unpünktlichkeit. Das Ärgern ist wiederum Ausdruck der Emotionalität. Die Tatsache, dass man nicht lieben kann, zeigt sich darin, dass die Fähigkeit zum Lieben nicht vorhanden ist, weil Lieben mit dem Besitz eines Objektes verwechselt wird. Liebe zu sich selbst ist zu einem gewissen Grad die Basis, um sich in reifer Form auf andere ausrichten zu können (vgl. Peseschkian 2006a, S. 103). „Die Liebesfähigkeit führt in ihrer weiteren Entwicklung zu den primären Fähigkeiten wie Liebe, Vorbild, Geduld, Zeit, Kontakt, Sexualität, Vertrauen, Zutrauen, Hoffnung, Glaube, Zweifel, Gewissheit und Einheit" (Peseschkian 2004, S. 123). Die Liebesfähigkeiten werden in der PPT in vier Grundbeziehungen charakterisiert: die Beziehung zum „Ich", zum „Du", zum „Wir" und zum „Ur-Wir". Die Vorbilder (wichtige Bezugspersonen, wie z. B. Eltern) spielen bei der Entwicklung dieser Beziehungsdimensionen eine zentrale Rolle (vgl. ebd., S. 123).

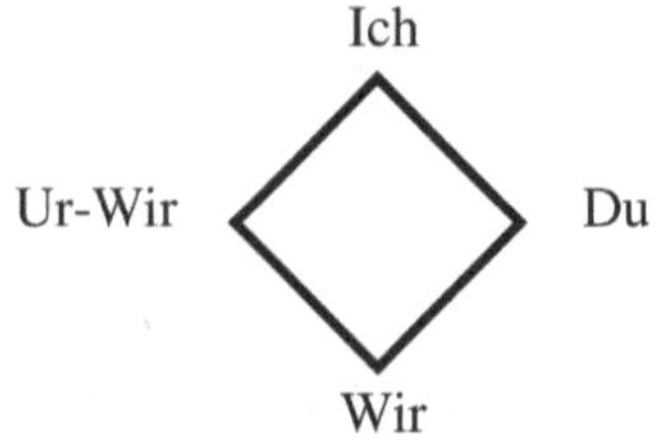

Abb. 20 Vier Medien der Liebesfähigkeiten nach dem Modell der PPT (vgl. Peseschkian 2004, S. 124)

Für die Entwicklung einer jeden Fähigkeit haben Vorbilder große Bedeutung und beeinflussen die Entfaltung dieser Dimensionen. Die Eltern sind für das Kind die wichtigsten Bezugspersonen in der Kernfamilie. Auf der Basis der Bindungsqualität zwischen dem Kind und seinen Bezugspersonen – wie schon bereits im Kapitel Bindung erläutert wurde – wird die Entwicklung der primären Fähigkeiten beeinflusst. Unter „Beziehung zum Ich“ ist das Verhältnis der Bezugspersonen im sozialen Umfeld zu einem Individuum gemeint. Um eine gute Beziehung zu sich selbst aufzubauen und dadurch Selbstvertrauen und Selbstwert zu verstärken, ist primär die Beziehung der wichtigsten Bezugspersonen (z.B. die Eltern) zum Ich und Befriedigung seiner Wünsche und Grundbedürfnisse (siehe Kap. 2.4.1) von zentraler Bedeutung. Folgende Begriffe können dem Ich zugeordnet werden: Identität, Egoismus, Ich-Haftigkeit, Selbstkonzept, Selbstachtung, Bescheidenheit, Selbstzufriedenheit, Narzissmus. Peseschkian ist der Ansicht, dass bei der Entwicklung der Liebesfähigkeiten (Emotionalität) „Geduld“, „Vorbild“ und „Zeit“ der Bezugspersonen von besonderer Bedeutung sind (vgl. ebd. S., 124f). Die Beziehung der Eltern zueinander charakterisiert die „Beziehung zum Du“. Dieser Aspekt beeinflusst die Sichtweise von späteren partnerschaftlichen Beziehungen. In diesem Zusammenhang ist Peseschkian der Auffassung: „Einseitige Fixierung an einen Partner oder mangelndes Vermögen, sich an einen Partner zu binden, gehen nicht selten auf dieses Vorbild der Eltern zurück“ (ebd., S. 126). Die synonymen Begriffe für die Dimension „Du“ sind Folgende: Partnerschaft, Mitgefühl, Kontakt, Nächstenliebe, Dyade, Zuwendung, Altruismus etc. Die Beziehung des Menschen zu seiner sozialen Umwelt wird durch das Verhältnis der Bezugspersonen (Eltern) zur sozialen Umgebung beeinflusst und wird als „Beziehung zum Wir“ bezeichnet. Dadurch wird die Einstellung zu sozialen Bezugsgruppen, Freundschaften und zum Verhältnis zur Menschheit entwickelt. Folgende Begriffe können diesem Kontext zugeordnet werden: Kontakt, Gruppe, Solidarität, Mitmenschen, Wir-Gefühl, Fremdenangst, Fremdenfeindlichkeit, In-Group/Out-Group-Zuschreibungen. Die spirituelle und materielle Weltanschauung wird „Beziehung zum Ur-Wir“ genannt. Vor dem Hintergrund der Weltanschauung reagieren die Menschen unterschiedlich auf Sinnfragen. Dadurch entwickeln sich unterschiedliche Ansichten zu Begriffen, wie z.B. Zukunft, Hoffnung, Sinn des Lebens, Humanität, Glaube, Fanatismus und Tod. Auf der Basis dieser Dimensionen werden die einzelnen Liebesfähigkeiten in verschiedenen Stärken entwickelt oder gehemmt. Im Folgenden wird kurz auf die einzelnen Liebesfähigkeiten eingegangen.

Liebe ist eine umfassende Fähigkeit, die sich auf viele Aspekte bezieht. Liebe wird als eine emotionale Beziehung verstanden, die durch ein wechselseitiges Verhältnis von Geben und Nehmen charakterisiert ist. Durch eine positive Entwicklung sind einige Fähigkeiten wie Hoffnung, Vertrauen und Zutrauen vorhanden. In umgekehrter Form können durch eine ungünstige Entwicklung Misstrauen, Neid, Hass, Aggression und Angst aktiviert werden. Peseschkians Ansicht nach bezieht sich Liebe auf die Fähigkeit, eine positive emotionale Beziehung zu verschiedenen Objekten in unterschiedlicher Intensität aufzubauen (vgl. Peseschkian 2006a, S. 106). Fromm ist der Meinung, dass Liebe zu sich selbst zu einem gewissen Grad eine Voraussetzung ist, um in reifer Form andere Menschen lieben zu können. Dazu formuliert er wie folgt: „Man kann die Liebe zu anderen Liebes- Objekten nicht von der Liebe zum eigenen Selbst trennen" (Fromm 1979, S. 71). Die zwei extremen Pole dieser Fähigkeit sind Angst vor Nähe und emotionaler Bindung, Misstrauen und übertriebene Erwartung an die Verschmelzung, Enge und Eifersucht.

Vorbild wird als eine Fähigkeit bezeichnet, mit der man andere nachahmen kann bzw. selber das Modell für Nachahmung ist. Nachahmung bezieht sich hierbei nicht nur auf Verhaltensweisen, auch Einstellungen und Gefühlsqualitäten können nachgeahmt werden. Eine ausgeglichene Form des Vorbilds befindet sich zwischen Einschränkung der eigenen Urteilsfähigkeit und Ablehnung des Vorbildes (vgl. Peseschkian 2006a, S. 110).

Geduld wird als eine Fähigkeit bezeichnet, andere Personen, Situationen, Einstellungen oder politische Verschiedenheiten so zu nehmen, wie sie sind. Geduld spielt in Bezug auf das vorliegende Arbeitsthema, also für die (binationale) partnerschaftliche Beziehung eine zentrale Rolle. Im Zusammenhang mit der Liebe ist Fromm der Ansicht, dass Geduld eine Voraussetzung für die Kunst des Liebens ist (vgl. Fromm 1979). Zwei Personen mit verschiedenen Lebenserfahrungen und Entwicklungsgeschichten haben verschiedene Aktualfähigkeiten. Die Beziehung zueinander macht es erforderlich, unterschiedliche Werte und Lebensanschauungen zu ertragen (vgl. Peseschkian 2006a, S. 113f). Die beiden Extreme dieser Pole befinden sich zwischen Ungeduld und Geduld aus Angst vor Kritik und Verlust und/oder Lethargie.

Zeit bezieht sich auf die Fähigkeit, den Zeitverlauf zu gestalten und eine ausgeglichene Beziehung zur Vergangenheit, Gegenwart und Zukunft aufzubauen. Diese Fähigkeit spielt für die partnerschaftliche Beziehung und ihre Entwicklung eine bedeutsame Rolle. Mangelnde Zeit für die Beziehung kann die Stabilität einer Partnerschaft gefährden. Anderseits ist es auch notwendig, dem Partner in seiner Entwicklung Zeit zu geben und zu lassen. Die zwei Extreme dieser Pole befinden sich zwischen Überforderung und Unterforderung (vgl. ebd., S. 115f).

Kontakt wird ebenfalls als eine Fähigkeit und Ressource verstanden, durch die soziale Beziehungen aufgebaut und aufrechterhalten werden können. Bei der Kontaktsuche achtet man meist darauf, mit Menschen in Kontakt zu kommen, die ähnlichen Interessensgebiete haben wie man selbst. Einige Menschen nehmen *nur* zu solchen Personen Kontakt auf, die ähnliche Interessen und Einstellungen haben. Hier besteht die Gefahr, dass sich durch die Ähnlichkeiten ein festes Repertoire von Selbstverständlichkeiten bildet und damit die Entwicklung einer höheren Toleranzschwelle und -kapazität gegenüber anderen Meinungen verhindert wird. In der partnerschaftlichen Beziehung kann die Kontaktgestaltung zu Konflikten führen, insbesondere wenn die Paare unterschiedliche Bedürfnisse nach sozialem Kontakt haben. Eine ausgeglichene Verteilung dieses Bedürfnisses befindet sich zwischen Einsamkeit, Isolation und Flucht in die Gesellschaft (vgl. ebd., S. 121).

Sexualität bezieht sich auf die Fähigkeit, eine geschlechtliche Beziehung zu einem Partner aufzunehmen. Hierbei ist es wichtig, zwischen Sex, Sexualität und

Liebe zu unterscheiden. Peseschkian definiert die drei Begriffe so: „Sex bezieht sich auf körperliche Eigenschaften und Funktionen. Sexualität betrifft die Eigenschaften und Eigenarten, die zu Kriterien der Zu- oder Abneigung werden. Liebe bezieht den Träger dieser Eigenschaften mit ein, den man liebt“ (ebd., S. 123). Für die Entwicklung der Sexualität ist entscheidend, wie in der Kindheit den Zärtlichkeitsbedürfnissen des Kindes entgegengekommen wird.

Vertrauen bedeutet, sich auf jemanden bzw. auf bestimmte Leistungen und Eigenschaften verlassen zu können. Das Vertrauen bezieht sich nicht nur auf die Einzelerfahrungen mit einem bestimmen Menschen, wie z.B. dem Partner, sondern hat mit der Gesamtheit der Erfahrungen in der Lebensgeschichte zu tun. Ihr ursprünglicher Charakter entwickelt sich in dem Mutter-Kind-Verhältnis (vgl. ebd., S. 128).

Hoffnung wird als Fähigkeit verstanden, aus den momentanen Ereignissen heraus Perspektiven und Vertrauen in die eigenen Fähigkeiten und die des Partners und anderer Familienmitglieder zu entwickeln. Das positive Konzept von Hoffnung ist Optimismus, und das negative ist Pessimismus. Die früheren Erfahrungen spielen bei der Entwicklung dieser Fähigkeit eine zentrale Rolle. Wurde einer Person beigebracht, dass es für jede Schwierigkeit eine Lösung gibt, so wird diese Person zur Hoffnung neigen. Im umgekehrten Fall entwickelt sich Hoffnungslosigkeit (vgl. ebd., S. 130).

Glaube wird als eine Fähigkeit bezeichnet, mit der man eine Beziehung zu einem Unbekannten und Unerkennbaren aufnimmt. Der Glaube kann sich auf die eigenen Fähigkeiten und Ressourcen, die des Partners, der Menschen allgemein, der Wissenschaft, der Forschung und letztlich auf den höchsten geistigen Wert richten (vgl. ebd., S. 134). Diese höchste geistige Kraft wird von verschiedenen Religionen Gott genannt. Fromm bezeichnet Gott als „Wahrheit, Liebe und Gerechtigkeit“ (Fromm 1979, S. 84). Es ist an dieser Stelle wichtig, zwischen Glauben, Religion und religiösen Gemeinden oder Einrichtungen zu unterscheiden. Die Zoroastrische Religion definiert den Glauben: „Wer glaubt, wird höheres Bewusstsein und innere Erkenntnis in allen Bereichen erlangen“ (vgl. Towfigh & Enayati 2005, S. 13). Vertreter des Buddhismus sind der Ansicht, der Glaube sei der Pfad zur Weisheit. Der Bahai-Religion liegt die Annahme zugrunde: ‚Die Wahrheit ist eins und erscheint in verschiedenen Formen und jeder von uns ist ein Spiegel Gottes‘ (vgl. ebd., S. 13). Die Kenntnis und tiefere Einsicht in diese Ressource kann bei Paaren, die zu unterschiedlichen religiösen Institutionen gehören, zur Relativierung eigener Sichtweisen führen. Dieser Aspekt ist insbesondere für die interkulturelle Verständigung von großer Bedeutung.

Zweifel ist die Fähigkeit, zwei Inhalte gegeneinanderzustellen. Für einige Menschen sind solche Situationen so erschreckend, dass diese sie in einen Zustand des Hin- und Herschwankens versetzen. Diese vorübergehende Orientierungslosigkeit ist für sie ein Stressfaktor. Um dies zu vermeiden bzw. rasch zu beenden, legen sie sich schnell auf eine Entscheidung fest und damit sie diese nicht ändern müssen, sind sie vielleicht nicht bereit, neue Informationen einzuholen. Neue Informationen könnten die Zweifel wieder wachrufen. Durch die Vermeidung der Auseinandersetzung mit einem Problem ist die eigene Position nicht gefährdet (vgl. Peseschkian 2006a, S.138).

Gewissheit wird als Fähigkeit bezeichnet, den Zustand der Zweifel zu überwinden. Gewissheit zeigt die Qualität des Glaubens. Während Zweifel ein ambivalentes Verhalten gegenüber dem Partner zum Ausdruck bringt, zeigt Gewissheit ein sicheres Gefühl hinsichtlich der Entwicklungsmöglichkeiten und dass man mit seiner Entscheidung und Entwicklung zufrieden ist. Eine solche Sicherheit ermöglicht es, den Partner in seiner Einzigartigkeit und Einmaligkeit zu akzeptieren. Daraus ergibt sich ein sicheres und balanciertes Gefühl (vgl. ebd., S. 142).

Einheit ist die Fähigkeit, die eigenen Bedürfnisse und die Bedürfnisse des Partners und anderer Menschen im sozialen Umfeld in Einklang zu bringen. Die Einheit der Persönlichkeit hängt von der Entwicklung der Aktualfähigkeiten und Grundfähigkeiten und den Erfahrungen mit ihnen ab. Diese Entwicklungskette durchlaufen Paare, allerdings nicht immer zum gleichen Zeitpunkt. Das relative Verhältnis mag Konflikte verhindern und umgekehrt kann konflikthafte Phasenverschiebung zu fehlenden Übereinstimmungen führen. Diese Fähigkeit spielt in der Partnerschaft eine große Rolle in Bezug auf die Harmonie oder das Konfliktpotenzial. Wenn z.B. auf die Unordentlichkeit des Partners mit Aggression reagiert wird, so kann diese eine Beziehung zerstören. Umgekehrt kann die mangelnde Geduld des einen durch Mut und Geduld des anderen die konflikthafte Situation relativieren. Das Schlussergebnis ist eine balancierte Zusammenarbeit, Integration der neue Werte und Entwicklung der Identität (vgl. ebd., S. 145).

5.1.2 Erkenntnisfähigkeiten (Sekundäre Fähigkeiten)

Die sekundären Fähigkeiten werden als Verhaltens- und Handlungskategorien verstanden. Sie sind die Erkenntnisfähigkeiten und reflektieren die Leistungsnormen des sozialen Umfelds, in dem ein Mensch lebt. Peseschkian definiert die Erkenntnisfähigkeiten wie folgt: „die Fähigkeit zu lernen und zu lehren, d.h. die Fähigkeiten, Erfahrungen zu sammeln und sie weiterzugeben“ (vgl. Peseschkian 2004, S. 108). Unterschiedliche Ausprägungen dieser Fähigkeiten können zu Missverständnissen in der Partnerschaft bzw. in der mitmenschlichen Interaktion führen. Zu diesen Fähigkeiten gehören: Gerechtigkeit, Treue, Ehrlichkeit/Offenheit, Höflichkeit, Gehorsam, Fleiß/Leistung, Zuverlässigkeit, Ordnung, Pünktlichkeit, Sauberkeit, Sparsamkeit.

Das Positive Psychotherapie-Modell unterscheidet vier Medien, die für die Entwicklung der Erkenntnisfähigkeiten zur Verfügung stehen. Diese Fähigkeiten sind in jedem Menschen verankert. Die Art und der Grad der Entfaltung der Erkenntnisfähigkeiten dient zur Gestaltung der individuellen Identität. Diese individuelle Einzigartigkeit steht auch in einem Zusammenhang mit dem soziokulturellen Bezugssystem, das dafür verantwortlich ist, wie man sich selbst und seine Umwelt wahrnimmt und wie die Umwelt darauf reagiert. Mit dem ausreichenden Vorhandensein der Ressourcen werden Menschen in die Lage versetzt, ihre Umwelt differenzierter wahrzunehmen. Diese Fähigkeiten werden durch den Einfluss der sozialen Umgebung, wie Familie, Schule und Bildung der Eltern unterstützt oder gehemmt. In diesem Zusammenhang schreibt Peseschkian Folgendes: „Dies geschieht in einem dynamischen Austausch mit den Aktualfähigkeiten, die Kriterien und Bewertungsansätze liefern. Umgekehrt nimmt die Sozialisation der Erkenntnismittel wiederum Einfluss auf die Bevorzugung einzelner Muster von Aktualfähigkeiten" (ebd., S. 109). Die vier Medien sind folgende: Körper/Sinne, Verstand/Kognition, Tradition/Erfahrung, Intuition/ Phantasie.

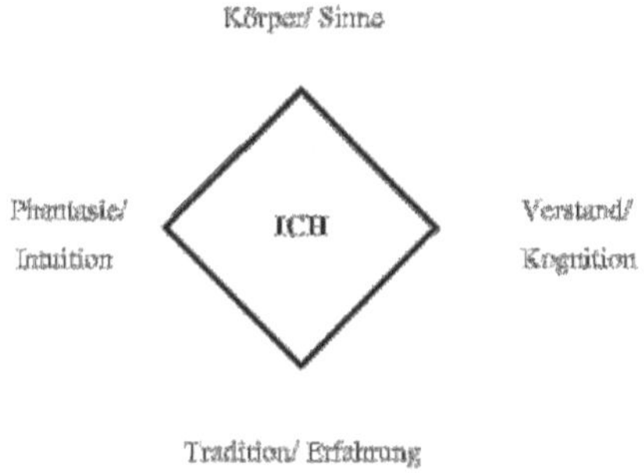

Abb. 21 Modellfunktionen der Entwicklung von vier Medien der Erkenntnisfähigkeiten (vgl. Peseschkian 2004, S. 109)

Im Folgenden werden die vier Medien, die nach dem Positiven Psychotherapie-Modell den Einfluss auf Aktualfähigkeiten bzw. Persönlichkeitscharakter haben, genauer vorgestellt.

Mittel der *Körper/Sinne*: Durch die Sinneswahrnehmung erhält jeder Mensch Informationen über sich und seine Umwelt. Diese aufgenommenen Informationen werden durch individuelle, erworbene Wertmaßstäbe gefiltert, verarbeitet und be- bzw. verurteilt. Durch positive und negative Erlebnisse werden unsere potentiellen Konfliktbereiche beeinflusst. Im Zusammenhang von Sinnesmitteln und späterer Entwicklung beschreibt Peseschkian Folgendes: „die Mittel der Sinne entwickeln sich in einer Vielzahl von Tätigkeiten und sozialen Angeboten, die zugleich den charakteristischen Zusammenhang für die spätere Bewertung der Sinnesmittel bieten" (ebd., S. 110).

Mittel des *Verstand*es: Bei der Entwicklung von Verstandesleistungen spielen individuelle Bedürfnisse und Motive und zugleich Erwartungen der sozialen Umwelt eine entscheidende Rolle. In Bezug auf die Aktualfähigkeiten ist es beispielsweise eine nützliche Verstandesleistung, zu entscheiden, welche Art von Sauberkeit an welchem Ort und in welcher Situation angemessen ist. Der Verstand bietet allerdings keinen absoluten Maßstab (vgl. ebd., S.112).

Auf die binationale bzw. bikulturelle Partnerschaft übertragen heißt es, dass zwei einander widersprüchlich erscheinende Aussagen nicht unzutreffend sein müssen. Die zunächst erscheinenden Widersprüchlichkeiten sind innerhalb eines bestimmten Bezugssystems gültig, das ihnen als Bezugssystem ihres Verstandes dient. Mittels der Reflexion ist es möglich, den eigenen Standpunkt zu wechseln und die Relativität der Wertmaßstäbe zu akzeptieren. Erst wenn man sich auf ein gemeinsames Bezugssystem einigt, können die Widersprüche aufgelöst werden.

Mittel der *Tradition*: Der Mensch als ein soziales Wesen wird neben seinen eigenen Lernerfahrungen, die er im Laufe seiner individuellen Entwicklung macht, auch von den kollektiven Erfahrungen, Normen und Werten der sozialen Umgebung beeinflusst. Über den allgemeinen Rahmen hinaus steht er unter dem Einfluss der soziokulturellen und traditionellen Normen seiner eigenen Familie und Gruppenzugehörigkeiten. Dabei geht es nicht nur um die Funktion der übernomenen Mechanismen, sondern auch um die Bewertungen der Handlungen. Übertragen auf das ‚Balance-Modell' der PPT sind die bedingungslose Fixierung an traditionsgebundene Inhalte einerseits und die kategorische Ablehnung von Traditionen andererseits, starre und möglicherweise unpassende Bewertungen (vgl. ebd., S. 115).

Mittel der *Intuition und Phantasie*: Definitionsgemäß sind Intuitionen Einfälle, „die einfach da sind", ohne dass man sich ihrer Herkunft bewusst ist. Phantasie und Zukunft beinhalten alle Informationen, welche als Sinn einer Tätigkeit, Wunsch und Erwartungen, Sinn des Lebens, die Beziehung zu einer fernen Zukunft (Tod und danach) bezeichnet werden (vgl. Peseschkian 2006a, S. 14). Die intuitiven Vorstellungen beziehen sich zum Teil auf primäre, und zum Teil auf sekundäre Fähigkeiten. D.h. einzelne Aktualfähigkeiten können zu Inhalten der Phantasie werden, wie z.B. die Vorstellung von Glauben und Erfolg (vgl. Peseschkian 2004, S. 116).

Dem „Ich" stehen die vier oben beschriebenen Fähigkeiten zur Verfügung, die teils angeborene und teils erworbene Strukturen sind, und das ‚Ich' befähigen, die Realität wahrzunehmen. Die Aufgabe des ‚Ich' besteht darin, die Anforderungen der Außenwelt, verinnerlichte Werte, Gebote und Verbote und die eigenen Bedürfnisse angemessen zu berücksichtigen und in Einklang zu bringen. Der innere Konflikt zwischen eigenen Wünschen, verinnerlichten Werten und Anforderungen der Außenwelt stellt für das Ich eine Herausforderung dar.

Im Folgenden werden die Erkenntnisfähigkeiten, die anhand der oben beschriebenen Mittel erworben werden, kurz beschrieben.

Pünktlichkeit wird als eine Fähigkeit bezeichnet, vereinbarte Zeiteinteilungen zu beachten. Die Fixierung auf diese Fähigkeit kann Erwartungsangst, Zeitdruck, innere Unruhe und ständige Furcht, nicht fertig zu werden verursachen. Peseschkian unterscheidet zwei Formen von Pünktlichkeit: passive und aktive Pünktlichkeit. Mit der passiven Pünktlichkeit ist gemeint, dass man sich an die Zeiteinteilung anpasst. Dagegen wird bei der aktiven Pünktlichkeit erwartet, dass die anderen pünktlich sind. „Während in der Psychoanalyse Sauberkeit als erste Kulturleistung gilt, kommt diese Rolle in der Positiven Psychotherapie der Pünktlichkeit zu." (Peseschkian 2006a, S. 54).

Sauberkeit gehört ebenfalls zu den sekundären Fähigkeiten. Peseschkian ist der Ansicht, dass die frühkindliche Reinlichkeitserziehung Einfluss auf die Einstellung zur Sauberkeit hat. Nicht selten kommt es vor, dass die mangelnde Sauberkeit des Partners Konflikte in der Partnerschaft verursacht. Deswegen sollte die Bedeutung dieser Fähigkeit in der partnerschaftlichen Beziehung nicht unterschätzt werden. Zwei extreme Ausprägungen dieser Fähigkeit zeigen sich wie folgt: Während die Vernachlässigung Unsauberkeit und/oder unangenehmen Geruch verursachen kann, kann die Fixierung auf Sauberkeit sich in einem Waschzwang zeigen (vgl. ebd., S. 60).

Ordnung bezeichnet die Fähigkeit, die eigenen Wahrnehmungen und die der Umgebung zu organisieren bzw. zu gliedern. Ordnung als eine Fähigkeit wird über Vorbilder durch positive und negative Belohnung entwickelt. Ordnung steht mit anderen Aktualfähigkeiten im Zusammenhang: So lässt sich beispielsweise Pünktlichkeit als Ordnung der Zeiteinteilung verstehen, und Höflichkeit als Ordnung in der zwischenmenschliche Beziehung und Interaktion. Die mangelnde Ordnung verursacht Übersichtsverlust während die extreme Ausprägung dagegen Pedanterie, Kontrollzwänge, Aggression und innere Unruhe verursacht (vgl. ebd., S. 63f).

Gehorsam ist eine Fähigkeit, sich an Regeln anzupassen. Es kann sowohl im positiven als auch im negativen Sinne in der sozialen Beziehung zwischen Menschen praktiziert werden. Wenn die partnerschaftliche Beziehung nicht gleichberechtigt und gleichwertig geführt wird, ist die Beziehung hierarchisch geordnet. Solche Beziehungen bezeichnet man als autoritäre Beziehungen. Gehorsam kann im positiven Sinne nützlich für die Anpassungsfähigkeit und das Funktionieren einer Gesellschaft oder einer Gruppe sein. Eine angepasste und gehorsame Reaktion innerhalb einer Beziehung lässt darauf schließen, dass dieses Verhalten auf eine akute und/oder lebensgeschichtliche Schwierigkeit zurückzuführen ist. Dagegen zudem kann Gehorsam in der Partnerschaft oder Kindererziehung die Selbstständigkeit (Autonomie) einschränken und dadurch Angst und Aggression gegenüber Neuem hervorrufen. Die Gegenpole dieser Fähigkeit sind einerseits Befehle bzw. Autorität und andererseits Anpassungsschwierigkeiten oder Rebellion (vgl. ebd., S. 70).

Höflichkeit ist die Fähigkeit, gesellschaftliche und zwischenmenschliche Beziehungen zu gestalten. Dabei geht es um Achtung und Rücksicht gegenüber anderen und sich selbst, sowie um Bescheidenheit. Für den Erwerb von Höflichkeit spielen, genauso wie bei den anderen Fähigkeiten, Vorbilder eine wichtige Rolle. Die soziale Schicht und die kulturellen Normen, in der bzw. mit denen man aufgewachsen ist, haben auch für das Erlernen und Verständnis von Höflichkeit eine zentrale Bedeutung. Nach Peseschkian ist Höflichkeit immer mit Ehrlichkeit verbunden. In diesem Zusammenhang schreibt er: „Höflichkeit ohne Ehrlichkeit ist Heuchelei. Ehrlichkeit ohne Höflichkeit ist verletzend" (ebd., S. 73). Die übertriebene Höflichkeitsanforderung führt dazu, dass aggressive Impulse verleugnet oder verdrängt werden. Übertriebene Höflichkeit offenbart soziale Unsicherheit, Angst und mangelndes Durchsetzungsvermögen (vgl. ebd., S. 75).

Ehrlichkeit/Offenheit bedeutet, seine eigenen Bedürfnisse, Interessen und Meinungen offen zu äußern. Ehrlichkeit kann in einer partnerschaftlichen Beziehung als Vertrauen verstanden werden und in der sozialen Kommunikation als Aufrichtigkeit und Offenheit. Wie oben beschrieben wurde, verbindet Peseschkian *Ehrlichkeit* eng mit *Höflichkeit* (ebd., S. 77). Übertriebene Höflichkeit kann dazu führen, dass die eigene Meinung nicht geäußert wird. Wenn Ehrlichkeit überbetont oder in unangemessener Form geäußert wird, kann es in der menschlichen Kommunikation und in der Partnerschaft zu Kränkungen, Verletzungen und Auseinandersetzungen führen (vgl. ebd., S. 78).

Treue wird als eine Fähigkeit bezeichnet, eine Beziehung einzugehen und diese über eine längere Zeit aufrechtzuerhalten und sich vertrauenswürdig zu verhalten. Besonders im Kontext von Sexualität spielt Treue in einer partnerschaftlichen Beziehung eine wichtige Rolle (vgl. ebd., S. 81). Es gibt auch Treue gegenüber sich selbst, sowie gegenüber Institutionen und Gesetzen. Die lebensgeschichtlichen Erfahrungen durch Eltern, soziale Umgebung, sowie kulturelle Normen, Weltanschauung und Religion spielen für die Bedeutung der Treue eine Rolle. Die fixierte Treue und Treulosigkeit bzw. Vertrauensbruch nennt Peseschkian als die neurotischen Gegenpole dieser Fähigkeit (vgl. ebd., S. 82).

Gerechtigkeit definiert Peseschkian als „die Fähigkeit, im Verhältnis zu sich selbst und anderen gegenüber Interessen abzuwägen" (ebd., S. 84). Gerechtigkeit ist nach Platon eines der grundlegenden Elemente, mit dem das richtige Verhältnis zwischen Menschen zueinander ausgedrückt werden kann und dafür Sorge trägt, dass jeder das bekommt, was ihm zusteht. Während Gerechtigkeit das Gefühl von Vertrauen und Hoffnung hervorruft, verstärkt dagegen Ungerechtigkeit Verzweiflung und Hoffnungslosigkeit. Grundsätzlich besitzt jeder Mensch sein eigenes individuelles Gerechtigkeitskriterium, auf dessen Grundlage er seine Erwartungen bildet und eigene Handlungen steuert (vgl. ebd., S. 84). Peseschkian ist der Ansicht, dass Gerechtigkeit und Liebe eng zusammenhängen. Dazu schreibt er Folgendes: „Gerechtigkeit ohne Liebe sieht nur die Leistung und den Vergleich; Liebe ohne Gerechtigkeit verliert die Kontrolle über die Wirklichkeit" (ebd., S. 86).

Fleiß/Leistung ist die Bereitschaft, sich über einen längeren Zeitraum hinweg anzustrengen, um ein bestimmtes Ziel zu erreichen. In der Anfangsphase seiner Entwicklung ist das Spielen für ein Kind eine Leistung. Später wird diese Fähigkeit in der Schule gefordert. Es ist leichter fleißig zu sein, wenn dies als Triebbefriedigung und individuell als lohnend empfunden wird. Als Gegenteil von Leistung wird Faulheit angesehen, welche als Flucht vor Anforderungen verstanden wird. Genauso wie Faulheit kann auch die Fixierung auf Leistung und Arbeit in

Paarbeziehungen Probleme verursachen, beispielsweise wenn ein Partner seine Leistung und seinen Erfolg als Maßstab für sein Prestige und seine Qualität empfindet. Fleiß und Erfolg sind eng miteinander verknüpft. Erfolg hängt auch mit primären Fähigkeiten wie Ordnung, Pünktlichkeit etc. zusammen. Aktiv sein, sich beschäftigen, fleißig sein, ist nur im Gleichgewicht zwischen den beiden Polen der Faulheit und Leistungszwang bzw. Überforderung ausgewogen (vgl. ebd., S. 91).

Sparsamkeit bedeutet, mit vorhandenen Ressourcen wie z.B. mit finanziellen Möglichkeiten, vorhandenen körperlichen Fähigkeiten und Energien ökonomisch umzugehen. Wenn diese Fähigkeit sich in extremer Form entwickelt, wird sie als Geiz bezeichnet. Das Gegenteil davon ist Verschwendung. Für die finanzielle Situation eines Menschen oder in einer partnerschaftlichen Beziehung spielt der Einsatz dieser Fähigkeit eine bedeutende Rolle (vgl. ebd., S. 94).

Zuverlässigkeit bedeutet, dass man sich auf einen Menschen (den Partner) verlassen kann. Man hofft, dass er die Erwartungen nicht enttäuscht. Diese Fähigkeit schafft eine Atmosphäre der Sicherheit. Zuverlässigkeit und Vertrauenswürdigkeit gehören zu den wichtigsten Grundlagen für die zwischenmenschliche bzw. partnerschaftliche Beziehung. Einerseits wird sie oft mit Treue verknüpft. Andererseits wird Unzuverlässigkeit vom Partner als Unberechenbarkeit aufgefasst. Nach dem Konzept der Positiven Psychotherapie befindet sich eine ausgewogene Zuverlässigkeit zwischen zwei Extremen: zum einen zwanghafte Pedanterie und zum anderen bedenkenloses Chaos (vgl. ebd., S. 97f).

5.1.3 Aktualfähigkeiten

Wie schon an anderen Stellen erwähnt wurde, basiert die PPT als transkultureller Ansatz auf der Annahme, dass bei jedem Menschen im Verlauf seiner Sozialisation entsprechend seinen körperlichen Funktionsfähigkeiten, einzigartigen Bedingungen der individuellen Entwicklung, soziokulturellen Bezugssystemen gewisse Ressourcen und Fähigkeiten entwickelt bzw. gehemmt werden, die die Grundlage seiner Persönlichkeit beeinflussen. Diese ausgebildeten und vorhandenen Fähigkeiten werden als „Aktualfähigkeiten" bezeichnet, weil sie als Fähigkeiten im täglichen Leben wirksam sind. Die Aktualfähigkeiten können als Inhalte der Erziehungserfahrungen und Sozialisation weiter entwickelt bzw. neu integriert werden. Die Funktion und Bedeutung der Aktualfähigkeiten ist sowohl in der individuellen psychischen Erlebnissphäre als auch in der Partnerschaft bzw. zwischenmenschlichen Interaktion im sozialen Umfeld wirksam (vgl. Peseschkian 1997, S. 51f).

Peseschkian teilt die Aktualfähigkeiten in eine *aktive* und *passive* Form auf. Wenn die Aktualfähigkeiten als Erwartungen an andere Menschen angesehen werden, ist eine „passive Dimension" gemeint. Wir erwarten, dass jemand sich pünktlich, zuverlässig, ordentlich usw. verhält. Beim Vorhandensein bestimmter Fähigkeiten (z.B. Höflichkeit, Sauberkeit, Sparsamkeit) in unseren Handlungsweisen und Verhaltensmustern wird die „aktive Dimension“ der Aktualfähigkeiten dargestellt (vgl. Peseschkian 2004, S. 72). Die aktive und passive Dimension der Aktualfähigkeiten spielen für die Entstehung der Konflikte und Missverständnisse in der menschlichen Begegnung (z.B. in der Partnerschaft) eine zentrale Rolle. Die Dimension ‚Flexibilität-Fixierung‘ der Aktualfähigkeiten liefert wertvolle Informationen hinsichtlich der Bewertung einzelner Aktualfähigkeiten bei Menschen, die sich entweder flexibel umstellen oder starr an ihnen festhalten. Entsprechend dieser fixierten bzw. flexiblen Aktualfähigkeiten sind Erwartungen und Toleranz gegenüber Verhalten und Einstellungen anderer sowie das eigene Verhalten beeinflussbar. Daher kann jeder innere und äußere Konflikt anhand der Aktualfähigkeiten beschrieben werden. Unter dem Einfluss von bestimmten Aktualfähigkeiten werden Gruppenzusammenhalt und das Verhältnis zu anderen Gruppen und deren Mitgliedern praktiziert (vgl. ebd., S. 85). Daher können die Aktualfähigkeiten auch als *‚Wertesysteme‘* gesehen werden, mit denen das eigene und fremde Verhalten gemessen und beurteilt wird. Darüber hinaus dienen diese Wertsysteme als Schutz und Verteidigung. Das Aufeinandertreffen unterschiedlicher Aktualfähigkeiten bzw. Werte- und Bewertungssysteme in zwischenmenschlichen Beziehungen erfordert Verständnis für die den Konflikten zugrunde liegenden Ursachen. Hinsichtlich der Aktualfähigkeiten lassen sich interkulturelle Herausforderungen klar aufzeigen, die wiederum dazu führen, die eigenen erworbenen Werte der Aktualfähigkeiten zu relativieren.

Die Grundannahme der PPT basiert darauf, dass das Leben in vier Bereiche zusammengefasst werden kann, die als „vier Qualitäten des Lebens“ bzw. „Balance-Modell“ bezeichnet werden. Dieses Modell basiert auf „dem ganzheitlichen Menschenbild“ der PPT (vgl. Peseschkian 2002, S. 88). Diese Qualitäten sind *Körper/Gesundheit*, *Leistung/Arbeit*, *Kontakt/Beziehung* und *Zukunft/Sinn.* Aufgrund der sich herausgebildeten Persönlichkeit haben Menschen unterschiedliche Schwerpunkte im Leben entwickelt. Obwohl der Zugang zu allen vier Bereichen vorhanden ist, wird durch Persönlichkeitseigenschaften, Sozialisation oder durch die besondere Lebenssituation die Betonung auf einige Bereiche festgesetzt, während andere Bereiche vernachlässigt werden, die auch als eine Art von Konfliktverarbeitung verstanden werden (siehe Kap. 2.4.6).

Das Ziel dieses Modells besteht darin, durch Überprüfen und Einsetzen der Medien ‚Liebes- und Erkenntnisfähigkeiten‘ eine balancierte Energie für alle vier Lebensqualitäten sowohl bei Individuen als auch in zwischenmenschlichen Beziehungen zu mobilisieren. Die unterschiedliche Bedeutung verschiedener Dimensionen von diesem Modell in der (binationalen) Partnerschaft kann wichtige Informationen über die Dynamik der Partnerschaft vermitteln, die durch Aktualfähigkeiten der einzelnen Partner zum Ausdruck kommen.

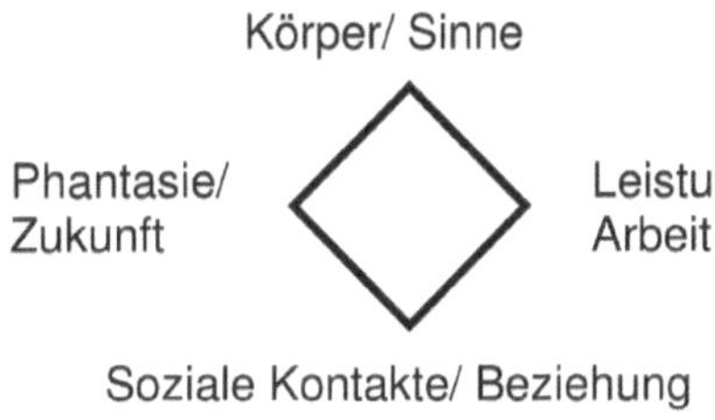

Abb. 22 Die vier Qualitäten des Lebens (vgl. Peseschkian 2006a, S. 13)

Im Zusammenhang mit der binationalen Partnerschaft und deren Dynamik besteht die Aufgabe darin, unterschiedliche Lebensweisen, Werte, Denkweisen, Kommunikationsformen, Rituale und Alltagsroutinen zu diskutieren bzw. zu definieren, in der möglicherweise zusätzlich kulturelle Elemente eine größere Rolle spielen können. Es gibt einige Themen, denen in mononationalen Partnerschaften möglicherweise weniger Aufmerksamkeit gewidmet werden, die in binationalen Beziehungen jedoch besprochen und diskutiert werden müssen. Einige solcher Themen lauten: „In welcher Sprache wollen wir uns verständigen?", „Welche Feste sind wichtig und welche wollen wir ignorieren?", „Mit welchen Erziehungsnormen sollen unsere Kinder später aufwachsen?", „Welche Bedeutung sollte die religiöse Zugehörigkeit für unser Alltagsleben und für die Kindererziehung haben?", „Welche Sprache(n) müssen die Kinder lernen? Sollen sie bilingual aufwachsen?" etc. Das inhaltliche Vorgehen und die fünf Stufen der Konfliktverarbeitung der PPT, die im nächsten Abschnitt näher erläutert werden, unterstützen die Gestaltung einer gelungenen und ausgewogenen Paarbeziehung. Die folgende Abbildung veranschaulicht dieses Raute-Modell für Kompromissbildung und Stabilität in einer (binationalen) Partnerschaft.

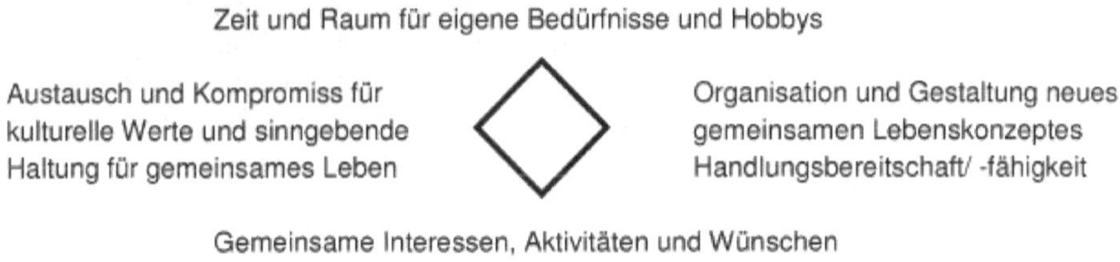

Abb. 23 Balance Modell für Kompromiss und Lebenszufriedenheit in einer (binationalen) Partnerschaft

5.2 Drei Aspekte der Positiven Psychotherapie

Die Positive Psychotherapie basiert auf drei Grundprinzipen: dem positiven Ansatz, dem inhaltlichen Ansatz und dem fünfstufigen Vorgehen. Im Folgenden werden diese drei Säulen des Ansatzes näher erläutert.

5.2.1 Der positive Ansatz

Der Begriff des Positiven (lat. positum), der in der PPT hervorgehoben wird, bedeutet in seinem ursprünglichen lateinischen Wortsinn das „Tatsächliche" und das „Vorgegebene" (vgl. Peseschkian 2006b, S. 21). In diesem Modell geht es nicht nur darum, Konflikte bzw. Schwierigkeiten zu beseitigen, sondern auch darum Ressourcen und Fähigkeiten zu aktivieren, die bei einer Person oder einer Familie als Potential vorhanden sind, um die alltäglichen Herausforderungen besser zu bewältigen bzw. zu überwinden (vgl. Peseschkian 2002, S. 96). Transkulturelle Situationen eröffnen die Möglichkeit, andere Denkmodelle in eigene Konzepte einzubeziehen und dadurch weitere Ressourcen zu gewinnen bzw. passive Fähigkeiten in aktive umzuformen und zu integrieren.

Das Menschenbild der PPT zeigt, wenn ein Mensch im Allgemeinen als unpünktlich oder unordentlich wahrgenommen wird, dass dieser Mensch zugleich die Fähigkeiten hat, mit Zeit und Gegenstände flexibel umzugehen. Gleichzeitig besitzt er die Fähigkeit, einen neuen Umgang mit der Zeit (Pünktlichkeit) als ein weiteres Ressource in sich zu aktivieren.

Dabei geht es darum, welche Gemeinsamkeiten die Paare haben und wodurch sie sich in ihrer Einzigartigkeit als auch ihrer kulturellen Andersartigkeit unterscheiden. Diese beiden Aspekte sind für interkulturellen Austausch und gemeinsame Entwicklung notwendig. Dabei ist die Frage wichtig, wie das Konfliktthema unterschiedlich wahrgenommen und bewertet wird. Durch die Erkenntnis, dass ein bestimmtes Verhalten bzw. eine Handlung innerhalb einer anderen Kultur nicht unauffällig ist, sogar positiv bewertet wird, erweitert sich der Wahrnehmungshorizont auf beiden Seiten. Dadurch wird ein Verhalten nicht nur am eigenen Wertesystem gemessen, sondern mit anderen Wertsystemen verglichen. In diesem Kontext beschreibt Peseschkian Folgendes: „Dies bedeutet für zwischenmenschliche Beziehungen, dass durch die Relativierung der eigenen Werthaltungen Vorurteile in Frage gestellt, Fixierungen gelöst und Kommunikationsblockaden aufgehoben werden" (Peseschkian 2002, S. 87). Das positive Vorgehen ermöglicht einen Standortwechsel für alle am Konflikt beteiligten Menschen. Die Entwicklung dieses Horizonts ermöglicht einen neuen Bewusstseinszustand, der als Entwicklungschance wahrzunehmen ist. Dieser Aspekt kann im beraterischen bzw. therapeutischen Kontext eine neue Bedeutung und Gewicht bekommen.

5.2.2 Das inhaltliche Vorgehen

Die partnerschaftliche Beziehung fordert unabhängig von der Dauerhaftigkeit der Beziehung zur persönlichen Entwicklung auf. Es kommt durchaus vor, dass die Partner nicht in der Lage bzw. fähig sind, über ihre Gefühle zu sprechen oder aufeinander einzugehen, sondern sie schützen sich mit Rechthaberei und Gegenangriffen. Die PPT macht es sich zur Aufgabe, die einzelnen Menschen bzw. die Paare bei der Entwicklung von diesem neuen Bewusstsein zu unterstützen bzw. zu fördern. In diesem Zusammenhang stellt sich die PPT die Frage, wie ein Überblick über Handlungen und Verhaltensbereiche geschaffen werden, die zur Analyse der inhaltlichen Komponenten der Konflikte dienen. Mit diesem Grundgedanken wurde ein Instrument entwickelt, das Differenzierungsanalytisches Inventar (DAI) genannt wird, mit dessen Hilfe die Konflikte und deren Ursachen genauer beschrieben werden. Damit besteht die Möglichkeit, die inhaltlichen Gründe der Konflikte und gleichzeitig vorhandene Fähigkeiten zu erforschen und zu analysieren, in welchem Bereich die Person selbst oder der Partner Akzente auf bestimmte Werte und Handlungen legt (vgl. Peseschkian 2006a, S.44-46). Dieses Instrument ermöglicht es Partnern als Selbsthilfe sich mit den Konflikten und deren Ursachen differenziert und zielorientiert auseinanderzusetzen. Mit anderen Worten: Durch die Anwendung dieses Instrumentes besteht die Möglichkeit für Paare die objektive Meinung des Partners über sich zu erfahren.

Die Tabelle (siehe Anhang) zeigt eine praktische Vorgehensweise als Selbsthilfe, um die potentiellen Konfliktbereiche bzw. die zu fördernden Fähigkeiten in der Partnerschaft zu identifizieren. Signiert werden die Verhaltensbereiche derart, dass (+ + +) die höchste subjektive Bewertung kennzeichnet. Die niedrigste Bewertung erhält (- - -). (+ -) (+ +), (+) und (- -), (-) sind Abstufungen der subjektiven Bewertung. Die 1. Spalte gibt die Selbsteinschätzung der Person wieder. Die 2. Spalte zeigt die Beurteilung und Einschätzung der Person über seinen Partner. Für weitere Familienmitglieder (z. B. Kinder) können weitere Spalten je nach Bedarf eingeführt werden.

5.2.3 Die fünfstufige Selbsthilfe der Positiven Psychotherapie

„In einer kalten Nacht hatten zwei Igel ein Problem. Wenn sie einander zu nahe rückten, um sich zu wärmen, stachen sie sich gegenseitig mit ihren Stacheln. Rückten sie aber zu weit voneinander, froren sie. Es kam für sie darauf an, so nahe beieinander zu liegen, dass sie sich wärmten, aber weit genug, um sich nicht gegenseitig zu stechen." (Persische Geschichte).

In partnerschaftlichen Konflikten kommt es vor, dass sich der eine Partner über die Unordentlichkeit oder Ungerechtigkeit des anderen ärgert. Das führt dazu, dass sich diese Person nur auf die Schwächen seines Partners konzentriert und seine positiven Merkmale außer Acht lässt. Durch diese einseitige Konzentration auf das Negative nimmt die Beziehung einen destruktiven Verlauf, in der man fortwährend mit der Schwäche des Partners beschäftigt ist. Die Kommunikation ist dadurch einseitig ausgerichtet (Vorwürfe) und damit nicht auf dem richtigen Weg. Dadurch werden die Konflikte entweder verstärkt z.B. durch Wut oder Aggression oder einer der Partner zieht sich aus Angst oder Hemmung zurück und versucht durch ein angepasstes Verhalten die Auseinandersetzung zu vermeiden. Psychische oder psychosomatische Belastungen sind Folgen dieser Reaktionen. Um die Ursachen der Entstehung solcher Konflikte zu verstehen, greift die PPT auch auf die

Ursprungsfamilien zurück, die in diesem Zusammenhang eine wichtige Rolle spielen können.

Auf der Basis von DAI bekommen die Paare eine Grundlage, ihre eigenen Konfliktursachen besser zu verstehen. Sie dient gleichzeitig als Material für die Bearbeitung der zu fördernden Handlungen. Für den Prozess der Konfliktverarbeitung bietet die PPT ein fünfstufiges Modell, das sowohl als Selbsthilfe auch im beraterischen und therapeutischen Kontext bei der Bearbeitung von Paarkonflikten eingesetzt werden kann. Die Stufen orientieren sich an den vier Formen der Konfliktverarbeitung und zielen auf die Erweiterung des Repertoires an Konfliktverarbeitungsalternativen hin. Dieses Verfahren lässt sich in folgende Stufen gliedern:

- Stufe der Beobachtung/Distanzierung
- Stufe der Inventarisierung
- Stufe der situativen Ermutigung
- Stufe der Verbalisierung
- Stufe der Zielerweiterung

Das praktische Vorgehen im Selbsthilfeprozess wird im Folgenden näher beschrieben.

Stufe 1: *Beobachtung und Distanzierung*: Im Rahmen der Selbsthilfe sollen die Partner sich damit auseinandersetzen, über was oder wen und wann sie sich ärgern und welche Anlässe oder Situationen ihnen angenehm sind. Damit wird es den Partnern gelingen, Verallgemeinerungen zu verhindern und Konflikte inhaltlich zu beschreiben. Auf dieser Stufe der Selbsthilfe sind zunächst drei Schritte notwendig: Beobachten, Unterlassen von Kritik, Verzicht auf Einbeziehung unbeteiligter dritter Personen (vgl. Peseschkian 2006b, S. 97). Auf dieser Stufe ist aktives Zuhören ein wichtiger Bestandteil der Kommunikation.

Durch genaues Beobachten der konflikthaften Situation wird der Bezugsperson geholfen herauszufinden, in welchen konkreten Umständen es zu Auseinandersetzungen bzw. Meinungsverschiedenheiten kommt. Diese Beobachtung soll von den Partnern schriftlich festgelegt werden. Die Notizen können als Spiegel dienen, die das Leiden in eine fassbare Gestalt bringt, die es ermöglicht, einen Umlernprozess in der partnerschaftlichen Beziehung einzuleiten. Statt zu kritisieren und eine allgemeine Formulierung, wie z. B. ‚man' zu benutzen, sollen die Partner lernen in ‚Ich-Form' zu äußern, was erwünscht und was unerwünscht ist. Als weitere Regel sollen allgemeine Aussagen wie ‚typisch' ‚immer' vermieden werden. Es ist die Aufgabe von beiden Partnern, *konkretes Verhalten* bzw. *konkrete Situationen* zu erwähnen, welches/welche zum Konflikt führen. Konstruktive Äußerungen ermöglichen eine bessere Selbst- und Partnereinschätzung, wohingegen ständige Kritik und Nörgelei das Selbstbild des Partners in Frage stellt. Es ist nicht immer einfach von dem unerwünschten Verhalten des Partners, zu dem man eine emotionale

Bindung hat, Abstand zu gewinnen und plötzlich neutral zu akzeptieren. Der Versuch sich auf das Beobachten zu beschränken kann bestimmte Effekte zeigen. Auf dieser Stufe besteht Gefahr, dass die beiden Partner nur ihre eigenen Konfliktthemen bzw. Verletzungen wahrnehmen und nicht die des anderen.

Auf dieser Stufe ist es erwünscht, die alternative Einstellung zu finden. Um alternative Verhaltensweisen zu finden, wird die Technik der „Ist- und Soll-Werte" angewendet. Diese Methode stellt eine Selbstkontrolle dar. In der ersten Spalte (Situation) wird eine aufgetretene Konfliktsituation dargestellt. In der zweiten Spalte (Ist-Wert) wird beschrieben, wie man sich in der betroffenen Situation *gefühlt*, wie man *gehandelt* und was man *gesagt* hat. In der dritten Spalte (Soll-Wert) werden Gedanken dazu geäußert, wie man seiner Ansicht nach anders hätte reagieren können. Der Ist-Wert beschreibt das Konzept, das zu Konflikten führt. Demgegenüber beschreibt der Soll-Wert das Gegenkonzept, das als alternative Handlungsmöglichkeit gesehen werden kann (vgl. Peseschkian 1997, S. 153).

Tab. 10 Tabelle: Die Technik des „Ist-Wert und Soll-Wert"

Situation	**Ist-Wert (wie habe ich reagiert?)**	**Soll-Wert (Wie kann ich besser reagieren?)**
Worüber habe ich mich wann, wo, wem gegenüber und unter welchen Bedingungen geärgert?	Wie habe ich mich dabei gefühlt, wie gehandelt, was habe ich gesagt, was gedacht? Warum reagiere ich in dieser Situation gerade so und nicht anders?	Wie hätte ich anders (besser) reagieren können? Wozu würde diese andere Reaktion führen?

Es sei darauf hingewiesen, dass eine wichtige Regel bei der Anwendung dieser Technik darin besteht, sich zu öffnen und bei einem konkreten Thema zu bleiben und die häufige Äußerungen wie ‚immer', ‚damals' ‚ständig' etc. zu unterlassen.

Bei der Durchführung dieser Methode haben die (binationalen) Partner die Möglichkeit, eine neue Beziehung zu sich selbst und gleichzeitig zu dem Partner aufzunehmen. Bei der erfolgreichen Durchführung dieses Vorgehens kann einerseits ein neues Beziehungsmuster (Soll-Situation) und andererseits der Erwerb neuer Handlungskompetenzen ermöglicht werden.

Die Stufe der Beobachtung kann mit folgenden Kriterien zusammengefasst werden:

- Das unerwünschte Verhalten des Partners *nur* beobachten
- Aufschreiben, worüber man sich ärgert (Mit Anwendung der Ist- und Soll-Werte Technik).
- Die Äußerungen wie ‚immer', ‚typisch', ‚damals' unterlassen
- Vermeidung von Kritik des Partners während der Beobachtung

- Ablehnung der fremden Ratschläge
- Gleichzeitige Beobachtung der Fähigkeiten des Partners und der Missverständnisse

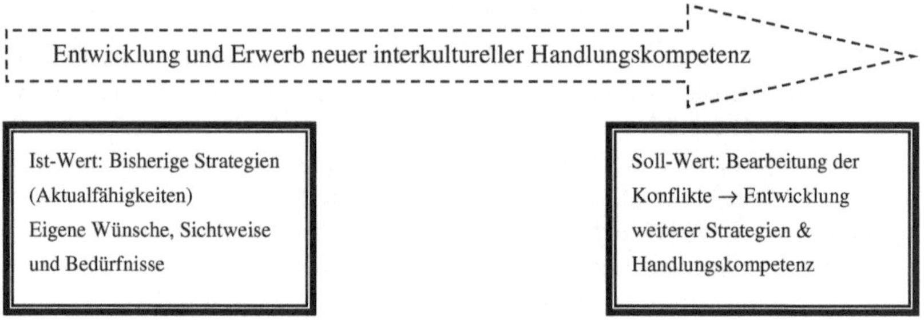

Stufe 2: *Inventarisierung*: In dieser Stufe geht es um das differenzierte Vorgehen, bei dem nicht nur die unerwünschten Eigenschaften und Verhaltensweisen des Partners erfasst werden, sondern eine Vielzahl von Ressourcen und Eigenschaften. Damit wird ein neues Kriterium der gegenseitigen Wertschätzung bei den Partnern gewonnen. In dieser Phase werden die beiden Partner (Selbst- und Partnereinschätzung) anhand des DAI (siehe Anhang) Konfliktsituationen unter dem Aspekt der Aktualfähigkeiten differenziert eingeschätzt. Als grundlegende Unterscheidung wird festgestellt, welche Fähigkeiten als positiv und welche als negativ beurteilt werden (vgl. Peseschkian 1997, S. 157f). Es ist die Eigenschaft des DAI, diejenigen Fähigkeiten sichtbar zu machen, die sonst außerhalb der Aufmerksamkeit stehen. Diese Methode ist für Menschen geeignet, die Schwierigkeiten haben, über ihre Gefühle und Probleme in der Beziehung zu sprechen. Dadurch wird der Verallgemeinerung vorgebeugt. Durch die Wertschätzung der positiven Eigenschaften hat der Partner besseren Zugang zu den Konfliktbereichen. Dieses Verfahren vermittelt eine systematische Information über die Schwierigkeiten, Belastungen, Missverständnisse und Konfliktpotenziale zwischen den Partnern (vgl. Peseschkian 2006b, S. 97).

Stufe 3: *Situative Ermutigung*: In dieser Phase sollen sich die beiden Partner bewusst machen, dass jeder auch eine Anzahl von positiven Eigenschaften hat, die entweder als selbstverständlich angesehen werden oder die zuvor gar nicht wahrgenommen wurden. Dadurch entwickelt sich eine Vertrauensbasis in der Partnerschaft. Auf dieser Stufe wird damit begonnen, den Partner zu ermutigen statt ihn zu kritisieren. Es ist allerdings wichtig, in welcher Form die Ermutigung geäußert wird. Sogar die paradoxe Ermutigung kann im positiven Umgang bei Kritik des Partners angewendet werden. Wenn z. B. bis jetzt die Unordnung des Partners gesehen wurde, kann mit dem Standortwechsel die positive Seite dieser Unordnung erkannt werden, wie z. B. „Ich finde deine persönliche Art der Ordnung und deinen kreativen Umgang damit erstaunlich". Allgemeine Aussagen, wie z. B. „Ich liebe dich" sind nicht hilfreich. Die Ermutigung sollte inhaltlich auf die jeweilige Situation bezogen sein und unmittelbar nach dem positiven Verhalten kurz geäußert werden (vgl. Peseschkian 2004, S. 299). Es kann z. B. so formuliert werden wie: „Das finde ich nett, obwohl du heute viel zu tun hattest, hast du es geschafft, meine Sachen zur Post zu bringen.“ Die Ermutigung kann auch in nonverbaler Form gezeigt werden, z. B. indem die Hände des Partners gedrückt werden, der Arm auf die Schulter des Partners gelegt wird oder durch eine Umarmung.

Bereitschaft für Konfliktverarbeitung ist eine wichtige Voraussetzung bei dieser Stufe. Der Widerstand, den Partner zu ermutigen oder das Bedürfnis, ihn eigentlich zu bestrafen oder zu kritisieren, ist aus psychodynamischer Perspektive bedeutsam. Da kann eine professionelle Beratung hinzugezogen werden, wenn das Paar alleine nicht in der Lage ist, dies zu bewältigen.

Stufe 4: *Verbalisierung*: In dieser Phase werden die Missverständnisse zwischen den Partnern bearbeitet und aufgelöst. Damit dies gelingt, benötigen die beiden Partner eine besondere Art der Kommunikation. In dieser Phase wird die Kommunikation nach bestimmten Regeln – wie teilweise in den letzten Stufen eingebaut wurden –, weiter trainiert, wie man seine eigene Ansicht vermittelt, ohne den Partner zu kränken. Viele Konflikte und Missverständnisse entstehen entweder durch Sprachverzerrung oder dadurch, dass überhaupt keine Kommunikation stattfindet. Nach Peseschkian kann die Verzerrung in zwei Formen „Telegramstil“ oder „Monologisieren“ erfolgen. Der Telegrammstil zeichnet sich durch kurze Aussagen oder Befehle aus, wie z.B. „Bist du noch nicht fertig?“, „Deine Unpünktlichkeit geht mir auf die Nerven“ oder „Siehst du das nicht?“ Auf der Seite des Partners werden daraufhin telegrammartige Reaktionen gezeigt, wie z.B. „Nein“, „vielleicht“ oder „Lass mich in Ruhe“. Diese Form wird als eingeschränkte Kommunikation bezeichnet. In der monologisierten Kommunikation spricht einer der Partner ununterbrochen und lässt es nicht zu, dass der andere antwortet oder sich äußert.

Höflichkeit und Ehrlichkeit sind die Schlüsselressourcen auf der Stufe der Verbalisierung. Höflichkeit bedeutet, die eigenen Interessen und Bedürfnisse gegenüber den Bedürfnissen und Interessen anderer zurückzustellen und sich anzupassen. Ehrlichkeit bedeutet dagegen, seine eigenen Interessen und Bedürfnisse hauptsächlich zu berücksichtigen und durchzusetzen, auch gegenüber gegenteiliger Interessen anderer. Um die Kommunikationsmöglichkeiten und -fähigkeiten der Paare herauszufinden, wird die Einstellung der Partner gegenüber dem Verhältnis von „Höflichkeit-Ehrlichkeit“ als innerer Schlüsselkonflikt geprüft. Als Folge kann festgestellt werden, welcher Kommunikationsstil bis jetzt angewendet wurde. Nach der Feststellung des Kommunikationsstils hat man die Basis der Konfliktverarbeitung erweitert und kann mit Hilfe des WW8-Instruments – welches bereits in Kapitel 2.4.2 ausführlich dargestellt wurde – eine gemeinsame Sprache entwickeln, die es ermöglicht, über die eigenen Gefühle, positiven und negativen Eigenschaften und Erlebnisse mit dem Partner zu sprechen.

Stufe 5: *Zielerweiterung*: Auf der Basis der neu erworbenen Kommunikationsform wird die Kommunikationsstörung in der Partnerschaft eingeschränkt. Das

Grundprinzip der Zielerweiterung ist die Lernerfahrung, mit der die beiden Partner in der Lage sind, weitere Auseinandersetzungen gemeinsam zu bearbeiten, die in jeder zwischenmenschlichen bzw. partnerschaftlichen Beziehung unvermeidbar sind unabhängig davon, ob es sich um eine mono- oder binationale Partnerschaft handelt. Die Paare bemühen sich auf dieser Stufe neue Ziele ins Auge zu fassen, die bis jetzt durch ihre eingeschränkte bzw. gestörte Kommunikation nicht möglich waren. Die Integration dieser Handlungsstrategie dient dazu, weitere Herausforderungen gemeinsam zu überwinden.

Bei einer professionellen Paarberatung können auf der Basis dieses fünfstufigen Modells die psychodynamisch orientierte Techniken, Entspannungsverfahren usw. angewendet werden. Je nach Situation und Bedarf der Paare wird die Intervention an das Paar angepasst. Geschichten, Anekdoten und Weisheiten können gezielt und passend zu jeder Stufe eingebracht werden, damit sowohl der Sinn und Zweck jeder Stufe besser aufgenommen als auch das Wiederholen und Anwenden im Sinne der Selbsthilfe erleichtert wird. Die besondere Eigenschaft der PPT besteht aus zwei Kriterien: Anpassungsfähigkeit und Integrationsförderung neuer Ressourcen. Diese Kriterien macht die Positive und Transkulturelle Psychotherapie auch für binationale Partnerschaften, die sich in einer Konfliktsituation befinden, sehr geeignet. Denn die Konflikte werden differenziert und unter der Oberfläche der Verallgemeinerung bearbeitet und gleichzeitig werden die vorhandenen Fähigkeiten nicht außer Acht gelassen.

Die Grundprinzipien der Positiven Psychotherapie lassen sich in folgenden neun Punkten zusammenfassen:

1. Die positiven Aspekte jeder Krankheit werden nicht unterschätzt. Über die Aktivierung der individuellen Fähigkeiten und Ressourcen des Patienten verlässt der Patient seine Patientenrolle und übernimmt die Therapeutenrolle zur Selbsthilfe.

2. Die Positive Psychotherapie stellt die Kernfrage: „Was haben alle Menschen gemeinsam und wodurch unterscheiden sie sich?"

3. Das transkulturelle Denken ist Grundlage der Positiven Psychotherapie: Sie bezieht die individuellen, familiären und soziokulturellen Aspekte ein und fördert die Einheit in der Vielfältigkeit.

4. Orientalische Geschichten, Anekdoten und Weisheiten werden gezielt in die therapeutischen Situationen einbezogen, um den Prozess des Umdenkens zu ermöglichen.

5. Jeder Mensch ist einzigartig, daher muss die Therapie an die Bedürfnisse des Patienten angepasst werden.

6. Die Familienmitglieder werden sowohl als Individuen als auch in ihrer Rolle im sozialen Umfeld in den therapeutischen Prozess miteinbezogen.

7. Die Begriffe der Positiven Psychotherapie kann jeder verstehen. Sprachbarrieren sind ausgeräumt. Dies ermöglicht eine Chancengleichheit in der Psychotherapie.

8. Die Positive Psychotherapie bietet ein Grundkonzept für alle Störungen und Krankheiten. Sie beinhaltet drei Schwerpunkte: Prophylaxe (Vorsorge), eigentliche Therapie und Nachsorge.

9. Die PPT bietet ein Konzept, innerhalb dessen verschiedene Methoden und Fachrichtungen zusammenarbeiten und sich ergänzen können.

TEIL II:

METHODISCHES VORGEHEN

6. Durchführung empirischer Untersuchung

Im ersten Teil dieser Arbeit wurden theoretische Aspekte binationaler Partnerschaft aus psychologischer, psychodynamischer und sozio-kultureller Sicht dargestellt. Dabei wurde auch die Entwicklung des Einzelnen vor der Ehe bzw. Partnerschaft thematisiert und der Einfluss dieser Entwicklung auf die Dynamik der partnerschaftlichen Beziehung diskutiert. Dieser theoretische Teil bildet die Basis der empirischen Untersuchung. Hiervon ausgehend wird ein Forschungsdesign entwickelt, wobei halbstandardisierte Interviews mit Hilfe eines Leitfadens durchgeführt und später analysiert werden.

6.1 Gegenstand und Fragestellung

Ziel dieser Untersuchung ist es, herauszufinden, welche Wirkungen die binationale Paarbeziehung auf die einzelnen Partner hat. Dabei wird auch darauf geachtet, dass keine Engführung und Reduktion auf negative Auswirkungen stattfindet, sondern auch Ressourcen und *positive* Entwicklungen in den Blick genommen werden. Die Forschung hat hier auch das Ziel zu entschlüsseln, welche soziokulturellen Aspekte in binationalen Partnerschaften als Herausforderung zu bewältigen sind und wie es den Paaren gelungen ist, angemessene Lösungen für jeweils kulturspezifische Aspekte zu finden. Die Fragestellung wurde u.a. auf der Theoriefolie des Ansatzes der Positiven Psychotherapie (PPT) untersucht.

6.2 Qualitative Forschung als geeignete Untersuchungsmethode

In den letzten Jahrzehnten wird verstärkt über qualitativ ausgerichtete Forschung in den Humanwissenschaften diskutiert, die als Alternative und/oder Ergänzung zu einer einseitig quantitativ-naturwissenschaftlich orientierten Vorgehensweise präsentiert wird.

Auf der Basis des theoretischen Teils dieser Arbeit ist vielfach dargestellt worden, dass die Identitätsentwicklung und Persönlichkeitsstruktur von einzelnen Menschen im Prinzip komplex, dynamisch und vielfältig sind und nicht in Form mono-kausaler Determinismen erklärt werden können. Es geht immer um Subjekte in sozialen Kontexten, die ihre ‚Umwelt' auch interpretieren, mit ihr umgehen und zur Veränderung dieser ‚Umwelt' beitragen. Es handelt sich also um transaktionale Verhältnisse. Eine Forschungsmethode muss mindestens in der Lage sein, mit dem Fokus auf ein bestimmtes Thema eine solche Subjektivität angemessen zu erfassen. Interviews mit Betroffenen scheinen daher eine viel versprechende Methode, da in den verbalen Daten Erfahrungen, Interpretationen und Sichtweisen der Subjekte in ihren sozialen Kontexten sichtbar werden.

Darüber hinaus ist beispielsweise der Methodenexperte Mayring der Ansicht, dass eine qualitative Forschungsmethode besonders wertvoll ist, wenn es um die

Exploration neuer Forschungsfelder geht. Wie gezeigt wurde, handelt es sich bei der Fragestellung der vorliegenden Studie um ein relativ neues Gebiet, welches nur wenig erforscht ist. Deshalb scheint die gewählte Methode geeignet.

Es sei an dieser Stelle zudem erwähnt, dass die qualitative Forschung heute nicht mehr nur eine „Vorzimmerfunktion" innehat, sondern als eine selbstständige Forschung anerkannt ist (vgl. Mitschrift des Festvortrages von Oevermann am 16. Januar 2004).

Nach Mayring lassen sich die verschiedenen Prinzipien der qualitativen Forschung auf der Basis der Grundsätze dieser Forschungsmethode ableiten (vgl. zu den folgenden Punkten jeweils Mayring 2002, S. 24ff):

- **Die Einzelfallbezogenheit:** Bei einem rein quantitativen Vorgehen besteht die Gefahr, dass man zwar eine hohe Anzahl von Fällen untersucht, sich dabei aber zu sehr vom Ausgangsmaterial, den einzelnen Fällen, entfernt. Das qualitative Vorgehen ermöglicht eine große Nähe zu den einzelnen Fällen, wobei nach einer Möglichkeit gesucht werden muss, auf dieser Basis allgemeine Aussagen zu formulieren.

- **Offenheit:** Dieses Prinzip kann einmal auf theoretischer und einmal auf methodischer Ebene angewendet werden. Bei einer rein quantitativen Erhebungsmethode werden theoretisch fundierte und in eine operationalisierte Form gebrachte Hypothesen im Sinne von Wenn-Dann-Beziehungen überprüft. ‚Neues' kann nur innerhalb dieser Beziehungen gefunden werden. Qualitative Verfahren legen besonderen Wert auf eine Offenheit gegenüber Unerwartetem und Neuem, die nicht bereits durch das Forschungsinstrument zu sehr beschränkt ist.

- **Methodenkontrolle:** Eine gute deskriptive Erfassung des Untersuchungsgegenstandes ist nur möglich, wenn die Methoden der Erkenntnisgewinnung einer permanenten Kontrolle unterzogen werden. Dies gilt auch für die qualitative Forschung. In diesem Zusammenhang ist es zum einen wichtig, das Verfahren zu explizieren und zum anderen muss es sich an begründeten Regeln orientieren. Bezüglich der Explizierung des Verfahrens bedeutet dies, dass, je offener das Vorgehen ist, desto genauer beschrieben werden muss, wie im Detail, Schritt für Schritt, der Forschungsprozess abgelaufen ist.

- **Das Vorverständnis:** Das Vorverständnis des Forschers beeinflusst häufig die Ergebnisse und Interpretationen. Daher ist es wichtig, dass zu Beginn der Analyse der Forscher sein eigenes Verständnis offen legt und am Untersuchungsgegenstand deutlich macht, wie es sich weiterentwickelt, um so den Einfluss des Vorverständnisses überprüfbar zu machen. Dies gilt für ein empiristisches oder kritisch rationales Wissenschaftsverständnis.

- **Die Forscher-Gegenstand-Interaktion:** Es handelt sich um einen Interaktionsprozess zwischen Forscher und Untersuchungsgegenstand. In der Sozialforschung handelt es sich um sich verändernde Subjekte in sozialen Kontexten. Von diesen kann man nur durch Kommunikationsprozesse Daten gewinnen, wobei diese Daten subjektive Deutungen sind, welche in Interaktionsprozessen entstehen und ihrerseits (in kontrollierter und nachvollziehbarerer Form) der Interpretation bedürfen.

- **Ganzheitlichkeit:** Bei diesem Prinzip geht es darum, dass die menschlichen Funktions- und Lebensbereiche in einer ganzheitlichen Betrachtung interpretiert werden müssen.

- **Die Historizität:** Qualitatives Denken muss immer primär historisch sein, da sozialwissenschaftliche Gegenstände immer eine Geschichte haben. Verallgemeinerungen, die von den konkreten Kontextbedingungen, z.B. der Geschichte einer Person, absehen, müssen immer erst sorgfältig geprüft werden (vgl. Jüttermann 1986, zit. nach Mayring 2002, S. 34).

- **Die Problem- und Praxisorientierung:** Dieses Prinzip besagt, dass die qualitative Forschungsmethode direkt die praktische Problemstellung ihres Untersuchungsfeldes miteinbezieht und das Ziel anstrebt, Ergebnisse wieder auf die Praxis zu beziehen.

- **Die argumentative Verallgemeinerung:** Bei der Verallgemeinerung der Ergebnisse qualitativer Ergebnisse wird begründet, welche Ergebnisse auf welche Situationen, Bereiche, Zeiten hin generalisiert werden können. Die qualitative Forschung will sich nicht auf vorgegebene Verallgemeinerungsverfahren verlassen.

- **Die Induktion:** In der quantitativen Forschung wird eine allgemeine Hypothese – abgeleitet aus theoretischen Überlegungen oder früheren Forschungsergebnissen – am konkreten Gegenstand durch überprüfbare Sätze deduktiv abgeleitet. Eine solche Hypothese kann dann im Ergebnis eines Forschungsprozesses als vorläufig bestätigt oder falsifiziert betrachtet werden. Was muss man machen, wenn es sich noch um ein junges Forschungsfeld handelt, in dem auf keine entwickelte Theorie zurückgegriffen werden kann? Qualitative Forschung ist in diesem Zusammenhang hypothesengenerierend. Sie versucht, aus dem Datenmaterial induktiv Ergebnisse zu erzielen. Damit kann der Weg für eine quantitative Untersuchung, die eine viel größere Zahl von Fällen (wenn auch in geringerer Durchdringungstiefe) erreicht, bereitet werden.

- **Der Regelbegriff:** Die quantitative Forschung, wie sie in der Naturwissenschaft üblich ist, geht von einem festen Regelbegriff aus. In der qualitativen Forschung ist man eher der Ansicht, dass der Mensch nicht nach präzisen ‚Gesetzen' automatisch funktioniert, sondern sich höchstens Regelmäßigkeiten in ihrem Denken, Fühlen und Handeln feststellen lassen, wobei Regeln an situative Kontexte gebunden sind (vgl. Giddens 1984, zit. nach Mayring 2002, S. 37).

Aus den o.g. Gründen erscheint mir eine qualitative Herangehensweise für dieses Forschungsvorhaben besonders geeignet. So können die subjektiven Erklärungszusammenhänge in ihrer Vielschichtigkeit sowie in ihrer Logik und Widersprüchlichkeit rekonstruiert werden. Es ist wichtig, dass die Forschungsmethode zum einen *keine* Laborsituation schafft, sondern die Forschungsgegenstände ganzheitlich und lebensweltnah erfassen kann (vgl. Strauss 1991, S. 34) und zum anderen die Befragten dazu veranlasst, detaillierte Auskunft über ihre Erfahrungen und Sichtweisen zu geben (vgl. Flick 1999, S. 14). Weil die Befragten der Untersuchung zum Teil unterschiedlicher ethnischer Herkunft sind und es sich um eine Studie über ein im deutschsprachigen Raum wenig erforschtes Feld handelt, ist es notwendig, eine Forschungsmethode zu wählen, die es ermöglicht, verschiedene subjektive Interpretationen und deren Hintergründe zu erfassen.

Die vorliegende Untersuchung erfordert eine Methode, die Raum für Informationen über ‚Bekanntes' und ‚Erwartbares' hinaus bietet. So erlaubt die qualitative Forschung dem Untersucher eine flexible und dennoch überprüf- und nachvollziehbare Gestaltung seiner Datenerhebung. Anhand von verbalen Äußerungen sollte zudem die Möglichkeit bestehen, dass das Subjekt sich öffnen und ‚neue' Einblicke gewähren kann, die mit vollständig standardisierten Herangehensweisen und Fragebögen nicht erfassbar sind (ebd.).

6.3 Forschungsdesign

6.3.1 Themenzentrierte Interviews

Die Methode der Wahl stellt vor dem soeben beschriebenen methodologischen Hintergrund und angesichts der Fragestellung des Vorhabens das themen- bzw. problemzentrierte Interview dar. Dabei handelt es sich um ein offenes, halbstrukturiertes und fokussiertes Verfahren. Witzel, der Begründer des problemzentrierten[61] Interviews, sieht die Zielsetzung dieser Interviewmethode nicht in der Sondierung von Persönlichkeitsmerkmalen, sondern in der Erhebung von individuellen und kollektiven Handlungsstrukturen und von Verarbeitungsmustern gesellschaftlicher Realität (vgl. Witzel 1982, S. 67). Das Interview ist geeignet, subjektive ‚Innensichten' (von Lebenswelten), ‚Erfahrungen', ‚Sichtweisen', ‚Argumentationsmuster' usw. zu erheben. Dabei ist es möglich, auch Neues und Unerwartetes zu erfahren und Dynamiken und Widersprüchlichkeiten nachzugehen.

Nach Witzel gibt es drei Prinzipien, die von Bedeutung sind (vgl. ebd., S. 72):

[61] Witzel benutzt den Begriff ‚problemzentriertes Interview'. Ich selbst werde diese Interviewform im Folgenden als ‚themenzentriertes Interview' bezeichnen, um eine einseitige Defizit-/Problem-Orientierung zu vermeiden.

- Vor dem Interview erarbeitet sich der Forscher eine Skizze von wichtigen Aspekten, die an gesellschaftliche Themenstellungen anknüpfen.
- Das Verfahren wird auf einen speziellen Gegenstand bezogen und übernimmt keine vorgefertigten Instrumente. Darin liegt die Gegenstandsorientierung dieses Verfahrens.
- Mit flexibler Analyse der wissenschaftlichen Themen ist die Prozessorientierung des Forschungsverlaufs gemeint. Schritt für Schritt werden die Daten gewonnen.

Diese Art des Interviews ist besonders geeignet, um den Forschungsfragen der vorliegenden Arbeit nachzugehen, da

- die Themenzentrierung die Orientierung des Forschers an gesellschaftlich relevanten Problemen widerspiegelt (vgl. Flick 1999, S. 105),
- die Interviewform gegenstandsorientiert und teilweise Erzählungen generierend ist und
- die thematische Fokussierung durch den anfänglichen Erzählimpuls, den Leitfaden und die späteren thematischen Nachfragen eine Vergleichbarkeit der Interviews ermöglicht.

Witzel betont, dass es gelingen muss, ein Interesse an der Thematisierung des Problemfeldes bei den Befragten zu wecken. Der Forscher macht ein gesellschaftliches Phänomen zum Ausgangspunkt, das er mittels der Interviews mit relevanten Interviewpersonen untersucht. Zudem müssen sich die von Problemen oder Herausforderungen Betroffenen von dem Forscher ernst genommen fühlen. Dem Interviewer bzw. dem Forscher gegenüber muss aus der Perspektive der Befragten Vertrauen entgegengebracht werden können (vgl. Witzel 1982, 73). Ein zentraler Aspekt bei diesem Vorgehen besteht darin, dass die Befragten frei sprechen können und in ihrem Antwortverhalten nicht beeinflusst werden (vgl. Mayring 2002, S. 69).

Die themenzentrierte Methode ermöglicht es dem Forscher, gezielt spezifische (Nach-) Fragen zu stellen, um genaueres und zusätzliches Datenmaterial zu erhalten (vgl. Flick 1999, S. 106). Durch ein reflexives und dialogisches Gespräch können eventuelle Missverständnisse und Widersprüche im Interview identifiziert werden.

Wie deutlich wurde, sind also themenzentrierte Interviews für die vorliegende Arbeit die Einzelmethode, die in gut begründeter und nachvollziehbarer Weise zu auswertbaren Daten führt. Die vorliegende Untersuchung basiert deshalb auf teilstandardisierten themenzentrierten Interviews mit zehn erwachsenen Personen (= fünf Paaren).

6.3.2 Kurzfragebogen

Am Ende jedes Interviews wurde nach den sozialen und persönlichen Daten des Interviewpartners gefragt. Diese Vorgehensweise habe ich bewusst gewählt, um das inhaltliche Interview nicht mit sozialen ‚Rahmendaten' zu belasten.

Beim Fragebogen handelte es sich um Daten zum Ort und Datum der Befragung, Alter der Person, Geburtsort, Staatsangehörigkeit (heute und bei der Geburt), ethnische Zugehörigkeit, Zeitpunkt der Eheschließung, Anzahl der Kinder, Bildungsgrad und Ausbildungsort sowie Stellung im Erwerbsleben.

6.3.3 Konstruktion des Interviewleitfadens

Die Interviews wurden mittels eines Interviewleitfadens durchgeführt. Witzel sieht die Funktion des Leitfadens darin, dass er dem Interviewer als Gedächtnisstütze bzw. eine Orientierung auf der Basis des Hintergrundwissens des Forschers und zur Unterstützung und Ausdifferenzierung der für das Interview bedeutendsten Themenaspekte dient (vgl. Witzel 1982, S. 90). Wenn die Aspekte im Interview zur Sprache kommen, die nicht im Leitfaden enthalten sind, führt den Interviewer dazu, spontan nachzufragen. Solche spontanen Fragen, die sog. Ad-hoc-Fragen, sind für die Erhaltung des Gesprächsverlaufs relevant. Für die Auswertung spielen die Themenfelder eine wichtige Rolle. Obwohl jedes Interview seinen eigenen Charakter hat, ist der Leitfaden für die thematische Vergleichbarkeit notwendig; obwohl der Gesprächsverlauf nach der Bedeutsamkeit der einzelnen Inhalte variieren kann, dient der Interviewleitfaden lediglich als Orientierungshilfe. Aus diesen Gründen ist das Leitfaden-Interview für die vorliegende empirische Forschung in besonderer Weise geeignet.

Auf der Basis der theoretischen Vorkenntnisse, die ich durch den ersten Teil dieser Arbeit und eigene Erfahrungen aus einer binationalen Partnerschaft erworben habe, habe ich einen Leitfaden für die Interviews konstruiert. Vor diesem Hintergrund der relevanten gesellschaftlichen Bereiche und entsprechend des Ansatzes der PPT wurde ein Leitfaden entwickelt, der bei allen befragten Interviewpartnern angewandt wurde.

Zentrale thematische Schwerpunkte in allen Interviews waren sozio-kulturelle (z.B. Esskultur, Feste, Namengebung, etc.) und gesellschaftliche (Zuschreibungen, Diskriminierung, Akzeptanz, etc.) Aspekte, aber auch die Frage nach den jeweiligen Ressourcen und Fähigkeiten war von Bedeutung. Deutlich ist, dass die Ausführungen im Theoriekapitel die Entwicklung des Interviewleitfadens rahmten [z.B. hinsichtlich Kultur, Identität, Partnerschaft, (interkulturelle) Kommunikation, etc.].

Leitfaden für Interviews

Einstieg:
Wann und wie haben Sie sich kennengelernt?
Warum und wann sind Sie nach Deutschland gekommen? (Iranischer Partner)
Motive für Partnerwahl:
Was fanden Sie bei Ihrem Partner am Anfang fasziniert?
Wie haben Sie Ihre Hochzeit organisiert? Erzählen Sie bitte darüber.
Gesellschaftliche Faktoren:
Wie haben Ihre Eltern darauf reagiert, als sie erfahren haben, dass Sie sich einen Partner aus (Iran/Deutschland) ausgesucht haben?
Wie hat Ihr soziales Umfeld darauf reagiert?
Hatten Sie Schwierigkeiten in Bezug auf Aufenthalt? (Iranischer Partner)
Auswirkung der Partnerschaft als persönliche Bereicherung und Entwicklung:
Was hat sich im Laufe der Beziehung bei Ihnen durch Ihren Partner geändert, das Sie als Bereicherung bewerten können?
Auf der Basis von (DAI) der PPT wurden die Aktualfähigkeiten nachgefragt. Wie z.B. Ehrlichkeit, Höflichkeit, Ordnung, Pünktlichkeit, Kontaktfreudigkeit etc.
Kulturelle Identität:
Welche Kultur ist zu Hause präsenter bzw. pflegen Sie Ihre eigene Kultur? Können Sie sie näher beschreiben?
Welche Sprache wird zu Hause gesprochen?
Welche Feste feiern Sie?
Welche Schwierigkeiten haben Sie am Anfang Ihrer Beziehung gehabt?
Haben Sie unterschiedliche Auffassung in Bezug auf Familienkonzept und Kindererziehung?

6.4 Durchführung der Datenerhebung

Die in die Untersuchung einbezogenen Personen sollten zum Zeitpunkt der Befragung einen ähnlichen sozialen Status bzw. Bildungsstand besitzen. Diese Kriterien sind deshalb relevant, weil bei dieser Zielgruppe voraussichtlich die Fähigkeit besser ausgeprägt ist, über die Partnerschaft und ihre Dynamik reflektiert Auskunft zu geben. Eine Ähnlichkeit in Bezug auf soziale Schicht/Bildung wird angestrebt, um Ergebnisse zu erhalten, in denen schichtspezifische Unterschiede die Interpretation nicht erschweren.

Bei der Untersuchung wurden sowohl Männer als auch Frauen mit iranischer Herkunft gewählt, um herauszufinden, ob bestimmte Anpassungsstrategien oder Merkmale geschlechtsspezifisch sind.

6.4.1 Auswahl der Interviewpartner und Interviewsituation

Es wurden deutsch-iranische Paare untersucht. Die Interviews dauerten durchschnittlich zwischen mindestens einer Stunde bis anderthalb Stunden. Bei der Untersuchung wurden alle Interviews nach der Abmachung des Termins in den jeweiligen Wohnungen der Befragten erhoben. Die Partner wurden getrennt voneinander befragt. Diese Vorgehensweise hat Vorteile, dass die Probanden die Fragen offener und ohne Ablenkung, Einmischung oder Beeinflussung des Partners in Einzelgesprächen beantworten konnten.

Trotz eigener iranischer Herkunft und sehr guter muttersprachlicher Kenntnisse in Persisch hat der Autor sich entschlossen, alle Interviews in deutscher Sprache durchzuführen. Da die Paare ihren Lebensmittelpunkt in Deutschland haben, ein Partner deutsche Herkunft besitzt und die Forschung im deutschsprachigen Raum stattfindet, schien es sinnvoll, alle Interviews in deutscher Sprache durchzuführen. Dies hatte zudem den Vorteil, dass keine Übersetzung notwendig war. Ein Auswahlkriterium für Interviewpartner war also die Fähigkeit zu einer mündlichen deutschsprachigen Kommunikation.

Es wurden keine vergleichenden Interviews mit mononationalen Paaren geführt, da der Fokus des empirischen Teils dieser Arbeit auf der Exploration der Architektur und Dynamik binationaler Paare liegt. Alle Paare wurden so ausgewählt, dass die Personen ihren Lebensmittelpunkt in Deutschland haben und ihre Lebenssituation bezogen auf ihre deutsche Umgebung thematisiert werden soll. Der iranische Partner hat sein Leben bis mindestens zum achtzehnten Lebensjahr im Iran verbracht. Diese Auswahl gewährleistete, dass die Biographien und Lebenssituationen und die Lebensgeschichten im Interviewmaterial in einigen Bereichen (z.B. familiale und schulische Sozialisation) ansatzweise vergleichbar sind.

Bei der Auswahl der Interviewpartner wurde darauf geachtet, dass sie an verschiedenen Orten wohnen, um die Anonymität der Paare zu gewährleisten. Vor dem Interview gab es keine Beziehung seitens des Forschers zu den Interviewpartnern. Sie wurden durch Vermittlung in Bekanntenkreis, Nachfrage bei der Arbeit oder in der Universität ausgesucht. Zunächst wurde per Telefon oder per Mail mit ihnen Kontakt aufgenommen. Nach dem die Interviewpartner sich für die Teilnahme an dieser Forschung entschieden haben, wurde ein Interviewtermin vereinbart.

Es kam bei einigen Paaren vor, dass beide nicht an einem Tag einen freien Termin zur Verfügung hatten. In diesen Fällen mussten zwei Termine für die jeweiligen Gespräche vereinbart werden. Beim ersten Kontakt wurden die Interviewpartner ausführlich über den Verlauf, eventuelle Zeitdauer und Zweck des Interviews informiert; auch wurde verbindlich zugesichert, dass die Materialien anonym bearbeitet werden. Die Interviewpartner waren sehr interessiert und offen. Dadurch, dass die Interviewpartner und der Interviewer vorher nicht bekannt waren, war es wichtig eine entspannte Gesprächsatmosphäre zu schaffen (vgl. Flick 1999, S. 106).

Interessant war, dass einige Paare, die kein Interesse an der Interviewteilnahme hatten oder misstrauisch waren, ihre Absage mit Äußerungen, wie z.B. „Wir haben keine Zeit" oder „Ich weiß es nicht, ich muss mit meiner Frau sprechen" begründeten, oder aber sie verlangten eine Telefonnummer, um sich später zurückzumelden, haben dies aber nicht getan. Das war am Anfang eine kleine Schwierigkeit bei der Auswahl der Interviewpartner. Da viele Paare jedoch ihre Bereitschaft bekundet hatten, wurden solche Absagen nicht als besonderes Hindernis für die Durchführung der Arbeit empfunden. Im Gegenteil: Aufgrund der über den Bedarf hinausgehenden Interessensbekundungen musste einigen Paaren abgesagt werden. Dabei wurde lediglich auf den Zeitpunkt der jeweiligen Anmeldung geachtet.

Es war zu beobachten, dass die Paare, die offen und interessiert waren, sofort zustimmten und allenfalls auf eine Rücksprache mit dem Partner hinwiesen, also z.B. sagten: „Ich spreche mit meinem Mann, aber ich glaube nicht, dass er etwas dagegen hat." Bei allen Interviews, bei denen der männliche Partner eine iranische Herkunft hat, bereitete er während des Interviews mit seiner Frau das Essen (persische Küche) vor. Nach Beendigung des Interviews wurde dann gemeinsam gegessen. Die folgende Tabelle zeigt einen Überblick über die soziodemographischen Daten der Interviewpartner.

Tab. 11 Soziodemographische Daten der Interviewpartner. *Namen der Interviewpartner wurden anonymisiert.

Interview-partner	Name*	Ort der Befragung	Geburts-ort	Staatsange-hörigkeit bei der Geburt	Staatsange-hörigkeit heute	Alter	Bildungs-niveau	Anzahl der Kinder
Mann 1	J.	M- Stadt	S-Stadt	Iranisch	Iranisch-Deutsch		Uni-Abschluss	2
Frau 1	D.	M- Stadt	M- Stadt	Deutsch	Deutsch		Uni-Abschluss	2
Mann 2	H.	M-Stadt	M- Stadt	Iranisch	Deutsch-Iranisch		Uni-Abschluss	3
Frau 2	H.	M-Stadt	M- Stadt	Deutsch	Deutsch		Uni-Abschluss	3
Mann 3	J.	E-Stadt	L-Stadt	Deutsch	Deutsch		FH-Abschluss	2
Frau 3	F.	E-Stadt	T-Stadt	Iranisch	Deutsch-Iranisch		FH-Abschluss	2
Mann 4	H.	T-Stadt	K-Stadt	Iranisch	Deutsch		Uni-Abschluss	2
Frau 4	C.	T-Stadt	B-Stadt	Deutsch	Deutsch		Ausbildung	2
Mann 5	T.	S-Stadt	O-Stadt	Deutsch	Deutsch		Uni-Abschluss	1
Frau 5	M.	S-Stadt	K-Stadt	Iranisch	Deutsch-Iranisch		Abitur	1

6.4.2 Aufbereitung der Interviews

Die Interviews wurden in deutscher Sprache durchgeführt, mit einem Digitalaufnahmegerät aufgenommen und daraufhin vom Autor ins Schriftdeutsche (siehe Kap. 6.4.1) transkribiert. Es wurden die Dialekte nicht berücksichtigt und die grammatikalischen Fehler wurden bei der Transkription beseitigt, wobei darauf geachtet wurde, dass der Inhalt nicht beeinträchtigt wird. Zum einen wird so den Lesern das Verständnis erleichtert, zum anderen wird betont, dass die inhaltliche Kompetenz der Interviewten im Fokus steht. Dies ist auch für die Präsentation der Interviewten relevant, da durch Herkunftsdeutsche nicht selten grammatikalische Fehler oder Besonderheiten in der Aussprache aufweisen. So soll es vermieden werden auf der Seite von Sprechern, die Deutsch als Zweit- oder Drittsprache erlernt haben, einen problematischen Rückschluss auf kognitive Fähigkeiten zu ziehen. Nach Mayring gibt es drei Techniken für die Verschriftlichung der gesammelten Materialien durch Interviews (vgl. Mayring 2002, S. 89f). Die eine Form ist das Internationale Phonetische Alphabet (IPA). Das Alphabet ist für die exakte Wiedergabe des gesprochenen Wortes mit ihrem Sprachfeinheiten. Allerdings wird diese Form aufgrund seiner Aufwendigkeit kaum angewendet. In einer weiteren Form werden die Satzbaufehler oder gebrochene Aussprache berücksichtigt und wiedergegeben. Letztlich gibt es eine Form der Transkription, in der die erzählten Informationen ins Schriftdeutsch mit bereinigtem Satzfehler oder Dialekt behoben werden, die bei der Verschriftlichung dieser Untersuchung angewendet wurde – allerdings ist der Inhalt der Aussage treu geblieben. Diese Protokolltechnik hat den Vorteil, dass sie die inhaltliche Thematik in den Vordergrund stellt. Bei der Transkription ist es von besonderer Bedeutung ein Sonderzeichensystem festzulegen, dass die Auffälligkeiten wie Lachen, Pause, Betonungen, etc. zum Ausdruck bringt. Auf der Basis des von Kallmeyer und Schütze (1976) entwickelten Systems wurde ein Transkriptionssystem erarbeitet (vgl. Mayring 2002, S. 92). Bei der Transkription wurden folgende Regeln angewendet:

Gleichzeitige Rede	:	{{gleichzeitig}...}
Pausen in Sekundenlänge	:	(1), (2), (3) ...
Satz mit zusätzlichen Wörtern ergänzen	:	(Wort)
Betonung auf etwas	:	AkZEnt
Satz in Frageform formulieren	:	?
Satz oder Wort ist nicht verständlich	:	(?)
Außersprachliche Handlungen/Ereignisse	:	(lachen) (husten) (räuspern)
Vermuteter Wortlaut	:	<<lachend>...>
Wenn der Satz nicht zur Ende gebracht wird	:	...
Redebeitrag innerhalb von Gespräch des Gesprächspartners	:	mmh
Auslassungen im Transkript	:	[...]
Bejahung, Verneinung	:	mhm, ja, ne
Bei der Überlegung der Satzformulierung	:	ähm, äh
Zwischen des Gesprächs der anderen was sagen	:	[I:] [M:] [F:]

Die Paare wurden in der Reihenfolge der Durchführung der Interviews kategorisiert und anonymisiert, und zwar als M1 und F1 = Mann 1 und Frau 1. Ob der jeweilige Interviewpartner iranische oder deutsche Herkunft hat, wurde mit den Abkürzungen (dt.) und (ir.) bei der Kodierung gekennzeichnet.

6.4.3 Qualitative Inhaltsanalyse

Insgesamt wurden – wie bereits erwähnt – zehn themenzentrierte Interviews durchgeführt, die teilweise mittels einer offenen Kodierung und teilweise mittels der qualitativen Inhaltsanalyse nach Mayring (2008) ausgewertet werden. Da es sich bei der Dateninterpretation um die Analyse einiger Aspekte der Wahrnehmung, Bewertung und Interpretation von Fragen handelt, ist theoriebezogenes Vorwissen eine wichtige Voraussetzung, um weitere tief greifende Fragen stellen zu können. In diesem Sinne können bestehende Kenntnisse und Theorien des Forschers als sensibilisierende Konzepte verstanden werden, die es allerdings spätestens in der Dateninterpretation offenzulegen und zu reflektieren gilt.

Um den Inhalt des Materials aus der Kommunikation systematisch zu bearbeiten, gibt es kein festgelegtes Auswertungsverfahren und es ist grundsätzlich offen (vgl. Flick 1999, S. 108). Für die Auswertung der vorliegenden Arbeit wurde die qualitative Inhaltsanalyse nach Mayring als Technik benutzt. Diese Technik hat das Ziel, die systematische Vorgehensweise zu nutzen, ohne dabei eine vorschnelle Quantifizierung vorzunehmen. Dieses Verfahren setzt sich auch mit den darin vorhandenen, unbewussten Informationen auseinander (vgl. Flick 2000, 469f). Qualitative Analyse ist an Einzelfällen orientiert, deren Untersuchung sich nach Mayring zu einer Art Verallgemeinerung eignen. Weiterhin erfordert die Untersuchung eine Abbindung und Anknüpfung zu den bereits dokumentierten Untersuchungen und Erfahrungen anderer, um dadurch einen Erkenntnisfortschritt zu erreichen (vgl. Mayring 2008, S. 12).

Kernstück dieses Verfahren ist aus dem Material ein *Kategoriensystem* festzulegen. Im Gegensatz zu anderen Ansätzen ist das Ziel hier vor allem die Klassifikation und Reduzierung des Materials durch Zuordnung zu einem Kategoriensystem. Diese Kategorien werden anhand des erhobenen Datenmaterials modifiziert (vgl. Flick 1999, S. 212).

Die Reduktion des Textes ist ein Teil dieser Analysemethode. Dabei handelt es sich um die Bestimmung des zu behandelnden Materials, die Analyse der Entstehungssituation und der formalen Charakteristika des Materials. Nach Mayring gibt es drei differenzierte Grundformen der qualitativen Inhaltsanalyse (vgl. Mayring 2002, S. 115):

- Zusammenfassende Inhaltsanalyse
- Explizierende Inhaltsanalyse
- Strukturierende Inhaltsanalyse

Bei der Auswahl der Technik ist entscheidend, welche Fragestellung im Fokus der Forschung steht, die vorher genau abgeklärt werden muss (vgl. Flick 1999, S. 212f). Die Auswertung dieser Forschung richtete sich nach der zusammenfassenden Inhaltsanalyse. In dieser Technik wird das Material auf seine Hauptpassagen reduziert; die weniger oder unrelevanten Aussagen und bedeutungsähnliche Paraphrasen werden gestrichen. Diese Reduktion wird als erste Reduktion bezeichnet. Im zweiten Schritt der Reduktion werden die inhaltlich ähnlichen Paraphrasen gebündelt und zusammengefasst (vgl. Mayring 2008, S. 61). Bei diesem Verfahren handelt es sich um eine Kombination aus Reduktion und Zusammenfassung des Textmaterials.

6.4.4 Auswertung der Daten

Aus den Aussagen der Interviewpartner ergeben sich mehrere zentrale Schwerpunkte, die für die vorliegende Arbeit relevant sind und im folgenden Kapitel aufgeführt sind. Die Kategorien wurden in zwei Hauptbereiche aufgeteilt: Die Analyse der *sozio-kulturellen* und *gesellschaftlichen Aspekte* und die Darstellung der *Ressourcen und psychodynamischen Aspekte.*

Diese festgelegten Kategorien stehen in einem Wechselverhältnis zwischen Theorie und Praxis (erhobene Daten). Während der Analyse wurden die Kategorien ständig überarbeitet. Dabei war das Ziel zu verdeutlichen, wie kulturelle Unterschiede in der Beziehung erlebt, demjenigen zugeschrieben oder auch konstruiert werden, inwiefern Auseinandersetzungen und konfliktgeladene Situationen auf kulturelle Unterschiede zurückzuführen sind. Auf der anderen Seite sollte analysiert werden, welche Fähigkeiten und Ressourcen durch die interkulturelle Begegnung erworben wurden, die für die Paare sowohl individuell als auch für das gemeinsame Zusammenleben als bereichernd und entwicklungsfördernd zu empfinden sind.

TEIL III:

EMPIRISCHE ERGEBNISSE

7. Darstellung und Analyse der sozio-kulturellen und gesellschaftlichen Aspekte

7.1 Das Duell der Kulturen: Zwischen Kompromiss und Anpassung

„Wenn uns etwas aus dem gewohnten Geleise wirft,
bilden wir uns ein, alles sei verloren, dabei fängt etwas Neues, Gutes an."
(Leo Tolstoi)

Unter Kultur (siehe Kap. 2.3) ist ein integriertes Wertesystem zu verstehen, das u.a. durch Mitglieder sozialer Gruppen repräsentiert wird. Die Gestaltung dieses Wertesystems wird durch Erziehung (z.B. auch in der Schule), den Familienkontext, den Freundeskreis, das soziale Umfeld, den Beruf, die Medien etc. beeinflusst, gleichzeitig spielen in all diesen Einflussfaktoren geschlechts- und schichtspezifische Zuschreibungen und Merkmale eine Rolle. Es beinhaltet unsere integrierten Handlungs- und Reaktionsmechanismen. In einer (binationalen) Partnerschaft stehen die beiden Partner vor der Aufgabe, mit neuen Eindrücken über sowohl zu eigenen traditionellen Normen und Begebenheiten und Ritualen als auch zu (zunächst) fremden Gewohnheitsmustern und Wertevorstellungen umzugehen. In diesem Prozess begegnen sich die bisherigen kulturellen Selbstverständlichkeiten (Identitäten) bzw. Sozialisationserfahrungen. Hecht-El Minshawi[62] (1988) und Scheibler[63] (1992) behaupten, dass die kulturellen Gegensätzlichkeiten zwischen unterschiedlichen westlichen Nationalitäten aufgrund ähnlicher politischer und gesellschaftlicher Hintergründe wesentlich schwächer sind als zwischen westlichen und z.B. islamischen Kulturkreisen.

Angesichts der Daten aus der vorliegenden Untersuchung lässt sich *nicht* bestätigen, dass die kulturellen Unterschiede bei deutsch-iranischen Paaren grundsätzlich ein Hindernis für Kompromisse darstellen und Konflikte bzw. Herausforderungen *allein* auf kulturelle Verschiedenheiten zurückzuführen sind. *„Aber das hängt nicht mit der Kultur unbedingt zusammen." (F1:dt.528)* Es ist festzustellen, dass die Paare nach eigenen Vorstellungen und Einstellungen bewusst versuchen, ganz unterschiedliche Strategien zu entwickeln, bei denen Aspekte der jeweiligen Kulturen entsprechend der Möglichkeiten und trotz des Lebensmittelpunktes in Deutschland miteinander verbunden und aufrechterhalten werden. Diese sind als Kompromiss und nicht als einseitige Anpassung zu verstehen. Einig sind sich die Interviewpartner, dass die *Nationalität* nicht der ausschlagende Faktor von (den jeweils beschriebenen) Konflikten ist, sondern Konflikte überwiegend auf die *Persönlichkeitscharaktere* zurückzuführen sind. Besonders wird dabei auch deutlich, dass das Verständnis von Kultur ein breites Spektrum zeigt. Entscheidend ist, die beiden Partner haben das Gefühl, dass eine Form von Konsens zwischen

---

[62] Vgl. Hecht-El Minshawi 1988, spez. Kap. 4.

[63] Vgl. Scheibler 1992, S. 85f.

ihren kulturellen Unterschieden und Bedürfnissen stattgefunden hat, wie folgende Beispiele verdeutlichen:

„Was heißt jetzt, welche Kultur leben wir, wir ähm dadurch, dass oft viele Leute hierhin kommen, da würden viele sagen, das ist typisch iranisch, also einige von den Deutschen sagen, dass wir ja hier offenes Haus, das wäre schon was Typisches was Name1 jetzt mitgebracht hätte hier." (F2:dt. 1364-1368)

„Versuchen wir, dass beide gleich ist [I: ok ok und das klappt auch?] nach Möglichkeit, aber wir leben natürlich hier in Deutschland [I: ok] einiges kommt automatisch zu kurz, aber wir versuchen das beides zu feiern und so weiter und so fort [I: ok ok], beide Traditionen aufrechtzuerhalten." (F3:ir. 574-576)

Im Hinblick auf die kulturellen Unterschiede und die Gestaltung einer neuen Subkultur, die als Kompromiss zu verstehen sind, lässt sich für die befragten Paare die Hypothese bilden, dass Kompromissbereitschaft und -fähigkeit in der Beziehung mit vielen Faktoren verbunden sind wie, z.B. individuellen Eigenschaften, Temperaments- und Persönlichkeitsmerkmalen, sozialspezifischen Aspekten, Bildung, Motiven der Migration und Länge des Aufenthalts des ausländischen Partners in Deutschland.

7.1.1 Feste: Nowruz-Fest (Iranisches Neujahrfest) und Weihnachten

Feste beziehen sich auf bestimmte Zeremonien und Rituale, die als Traditionen in der Herkunftskultur und -familie gefeiert werden. Dieser Aspekt ist insofern für die vorliegende Arbeit, in der es um deutsch-iranische Paare geht, interessant, weil die beiden Partner aufgrund ihrer nationalen und kulturellen Verschiedenheiten verschiedene Feste in ihrer Kernfamilie als Teil der Kultur erlebt und praktiziert haben. Aus diesem Grund wurde untersucht, ob und wie die deutsch-iranischen Paare Feste organisieren, wie z.B. Nowruz (siehe Kap. 1) oder Weihnachten.

Es zeigt sich, dass in allen Fällen eine Kombination der beiden wichtigsten Feste (Weihnachten und Nowruz) der Herkunftsländer erfolgt und die Paare mit *hybriden* Sitten und Gebräuchen versuchen, im Rahmen ihrer (materiellen und zeitlichen) Möglichkeiten zu feiern. *„Aber es gibt Traditionen, die wie Neujahr, das man machen muss." (M1:ir.814)* In allen Fällen ist festzustellen, dass die Paare sich interessiert, offen und bemüht gegenüber kulturspezifischen Festen (Weihnachten und persisches Neujahrfest) zugunsten des jeweils anderen zeigen, um beidseitige Bedürfnisse und Wünsche zu erfüllen. Das Praktizieren bestimmter Aspekte bzw. Teile der Feste aus den jeweiligen Kulturen wird bei keinem Paar als Belastung oder Konfliktpotenzial empfunden, sondern als Bereicherung.

Auch die religiösen Feste[64] wurden bei keinem Interviewpartner als Konfliktpotenzial wahrgenommen und dargestellt. Solche Erfahrungen sind gute Argumente dafür, Verallgemeinerungen vorzubeugen und eine differenzierte Sichtweise zu

[64] Auf das Thema Glaube und Religion wird später eingegangen (siehe Kap. 7.1.4).

bestärken. In den Interviews thematisieren die Paare ihre Sichtweise und Erwartungen in Bezug auf Feste in ihrer Partnerschaft wie folgt:

„Bei ganz einfachen Familienfesten wie Weihnachten oder Nowruz, dass man sich gegenseitig akzeptiert, dass das eine andere Kultur ist andere Festlichkeiten stattfinden und dass ich ihren Nowruz am 21. März AUch wichtig nehme; am Anfang das habe ich das so locker gesehen und ne, dann merkte ich erst wie empfindlich das doch ein Bereich ist und wie unser Weihnachtsfest auch wo ich das auch nicht so ganz streng finde, aber ja man muss auch mit gewissen Dingen ja man muss auch tolerant sein." (M3:dt. 138-144)

Im Zusammenhang mit Feste feiern meinten dazu weitere Interviewpartner:

„Beide machen wir. [I: Beide machen Sie?] Ja, ich lege auch wert darauf. Auch beides. Es gibt Traditionen, die man zur Seite legen kann, weil einfach störend sind für das normale Leben [I: Ja] Aber es gibt Traditionen, die wie Neujahr, das man machen muss." (M1:ir. 809-815)

„Machen wir ja alles, wir machen Nowruz genauso wie Weihnachten [I: ok] an Nowruz hier, ist das Haus voll bis oben hin.
I: <<lachend> mit Geschenken und so weiter>?
[...] nicht, mit Geschenken mit Leuten [I: ach so ok] mit Leuten, wir feiern einfach [I: ach so ok] wir grillen, wir feiern, wir machen Lagerfeuer, es wird getrommelt
I: Ja, es ist auch Frühlingsfest das bietet sich auch an.
Es kommen, es kommen alle mit ihren Kindern und es ähm Name1s Bruder aus K-Stadt mit Familie die schlafen dann alle hier irgendwie rücken müssen sie alle zusammenrücken und gucken, wer in welchem Zimmer schläft und äh [I: ok] nicht mit Geschenken, die Kinder kriegen (pers. Eidi= Geldschein) und mehr gibt es nicht an Geschenken; das macht, das wird zu viel. [I: ok, ok aber ist äh] Geburtstagsgeschenke gibt es immer und Weihnachten und dann auch noch Nowruz [I: das wäre zu viel] das wäre übertrieben.
I: aber Nowruz Tisch wird schon gemacht!
Ja, Nowruztisch haben wir immer [I: Nowruztisch haben Sie immer?] ja, ja, mit den Goldfischen" (F2:dt. 1375-1387)

„Gemischt ist das [I: gemischt] gemischte Sachen [I: ok] wir feiern Weihnachten traditionell; wir gehen zwei Wochen vorher einen Baum suchen und dann hierhin schmücken und Weihnachtsgeschenken und allem Pipapo; wir feiern auch Nowruz mit (überset. Nowruztisch) und dann gehen wir wieder Fische kaufen und die Kinder bekommen ihre Geschenke, Eidi (=Geldschein) [I: oh ja] ja, meistens wie im Iran Geldscheine, neue Geldscheine, das ist halbe, halbe." (M2:ir. 976-980)

„Beides, wir machen beides. Also wir machen von Anfang an, bei Weihnachten von äh Advent fangen wir an mit Adventskränze, mit Schmuck und Weihnachten und weiß ich nicht Geschenke und Heilig Abend singen und in die Kirche, voll sind wir mit dabei, in Theaterstück ist das, mit Vorbereitung, basteln für Basar und so. Da sind wir hundertprozentig dabei. Bei Nowruz auch. Von Anfang an pflanzen wir etwas, machen wir die Hafsin zusammen zu Hause auch." (F5:ir. 353-358)

„Wir feiern Weihnachten und auch persisches Neujahr [...] wir legen wert darauf, dass beide Kulturen nach Möglichkeit [I: praktiziert werden], genau." (F3: ir. 569-570)

„Also wir feiern beide Feste, um das gleich zu sagen. Also, wobei Weihnachten natürlich durch das Umfeld viel stärker vorbereitet wird aber Nowruz, wir nehmen auch Nowruz-Feiern regelmäßig teil. Also, kann man sagen so weit das jetzt Stichwort Exil oder im Ausland üblich ist, machen wir eigentlich auch das Neujahrsfest von Anfang bis Ende mit. [I:Okay] Mit Vorbereitung, mit Schmuck und allem. [I: Das heißt: Legen Sie beide Wert darauf, dass beide Feste ...]. Ja, wir haben gleichberechtigt." (M5:dt. 396-402)

„Doch, beide wird gemacht [I: beide] beide wird gemacht, also wir machen Nowruz (?) und dann wird Bescherung gemacht ne [I: ok] und dann erzähle ich den Kindern meine Geschichte, Vergangenheit [I: ok] aber natürlich nicht so ausführlich wie, wie Weihnachten, ne."(M4:ir. 737-739)

„Wir feiern alles, wir feiern Weihnachten, wir feiern Silvester, Neujahr und Nowruz; ist es dann auch so, dass ich immer einen Haft-Sin äh aufstelle und, dass es dann immer mehrere verschiedene Essen gibt zum Beispiel und wir haben das auch schon mal, also wir, das wäre auch nochmal so ein WUNsch, dass wir das dann nochmal so mit mEHreren äh persischen äh bekannten oder deutsch-persisch irgendwie so, aber das haben wir noch nicht gemacht." (F4:dt. 980-984)

Von den Äußerungen der Interviewpartner lässt sich nicht die Interpretation ableiten, dass bestimmte kulturelle Andersartigkeiten ausschließlich als Konfliktpotenzial zu verstehen sind. Im Gegenteil, es wird bei diesen Interviewausschnitten deutlich, dass *Offenheit, Respekt* und *Akzeptanz* vor einer anderen Art von Festlichkeiten und Ritualen eine grundlegende Voraussetzung für Kompromisse in einer binationalen Partnerschaft festzustellen ist, die auch als Bereicherung empfunden werden kann. Im Kapitel 8 wird näher auf die vorhandenen bzw. entwickelten Handlungsfähigkeiten in der Beziehung eingegangen. Es sei darauf hingewiesen, dass die Ablehnung, Abwertung und der Widerstand gegenüber anderen kulturellen Festlichkeiten letztendlich mit den persönlichen Eigenschaften zu tun haben können, deren Ursachen meist irgendwo anders zu suchen sind.

7.1.2 Esskultur

In der Literatur werden unterschiedliche Essgewohnheiten und Rituale beim Essen als eine Herausforderung in binationalen Partnerschaften thematisiert (vgl. Kap. 3.4). Nach Angaben der meisten befragten deutsch-iranischen Paare lässt sich diese Behauptung nicht bestätigen. Die vielfältigen Antworten in Bezug auf Essgewohnheiten und sogar die Offenheit für andere Küchen – neben der deutsch-persischen Küche – sind gute Beispiele und Argumente gegen solche kategorisierten Behauptungen, die schwer zu vertreten sind.

„Also mein Mann hat uns eingeladen zum Essen, er konnte lecker kochen. Das Essen hat mich damals fasziniert." (F1:dt. 422-423)

„Ja ach, der macht das ja so toll und äh er weiß ja auch und wir finden das ja dann auch alle immer lecker und er macht das auch ganz gerne und er muss es ja auch nicht dauernd

machen, in der Woche koche ich [I: ok, haben Sie miteinander geregelt] und am Wochenende, am wachende OFT er, ganz oft.“ (F2:dt. 1244-1248)

„Also koche ich meistens also viele persische Sachen, […]. Wir haben großen Garten, wir haben auch Gemüse und alles im Garten […]. Ich habe Petersilie und dann kann ich jeden Tag auch pflücken und so und dann mache ich. Aber es ist so bei uns abends, […], dass, wir kein warmes Essen abends machen. (329-332) und von persischen Freunden mal auch lerne ich auch etwas. Eine Freundin habe ich in W-Stadt, die kann super kochen. Mal rufe ich an und sage: "Ich habe Hähnchen, wie soll ich das vorbereiten?" Dann gibt sie mir Tipps, welche Kräuter ich nehme und so. Und dann kriegen wir die beides auch hin.“ (F5:ir. 338-341)

In dem vorliegenden Interview thematisierte ein Interviewpartner das Gegenteil zu dem, was in der Literatur als ein zentraler Aspekt der Herausforderung in der Familienkultur dargestellt wird, dass „unterschiedliche Vorlieben bezüglich der Essgewohnheiten“ überbewertet werden (vgl. Scheibler 1992, S. 94f). Es stellt sich die Frage, ob es in einer mononationalen Partnerschaft *nur selten* vorkommt, dass die Partner in ein griechisches, italienisches, persisches, türkisches, chinesisches oder vietnamesisches Restaurant gehen. Daher ist zu bedenken, dass solche individuellen Essgewohnheiten als Kriterien für verallgemeinernde, unterschiedliche, kulturelle Essgewohnheiten festzulegen, eine schwierige Behauptung darstellt. Folgende Interviewausschnitte sind ein guter Beweis dafür:

„Alleine aus dem Grunde, wenn Gäste kommen, die möchten gerne alle persisch essen und mein Mann auch; ich möchte gerne mal Kartoffelbrei komischerweise, und er sagt <<lachend> äh Kartoffeln schon wieder> […] und ich möchte gerne was grIEchisches probieren, was italienisches und er aber lieber persisch oder die GÄste alle, ja das ist auch in Ordnung, sage ich mal.“ (F3:ir. 559-562)

„Wir essen auch zum Beispiel Sauerkraut und Kassler. Am Anfang mochte ich überhaupt nicht. Mögen Sie selber? Manchmal bestehe ich darauf, dass meine Frau das macht.“ (M1:ir. 832-834)

Bei einem Interview wurde auch berichtet, dass die Kinder auch für eine ‚Mischform‘ von Essgewohnheiten großes Interesse zeigen und das nicht als eine Belastung oder Herausforderung empfinden.

„Persisches Essen mögen die Kinder und sie fragen sogar mich nach; sie bestehen darauf, dass ich persisch koche.“ (M1:ir. 831-832)

7.1.3 Hochzeit

Als ein wichtiger Aspekt in binationalen Partnerschaften wird in der Literatur zu diesem Diskurs die Eheschließung und die rechtlichen bzw. gesellschaftlichen Aspekte thematisiert. Wie Scheibler darauf hinweist, stellt sie auch „einen bedeutenden formalen Akt im Sinne eines biographischen Einschnittes für beide Ehepartner“ dar (Scheibler 1992, S. 79). Bei den deutsch-iranischen Interviewpartnern haben sich zwei verschiedene Aspekte herauskristallisiert, die in diesem Zusammenhang zu berücksichtigen sind: Einerseits handelt es sich um das Hochzeitsfest und wie diese Feier organisiert wird, bzw. wie Rituale der beiden Herkunftskulturen miteinander verbunden werden können. Anderseits stellt die unterschiedliche religiöse Zugehörigkeit einen besonderen Aspekt für die Eheschließung dar, wenn die Paare sowohl in Deutschland kirchlich als auch nach iranischen Rechten[65] heiraten wollen. Folgende Interviewpassagen zeigen deutlich, dass die religiöse Zugehörigkeit innerhalb der Partnerschaft nicht als ein Konfliktthema auftreten muss. In allen Fällen wurde die Heirat standesamtlich in Deutschland organisiert. Da die beiden Partner eine kritische Haltung gegenüber festgelegten religiösen Konfessionen und Institutionen hatten und Werte und Normen vielmehr für alle befragten Paare im Mittelpunkt standen, war die kirchliche Trauung nicht bedeutend.

„Haben wir ganz klamm heimlich geheiratet, also ganz ruhig. Ich habe nur ein paar, die besten Freunde eingeladen zum Standesamt. Wir haben auch nicht kirchlich geheiratet. (2) Ich bin wohl gläubig (I: Das heißt Sie) ein gläubiger Mensch bin ich schon, aber ich äh würde nicht, mir war das mit der Kirche auch nicht so wichtig. (I: Ja) Und ähm sowieso äh, ich bin zwar auch manchmal in die Kirche gegangen, aber so richtig heimisch habe ich mich da auch nicht gefühlt." (F1:dt. 227-232)

„Wir haben äh nur standesamtlich geheiratet, also nicht jetzt nach islamischem Recht oder so also [I: oder kirchlich?] nein, gar nicht [...] nein, weder noch; wir haben äh, weil Name1 da überhaupt keine, der hat da gar keine Beziehung zu [I: Religion], genau." (F4:dt. 197-199)

Die rechtlichen Aspekte wurden bei einigen Fällen als eine Aufforderung empfunden, insbesondere, wenn die Paare nach iranischem Recht heiraten wollten. Denn die iranische Gesetzgebung verlangt zur Anerkennung der Eheschließung, dass der deutsche Partner in den Islam eintritt. Das führte dazu, dass einige Partner sich diesem Gesetzt unterwerfen mussten, um eventuelle rechtliche Schwierigkeiten zu vermeiden. In diesem Zusammenhang äußerte ein Interviewpartner: *„Also ich bin ja Moslem geworden meiner Frau zuliebe, sage ich ganz offen." (M3:dt. 255)* Als Beispiel könnte es sein, dass dem deutschen Partner später das Visum für den Iran verweigert wird, wenn die Paare nicht nach iranischer Gesetzgebung heiraten. Dazu äußerten sich weitere befragte Personen wie folgt:

„Aber wir hatten ja Stress hier mit der Botschaft. Ich habe kein Visum bekommen erstmal [I: ja] und das war wirklich schwierig und dann mussten wir zuerst islamisch heiraten [I: mhm] das das fehlte nämlich auch noch [I: ach ja das stimmt] sonst hätte ich überhaupt keine Chance gehabt, ein Visum zu bekommen; [I: mhm] und das war nicht so einfach. Das hat sich

[65] „Durch die Eheschließung mit einem Iraner erwerben deutsche Staatsangehörige automatisch die iranische Staatsangehörigkeit. Gemeinsame Kinder erwerben per Geburt die iranische Staatsangehörigkeit über den Vater. Damit werden sowohl Ehefrau als auch Kinder in Iran ausschließlich als iranische Staatsangehörige behandelt. Für die iranischen Behörden spielt die deutsche Staatsangehörigkeit keine Rolle." (Auswärtiges Amt, Iran)

hingezogen, wir haben das einmal in K-Stadt gemacht. Das wurde nicht anerkannt, weil das ähm, weil das Türken waren, wo wir das gemacht haben und dann mussten wir nach H-Stadt genau erstmal war ich hier am Konsulat bei den Türken und bin zum Islam übergetreten. Das wurde anerkannt, aber die Hochzeit, die haben wir auf jeden Fall zweimal gemacht. Ähm in H-Stadt haben wir dann die islamische Hochzeit gemacht und daMit waren die Papiere dann so komplett, dass ich den Visumantrag bei der Botschaft stellen konnte ach und den Aidstest wollten sie noch haben, die wollten ja alles Mögliche an Papieren haben." (F2:dt. 257-267)

„Wenn wir nach islamischem Recht geheiratet hätten, dann wäre das sehr aufwändig gewesen alles mit H-Stadt, da hätten wir irgendwie nach H-Stadt gemusst und so weiter und so fort, nein!" (F4:dt. 200-201)

Die Hochzeitsfeier wurde vielfach mit Bekannten und Verwandten in Deutschland gefeiert. Allerdings konnten nur wenige Verwandten der iranischen Partner aufgrund der Entfernung und organisatorischen Hindernisse, wie z.B. Visum an der Feier teilnehmen, wie ein Interviewter erzählte: *„bei HOchzeit konnten sie nicht teilnehmen, weil deutsches Konsulat ihnen kein Visum gegeben hatte." (M4:ir. 148-149)* Bezüglich dieser Thematik äußerten die weiteren Interviewpartner Folgendes:

„Das waren auch ein paar Verwandte von ihr da, [I:Mhm] aber aufgrund der Entfernung waren doch wenig Verwandte aus dem Iran da." (M5:dt. 50-51)

„Wir haben das ähm wir haben mEIne verwandten eingeladen, also meine nächsten Verwandten und von meinem Mann war der Neffe da, seine Freundin und hier Cousin und Cousine und noch ein Cousin, also alle die in B-Stadt gewohnt haben sozusagen [I: ach so ok ok] ne, aus Iran selbst war niemand da." (F4:dt. 202-205)

„Ja, ich habe erstmal meine Verlobungsanzeige, haben wir hingeschickt, dass wir verlobt sind. Dann hat mein Mann auch eine Einladung gekriegt, dann hat meine Verwandte auch im Iran allein besucht." (38-40) „Die haben auch Einladung geschickt, dass mein Mann auch also hingeht und meine Mutter kennenlernt und dass er auch also bisschen iranische Tradition [I: auch mitbekommt?] Also er fragte auch, ne?" (F5:ir.48-50)

Im Folgenden werden die feierlichen Aspekte der Hochzeit und Eheschließung dargestellt, die aus den Interviews hervorgehen. Größtenteils haben die Paare für sich eine individuelle Hochzeitsfeier entsprechend den eigenen Vorstellungen und der finanziellen Lage organisiert und aus beiden Kulturen *gemischt.* Die Begegnung der beiden Kulturen bei der Hochzeit fanden die Paare nicht als belastende oder konfliktgeladene Situation, sondern im Gegenteil sie bewerteten sie als etwas ‚Positives'. Jedes Paar versuchte individuell für sich ein eigenes kreatives Fest zu organisieren:

„Wir hatten gemeinsame Freunde und dann haben wir Liste geschrieben. Dann haben wir erst mal überlegt, was wir in die Einladung schreiben. [...] Wir haben eine Einladung (geschrieben), wir waren beide dafür. Erst mal haben wir persisches Gedicht [I: mhm] von Hafiz ausgesucht, das bisschen frühlingsmäßig war. Ja, und dann (auf) Deutsch geschrieben, weil unsere Freunde auch hier in Deutschland, persische Freunde auch verstehen Deutsch." (F5:ir. 24-29)

„Wir haben uns nicht überlegt, wer welche Kultur hat, wir haben einfach UNser Fest gemacht [I: eigene ok] wir mit ganz vielen Deutschen, mit ganz vielen Iranern und weil wir ganz wenig Geld hatten damals ähm haben wir das bei uns zu Hause gemacht, das war also von vorneherein klar, wir können nicht irgendwie so einen Festsaal anmieten oder äh irgendwie ein BuffET ordern oder solche Geschichten. [I: genau] Das war klar von vornherein und äh wir hatten auch viele Freunde, die gesagt haben, äh ja alle möglichen haben, alles Mögliche mitgebracht." (F2:dt. 119-124)

„Also das war nicht so, dass wir die Ersten oder Einzigen waren, die das so äh sparsam bei sich zu Hause gemacht haben. Da gab es schon andere, die die auch außerhalb [I: so richtig] das so richtig tausende von Märkern dann dadurch (F2 lacht) na verbraten haben. [I: ok] Aber wir dachten, och wir machen das Ganze locker und wir haben das, das war so sCHön [I: ja] es haben SO viele Leute mitgeholfen, Freundinnen von mir, die sind tagelang vorher gekommen zum Schnippeln und Schneiden und Vorbereiten. [I: ok] meine Mutter war lange vorher da, ein Freund von Name1 hat ein zwei Tage vorher, wir haben, ein ganzes Lamm äh haben wir uns besorgt und wir haben vorher extra noch einen Grill bei uns im Garten gebaut, damit man ein ganzes Lamm [I: genau] auf dem Spieß darauf kriegen konnte [I: ja] und ähm einer von (Name 1),s Freunden hat das Lamm vorher eingelegt mit zig tausend Knoblauchzehen und ich weiß nicht was, hat das so in der Kinderbadewanne, da bei uns erstmal geschlafen äh ja wurde dann eingelegt [I: ja ja] mit Zwiebeln und Marinade und dann war das, das Wohnzimmer voll mit Bierzeltgarnitur und alles was wir irgendwo zusammenLEIhen konnten." (F2:dt. 128-139)

„Das war äh ganz nett unsere Hochzeit das war gemischt [...]Mein Mann kannte ein Lokal und die hatten sogar zu der Zeit, also über Mittag hatten die geschlossen oder hatten Ruhetag; ich weiß es gar nicht mehr und er kannte aber die Besitzerin und dann haben die extra für uns äh geöffnet, [I: aha] damit wir da äh unsere [I: Hochzeit feiern] Hochzeit feiern konnten oder essen konnten, genau und äh wir haben da gegessen und dann sind wir spazieren gegangen im Schlosspark C-Stadtteil und haben dann Fotos gemacht mit der ganzen Verwandtschaft und mit den Gästen die halt da waren und [...] dann abends hatten wir, wie war das denn, da hatten wir Essen bestellt, Hähnchen [I: mhm] mit Reis und Kartoffelsalat also wirklich alles gemischt, je nachdem und dann hatten wir noch hier in dem Haus, in dem wir gewohnt haben, unsere NACHbarn eingeladen, die sind dann auch noch gekommen und ein paar Freunde sind auch noch gekommen [I: ok ok] das war sehr lustig; wir haben ähm Name1s Neffe hat äh diese persische Geschenkeauspacktradition [I: genau] oder weiß ich nicht, der hat das dann immer so mit einem Lied und ganz viel Musik und hat dann immer erzählt, was da drin ist in dem Geschenk und in dem Briefumschlag und so und das war total lustig, also da erzählen die heute noch von, auch meine Eltern, weil die haben das immer noch so im Gedächtnis, das fanden die alle sehr sehr schön und es war [...] eine ganz gute Stimmung [...] wir haben bis früh um fünf oder so gefeiert, also es war [I: ach schön] ganz nett und ähm das war so diese persische Tradition mit diesem Geschenke auspacken (I und F4 lachen) [...]dann haben wir dann auch so Walzermusik gespielt und dann haben wir da getanzt und immer also das war ganz gemischt [I: ach, schön] und wie gesagt war eine ganz gute Stimmung." (F4:dt. 214-249)

„Das war auch ganz lustig, also ich habe durch die Jahren den vielen iranischen Familien geholfen oder iranischen Freunden, die als Flüchtlinge oder danach hierher kamen und äh dann habe ich geheiratet mit meinem Mann haben wir eine kleine Familienfeier gehabt [I: ok] und als die iranischen Freunde und deutschen Freunde mitgekriegt haben, haben die gesagt, nein so geht das nicht. Du hast uns so viel geholfen, wir möchten gerne [I: ach] eine Hochzeitsfeier für euch organisieren [I: ach schön] ja dann haben wir eine Halle gemietet, wo wir auch viel interkulturelle Arbeit gemacht haben [I: ja] da in dem Bereich und die Iraner haben gekocht, dekoriert alles gemacht und [I: ach interessant] und ich habe die finanziell unterstützt und die haben die Feier geschmissen und das war so ein schöner Abend. [...] das war ein sehr schönes Fest.[...] eine Mischung aus beiden [I: eine Mischung aus beiden? Ok.] ja, ja. [I: und war das für Sie auch akzeptabel?] total, ja, war sehr schön." (F3:ir. 88-98)

Zu dieser Thematik sagte einer der Ehepartner im Interview wie folgt:

„Also mehr mit meinen Familienangehörigen, ich weiß noch, das war ein stürmischer schneebedeckter Tag und wir waren also mit der Familie zusammen; waren wir Essen mittags zusammen und haben noch Kaffee getrunken und das war eigentlich unsere kleine Hochzeitsfeier. [I: ja] Aber dann haben das ja die iranischen Leute mitbekommen, die fanden das gar nicht so ganz berauschend, dass sie nicht daran teilgenommen haben [I: ja] und dann haben die für uns eine EIgene Hochzeitsfeier organisiert hier in E-Stadt in einem Saal und DAS war eigentlich eine schöne Hochzeitsfeier; das war schön organisiert und alle waren da und die hatten Kuchen gebacken und Essen gemacht, wir brauchten praktisch nur hinkommen uns hinsetzen und uns bedienen lassen [I: sehr schön] und das war ganz toll organisiert gewesen [I: ok] war eine sehr schöne Feier."(M3:dt. 28-37)

Aus den Angaben der Befragten wird ersichtlich, dass die iranischen Freundeskreise eine *offene* und *positive* Haltung gegenüber einer binationalen Hochzeitsfeier zeigten und sie die Paare unterstützten. Solche Erfahrungen sind gute Beweise für Akzeptanz und Offenheit von einiger Migranten gegenüber binationalen Partnerschaften.

Es lässt sich in einigen Befragungen feststellen, dass sogar die Elemente einer anderen Kultur in die Feiergestaltung einbezogen wurden. Ein Interviewpartner begründet dies eindeutig, *„weil wir uns in Griechenland kennengelernt haben." (F4:dt. 216)*

„Ich habe ein griechisches Restaurant gemietet, geschlossene Gesellschaft und meine Schwiegereltern sind sehr konservativ, [...], sie waren eine Arbeiterklasse, ne und das war nicht einfach, [...] ne, und dann wir haben ungefähr siebzig achtzig Gäste gehabt. (104-107) nach der Trauung, ne [I: mhm] nach dem Standesamt dann haben, da war ich damals Student, habe nicht genug Geld gehabt, habe ich meinen Freunden gesagt: „passt mal auf, statt Geschenken, du kochst das ,du kochst das, du kochst das." Mein Schwiegervater wollte die Hochzeit finanzieren, habe ich gesagt, NEIN. Ich bin, ich möchte nicht, ich finanziere selbst, dann haben wir das, mein Neffe, mein Cousin, haben sie, die sind keine Musiker, sie haben daraus einen Abend gemacht bis hEUte nach vierundzwanzig Jahren wird viel darüber gesprochen." (M4:ir. 112-118)

„Es wurde, also zum Beispiel, es wurde viel getanzt und ich meine meist ist so wie man heute tanzt ganz locker getanzt worden. Also gut, der Walzer am Anfang, aber ich tanz auch nicht Walzer und nachher ein bisschen iranisch auch. [I: Okay, okay. Das heißt aber] Ne, also, es wurde auch iranische Musik gespielt. [I:Ok.] Aber, äh, also hauptsächlich war das eben diese etwas verjazzte Band [I:Ok.] und das hat das geprägt.“ (M5:dt. 56-60)

Zusammenfassend ist zu beobachten, dass die individuelle Vorstellung, wie und in welcher Form das Hochzeitsritual stattfinden soll, von Paar zu Paar variiert. Das macht es schwer, eine allgemeingültige Aussage zu treffen. Es kann sicherlich für die beiden Partner eine zusätzliche Aufgabe sein, wenn sie zu zwei verschiedenen Kulturkreisen gehören oder einer der Partner grundsätzlich eine kritische Haltung gegenüber religiösen Institutionen hat, für sich klar zu machen, ob nur ein standesamtliches Hochzeitszeremonie stattfinden soll oder kulturelle/religiöse Traditionen ebenfalls eine Rolle spielen sollen.

7.1.4 Glaube und Religion

„Es gibt nur einen Gott. Doch sucht der Mensch ihn unter vielen Namen.
Stehen wir von IHM, so fragt ER nicht danach, auf welchen Pilgerweg wir zu ihm kamen.“
(Mascha Kaléko)

Die unterschiedliche religiöse Zugehörigkeit der beiden Partner in binationalen Partnerschaften kann zu einer der heikelsten Seiten des Anstoßes werden und ein konfliktbehaftetes Thema verursachen. In Deutschland galten die Ehen zwischen Partnern unterschiedlicher Religionen lange Zeit als ‚Mischehen‘ (siehe Kap. 3.1). Darüber hinaus bestehen weiterhin Schwierigkeiten für Paare, in denen beide Partner unterschiedlichen religiösen Institutionen angehören. Zweifellos tragen einige Äußerungen in der Öffentlichkeit zur Verbreitung einer negativen Pauschalisierung bei. Vor Kurzem hat der Vatikan die Eheschließung zwischen Katholiken und Muslimen als ‚extreme Vorsicht‘ zu betrachten, thematisiert. Solche Äußerungen durch die katholische Kirche, „dass gemischte Ehen zwischen Christen und Moslems nicht zu fördern sind“ (Presse 2008), beeinflusst die gesellschaftliche Vorstellung. Es werden falsche Generalisierungen verbreitet und die Mitglieder der Gesellschaft übernehmen undifferenziert/unreflektiert die vermittelten Informationen und akzeptieren sie. Durch solche Äußerungen und politischen Ereignissen wurde in den letzten Jahren ein bestimmtes Bild von Moslimen in den Medien verbreitet und infolgedessen wird die Verbindung zwischen Moslems und Christen auch in binationalen Paarbeziehungen kritischer wahrgenommen.

Ausgehend vom historischen Hintergrund und der gesellschaftspolitischen Situation, war die Religionszugehörigkeit im Rahmen der vorliegenden Studie besonders zu beachten. Einerseits ging es darum, welche Bedeutung die unterschiedliche Religionszugehörigkeit bzw. Glauben in deutsch-iranischen Paarbeziehungen hat und ob von einem Konfliktthema in der Paarbeziehung gesprochen wird; andererseits auch welchen Platz die Religion allgemein in der Beziehung und in der religiösen Erziehung der Kinder einnimmt.

Beachtenswert zeigte sich bei den befragten Partnern, dass im Bezug auf bireligiöse Zugehörigkeit bei deutsch-iranischen Paaren *nicht* von einem gravierenden bedeutsamen und konfliktbehafteten Thema sowohl in der Partnerschaft als auch später in der Kindererziehung gesprochen wird. In diesem Zusammenhang zeigten die Paare eine differenzierte Haltung. Es sei darauf hingewiesen, dass alle Paare sich einig waren, dass bestimmte Eigenschaften, wie z.B. Kommunikationsbereitschaft, Reflexion, Respekt, Offenheit und Toleranz für einen konstruktiven Dialog Voraussetzung sein müssen.

Eine Frau mit iranischer Herkunft äußert sich aus dem Interviewsample zu diesem Thema, dass *„Respekt und Achtung den anderen Glauben gegenüber" (F3:ir. 371-372)* eine wichtige Voraussetzung für einen interreligiösen Dialog und auch innerhalb der Partnerschaft ist. Dazu meinte sie weiter:

„Unter Glauben verstehe ich äh, glauben und glauben lassen, einfach tolerant sein den anderen Glauben gegenüber, den anderen Menschen und trotzdem versuchen miteinander an einem Tisch zu sitzen. [I: ok ok] Zum Beispiel wir haben jetzt im E-Stadt seit zweieinhalb Jahren eine interreligiöse Gruppe, [I: mhm] wo ich als Muslimin dabei bin; da sind Katholiken dabei, Evangelisten und so weiter und so fort [I: mhm] und wir treffen uns; essen wir gemeinsam und dann diskutieren wir über verschiedene Glaubensthemen oder wenn etwas politisches in unserer Stadt ansteht, diesbezüglich [I: ok ok] ja doch [I: ok das heißt einfach] [...] religiös bin ich nicht [...] ich glaube an Gott, ich bin auch Muslimin und ich habe das Bedürfnis jetzt so zu bEten, zum Beispiel. Die sind ganz neue Bedürfnisse, die bei mir geweckt werden; [I: ok] ich denke, vielleicht hat mit älter werden zu tun." (F3:ir. 365-378)

In Bezug auf die bireligiöse Zugehörigkeit sprach eine weitere Frau über ihre eigenen Erfahrungen im interreligiösen Austausch mit der Herkunftsfamilie des Ehemannes wie folgt:

„Was noch, ich habe auch gemerkt, obwohl sie MOSlem sind, seine Familie sind sie so tolerant und aufgeschlossen, die bei meinen Eltern gar nicht kannte. [...] die Mutter, die war eine kluge Frau aber nicht gebildet, sie konnte lesen und schreiben, aber sie hat sechs Kinder bekommen und hat ihr ganzes Leben nur für Kinder gearbeitet und für die Familie. [I: Ja, aber für damalige Zeit war das überall was üblich] Ja, genau. Oder als sie hier war, hat Bibel gelesen und hat gesagt, das steht das Gleiche drin wie im Koran. [I: Mhm] Ne, also wir haben uns also oft über Religion unterhalten und eigentlich waren wir den gleichen Ansicht. Wir haben gemerkt, dass wir die gleiche Meinung haben, zu vielen Dingen." (F1:dt.437-442)

Eine befragte Interviewpartnerin war der Ansicht, dass eine bireligiöse Zugehörigkeit innerhalb einer Institution sogar zu Auseinandersetzungen führen kann. In diesem Kontext erzählte sie ihre persönlichen Erfahrungen aus dem Bekanntenkreis, in dem die katholische und evangelische Zugehörigkeit von zwei Partnern innerhalb der Familie zur Schwierigkeiten geführt habe. Nach ihrer eigenen Darstellung wurden diese Konfrontationen noch stärker erlebt, als sie mit einem muslimischen Mann eine Beziehung führte und perspektivisch eine Ehe eingehen wollte. Dazu äußerte sie sich wie folgt:

„Und als guter Katholik. [I: Hui, dann] Ne, früher war es ja schon schwierig einen Evangelischen zu heiraten als Katholik, da hätten meine Eltern jetzt nichts dagegen gehabt. Aber ich weiß von den Eltern meiner Freundin, die einen DEUtschen Protestanten heiraten wollte, dass die sogar Stress damit hatte. [I: ui, okay] Und nun war das ja mit einem Moslem noch schwieriger." (F1:dt.237-240)

Im Zusammenhang mit den religiösen Unterschieden gab ein iranischer Interviewpartner eine sehr differenzierte Stellungnahme ab. Er betrachtet in dieser Hinsicht alle Diskussionen, dabei gehe es um *Macht* und *Rivalität* zwischen verschiedener religiöser Institutionen, statt dass sich mit der *Kernaufgabe* im Sinne der geistigen und spirituellen Entwicklung befasst wird.

„Wenn Sie mir erlauben, ich gebe, öfter Mal muss ich lebendige Beispiele geben, damit ich beschreiben kann, was ich meine. [...] Ich sage, das Ziel ist immer (das) gleich. Man will ganz einfach ein Mensch, ein guter Mensch sein, für die gesamte Gesellschaft. Das ist, einige nehmen einen Weg, um dieses Ziel zu erreichen. Das zum Beispiel Islam. Einige sagen, Buddhismus oder Christentum und so weiter und sofort. [I: sehr schön] aber, ALLe wollen dieses Ziel erreichen. Gesamte Ärger, was die Menschen miteinander haben, abgesehen davon, dass von Politik kommt, geht es um diese Wege und nicht das Ziel. Ja, geht es um nur diese Wege. Und deswegen das ist mir völlig [I: egal] gleichgültig, {{gleichzeitig} ob man Moslem ist, man muss das Ziel sehen und nicht den Weg}." (M1:ir.524-532)

In dem vorliegenden Interviewausschnitt thematisiert der Befragte, dass grundsätzlich eine respektvolle Haltung gegenüber anderen religiösen Einstellungen bedeutend in unserer multikulturellen Gesellschaft ist. In diesem Zusammenhang ist eine entscheidende Frage, die sich in einer interreligiösen Debatte zeigt, warum das Ziel bzw. der Wunsch darin besteht, die anderen zu beeinflussen oder die eigene Sichtweise als ‚die Richtige' vermitteln zu wollen. Diese machtorientierte Strategie bzw. Angst vor Kontrollverlust spiegelt sich auch zu diesem Diskurs wider, die aus psychodynamischer Perspektive neue Bedeutung bekommt. Die folgenden Äußerungen sind dazu beachtenswert:

„Was so verschiedene Religionen angeht, also mir ist das eigentlich egal, was jemand für eine Religion hat, also solange er sage ich mal die anderen Menschen äh damit in Ruhe lässt und nicht versucht, die aufzudrängen oder jetzt [I: is das] oder jetzt irgendwie versucht [I: zu manipulieren] äh irgendwie so dogmatisch äh das ganze rüberzubringen und oder dann auch so äh die Menschen zu beeinflussen also das ist mir im Prinzip egAL ob jemand jetzt katholisch ist evangelisch oder sonst irgendwie wichtig ist einfach wie er mit seinen Mitmenschen umgeht und äh generell, was er so für eine Einstellung hat." (F4:dt.736-742)

Aus dieser Aussage kann interpretiert werden, dass in einer bireligiösen Paarbeziehung nicht entscheidend ist, ob die beiden Partner zur gleichen religiösen Institution gehören, sondern das, dass *Menschenbild* ein zentraler Aspekt ist.

Bei einigen Paaren spielt Religion sowohl innerhalb der Partnerschaft als auch in der religiösen Erziehung der Kinder keine wichtige Rolle. Dennoch haben sie einen freien Raum für die Kinder ermöglicht, damit diese selbst für sich entscheiden können. Folgende Interviewausschnitte verdeutlichen diesen Umgang:

„Religion an sich habe ich kaum, was mit Religion anfangen könne, ich habe auch gefastet als ich im Iran war, aber draußen habe ich auch wieder gegessen […] denke ich auch manchmal, beneide ich die Leute, die so offen mit ihrer Religion (?) und dann denke ich, mein Gott, guck mal, wie fest sie davon überzeugt sind. Ich habe diese Überzeugung nicht, dass IRGENDjemand alles schon bestimmt hat, ja, wenn das so wäre, dann hat das Leben für mich keinen Sinn mehr gehabt. […] Wir sind beide nicht gläubige Menschen, [I: ok] sie auch nicht, deswegen haben wir von, die Kinder haben von uns nicht sowas mitbekommen [I: ok ok] deswegen Religion spielt sehr wenig hier eine Rolle." (M2:ir. 538-1059)

„Wir haben keine religiöse Erziehung für die Kinder [I: ok] wir ähm, ähm ne, also Religion spielt eigentlich überhaupt keine Rolle, unser ältester Sohn ist konfirmiert [I: ok] und die beiden anderen nicht, die sind jeweils hingegangen am Anfang zu Konfirmandenunterricht und fanden das dann aber nicht so toll […] und haben sich dann wieder abgemeldet und haben es nicht gemacht. Wir hatten damals gesagt, wer sich konfirmieren lassen möchte, bitte, kriegt auch ein Konfirmationsfest und Geschenke und wer das nicht möchte, ist auch ok, kriegt auch ein Fest und Geschenke, dann machen wir das anders und bei unserem mittleren Sohn haben wir dann ein Fest und Geschenke gemacht, als er mit der Schule fertig war, da haben wir ein Sommerfest gemacht hier, GANZ großes Fest. Das war sein Fest [I: ok] statt Konfirmation [I: ok ok] eben nur verlagert es war dann nicht ein Konfirmationsfest, [I: aber] sondern eben was anderes, aber das hatten wir von Anfang an gesagt, das ist dann das Schulabschlussfest. […] Religion ne, spielt eben nicht so eine Rolle und mit Kindererziehung, das ist dann immer, natürlich setzten wir uns immer wieder auseinander, wie wir mit was umgehen sollen und zwar immer, wenn irgendwas Besonderes anliegt." (F2:dt. 1437-1450)

Wichtiger als die religiöse Erziehung scheint zu sein, die Kinder zu selbstständigen, reflektierenden und wertschätzenden Menschen zu erziehen. Die Vermittlung von Werten und Normen steht bei einigen Paaren für die Erziehung der Kinder mehr im Vordergrund.

Im Zusammenhang mit der religiösen Erziehung der Kinder wurde bei einem weiteren Interviewpaar festgestellt, dass die beiden Partner sich geeinigt haben, dass die Kinder selbst für sich entscheiden müssen, ob und an welche Glaubensrichtung sie sich binden. Aus den gemachten Äußerungen wurde festgestellt, dass dies innerhalb der Partnerschaft kein Konfliktthema war. Vielmehr durch die Einmischung der Großeltern, die sich für eine religiöse Erziehung der Kinder ausgesprochen haben, wurde eine Spannung verursacht. Der Vater berichtet:

„Meine Frau ist etwas religiöser, Katholikin, katholische Kirche gehört, […] Schwiegereltern, haben sie viel Probleme gehabt, ich habe gesagt, wenn die Kinder irgendwie groß werden, sagen: „ich will getauft werden", machen wir das. Vor vier fünf Jahren war so, weil meine Schwiegereltern, meine Schwiegermutter vIEl sich geärgert hatte, immer stÄndig das Thema angesprochen hatte, ich habe gesagt, redet mit meinen Kindern, wenn die sagen, wenn

getauft werden müssen, machen wir das. (Ich) habe gesagt: „Kinder, jetzt müsst ihr entscheiden“. „Ja, wir wollen taufen Liebe zu unseren Oma und Opa“, [...] und sind getauft worden, aber es gibt keine religiöse Ansicht, sie gehen nicht in die Kirche, wir nutzen nur Weihnachten schön und dann ist Religion bei uns kein Problem.“ (M4:ir. 798-811)

Ein weiterer Interviewpartner sieht die religiösen Institutionen kritisch und ist der Ansicht, dass die Aufgabe der Religionen darin bestehen sollte, *„das menschliche Miteinander“* mehr in den Vordergrund zu stellen. Es *„ist viel wichtiger, [I: eben] wenn man zu den Menschen gut war und gerecht war.“ (M3:dt. 273)* In diesem Zusammenhang äußert er in einem anderen Ausschnitt des Interviews Folgendes:

„Mit Glauben habe ich zurzeit große Schwierigkeiten, aber das hat auch eine Vergangenheit [...]und ich komme aus einer streng katholischen Familie und Vergangenheit sage ich mal so, das hat mich also jahrelang auch negativ geprägt, weil ich bin auf der, in der in der OrientIErungsphase; das muss ja sagen [I: mhm] wenn ich manchmal so gerade diese kirchlichen Einrichtungen und ich denke immer so, das hat manchmal so sowas [...] das müsste viel fröhlicher zugehen im Glauben mit Menschen untereinander und so sind alle zu streng [I: sind Glauben und Religion zwei unterschiedliche Geschichten] finde ich auch, ja es ist einfach so, ich sehe das inzwischen auch so [I: ja] und habe ja auch meine Geschichte mitgebracht und ich denke auch ich meine letztendlich gibt es dort oben einen Gott für alle, sonst wäre es ja auch ungerecht nicht, wenn man, man jahrelang einem falschen Glauben nacheifert und plötzlich hat man die falsche Partei sozusagen gewählt gehabt [I: genau] das wäre ja nicht gerecht.“ (M3:dt. 254-273)

Die Äußerungen der Interviewpartner hinterlassen den Eindruck, dass alle interviewten Personen nicht nur Toleranz, Offenheit und Differenzierung innerhalb der Partnerschaft notwendig finden, sondern sehen eine wichtige Aufgabe in der Gesellschaft darin, sich differenziert damit zu beschäftigen und gleichzeitig mit der Kernfrage auseinanderzusetzen, was der Sinn des Lebens ist und welche Rolle und Bedeutung Glaube und Religion in unserem jetzigen Zeitgeist haben. In dieser Hinsicht machte ein Interviewpartner deutlich, dass es viele Möglichkeiten für einen Zugang *„zur göttlichen Kraft“* gibt und auf keinen Fall Rivalität zwischen verschiedenen Religionen herrschen sollte.

„Jeder Mensch hat eine religiöse Grundlage, ne und ich habe im Laufe der Zeit gelernt zu respektieren, [...] soWEIT, (dass) die Freiheit des anderen nicht Anspruch nehmen ne [...] und das ist meine Philosophie und dann respektiere ich das, [...], im Laufe der Zeit (habe ich) gelernt, solange das nicht die Freiheit anderer Menschen in Anspruch nimmt, ist es völlig in Ordnung. [...] Durch Meditation gehe ich zu gÖttliche, nicht zu Gott, gÖttlichlich Kräfte. Das sind zwei Unterschiede, ne. [...] also ich bin der Meinung, [...] Gott ist in mir.“ (M4:ir. 428-440)

Es sei darauf hingewiesen, dass die religiöse Vorstellung durch das Elternhaus und die Erziehung vermittelt wird. Dies bedeutet jedoch nicht, dass diese Vorstellung die Einzige und Richtige sei, jedoch bedarf es Reflexionsfähigkeit und Selbstbewusstsein diesen Erkenntnisschritt zu gehen. Aus dieser Perspektive wird einerseits der interreligiöse Dialog ermöglicht, der eine zentrale Bedeutung in unserer Gesellschaft hat. Anderseits werden die Mitglieder verschiedener Einrichtungen sich nicht auf *,diesem Weg'* bekämpfen und die eigene Einrichtung als *einzig* Richtige vermitteln, sondern sich mehr mit ,Werten und Normen' befassen, die in verschiedenen Formen erscheinen und für die es verschiedene Wege gibt. Da diese Sichtweise bei den befragten Paaren deutlich vorhanden war und eine durch Dialog vertiefte, relativierte Ernsthaftigkeit dieser Auseinandersetzung zu spüren war, herrschte die Ansicht, dass es letztlich zu Angst vor Macht- und Kontrollverlust innerhalb der religiösen Institutionen kommt, welche dem Sinn der religiös-spirituellen Entwicklung widerspricht.

7.1.5 Gastfreundschaft

In einigen Studien werden Konflikte bei deutsch-orientalischen Paaren u.a. mit der unterschiedlichen Bewertung von Gastfreundschaft begründet (vgl. Wießmeier 1993; Thode-Arora 1999, S. 244ff). Diese Behauptung wurde bei den befragten Interviewpartnern nicht bestätigt. Gastfreundschaft wird nicht als ein Konfliktpotenzial bei deutsch-iranischen Paaren gesehen. Grundsätzlich wurde in den Interviews die allgemeine Aussage getroffen, *„dass Iraner noch eine Spur großzügiger sind und also die Tür immer offen steht."(F1:dt. 425)* Dies bedeutete jedoch nicht, dass die deutschen Partner dies als belastend empfunden haben. Im Gegenteil sie befürworteten und begrüßten sogar diese Eigenschaft. *„Also ich habe gerne Gäste gehabt." (F1:dt. 1008)* Folgende Interviewausschnitte zeigen noch deutlicher die positive Haltung gegenüber dieser Eigenschaft:

> *„Das geht immer mehr verloren, in westeuropäischen oder in den westlichen Kulturen. Dieses aufmerksame, großzugige, also die Großzügigkeit auch, diese gastfreundliche. Aber die Iraner waren, also mein Mann hat uns eingeladen zum Essen. [...] Das manchmal bei Deutschen genervt, dass sie so diese übertriebene Ehrlichkeit." (F1:dt.415-426)*

> *„Meine Frau lädt sehr gerne Leute ein, ich auch aber immer verbunden ach schon wieder Arbeit putzen saubermachen und so ist zweigleisig läuft das ab [I: ok] wenn der Besuch da ist, ist es sehr schön. Wir haben beide gerne, beide gerne Besuch, aber meine Frau ist wahrscheinlich noch etwas äh ja entgegenkommender als ich, sage ich mal so [I: ok] der Anstoß kommt meistens von ihr, von mir WEniger [I: ok] das muss ich zugeben." (M3:dt. 219-223)*

> *„Da ist ja oft das ganze Haus voll [I: ja] ja es ist oft das dann hier sind oft Leute und zwar ganz oft diese deutsch iranische Gemischten, ne. (762-763) das wissen sie ja alle, ne. [I: ja eben] Es ist so ein schöner Treffpunkt hier, weil wir so schön Platz haben und wir würden uns wohl auch schon bei den anderen dann mal treffen, aber dann wäre es dann da so eng [I: ja ok] und darum ist das so eine, so eine Mischung aus ähm, aus praktischen Sachen und weil es ergibt sich oft so unproblematisch ohne das man tagelang vorher was bespricht auf einmal sind alle da, weil sie kurz vorher telefoniert haben, einer bringt das mit, einer bringt das mit und dann kochen wir irgendwie zusammen." (F2:dt. 770-775)*

„Grundsätzlich bin ich schon kontaktfreudig, allerdings äh bin ich mehr so ein ruhiger norddeutscher Typ. Also, ohne Frage, meine Frau ist viel kontaktfreudiger.“ (M5:dt. 213-215)

Anzuführen ist, dass neben kulturellen Eigenschaften, die nur als *Orientierung* einer Gruppe zugeordnet werden können, auch die persönlichen, familiären und schichtspezifischen Ansichten eine zentrale Rolle bei der Entwicklung bestimmter Fähigkeiten spielen. Als wesentlich festzustellen ist, dass diese Eigenschaft nicht als belastend empfunden wurde, wenn der jeweilige Partner selbst auch diese Haltung besitzt bzw. sie als positiv betrachtet. Dadurch sollte die Aussage, dass z.B. die Beziehung mit dem Partner aus dem islamischen Kulturkreis in weitaus stärkerem Maße mit kulturellen Unterschieden konfrontiert werden (vgl. Hecht-El Minshawi 1988), differenziert betrachtet werden. Folgende Aussagen sind Beweise dafür:

„Meine Frau ist sEHr Gastfreundlich, [I: ok] ne, nicht das verstellt, sie ist auch von Natur her sehr gastfreundlich, ne. [I: ok ok] was das in unserer iranischen Kultur ausgeprägt ist, ne.[...] und sie kümmert sich viel um die iranischen Gäste, wenn die hierher kommen.“ (M4:ir. 478-768)

„Was hat mich fasziniert, also so die Aufgeschlossenheit denke ich mal, so diese Kontaktfreudigkeit, also er ist ja sehr aufgeschlossen [I: mhm] und ja auch die GASTfreundlich. so auch [...] so wie gesagt so diese Mentalität diese GASTfreundlichkeit und auch so immer die Leute einzuladen, egal ob der jetzt ähm, was weiß ich gerade auf der Straße geschlafen hat oder aus irgendeinem reichen Elternhaus kommt, also er macht da ja auch keinen Unterschied, aber das habe ich auch so eigentlich auch so von meinem Elternhaus äh mitbekommen, meine Mutter war auch immer sehr gastfreundlich und äh oder ISt sehr gastfreundlich und [I: ok] also von daher das, da ergänzen wir uns ganz gut.“ (F4:dt. 125-593)

7.1.6 Wohnort

Wie in der Literatur (vgl. Lesbet 1997; Scheibler 1992; siehe Kap. 3.4) erwähnt wird, kann ein gemeinsamer Lebensort für binationale Paare eine Herausforderung mit sich bringen. Denn es bedeutet, dass mindestens einer der beiden Beteiligten der binationalen Partnerschaft im Ausland leben soll, was sicherlich mit bestimmten Konsequenzen verbunden ist. Dabei wird in der Literatur eine ‚Verlustsituation‘ für den im Ausland lebenden Partner thematisiert (vgl. Gómez Tutor 1995). Da dieser Aspekt für binationale Paare relevant ist, wurde im Rahmen dieser Forschung diesem Aspekt Aufmerksamkeit gewidmet. An dieser Stelle sei zu bemerken, dass dieses Thema nicht spezifisch nur für binationale Paare bedeutsam ist. Denn es gibt viele Paare oder Familien mit Migrationshintergrund, die mit diesem Thema konfrontiert sind bzw. sich mit der Frage auseinandersetzen müssen: „Wo wollen wir langfristig leben?“ In diesem Zusammenhang erwähnten die befragten Interviewpaare, dass bei ihnen aus verschiedenen Gründen, wie z.B. Etablierung durch die Arbeit, Schule der Kinder, politische Lage im Iran, etc., Deutschland Hauptwohnsitz ist.

Nach Angaben der Interviewpartner wäre es ein ‚*drittes Land*' nicht vorstellbar. In diesem Kontext sagte einer der befragten Interviewer:

„Drittes Land, auf keinen Fall. Nein, ich habe gesagt, ein von dem Land, wo einer von uns herkommt, entweder in Iran oder Deutschland. [...]Ich habe gedacht, entweder mein Heimat oder ihre Heimat. Sonst sind wir irgendwo anderes ALLe Ausländer." (M1:ir.239-249)

An einer anderen Stelle erwähnte derselbe Interviewpartner seine Einstellung in Bezug auf den gemeinsamen Lebensmittelpunkt wie folgt:

„Aber ich habe Angebot bekommen für Arbeit nach O-Land (zu) gehen. In einer Firma für Import und Export von Pistazien. Das habe ich nicht gemacht, nicht weil O-Land ist, weil O-Land ein anderes Land ist." (M1:ir.245-247)

Die weiteren Interviewten berichten:

„Eigentlich nicht, es kam zwischendurch, wenn das Wetter zu schlecht ist, dann sagt Namel, lass uns auswandern; aber das hat dann oft mit dem schlechten Wetter hier zu tun. [I: ok gut] Es war jetzt keine Diskussion, die jetzt wirklich...." (F2:dt. 325-327)

„Der hat schon immer mal Interesse irgendwo anders zu leben, also der könnte sich auch vorstellen, also eigentlich IMMer, wenn wir irgendwo im Urlaub waren, egal welches Land, das war FASt immer egal welches Land mein Mann kann sich immer vorstellen da zu leben [...] (aber) ein ernstes Thema war es nicht." (F4:dt.521-533)

Nach Angaben eines Interviewpartners hat dieser sich vor der Heirat damit auseinandergesetzt, wie das Leben in der Zukunft weitergehen soll, bevor er diesen Schritt macht. Die sozial-politischen Veränderungen im Iran wurden als Argumente benannt und so entschloss er sich in Deutschland zu bleiben; dies erleuchtet er im folgenden Interviewabschnitt eindeutig:

„Ich wollte auch in den Iran zurück und da leben, aber nachdem ich im Iran war, habe ich festgestellt, ne da bist du fehl am Platz, da kannst du nicht leben. [I: da kommen Sie nicht zu Recht.] ja, und dann bin ich zurück und da war für MICH die Sache schon abgeschlossen innerlich, vorher habe ich immer meiner jetzigen Frau gesagt, ich bleibe nicht hier." (M2:ir.225-226)

Die politische Lage im Iran, die begrenzte persönliche Freiheit und auch berufliche Gründen *„höchstens besuchshalber"* in den Iran zu reisen und nicht in das Heimatland des Partners auszuwandern, darüber äußerten sich einige Interviewpartner:

„Und war für mich klar äh, dass ich nicht nach, dass ich nicht mit meiner Frau nach Iran zurückkehre, wenn schon allein ne und damals war Chomeini-Zeit, ne und dann für meine Frau war, sagen wir so, wie ein Gefängnis und ich wollte, dass meine Frau sich wohl fühlt, glücklich fühlt und dann im Iran ist nicht in Frage gekommen und dann äh dann haben wir gesagt, ok wir bleiben in Deutschland." (M4:ir.214-218)

„Nein, für mich nicht, beruflich [I: in einem anderen Land zu wohnen?] Nein (101-103) […] und in Deutschland spielt es sowieso keine Rolle, weil sie sowieso nicht von O-Stadt weg wollte. Und sie äh hatte ja damals in O-Stadt auch ihre Freunde. Das darf man nicht vergessen. [I:Mhm] Und äh für mich war es einfach so. In Ausland äh Iran wäre ich nicht gegangen. […] Weil dann hätte ich praktisch keine, keine Arbeit mehr gehabt und [I:Natürlich] keine Berufs äh, Perspektive. (M5:dt.109-114)

„Deutschland oder ein anderes Land war bei uns kein Thema, weil meine Frau ja aus dem Iran geflüchtet ist. Sie konnte damals auch nicht in den Iran zurück. Und ein anderes Land, da haben wir keinen Wohnsitz oder ähnliches. Und in Deutschland war es so, dass meine Frau in O-Stadt gewohnt hat. Ich habe damals noch in S-Stadt gewohnt. Und erst habe ich zeitweise noch in O-Stadt gewohnt, aber später, weil ich ein Haus in S-Stadt habe, war das auch kein Thema." (M5:dt.92-96)

Nach Angaben der befragten Paare, wurde das Interesse immer weniger, in den Iran überzusiedeln. Die meisten Partner mit iranischer Herkunft haben in Deutschland studiert und sich im Laufe der Zeit sowohl sozial als auch beruflich etabliert. Besonders, wenn Kinder geboren wurden und ihre schulische und berufliche Ausbildung in Deutschland begonnen hatten, waren sie mehr gebunden.

„Das hat sich so nicht ergeben, weil meine Frau hat damals eine Arbeitsstelle in E-Stadt bekommen […] da sagten unsere Kinder, wir bleiben in E-Stadt und sie war in E-Stadt integriert und ein anderes Land hat keine Rolle gespielt [I: ok] das hängt ja auch immer noch beruflich bedingt zusammen ja ich bin bei einer Kommune da ist es schon von daher schwierig etwas anderes zu machen; vielleicht hätte es Möglichkeiten gegeben [I: ok] keine Frage aber [I: ok] das hat eigentlich bei uns in der Thematik keine Rolle gespielt.[…] wir sind ja auch häufiger im Iran; ich bin ja seit zehn Jahren auch fast jedes Jahr im Iran. […] Wir haben ja eine Wohnung in T-Stadt [I: mhm] und das ist ja so ein zweites Standbein für später und ich kann mir aber gut vorstellen da für ein paar Monate zu sein." (M3:dt. 92-108)

„Es gab mal Situationen, wo ähm er hätte von einer Firma, die wollten gerne, dass er äh er hätte eine tolle Stelle in B-Stadt kriegen können und das war mal so die Frage, ob wir für fünf Jahre [I: nach Amerika] äh dahin gehen, dann ab es nochmal ähm China, aber das ähm, das war irgendwie von vornherein klar das das ähm ...(329-332) […]also mit B-Stadt, das war (2) das wäre schon, das wäre schon beruflich schon eine interessante Herausforderung gewesen und es hätte auch ganz, ganz viel Geld bedeutet, [I: mhm] ähm aber es hätte auch bedeutet, dass wir ähm die Kinder ja …." (F2:dt. 336-338)

„Er hat sich schon bewusst dann für Deutschland entschieden und er will auch jetzt nicht äh zurück wegen der Kinder auch."(F1:dt. 341-342)

„Also es war ja auch oft dann beruflich bedingt äh, dass es ähm, dass wir dann hier geblieben sind ich weiß gar nicht war das mal irgendwie ganz ernsthaft nein es war ja nur Großstadt oder dann irgendwo anders [I: mhm] also äh es war erstmal außer Debatte, dass wir…." (F4:dt. 533-536)

Nach Angaben einiger befragten Personen wird deutlich, dass die Paare sich mit dieser Frage auseinandergesetzt haben. Als Kompromiss haben die Paare, je nach

Lebenssituation und individuellem Bedürfnis, eine Lösung gefunden. Je nach Möglichkeit reist der iranische Partner alleine oder mit der gesamten Familie in den Iran. Folgende Interviewpassage machen diese Schilderung und Behauptung deutlich:

„Ich könnte mir auch vorstellen, dass mein Mann, wenn wir ein bisschen mehr Geld haben, dann, also dass er dann regelmäßig da hinfährt. Vielleicht auch mal mehrere Monate, da hätte ich kein Problem mit. [I: Okay, okay] Also, ich würde auch mal ab und zu wieder mitfahren. (174-176) Aber es wäre wunderbar, wenn er die Möglichkeit hätte eben öfter mal (I: Ab und zu) für mehrere Monate auch, um seine Familie zu sehen, ne? (I: Genau, genau.) Dass sich die Situation in dem Land auch ein bisschen verändern wird, hoffe ich." (F1:dt. 362-364)

„Also wir haben für uns so überlegt, wenn wir beide im Ruhestand sind, dass wir pendeln zwischen diesen beiden Ländern. Wir sind in diesen beiden Länder zuhause im Iran wie hier auch [I: mhm] und je nachdem wie die politische Lage ist, überlegen wir, dass wir dann etwas LÄnger da bleiben. wir haben auch eine kleine Wohnung in T.-Stadt [I: ok] und dann hier [I:ok] wir haben unsere Kinder hier. [I: Ok]Wir haben schon mittlerweile Enkelkinder." (F3:ir. 174-178)

7.1.7 Iran als Herkunftsland des Partners

Ein weiteres Thema, welches für binationale Paare relevant zu sein scheint, ist der Besuch des Heimatlands des Partners. In diesem Zusammenhang wurden auch die deutschen Partner gefragt, ob sie schon im Iran gewesen sind, aus welchen Motiven sie unbedingt das Herkunftsland des Partners kennenlernen wollten und welchen Eindruck sie gewonnen haben. Nach Angaben der Interviewten waren alle befragten deutschen Partner schon mehrere Male im Iran. Bei der Frage, welche Motive dazu führten, den Iran zu besuchen, haben die meisten Interviewpartner geäußert, dass sie gerne das Herkunftsland und den Ort, wo der Partner groß geworden ist, kennenlernen wollten. Eine befragte Frau betrachtete das als ein Zeichen der Liebe.

„I: Ähm, waren Sie schon im Iran überhaupt, seitdem Sie mit ihm zusammen sind [F1: Ja] oder verheiratet sind?

Ja, also wir sind nach 15 Jahren das erste Mal in den Iran. Da hatten wir die beiden Kinder schon. [...] Und ähm (2) mein Mann konnte vorher nicht, weil er äh nicht beim Militär war. [I: Ach so] Und da wurde er dann irgendwie befreit. [...] Und ähm, da konnten wir dann endlich. [I: mhm, Ok.] Und da waren wir dann insgesamt dreimal oder viermal, glaube ich waren wir da, viermal. [...] Also, wenn man jemanden gern (hat) oder liebt, dann möchte man natürlich auch wissen, wo der groß geworden ist und ist neugierig. Er hat viel aus seiner Kindheit erzählt, ich habe Fotos gesehen." (F1:dt. 90-101)

„Das war von Anfang an klar. Das fand ich schon, was sehr Wichtiges und ich fand das auch ähm, das hatte für mich auch mit Abenteuer und Spannung was tun. Das war ein Land, wo ich noch niemals vorher gewesen bin; [...] ich find sowieso TOLL, irgendwo, äh Reisen

finde ich sowieso klasse und dann jetzt mit dem, mit dem Bezug die HEImat meines Mannes. Das ist ja, ich dachte von Anfang an, dann manche Sachen müssten mir dann auch ein bisschen klarer, manches müsste ich vielleicht besser verstehen können [I: mhm] warum er so ist, wie er ist, bestimmte Verhaltensweisen ähm vom und seine Familie kennenlernen, einfach seine Familie kennenlernen. Das ist doch mein Gott, wer möchte das nicht ähm. [...] wenn man jemanden in seine eigene Umgebung erlebt; dann, dann wird doch das Bild irgendwie kompletter." (F2:dt. 205-217)

Als ein weiterer Grund wurde bei einigen Befragten geäußert, dass viele deutsche Partner keine konkrete Vorstellung über das Land hatten und durch die Beziehung sowohl eine differenzierte Sichtweise als auch mehr Interesse für das Land geweckt wurde.

„Habe dann aber natürlich ein Interesse an dem Land bekommen. Durch die Sprache und die Familie war ich total neugierig [...] Also man, ich war einfach total neugierig auf die ganze Familie und auf das Land und wie sieht das aus, wo mein Mann groß geworden ist, wie sind die Menschen da, wie ist das Leben? Ist das wirklich so fremd, wie wir uns das hier vorstellen? [...] Natürlich war ich erst mal überwältigt von dem Ganzen und immer Persisch gesprochen und alles ist neu. Aber ich ähm, ich hatte den Vorteil, dass ich Sprache schon konnte mehr oder weniger, Nicht perfekt aber ...." (F1:dt. 120-128)

„Ich habe ja ganz andere Dinge dort AUCH erlebt und finde ja viele Perser sehr offen und so. (111-112) Ich mag die Menschen gerne, ich mag das Land selber auch sehr gerne, mit der Vielfalt vom Norden zum Süden; wir sind vom Norden bis zum Persischen Golf haben wir alles schon ein bisschen so beREIst und doch es war, es war (?) [I: haben Sie einen Überblick über das Land] ja, habe ich, ja doch, das denke ich schon." (M3:dt. 122-125)

„Wir waren an so vielen schönen Orten zusammen; wir sind in die Berge gefahren und in verschiedene Städte; wir haben ja auch mit Name1,s Mutter und mit ein paar anderen Brüdern. Wir haben da ja auch Reisen zusammen gemacht [I: ok] oder einfach Zeit miteinander verbracht." (F2:dt. 378-380)

„Ich wusste jetzt äh gut von Erzählungen und so, aber ich wusste nicht jetzt direkt wie das Leben da äh [I: praktiziert wird] wie der Alltag im Iran ist und mein Mann war ja ganz lange nicht im Iran gewesen und nach sechzehn Jahren ist er dann mit UNS nach Iran geflogen also mit uns heißt mit den Kindern [I: ja] und äh mit mir [...] bin ich zum ersten mal nach Iran geflogen, [I: mhm] das war natürlich AUFregend und spannend und ähm ja auch für die Kinder war das ganz interessant, [...] ja, wie war der erste Eindruck?; also die waren alle super freundlich, also wir sind, ja ich habe gesagt, nur der rote Teppich hat noch gefehlt." (F4:dt. 288-298)

In dem Interview mit den deutschen Partnern entsteht der Eindruck, dass ihre persönlichen Erfahrungen innerhalb der Familie und des Alltagslebens anders und differenzierter sind als die Vorstellungen, die in der Gesellschaft verallgemeinert durch Medien je nach politischen Ereignissen oder durch Bücher verbreitet werden. In diesem Zusammenhang berichteten die Interviewten:

„Das war vielleicht so 90, 91, wo dieses Buch rauskam „Nicht ohne meine Tochter“ [I: ach] dann ich konnte es schon gar nicht mehr hören; auf jedem Spielplatz alle Mütter haben immer dieses Buch gelesen und dann irgendwie das war so ein absolutes Klischee.“ (F4:dt. 1052-1055)

„Ja, ich mag ja die Menschen sehr gerne, sage ich so. Ich fühle mich immer sehr geborgen dort, immer sehr in der Familie, von ANfang an aufgenommen ohne Wenn und Aber, muss ich sagen, ja ganz klar.“ (M3:dt. 104-106)

„Also die Familie, da habe ich einen sehr guten Eindruck von, mit denen verstehe ich mich. Die sind tolerant, die sind kritisch, die sind intelligent. Aber ich habe auch andere Leute kennengelernt. Ne, es gibt auch im Iran. [I: Natürlich] Was mir nicht so gut gefallen hat: Bei manchen Frauen zum Beispiel, dass die sich, also die, ich finde sie sind manchmal übertrieben geschminkt und übertrieben zurechtgemacht und auch ein bisschen unkritisch oder [I: mhm] oberflächlich.“ (F1:dt. 150-154)

„[I: waren Sie schon im Iran?] Es war spannend. [I: Spannend] Ähm, aber, weil das erste Mal war ich ganz alleine dort und damals gab es noch keinen, äh, großartigen Tourismus in den Iran. [I:Mhm] Aber ich bin von der Familie meiner Frau sehr nett aufgenommen worden [I:Mhm] und deswegen gab es an für sich für mich, äh, abgesehen von der allgemeinen Spannung oder Aufregung, [I: In die Gesellschaft] also war das für mich, äh, keine große, äh, ja Überraschung in dem Sinne. [I: Okay, okay] Ich kannte ja schon einige Familienangehörige konnte ich ja schon deshalb, weil die schon mal in Deutschland gewesen waren.“ (M5:dt. 7-17)

In Bezug auf das Erlebnis mit dem Herkunftsland ist festzustellen, dass zwei Aspekte als besondere Eigenschaften empfunden wurden: Einerseits die indirekte Kommunikationsart und ein anderes Höflichkeitsverständnis – dieser Aspekt wird in anderem Abschnitt näher erläutert (siehe Kap. 7.8.1) – und anderseits stärker ausgeprägte soziale Beziehungen innerhalb der Verwandtschaft. Folgende Äußerung belegt dies:

„Mir wurde das dann auch nach anderthalb Wochen schnell zu viel, wir wurden ja ständig eingeladen [I: ok] und ich sollte immer nur sitzen, Tee trinken und essen und das kann ich nicht, weil ich muss auch immer irgendwas machen [I: also da wurden sie nur bedient] ja ich so ich das hätten sie gerne gehabt ja dass ich immer irgendwie bedient werde und wir waren ständig woanders also irgendwie bei irgendeinem Neffen bei irgendeiner Tante bei was weiß ich und jeder wollte natürlich uns einladen und uns ähm was Gutes tun und so und nach anderthalb Wochen hatte ich habe ich gesagt nein habe ich gesagt Schluss; ich habe mich geweigert ich habe gesagt ich gehe nirgendswo mehr mit hin. Ich kANN nicht mehr habe ich gesagt und dann ich wollte einfach nur mal in diesen äh sage ich mal in diesem [I: Alltagsleben] HÄUslichen Rahmen bleiben.“ (F4:dt. 343-352)

7.2 Sprache als Mittel der Kommunikation

Wie schon im theoretischen Teil der Arbeit thematisiert wurde, ist die gemeinsame Sprache ein wichtiges Instrument und eine Grundlage für die Erkenntnis neuer Erfahrungen, Austausch und gegenseitigen Verständnisses für die zwischenmenschlichen Beziehungen. Dieser Aspekt wird neben der kulturellen Zugehörigkeit bei binationalen Partnerschaften mehr als bei anderen Paarbeziehungen Gewicht bekommen, wenn die beiden Partner nicht eine gemeinsame Sprache sprechen und für einen der beiden Partner die gemeinsame Sprache als Fremdsprache gilt. In diesem Zusammenhang können die mangelnde Beherrschung der Sprache und unterschiedliche nonverbale Kommunikationsmuster zu Missverständnissen führen oder es für mindestens einen Partner umständlich machen, seine Gefühle, Wünsche und Bedürfnisse zum Ausdruck zu bringen. Da einer der befragen Personen dieser Forschung iranischer Abstammung und als erwachsener Mensch aus dem Iran nach Deutschland eingewandert ist, war die Bedeutsamkeit der Sprache für die vorliegende Untersuchung sehr relevant. Es sei darauf hingewiesen, dass die Interviews mit allen Interviewpartnern in deutscher Sprache geführt wurden.

Doch in allen Interviews wurde sowohl bei Männern als auch Frauen mit iranischer Herkunft ersichtlich, dass sie die Bedeutung der Sprache betonten. Sie sei ein wichtiges Merkmal für das Leben in einem fremden Land, unabhängig von binationaler Paarbeziehung und ziehe praktische Vorteile und Nutzen nach sich zieht. Das Studium sei besser zu bewältigen, Kontakte könnten geknüpft werden und beruflich könnte man sich besser etablieren. Das Beherrschen der Sprache macht gegenseitiges Erleben und Kennenlernen in der binationalen Partnerschaft leichter. Diese Einstellung verstärkt die hohe Motivation und Bedeutung der Sprache für die betroffene Person und die binationale Paarbeziehung. In diesem Zusammenhang war einer der Interviewer, der ohne Sprachkenntnisse zum Studieren nach Deutschland kam, der Meinung:

„Ich habe mein Leben in Deutschland wieder von null angefangen. Und deswegen als ich nach Deutschland kam, dann habe ich mir gesagt, jetzt werde keinen Perser kennenlernen, bis ich Deutsch gelernt habe. (93-95) […] wenn man in ein fremdes Land geht, muss man versuchen, so die Sprache zu lernen, wie Einheimische." (M1:ir. 101-103)

Dazu berichtete die Ehefrau:

„Er ist zur Botschaft, hat ein Visum geholt. Das ging dann auch Gott sei Dank relativ flott und ich habe dann schon mal bei der Uni Bescheid gesagt, dass er paar Tage später kommt und das ging dann alles. Also es hat dann geklappt und ist er nach Deutschland gekommen, hat dann den Sprachkurs besucht. (70-73) […] Er hat die Sprache gut gelernt." (F1:dt. 350)

Aufgrund der mangelnden Sprachkompetenz in der Anfangsphase des Aufenthalts wurde bei einem Paar festgestellt, dass der iranische Partner nicht die deutsche Sprache beherrschte. Es ist nicht zu unterschätzen, dass zunächst eine große Belastung für beide Partner in unterschiedlicher Weise entsteht. Am Anfang der Beziehung fühlt sich dieser stark von dem deutschen Partner abhängig und in einigen Situationen führte es zu Missverständen. Jedoch relativierten sie sich im Laufe der Zeit durch den Erwerb der Sprachkompetenz. Dazu:. *„Ich habe versucht Deutsch zu lernen und nach und nach sah die Situation anders aus." (M1:ir. 108-109)*

In Bezug auf die Bedeutung der Sprache für die Entstehung von Missverständnissen erzählten die beiden befragten Ehepartner:

> *„Da haben wir Schwierigkeiten gehabt. Wie das Wort frech, wie meine Schwiegermutter zu mir gesagt hat. Oder ich habe nach paar Wochen einen Mann zu zweiten oder dritten Mal gesehen, deswegen habe ich Hallo gesagt und dann sagte meine Frau zu mir: Du bist bekannt wie bunter Hund. (I und M1 lachen) und das war für mich beleidigend. [...] Jetzt lachte ich darüber, aber damals, wie ein bunter Hund, meine Frau sagt zu mir bunter Hund. Solche Sachen." (M1:ir. 865-870)*

> *„Weil man eine andere Art zu reden hat, hier ist man vielleicht ein bisschen plumper, aber meinen sie nicht böse [I: Ja] Das ist die Art, wie man sagt, wenn man auf Persisch übersetzen würde, wäre ganz Schlimm, aber hier ist das nicht so schlimm, das hat, das kommen auch Missverständnisse, am Anfang öfter so. Jetzt geht wohl, aber am Anfang hatten wir solche Missverständnisse." (F1:dt. 933-936)*

Abgesehen von dem angeführten Aspekt waren alle anderen iranischen Partner zum Zeitpunkt des Kennenlernens des deutschen Partners seit einiger Zeit als Student oder im politischen Exil in Deutschland und der deutschen Sprache mächtig. Folgende Beispiele machen diesen Grundgedanken sichtbar:

> *„Das war auf einer Mensa Party, [...] ähm, wo wir zufällig ganz zufällig aufeinander getroffen sind, ich hatte einen Büchertisch [...] und wollte zwischendurch ein Bier besorgen und [I: kam zu Ihnen] kam zu mir an den Büchertisch [...] und dann haben wir, <<lachend> sind wir ans Erzählen gekommen>." (F2:dt.2-7)*

> *„Bin ich immer mit (den) Familien hingegangen zu Ämtern und [I: haben sich] die konnten auch überhaupt kein Deutsch [I: ja] und habe ich denen geholfen und wurde mir auch geholfen dadurch und dann habe ich in einem Amt meinen Mann kennengelernt." (F3:ir. 63-66)*

Bei den befragten Interviewpaaren wurde ersichtlich, dass es tatsächlich einen Zusammenhang zwischen deutschen Sprachkenntnissen und einer hohen Wahrscheinlichkeit bzw. Möglichkeit gibt, einen deutschen Partner kennenzulernen. Durch die Aussagen der Interviewten wird verdeutlicht, dass neben anderen Faktoren die Sprachkompetenz als ein wichtiges Element eine entscheidende Rolle spielt sowohl für die betroffene Person, damit sie sich mehr in sozialen Räumen aufhalten und mehr mit einheimischen Deutschen in Kontakt kommen kann als auch für das Gelingen einer binationalen Partnerschaft. Missverständnisse und konfliktbeladene Themen werden leichter bearbeitet.

7.2.1 Die persische Sprache

Aus allen Interviews wird ersichtlich, dass die gemeinsame alltäglich genutzte Sprache in deutsch-iranischen Beziehungen die deutsche Sprache ist. Wobei einige der deutschen Partner sich bemüht haben, die persische Sprache zu lernen. Vor allem wird die Wichtigkeit der persischen Sprache für die Paare deutlich, wenn Verwandte des Partners zu Besuch in Deutschland waren oder sie selbst zu Besuch in den Iran gehen wollten.

„Erst mal hat mich immer genervt, wenn ich irgendwo saß und nicht verstanden habe. [...] sollten die Schwester kommen und dann habe ich mir gesagt: „Du musst dich anstrengen. Jetzt musst du besser lernen, weil du mit denen reden musst.“ (1095-1100) [...] die andere Schwester, also mit der habe ich mich aber auch sehr gut verstanden. Und die andere Schwester, er hat drei Schwestern und die eine davon war auch mehrere Monate schon mehrmals in Deutschland; über sie habe ich dann auch ganz gut Persisch gelernt, weil ich viel mit ihr Kontakt hatte und mein Mann damals studierte. [...] Ich war damals am Studieren und hatte mehr Zeit und dann habe ich immer mit ihr (I: Persisch gelernt?) Habe ich auch relativ schnell Persisch gelernt.“ (F1:dt. 105-110)

„Da hatte ich Angst, dann hatte ich Angst, dass ich ähm, dass mein Persisch zu rudimentär ist, dass ich einfach zu wenig klarkomme mit der Sprache, und mich dann mit seiner Familie nicht richtig [...] äh verständigen kann.“ (F2:dt. 250-252)

„Er kann sehr wohl einigermaßen Persisch, der kommt in Persien gut zurecht.“ (F3:ir. 586)

„Also ich hatte mal äh versucht mit meinem Mann äh Persisch zu lernen und das ist ganz schwierig; das ging irgendwie nicht also, weil wir dann immer auch wieder ins Deutsche verfallen sind und äh das was ganz nett war, als seine älteste Schwester zum Besuch war, die hat mir dann halt ganz viele LEbensmittel immer hat sie mir mit den NAmen gesagt. [...] Die hat mir dann halt ganz viel immer, wenn sie Lust hatte oder wenn wir Zeit hatten, hat die mir dann immer viel erzählt und ich habe auch mal einen Kurs besucht, da an der Volkshochschule. (F4:dt. 423-431)

Im Zusammenhang mit der Sprache in binationalen Partnerschaften wird deutlich, dass die eigene Motivation und Neugier für die Muttersprache des Partners eine wichtige Rolle spielen, die dazu führen, sich mit der Sprache auseinanderzusetzen. Bei vielen Paaren entstand der Eindruck, dass das Lernen der persischen Sprache ein Zeichen für Interesse und Achtung der kulturellen Zugehörigkeit des Partners war. In Bezug auf die eigene Initiative erzählte eine deutsche Interviewpartnerin: *„Habe ich auch relativ schnell Persisch gelernt.“ (F1:dt. 110)* In diesem Kontext erzählte ein iranischer Interviewpartner, dass er in dieser Hinsicht seine Frau nicht unterstützt hat und die Motivation hauptsächlich von ihrer Seite bestand. In diesem Zusammenhang thematisieren die beiden Partner ihre eigenen Ansprüche und Erwartungen in Bezug auf die persische Sprache, wie folgt:

„Der hat nicht gesagt, gehe mal und lerne Persisch. (1395) Ich liebe den Klang, ja, mag ich sehr gerne und was ich sehr schön finde, ist diese bildhafte, diese bildhafte Sprache." (F2:dt. 1399-1400)

„Meine Frau kann Persisch [I: echt] ja, sie kann sehr gut Persisch und sie hat auch an der Uni gelernt. (1000-1001) Ich habe sie in der Sache Überhaupt nicht unterstützt, muss ich sagen; [I: ok] ich war auch nicht scharf darauf, dass sie Persisch reden konnte." (M2:ir. 1010-1011)

Bei einem Interviewpaar wurde beobachtet, dass der deutsche Interviewpartner kein großes Interesse und keine Motivation hatte, um Persisch zu lernen, wie durch folgende Aussage deutlich wird:

„[I: Können Sie selber auch Persisch?] Wenig. [I: Wenig?] Also, ein bisschen." (M5:dt. 390-391)

An dieser Stelle sei darauf hingewiesen in weiteren Forschungen zu untersuchen, ob es einen Zusammenhang zwischen Motivation und Prestige der jeweiligen Sprache – in diesem Kontext Persisch – gibt, die dazu beiträgt, die Muttersprache des ausländischen Partners (nicht) zu lernen. Andererseits welche Rolle Mütter als Haupteinflussfaktoren für die Förderung und Unterstützung oder gegen eine bilinguale Erziehung der Kinder darstellen.

7.3 Akzeptanz und Reaktionen auf binationale Partnerschaft

Ein wichtiger Aspekt in Verbindung mit binationaler Partnerschaft ist die gesellschaftliche Akzeptanz und Reaktion der Herkunftsfamilie auf die Paarbeziehung. Thode-Arora verortet in ihrer Vergleichsstudie von Forschungen über binationale Partnerschaften eine Tendenz zu negativen Reaktionen gegenüber binationalen Paaren in der Gesellschaft (vgl. Thode-Arora 1999; siehe Kap. 3.6). Da dieser Aspekt für die vorliegende Forschung auch besondere Bedeutung hat, wurden die Interviewpartner dazu befragt, über ihre eigenen Wahrnehmungen und möglichen Erfahrungen und Erlebnissen zu berichten.

7.3.1 Reaktion des eigenen sozialen Umfeldes

Die von den befragten Paaren beschriebenen Erfahrungen und Erlebnisse in Bezug auf die Reaktion des sozialen Umfeldes und Akzeptant binationaler Paarbeziehungen vermitteln den Eindruck, dass deutsche Frauen mehr mit Vorurteilen, Verallgemeinerungen und verbreiteten Stereotypen und Klischeevorstellungen in der Gesellschaft und sozialen Umgebung konfrontiert werden. Dies kann bedeuten, dass eine binationale Beziehung zwischen einem deutschen Mann und einer Frau anderer Herkunft mehr von der Gesellschaft akzeptiert und toleriert wird, als es umgekehrt der Fall ist. Insbesondere, wenn der ausländische Partner aus dem orientalischen Gebiet kommt. Die folgenden Interviewausschnitte stützen diese These:

„Ach, so richtige Freunde, die fanden, die haben sich gefreut. Aber es gab auch einige, ha, die Cousine zum Beispiel, die hat dann angerufen und gesagt, ich soll auf jeden Fall einen Ehevertrag abschließen. Die hat mir dann so kluge Sprüche, obwohl sie selber nie einen Freund hatte und auch immer noch nicht verheiratet ist. (F1 lacht) Ja und meine Tante, also die waren jetzt nicht alle so besonders begeistert. Aber die Freunde und Geschwister, die haben schon zu mir gehalten. (288-292) Als dann die, als die dann dieses Buch gelesen haben "Nicht ohne meine Tochter" habe ich mich schon gewundert, dass die ein oder andere gute Freundin, die ihn dann auch kannten, plötzlich so geredet haben. Also so gesagt haben: "Pass auf, wenn der in Iran ist, der vielleicht ganz anders und vielleicht verändert er sich dann, wenn er bei seiner Familie ist." Da hab ich ja gedacht: "Das ist ja Quatsch, weil ich kenn ihn gut und ich kenn die Familie gut. Was soll mir da passieren?" Die verändern sich nicht plötzlich. (297-302) Natürlich ist man, ist er, wenn er im Iran ist und dann ist er mehr mit seiner Familie und hat weniger Zeit für mich natürlich. Und das ist mir ja auch klar und dann ist er aber nicht total anders also." (F1:dt. 305-307)

„Was bei ‚Nicht ohne meine Tochter', was in dem Buch stand, das ist alles Quatsch." (F1:dt.866)

„Also mein Bruder, der hatte natürlich auch ne, die hatten dann so Klischeevorstellungen [I: ok] ne die ausländischen Männer würden ihre Frauen ja schlagen, da passt du mal auf, dass du nicht geschlagen wirst und äh dass er nicht irgendwann die Kinder entführt, also solche Sachen kamen schon." (F4:dt. 498-501)

„Wir haben inzwischen auch viele gemeinsame Freunde; wir machen auch viel alleine und (ich) denke mal, dass meine Freunde da ganz normal drauf reagiert haben; die haben da keine Probleme mit gehabt. (75-77) Ja, die waren erst vielleicht ein bisschen unsicher oder NEUgier; Neugierde und Unsicherheit am Anfang na klar, weil die wenig von diesen Ländern auch Wussten; [I: das stimmt] die haben sich da INhaltlich nicht mit auseinander gesetzt [I: das stimmt] was in diesen Ländern ist; das ist der Grund gewesen, also gar nicht mal negativ bestimmt, sondern mehr so eine Unsicherheit, also wie muss ich mit der Frau umgehen, muss ich was besonderes beachten oder doch aber viele FRAgen gestellt und dadurch im Laufe der Zeit sind diese Freundschaften normal geworden ohne, dass jetzt die Kultur da eine große Rolle spielt oder die Herkunft." (M3:dt. 80-86)

„Ich habe zum Beispiel das war ja damals zu dieser Zeit, äh ich weiß gar nicht da war unser Sohn der ist (Jahr) gebORen und das wird vielleicht so 90, 91 wo dieses Buch rauskam „Nicht ohne meine Tochter" [I: ach] dann ich konnte es schon gar nicht mehr hören auf jedem Spielplatz alle Mütter haben immer dieses Buch gelesen und dann irgendwie das war so ein absolutes Klischee [I: das war krass] ja das war halt äh so MAnche Sachen fand ich ganz witzig so, wie die dann so über die Familie geschrieben hat." (F4:dt. 1051-1059)

„Ja, ich sage schon, die zum Teil waren das ja gemeinsame Freunde und die anderen Freunde, die sie nicht kannten, die haben sie dann im Laufe der Zeit so kennengelernt und da gab es eigentlich auch keine Probleme. [I:Okay] Das ist so wie, ich würde sagen, äh, ich kann da keinen Unterschied machen, äh, zwischen Deutschen oder meiner Frau, nicht? Also, äh [I: Ok. Ok.] das hat keine Rolle gespielt, denke ich mal. (83-87) Wir haben also noch einen guten, eine gute Verbindung, äh, zur Verwandtschaft. Wir haben also, meist hat mein,

äh, meine Tante das organisiert, später meine Cousine. Und da trifft sich die Familie dann ab und zu und da ist dann erst meine Verlobte, dann meine Frau dabei gewesen und die haben sie eigentlich auch alle ganz positiv aufgenommen. Ohne das da jetzt ein großer Aufwand davon gemacht wurde." (M5:dt. 76-80)

In Bezug auf soziale Akzeptanz ist ein weiterer Interviewter der Ansicht, dass einige die binationale Partnerschaft *„vielleicht noch als exOTisch (M2:ir. 183)* betrachtet haben. Diese Haltung birgt in sich gewisse Zuschreibungen und Diskriminierungen. In wieweit solche Paarbeziehungen bzw. der ausländische Partner als *‚exotisch'* wahrgenommen wird, ist vermutlich von kultureller und ethnischer Zugehörigkeit des Partners abhängig.

In der folgenden Aussage lässt sich deutlich machen, dass nationalitätsspezifische bzw. kulturspezifische Aspekte eine entscheidende Rolle spielen, inwieweit der ausländische Partner von der Gesellschaft und seinem sozialen Umfeld akzeptiert wird. Scheibler führt dazu aus, dass das Aussehen über den „Partner aus westeuropäischen Ländern Vorrang vor Partnern aus südeuropäischen Ländern zu haben scheinen" (Scheibler 1992, S. 117). Sicherlich spielen die Medien, politische Diskussionen und aktuelle Themen in der Öffentlichkeit eine zentrale Rolle bei der Wertehierarchie. Die folgende Aussage eines Befragten ist in dieser Hinsicht interessant zu betrachten:

„Dann natürlich, automatisch kommt auch ein bisschen Ausländerfeindlichkeit dazu. Nicht gravierend, aber trotzdem, wenn ein Franzose wäre, hätten sie nicht so schnell nein gesagt." (M1:ir. 137-138)

In den meisten Fällen haben die Paare geäußert, dass im engen Bekannten- und Freundeskreis keine gravierenden Schwierigkeiten im Sinne von Rechtfertigung empfunden wurden. Besonders haben es die Leute im engeren sozialen Umfeld toleriert, wenn sie sich in ähnlicher Weise in einer binationalen Partnerschaft befanden oder eine offene Haltung hatten.

„Mir war das völlig egal, wie sie reagieren; Ich habe mich in eine Frau verliebt, wir haben uns verstanden und um jeden Preis wollen wir zusammenbleiben, das ist erst mal. DAS machen wir, wichtig ist, wenn auch in der Beziehung, sehr wichtig ist das, dass man nicht von Außen sich beeinflussen lässt, aber sonst meine Freundeskreis sind ach meine persischen FREUNde, mit denen ich studierte, haben FAST alle deutsche Frauen, [I: ok] ne, mit denen habe ich Kontakt und dann von da aus äh ich habe [I: einfach] keine sogenannte Antipathie empfunden [I: nein ok] nein überhaupt nicht." (M4:ir. 199-205)

„Ich habe nie das Gefühl gehabt, dass ich mich dafür irgendwie rechtfertigen musste auch besonders mit den ganzen Leuten, mit denen ich befreundet war, für die war das eigentlich eine ganz normale Sache [I: ja aber] das war jetzt nicht so was Besonderes. Ich kannte mehrere, die waren mit Nicht Deutschen zusammen, meine eine Freundin, die war mit einem Spanier zusammen, eine andere mit einem Uruguayer und das war alles sowieso. (189-193) und ich war ja auch nicht die erste und einzige. [I: eben] Es gab viele, die mit anderen zusammen waren, die nicht aus Deutschland kamen." (F2:dt. 197-198)

„Also die engen Freunde von uns, auch ist eine Perserin, da war auch meine Trauzeuge, die hat sich auch darüber gefreut. Aber die anderen, […] also das ist meine Sache. [I: Ok, ja] Also habe ich nicht gefragt.“ (F5:ir. 54-56)

„Also hier äh meine beste Freundin, mit der ich auch zusammen gewohnt habe, da kann ich mich überhaupt nicht mehr dran erinnern, aber ich glaube, für die war das überhaupt kein Problem, weil die ist erstens mal schon immer gerne und viel verreist und ähm kannte ja auch so ein bisschen andere Mentalitäten.“(F4:dt. 490-493)

Die von den Interviewten beschriebenen Anforderungen machen ersichtlich, dass im engeren Freundeskreis mehr Akzeptanz und Toleranz der binationalen Partnerschaften herrscht als in der Gesellschaft oder im näheren Verwandtenkreis und in den Herkunftsfamilien.

7.3.2 Reaktion bzw. Akzeptanz der Familie

Die Einflussnahme der Herkunftsfamilie bei der Partnerwahl in der Gesellschaft ist ein wichtiges Forschungsfeld. Kaiser (2000) ist der Ansicht, dass die Herkunftsfamilie bei der Partnerwahl und Aufrechterhaltung der Partnerschaft eine wichtige Rolle spielt (siehe Kap. 3.6.2). Bei binationalen Partnerschaften ist die Bedeutung der Herkunftsfamilie, neben gesellschaftlichen Aspekten und Reaktionen des sozialen Umfeldes, nicht zu unterschätzen.

Ein Thema, zu dem die Interviewten befragt wurden, bezog sich auf die Reaktion der Herkunftsfamilie, als sie erfuhren, dass der Partner eine nichtdeutsche bzw. iranische Herkunft hat. In den meisten Fällen der vorliegenden Forschung mussten sich die Paare mit latenten oder offensiven Einwänden oder Anmerkungen seitens der Eltern oder teilweise näheren Verwandten auseinandersetzen. Die Gründe dafür sind vielfältig. Darunter wurden die Ängste und Sorgen der Eltern über die Zukunft der Beziehung erwähnt. *„Die (Eltern) waren auch dagegen. Die hatten auch Sorge um mich.“(F1:dt. 86)* oder vor der Deklassierung der Tochter. Hinsichtlich dieses Aspektes berichtete ein anderer Interviewter, der zu der Zeit als das Paar zueinanderfand noch studierte, dass herablassende Äußerungen wie *„du wirst höchstens ein Kioskbesitzer“(M2:ir. 1072)* gemacht wurden, die bis zur Androhung des Kontaktabbruches von einigen Verwandten gingen. Es sei ihm nicht ein gewisses Maß an Respekt, Achtung und Toleranz entgegengebracht worden. In diesem Zusammenhang beschrieb der befragte Mann die negative Reaktion des sozialen Umfeldes der Herkunftsfamilie wie folgt:

„Begeistert waren sie auch nicht mh, weil viele meinten, ach der, wenn er mit Studium fertig ist, dann haut er ab, dann bleibt ihre Tochter hier alleine und das habe ich hier und da von weitem mitbekommen.“ (M2:ir. 156-158)

In dieser Hinsicht schildert ein weiterer iranischer Interviewpartner seine damalige Lebenssituation wie folgt:

„Dann kein Geld gehabt, keine fertige Ausbildung gehabt, nicht die Sprache gut konnte. [I: Ja, aber Sie waren Student] Ja, gut, aber ich habe nichts in der Hand gehabt, [I:Ok] und auch keine finanzielle, dass sie sagen, gut, wenn unsere Tochter geht, ist in den sicheren Händen. Das war nicht der Fall. Deswegen waren sie nicht einverstanden.“ (M1:ir. 133-137)

Diese Unklarheit bezüglich der beruflichen und finanziellen Perspektive verursachte seitens der Eltern in der Kennenlernphase eine sehr angespannte Atomosphäre und führte bei einer Frau zu der Konsequenz: *„mein Vater, der hat gar nicht mit mir gesprochen.“(F1:dt. 232)*

Im weiteren Verlauf werden einige Interviewpassagen zitiert, die die familiären Sichtweisen und Reaktionen schildern.

„Ja. Meine Mutter war nicht so glücklich, äh war auch nicht so nett. Also die hat mir auch nicht gratuliert. Und ähm ja dann durften wir, dann wohnte ich auch noch Zuhause und dann haben wir bei uns Zuhause ein bisschen gefeiert. In Anführungsstrichen gefeiert. Da habe ich dann ein paar Freundinnen zum Frühstück eingeladen, meine Geschwister. Aber es war eine ganz komische Stimmung (I: Ja) Eine schlechte Stimmung. Und ich war traurig, mein Mann war auch traurig. (254-258) Das war schon schwierig. […] Gut, die haben meinen Mann später schon akzeptiert und mochten ihn auch gerne. Aber da haben sie erst mal versucht alles dagegen zu äh halten, um mich ja davon abzubringen.“ (F1:dt. 249-251)

„Also das erste Mal habe ich mir so Gedanken gemacht als die Beziehung ein bisschen äh [I: ernster wurde] ernster wurde und enger wurde und so dann dachte ich oh man WIE bringst du das deinen Eltern bei so ungefähr, also meine Eltern, mein Vater ist sehr ähm [I: konservativ] sehr konservativ und äh auch stRENG gewesen, als Kind und die sind eben auch kathOlisch und sind auf dem Dorf groß geworden und so und da habe ich gedacht oh man [I: geht's los] das wird schwierig und (F4 lacht) ja so für mich selber auch das ja ich habe mal kurz dran gedacht, dass ich gedacht habe ja er ist ja kein Deutscher und so wie wird das wohl und so aber weiter habe ich mir überhaupt gar nicht viele Gedanken gemacht so im Nachhinein; (151-158) also ich hatte wohl diese Gedanken waren wohl da, dass ich gedacht habe, oh Gott wie bringst du das jetzt deinen Eltern bei, ne weil äh mein Vater eben auch sehr konservativ ist und so und dann habe ich gedacht ach dann dachte ich einfach nur ja muss ja auch nichts Festeres werden das war ja halt eine Freundschaft und wie das halt manchmal so ist Freundschaften können ja auch wieder auseinanderbrechen und äh ich habe das erstmal so ganz LOcker gesehen ne [I: ok ok] und dann habe ich auch irgendwann gesagt, dass ich nach B-Stadt ziehe und dass ich mit meinem FrEUNd zusammenziehe und ja da kam erstmal gar nicht so viel gut, die haben natürlich Bedenken geäußert.“ (F4:dt. 161-168)

„Sie sagen Hochzeit. Hochzeit ist ein schönes Wort. Das heißt HÖchste Zeit im Leben. Für mich war das nicht so. [I: und warum?] Weil die Familie war dagegen. […] Und ich habe SEhr viele Schwierigkeiten gehabt. Das war überhaupt nicht schön.“ (M1:ir. 119-123)

„Es ist auch noch was von meinen Eltern, die hatten am Anfang, das war schon so, dass sie Angst hatten, ähm das war ihre Sorge und Befürchtung, dass ich nach Beendigung des Studiums oder Name1 nach Beendigung seines Studiums mich mitnimmt in den Iran und dass wir beide dann im Iran sind. Da hatten sie schon Angst [I: ok] und das war das, wo sie am Anfang mal so gesagt haben, irgendwann in einer stillen Minute, na JA, also der Traum-

schwiegersohn ähm war es ja nun irgendwie nicht, aber wegen der Befürchtung, der nimmt uns unsere Tochter weg und dann ist sie ganz weit weg." (F2:dt. 164-169)

Wie in der Literatur (vgl. Scheibler 1992) und bereits oben im letzten Abschnitt erwähnt wurde, entsteht bei den befragten Interviewten der Eindruck, dass die partnerschaftliche Beziehung zwischen einem deutschen Mann und einer nichtdeutschen Frau eine höhere Toleranz in Bezug auf binationale Paarbeziehung bekommt und positiv bewertet wird. Dagegen wird einer deutschen Frau, die mit einem iranischen bzw. muslimischen Partner zusammen ist, zugeschrieben, dass sie mehr damit Schwierigkeiten hat als mit deutschen Männern und zu viel von sich aufgeben muss (siehe Kap. 3.2). In den folgenden Interviews lässt sich diese Vermutung besser verdeutlichen:

„Da war ich auch sehr viel international unterwegs und so also, es hat sie nicht überrascht und DEnnoch glaube ich, dass es eine Umstellung für meine Eltern war. [I: ok] ja, weil die sagten am Anfang so einen merkwürdigen Satz; Name1 hat eine Perserin als Frau, Aber die ist ganz nett, wenn man den Satz untersucht, der spricht ja auch für sich [...] wenn man so einen Satz mal nachforscht, warum sagt man das [I: genau] man sagt ja nicht ist ein Deutscher, aber der ist ganz nett aber dieses ‚Aber' war wahrscheinlich der Auslöser für... [...] aber ja doch, sie haben sich schnell dran gewöhnt; denke ich mir." (M3:dt. 47-52)

„Ja, also, ich muss dazu sagen: Mein Vater lebte schon nicht mehr und meine Mutter hat aber meine Frau gekannt. Und die war sehr positiv angetan. Und meine Mutter hat auch, das muss ich sagen, sie hat auch dafür gesorgt, dass so eine Nachbarschaft und im Dorf sie sozusagen eingeführt wurde. Man kann richtig sagen, meine Mutter ist mit ihr teilweise richtig zu ihren Bekannten hingegangen und hat sie vorgestellt. Und deswegen war meine Frau von Anfang an bei uns im Dorf, (I: herzlich) überall wo man sie sah, ganz positiv wurde sie aufgenommen. (I:Okay) Also keiner hat irgendwie, äh, sie abgelehnt." (M5:dt. 65-71)

In Bezug auf die Einstellung der Herkunftsfamilie der Befragten mit iranischer Abstammung zu einer Ehe bzw. Partnerschaft mit einem deutschen Partner wurden die Paare befragt. In Anlehnung an BMA 2002 entsteht bei den befragten Paaren der Eindruck, dass bei den iranischen Partnern eine relativ höhere Bereitschaft zur interethnischen Beziehung besteht. Wenn die Herkunftsfamilien sich gegen eine binationale Partnerschaft gewehrt haben, wurde es damit begründet, dass Wahrscheinlichkeit ins Herkunftsland (Iran) zurückzukehren, damit reduziert bzw. ausgeschlossen wird. Folgende Interviewausschnitte verdeutlichen diese Behauptung:

„Ich muss dazu hinzufügen, weil Sie über Eltern reden. Meine Eltern waren auch nicht unbedingt damit einverstanden. Besonders meine Mutter, nicht weil meine Frau eine Ausländerin ist. Mit der Begründung, wenn du eine Ausländerin heiratest, kommst du nicht zurück nach Iran, was auch passiert ist. [...] Mein Vater hat gesagt, ähm, (2) wenn du meinst, du weißt, was du mit diesem Schritt in deinem Leben tust, gratuliere ich dir unabhängig von der Person." (M1:ir. 219-225)

„Meine Mutter war nicht begeistert, [I: ok] mein Vater KANNte meine jetzige Frau und er hat mir am Telefon gesagt, das ist deine Entscheidung, du musst mit der Frau leben [...]

überlege es dir gut, und meine Mutter war am Boden zerstört, sie wollte überhaupt nicht, wahrscheinlich WUsste sie auch, das bedeutet jetzt äh. [I: dass mein Sohn einfach für immer in Deutschland bleibt] genau, und die war traurig;(121-127) die haben sich dann kennengelernt, das erste Mal äh als wir da im Iran waren, meine Mutter kannte sie zwar einmal äh, einmal war sie hier ganz am Anfang, als wir uns kennengelernt hatten, aber als wir als EHEpaar zum ersten Mal im Iran waren, das war gut. […] Meine Familie hat sie richtig kennengelernt und äh das ist jetzt so, die Bindung ist [I: ist stark] stark befestigt geworden und die KENNen sich, die kennen, die ist in der Familie drin. […] und jetzt ist sie Lieblingsschwiegertochter." (M2:ir. 141-148)

„Aber danach hat ihn sehr gut gefunden und als er ihn KENNENgelernt hat [I: ok] fand er ganz toll hat ihn mitgenommen überall zu seinen Freunden hat ihn vorgestellt und so weiter [I: ach ja] hat seine Arbeiten gezeigt und so.(116-118) Äh, mein Vater fand nicht so schön, dass mein Bruder schon hier hängengeblieben war und jetzt verliert er noch ein Kind [I: ok] das hat ihm großen Kummer [I: ok ok] bereitet, der war sehr traurig darüber." (F3:ir. 122-124)

„Also mein Vater war begeistert, mein Vater, ich weiß nicht, ob mein Vater vorher Name1, glaube ich gesehen hat, vor heiraten nicht oder ich, also mein Vater war fast in Name1 verliebt [I: ok] also Name1 heißt meine Frau Name1 war über alles für meinen Vater ne, [I: mhm] der war total einverstanden; meine Mutti sagte wenn es dir GUT geht mit der Frau, es ist in Ordnung; aber ich würde gerne, dass du mit einer Perserin heiratest. […] und die sind ähm gekommen, haben meine Frau kennengelernt und die waren voll begeistert." (M4:ir. 141-150)

In diesem Zusammenhang berichtete eine deutsche Frau ihre eigene subjektive Wahrnehmung in Bezug auf Akzeptanz seitens der Herkunftsfamilie des iranischen Partners wie folgt:

„Der Bruder war mehrmals da und ähm die Eltern waren auch zweimal da. So somit hatte ich einen Teil schon kennengelernt und mich denen auch (I: Haben Sie irgendwie auch) gut verstanden. Wir haben uns gut verstanden. Die mochten mich auch gerne." (F1:dt. 110-112)

7.3.3 Ausgrenzung/Diskriminierung/Zuschreibung

Ein wichtiger Aspekt in binationalen Partnerschaften ist die Diskriminierungserfahrung, die die ausländischen Partner bzw. der Partner mit Migrationshintergrund erleben. Obwohl die Begegnung von Menschen mit unterschiedlicher ethnischer Zugehörigkeit in unserem Alltagsleben und unserer Gesellschaft selbstverständlich geworden ist, existiert immer noch das Gefühl *nicht* angenommen bzw. aufgenommen zu sein: *„Ich bin Ausländer gewesen und bin immer noch."(M1:ir. 132)* Melter ist der Auffassung, dass eine latente oder offene Diskriminierung von der ethnischen Zugehörigkeit oder vom Aussehen des nichtdeutschen Partners abhängig ist (vgl. Melter 2006, S. 280). Eine subjektive Wahrnehmung und Empfindung von einem befragten Interviewpartner war, *„…wenn ein Ausländer irgendwo reinkommt, gibt es erstmal, knallt das." (M2:ir. 1090)* Fast alle iranischen Interviewpartner berichteten über ihre eigenen Erfahrungen im Zusammenhang mit Ausgrenzung und Diskriminierung in unterschiedlichen Kontexten und Situationen.

„Wir waren zusammen, halt als Familie, ja; [I: mhm] dann müssen Sie sich vorstellen, man will in den Zoo gehen, Familienkarte gib es nicht, ja ich musste extra bezahlen, die Kinder mit meiner Frau [I: zusammen] durften zusammen und ich nicht; wir wollten ins Schwimmbad gehen, Familienkarte ging nicht und solche Sachen." (M2:ir. 79-83)

„Wollte ich ein Praktikum machen als Pharmaziestudent in Region1 dann, wo sie herkommt, [I: mhm] die haben, sage ich richtig so als ausländerfeindliches Bundesland haben sie mir KEInen Praktikumsplatz gegeben, obwohl die Apotheke brAUchte Praktikanten; bin ich nach B-Stadt zurückgekommen, habe ich innerhalb eines Tages DREI Plätze bekommen, als Praktikant, da sagte ich meiner Frau: liebe Name1, ich KANN nicht in Region1, die wollen mich nicht haben, es war wirklich REINE Schikane, was sie gemacht haben. (69-75) Also, ich habe viel Ausländerfeindlichkeit einiges in Deutschland erlebt in B-Stadt erlebt, in A-Stadt erlebt ne [I: ok] öfter in B-Stadt, in B-Stadt, H-Stadt erlebt und dann ich habe manchmal sehr emotional darauf reagiert ne und dann auch gezeigt, dass das so nicht richtig ist, ne aber ich habe jegliches Handgreifen vermieden, aber ich habe versucht durch Diskussion ne und dann jetzt habe im Laufe der Zeit gelernt, dass ich etwas neutrAler [I: damit umgehen] etwas cooler einfach damit umgehe, weil das tut nicht gut [I: ok] also sonst ähm [I: geht auf Substanz] auf Substanz genau; das habe ich gesucht." (M4:ir. 657-663)

Ein besonderes Problemfeld stellt nach Angaben einer der Befragten der Umgang mit Ämtern und Behörden dar. Im Folgenden werden Interviewausschnitte von den befragten Personen in diesem Zusammenhang gegeben:

„Negative Vorurteile habe ich nur empfunden bei den Auseinandersetzungen mit meinem Ex-Mann [I: ok] wo ich dann notgedrungen zu einigen Ämtern hin musste, [I: ok] wo einige ganz komisch reagiert haben und gesagt haben, erst herkommen und deutschen Mann und so ne [I: ach so ach so] da habe ich einige Worte also gehört, das ist nicht so schön (143-146) Kommen Sie erst her, heiraten Sie einen deutschen Mann und jetzt nach dem Motto wollen Sie auch noch Unterstützung (150-151) SO schnell habe ich gar nicht deutschen Pass bekommen, das ist auch ein Irrtum viele Menschen denken, sobald, dass eine Frau einen deutschen Mann heiratet, bekommt sie automatisch; das war schon gANZ ganz vor vierzig fünfundvierzig Jahren vielleicht so [I: ok] ober zu meiner Zeit war das nicht so." (F3:ir. 196-199)

„Als ich nach Deutschland gekommen bin ähm war das immer so, ich musste einmal bewEIsen, dass ich einen Sprachkurs besuche einen offiziellen und ich musste bewEIsen, dass ich das ähm zum Zweck des Studiums nach Deutschland gekommen bin und jedes Mal musste ich in Ausländerpolizei in H-Stadt beweisen." (M4:ir. 232-235)

Ein Interviewter berichtete über bestimmte Äußerungen und Zuschreibungen, die emotional als belastend empfunden wurden und ihm das Gefühl gaben, sich immer rechtfertigen zu müssen:

„Äh, damit habe ich nicht viel am Hut, ob jemand mich ernst nimmt oder nicht, das, damit habe ich keine Schwierigkeiten ja, aber Leute, die denken; der ist nicht so viel wert, weil er

nichts hat, damit habe ich Schwierigkeiten. (1075-1077) Ja, die Leute einfach in bestimmte Schubladen rein zu tun, damit habe ich Schwierigkeiten ja ah du bist Perser, ach ja alter Teppichhändler oder wir sind hier nicht auf dem Basar und solche Sachen [I: sowas mögen Sie nicht ok] da habe ich Schwierigkeiten; immer musste ich mich behaupten immer behaupten und das hat mich genervt. (M2:ir. 1080-1083)

In Bezug auf Diskriminierung betonte ein weiterer Interviewpartner, dass Diskriminierung und Rassismuserfahrung als solche ein wichtiges Thema innerhalb der Familie ist und vermutlich als eine Belastung für die gesamte Familie empfunden wird.

„Das habe ich meinen Kindern beigebracht auch wenn (?) UNgerechtigkeit anhand von natureller Sache, ich kann nichts dafür, wenn ich weiß bin, wenn ich gelb bin; das ist in der Natur der Sache; das muss akzeptiert werden, da lege ich darauf Wert." (M4:ir. 653-655)

In Bezug auf Diskriminierungserfahrung und *„Fremdenfeindlichkeit"* sind nicht nur die ausländischen (iranischen) Partner betroffen, sondern das ist auch eine emotionale Belastung für den deutschen Partner, der solche Erfahrungen nah miterlebt. Dies bedeutet, dass sich nicht nur alltägliche Belastungen oder teilweise kulturelle Verschiedenheiten als typische Konfliktquellen darstellen, sondern äußere Lebenssituationen als solche neue Herausforderungen mit sich bringen, mit denen sich die beiden Partner in unterschiedlicher Art und Weise auseinandersetzen und damit zurechtkommen müssen. Möglicherweise wird in diesem Kontext ein Angriff auf den Partner auch als ein Angriff auf sich selbst bezogen.

„Das war enormer Druck, als mein Mann studiert hat. Das war, dadurch hat er zwei Jahre irgendwo gearbeitet, dann ist er gemobbt worden. Das war wieder anstrengend, hat er wieder aufgehört, hat was Neues gesucht. (511-513) Da hat ihn total geärgert, die haben ihn provoziert, dass er so höflich war und viele Leute damit nicht umgehen können." (F1:dt. 564-656)

„Seitdem sich die ganze politische Situation auch mit dem Iran verändert hat, ist sie misstrauischer ein bisschen geworden oder spürt oder ist ja sie war früher offener so ein bisschen merke ich in dem Bereich ist misstrauischer geworden und denkt gleich hier Mensch das, der hat Fremdenfeindlichkeit oder oder, ja hat, dieses Urvertrauen ist irgendwie weg; das habe ich schon festgestellt [I: ok] da ist schon eine Änderung manchmal da [I: ok ok] dass sie manchmal so ein GeSPÜr dafür hat vielleicht Mensch hier, wenn ich irgendwo bei einer Behörde bin oder was, der mochte mich äh nicht weil ich Iranerin bin, sondern wo ich das manchmal dann gar nicht MErken würde oder wo ich denke mein Gott was bist du wieder empfindlich oder wo ja worüber diskutieren die denn [I: ok] ja [I: das] das ist schon eine Auffälligkeit sogar in den letzten Jahren die mir so ein bisschen auffällt." (M3:dt. 482-491)

„War dann mit seinem Studium also erstmal mit der theoretischen Sache fertig und musste dann ein Jahr Praktikum machen und hat dann auch versucht hier in B-Bundesland sozusagen das gehört ja zu B-Bundesland Region1 äh eine Stelle als äh als Praktikant in einer Apotheke zu finden und das hat nicht geklappt er hat gANz viele Bewerbungen geschrieben [I: und was vermuten sie] ja aus weil er Ausländer war [I: ok] hat er keine Stelle bekommen also das war eindeutig [I: haben sie auch so mitbekommen dass doch der Grund dafür war] das

war erstmal halt ja gut W-Stadt ist ja sowieso äh sehr katholisch [I: ui] und äh die haben selber auch eine Uni wo man Pharmazie und Medizin studieren kann und die sind ja oft in solchen Vereinigungen oder BÜNdnisse oder irgendwie sowas [I: mhm] und äh das ist ja so, dass viele die Pharmazie studieren ähm dann auch wieder von ihren vÄTERn die Apotheke übernehmen und so weiter, also er hat jedenfalls ganz viele Bewerbungen im Raum W-Stadt E-Stadt N-Stadt hat er ähm verschickt und auch nichts oder kAUm irgendwelche Antworten zurückbekommen und dann immer nur negativ [I: ja] und äh ich meine auch oder ich weiß nicht ob das da zu der Zeit in W-Stadt war oder auch in der Zeit wo wir schon wieder in B-Stadt waren ähm dass ich dann auch mal angerufen habe und so getan habe als würde ich eine Stelle suchen und äh mich wollten sie dann einladen und er hatte eine Absage bekommen und solche Sachen [I: aha] also es war schon es war schon eindeutig." (F4:dt. 78-94)

Die Wertehierarchie bezogen auf die Herkunft des Partners wurde schon bereits erwähnt. Jedoch stellt es sich als eine besondere Belastung dar, wenn der ausländische Partner aufgrund seiner Hautfarbe, finanziellen Lage oder ethnischen Herkunft mit zahlreichen Vorurteilen konfrontiert wird und sich immer rechtfertigen muss.

„Als Beispiel oder äh, wenn jemand auf der Straße auf Ausländer schimpft auf jemanden auf dieser Ebene ne, weil ich andere..., (man) kann nichts dafür, wenn ein jemand Afrikaner ist, wenn jemand meinetwegen Moslem ist, wenn ich aus Asien komme, kann ich nichts dafür. Das ist die Natur der Sache und dann, wenn ich an HAND von der Religion, Rasse, Hautfarbe [I: diskriminiert ja] diskriminiert werde, das gibt keinen Platz, dem gehe ich auf den Grund lasse ich nicht zu, wenn auch Anzeige geben muss." (M4:ir. 647-652)

„Ich hab zwar kein Geld, aber ich bin intelligent rauszubekommen wie sie über mich [I: denken] denken, die andere Verwandtschaft ach, da kommst du an mit einem kaputten Fahrrad und die anderen kommen mit ihren dicken Autos, aber trotzdem bin ich nicht viel oder nicht weniger von denen gewesen, die hatten alles gehabt; im Job waren sie, standen sie im Job und dann habe ich mit, also das waren meine Diskussionen, die am Anfang hier. (1066-1071) Da muss ich immer [I: sich rechtfertigen sozusagen] genau mich rechtfertigen und bis ich irgendwann mal gesagt habe; ok, Leute mit bestimmten von euch will ich nichts zu tun haben; das Thema ist für mich durch. (1103) die Klarheit haben wir geschaffen es gibt Leute, die waren auf meiner Seite. [...] Die Klarheit, das wollte ich auch wissen, wer ist auf meiner Seite oder wer glaubt an mich." (M2:ir. 1116)

Zusammengefasst sei darauf hingewiesen, dass nicht ausgeschlossen werden kann, dass nicht ausreichende Sprachkompetenz und ein geringer Bildungsstand als Ursache mangelnder Integration zu werten ist. Dieser Zusammenhang wurde hier schon diskutiert und von einigen Studien festgestellt (siehe Kap. 7.2). Dennoch berichten die meisten befragten Interviewpartner – die der deutschen Sprache mächtig sind und einen hohen Bildungsstand besitzen – über Diskriminierungserfahrungen in der Aufnahmegesellschaft. Dies sollte zur Differenzierung der Probleme anregen und so gesehen werden, dass es auch die Aufgabe der Aufnahmegesellschaft ist, die Integration auf einer neuen fundamentalen Ebene zu betrachten. Damit die Menschen mit Migrationshintergrund, die sich integrieren wollen, nicht auf die Barrieren des deutschen Ethnozentrismus gestoßen werden.

7.4 Motive für Migration

Wie schon im theoretischen Teil der Arbeit (siehe Kap. 1.2.1) thematisiert wurde, haben Menschen mit iranischer Herkunft unterschiedliche Motive das Land zu verlassen bzw. nach Deutschland auszuwandern. Hinsichtlich dieses Aspekts wurden die Partner mit iranischer Abstammung nach ihren Motiven gefragt, um einen differenzierten Überblick über die Integrationsdeterminanten zu bekommen. Es sei darauf hingewiesen, dass abgesehen von einem Interviewpartner – der zu der Zeit als er in einem anderen Land studierte und dort seine jetzige Frau kennenlernte – alle befragten iranischen Interviewpartner zum Zeitpunkt des Kennenlernens schon in Deutschland lebten. Die individuellen Migrationsmotive bei Menschen mit iranischer Abstammung sind unterschiedlich. Das zeigt sich bei den Befragten dieser Gruppe. Überwiegend äußerten die Interviewpartner als Hauptmotiv für ihre Migration bzw. für das Auswandern aus dem Iran das Studium und die Auseinandersetzungen mit der politischen Führung sowie die Vermeidung von Militärdienst bei den Männern, weil es zu dieser Zeit zwischen Iran und Irak Krieg gab. In den vorliegenden Interviews thematisieren jeweils die befragten Interviewpartner ihre eigenen Gründe und Motive für das Auswandern bzw. die Migration.

„Ich war, ich musste zum Militärdienst. Ich habe auch Papier alles bekommen und dann, äh ich habe eine Schwester gehabt in Frankreich und sie hat für mich ein Visum beantragt und Frankreich war das EInzige Land, wo man einfach Visum bekommen konnte von Uni und Ausreisen konnte. Daher habe ich das gemacht (7-11). [...], einmal (wegen) Studium(s), besser gesagt, ja drei; mein Vater sagte immer: „Du darfst nicht deine Schwester alleine lassen im Ausland." Sie war paar Jahre, zwei Jahre vor mir, glaube ich nach Ausland gegangen. Einmal war das, aber das ist nicht relevant gewesen, wenn ich wollte, konnte sagen, ja das will ich nicht, aber aller WIchtigste Grund war, dass ich zum Militärdienst gehen musste." (M1:ir. 13-17)

„Ich bin im Jahre 79 hier rüber gekommen, weil ich einfach weiterstudieren wollte (2-3) [...] wollte vier Jahre studieren und dann wieder zurück. [I: ach so, ok, wollten Sie wieder zurück] ja, auf jeden Fall. (6-8) [...] Dann war der Krieg. [...] auch wegen (des) Iran-Irak-Krieg(s) [I: mhm] dann DUrfte ich nicht zurück, weil ich nur EIN Jahr Militärdienst gemacht hatte, im Iran. [I: wenn Sie zurückgekehrt wären, dann hätten Sie weiter Wehrdienst machen müssen?] Müsste ich wieder zum Krieg, genau und dann später habe ich meine Frau kennengelernt [I: ok] und so ist das abgelaufen." (M2:ir.10-16)

„Gedacht, da kommen immer nur die [I: besseren Leute] Leute mit besseren Noten und (ich habe) keine Chancen sowieso, es sind ja so viele Stundenden und wenig Universitäten damals, ja und dann war mein Bruder hier, lebte er gerade in Deutschland [I: ok] war er verheiratet mit einer deutschen Frau, hatte eine kleine Tochter und habe ich gedacht; ich besuche ihn und, wenn mir gefällt dann möchte ich gerne hier studieren." (F3:ir. 17-22)

„Ich bin als TourIST nach Deutschland gekommen [I: mhm] um einfach Deutschland kennenzulernen, dann habe ich festgestellt, man kann hier billig studieren [...] und habe ich paar iranische Studentinnen in H-Stadt kennengelernt [I: ach, interessant] und die haben zu mir gesagt, in Deutschland ist gÜnstiger zu studieren. Man braucht keine Studiengebühr zu

bezahlen, man kann auch nebenbei auch arbeiten. (3-17) [...]dann habe ich einfach meine Zulassung in England, das war M-Stadt, M-Stadt City glaube, ich habe abgesagt dann bin ich hier geblieben, das war der Grund EINmal fand ich das von den von den äh Kosten her günstig von dem auch Klima war gut und mir einfach das Land besonders H-Stadt gut gefallen [I: ok] und deshalb ok, ich bleibe jetzt hier." (M4:ir. 22-26)

„Und damals war Krieg im Iran und ich habe bisschen politische Auseinandersetzungen [I:Ok] gehabt und dann [I: Deswegen haben Sie das Land verlassen?] Habe ich Land verlassen. (2-3) Erst mal, ich wollte von Anfang an, als ich nach Deutschland kam, wollte ich nach S-Land. [I: Ok] Und da habe ich nicht gemacht, da bin ich auch hier geblieben." (F5:ir. 62-63)

7.5 Aufenthaltsstatus

Eine wichtige Situation von Partnern in binationalen Beziehungen betrifft den Aufenthalt, wie bereits in der Literatur erwähnt wird (vgl. Falkner 2005, S.173f). Diese Thematik kann in einer binationalen Partnerschaft eine wichtige Bedeutung für Existenz und Aufrechterhaltung der Paarbeziehung haben, wenn der Aufenthalt des nichtdeutschen Partners *nicht* unabhängig von der Paarbeziehung gesichert ist. Aus diesem Hintergrund wurden die Paare auch hierzu befragt. Da die meisten iranischen Partner wegen des Studiums nach Deutschland gekommen sind und zunächst zu diesem Zweck eine Aufenthaltsgenehmigung bekamen, hatten sie Schwierigkeiten nach der Beendigung des Studiums. Das wurde als eine große Belastung für die Partnerschaft, vor allem für den iranischen Partner empfunden und wirkte sich auch auf die Dynamik der Beziehung aus. Da eine Aufenthaltserlaubnis für den iranischen Partner erst nach der Eheschließung möglich war, standen die Paare vor dieser *einzigen* Lösung, um ihre Beziehung zu retten. In dieser Hinsicht sagten die befragten deutschen Frauen:

„Also natürlich konnte ich mir vorstellen mit ihm zusammen zu bleiben und er auch. Und wir haben gedacht, wir heiraten, weil das alles einfacher wird. Dann braucht er nicht immer mit seiner Aufenthaltsgenehmigung und dies und das. [...] Und ich habe einfach gedacht: "Ach, dann haben wir, dann haben wir unsere Ruhe." Habe ich so damals gedacht. (I: Mhm) Wir hätten das auch so hingekriegt. Aber ich habe irgendwie gedacht, wenn wir heiraten, haben wir unsere Ruhe dann." (F1:dt. 194-203)

„Das hat noch Jahre lange gedauert [I: ok ok] weil äh das kam erst, als wir schon zwei Kinder hatten und dann ähm das Studium von Name1 dem Ende entgegenging und es dann schwierig wurde mit dem Aufenthalt hier. (92-94) [...]eigentlich war das so der Hauptgrund, dass wir dachten, wir ersparen uns viel Stress [I: ja genau Stress] und Ärger und Nerv [I: genau] äh wir heiraten jetzt und dann hast du deine Ruhe und dann kann dir keiner mehr blöd kommen da beim Ausländeramt und du hast nicht immer DAUernd dieses Gehampel alle paar Monate." (F2:dt. 111-114)

„Das war natürlich einfacher für ihn dann als er verheiratet war ne [I: ok] also mit dem Aufenthalt, [...] das weiß ich aber jetzt gar nicht mehr, ähm inwiefern das dann weitergegan-

gen wäre; er hatte ja sein Studium beendet hatte sein Praktikum beendet [I: mhm] und wie das (3) gar nicht mehr, also er musste dann immer äh zur Ausländerbehörde und musste seinen Aufenthalt verlängern [I: mhm] also das war natürlich ein erlEIchterung dann, dass er verheiratet war ne [I: ja] von daher." (F4:dt. 560-565)

„Ja, wir haben das äh ich habe das so als ich nach Deutschland gekommen bin ähm war das immer so, ich musste einmal bewEIsen, dass ich einen Sprachkurs besuche einen offiziellen und ich musste bewEIsen, dass ich das ähm zum Zweck des Studiums nach Deutschland gekommen bin und jedes Mal musste ich in Ausländerpolizei in H-Stadt beweisen und dann nachdem ich studiert habe, muss ich auch beweisen, dass ich Student bin, sonst hätte ich keine Aufenthaltserlaubnis bekommen." (M4:ir. 232-237)

Bei einer gesicherten Aufenthaltsberechtigung unabhängig von dem deutschen Partner haben die beiden Partner die Möglichkeit, vor einer allzu schnellen Entscheidung für eine Eheschließung einen freien Zeitraum für ihre Beziehung zu schaffen. Die Partner stehen nicht unter Druck und sind gezwungen, wegen des Visums heiraten zu müssen, wie sich in einem Fall eine iranische Frau sagte: *„Ich habe politischen Aufenthalt gehabt vorher." (F5:ir. 79)* In diesem Zusammenhang berichtete ein weiterer Interviewpartner, dass er nicht *„wegen des Visums"* heiraten und eine Eheschließung als ‚Migrationsstrategie' nutzen wollte, um seinen Aufenthalt zu sichern. Dies wird als Thema in der binationalen Forschung betrachtet (vgl. Waldis 2001, S. 133).

„Nach dem Studium habe ich Schwierigkeiten gehabt, weil ich mein Visum nur für fürs Studium bekommen habe. (65-66) [...]Jja, ich wollte an sich nicht heiraten, wegen eines Visums. [...] Ja, dem Druck habe ich auch nicht äh NACHgegeben; ich habe im Grunde genommen, habe ich gedacht; ok, wir sind zusammen, wir können auch so wie bis jetzt weiterleben hier, aber halt diese Kleinigkeiten [...] jetzt sind wir uns einig, dass wir zusammenbleiben, heiraten wir dann, habe ich auch dieses Theater nicht mit dem Ausländeramt. Da hatte ich, ja hat auch Kraft gekostet, muss ich mal sagen. [I: glaube ich] Jedes Jahr hingehen und zittern, kriege ich jetzt ein Aufenthaltsverlängerung oder nicht oder die haben einen so schikaniert und das war auch unter anderem ein Grund." (M2:ir. 72-77)

7.6 Familienkonzept und Kindererziehung

Ein unter anderem relevantes Problemfeld und entsprechender Konfliktbereich für binationale Partnerschaften wird in der Literatur (Gómerz Tutor 1995) als unterschiedliche Vorstellungen bei der Kindererziehung, bilingualer und religiöser Erziehung erwähnt. Sicherlich treten nicht nur in bikulturellen Partnerschaften Differenzen in Bezug auf Kindererziehung auf, sondern auch innerhalb einer Gesellschaft unterscheiden sich die Paare bezüglich ihres Erziehungsstils. Wie Fuhrer betont (Fuhrer 2005) stellt sich die Frage, ob das Paar mehr freundschafts- oder mehr verwandtschaftsorientierte Erziehung anstrebt (siehe Kap.3.4). Auf der anderen Seite spielen u.a. die Bildung und soziale Zugehörigkeit der Eltern in dieser Hinsicht eine bedeutende Rolle. Weiter ist relevant, ob man auf dem Land oder in der Stadt aufgewachsen ist. Man kann davon ausgehen, dass der Unterschied zu einer mononationalen Partnerschaft bei einer binationalen Paarbeziehung in der Größe der Diskrepanz unterschiedlich ausgeprägt sein kann. Wie zuvor in der Literatur erwähnt, werden unter unterschiedliche Erziehungskonzepte der Elternteile in einer binationalen Partnerschaft als ein Problemfeld dargestellt. Hinsichtlich wurden die Interviewpartner befragt. Interessant ist in diesem Zusammenhang, dass *keine* allgemeingültige Aussage über unterschiedliche Definition der Erziehung bei den Befragten gemacht werden kann, wie ein Interviewpartner sagt: *„ Nein, kein großartiger Unterschied." (M1:ir. 875)* Weitere Interviewpartner berichten wie folgt:

„Also inhaltlich, was das Kind lernen soll, wie das Kind sich verhalten soll, wie das Kind seine Freizeit gestalten soll, auch bis hin zur Ernährung und Stichworten zu Nintendo und so haben wir beide Eltern dieselbe Meinung. [I:Okay] Also das ist doch sehr, sehr parallel. Also, da gibt es in meinen Augen keine großen Unterschiede oder keine Unterschiede." (M5:dt. 423-427)

„Das ist auch so, also da sind wir uns auch; das ist so eine Linie ne [I: ja] auch so in unserer Kindererziehung gewesen, dass die Kinder immer Respekt vor älteren Leuten haben sollen und ähm immer hilfsbereit und äh diese Sachen eben so.(606-608) Also uns war immer wichtig, dass die Kinder wie gesagt diese bestimmten Werte äh also, dass wir die denen weitergeben [I: vermittelt mitbekommen] und dann auch ein soziales ähm DENken und ein soziales äh Engagement und so weiter und so fort und äh mein Mann ist dann immer noch so ein bisschen für die politische äh ähm Denkweise und Einstellung zuständig." (F4:dt. 1017-1020)

„Das finde ich bei meinem Mann so gut, dass er sich um die Kinder kümmert, das habe ich noch gar nicht erwähnt. Dass er so viel Verantwortung zeigt für die Kinder [I: mhm] Dass er sich mit den Kindern viel unterhält, dass er viel mit den Kindern redet, die Kinder in den Arm nimmt. [I: mhm] Also sie haben ein gutes Verhältnis. [...][I: mhm] Dass uns immer wichtig war, was mit den Kindern ist und ja. Ich finde, die beiden sind sehr, die haben starken Charakter." (F1:dt. 1048-1054)

Ein besonderer Aspekt, der als positiv in einer binationalen Partnerschaft empfunden wurde, ist die Mischung von Werten der beiden Herkunftskulturen. Die von einer Interviewten wie folgt beschrieben werden:

„Aber ich glaube schon, dass die iranische auch mitspielt. Das merke ich auch an den Kindern. Also viele sagen, dass unsere Kinder höflich sind, dass sie gut erzogen sind, dass sie aufgeschlossen sind. [I: Ok] [...] Dass sie, oder zum Beispiel was auch schön ist, mein Mann, der nimmt die Kinder in armt und küsst die Kinder, obwohl die schon siebzehn und achtzehn sind, finden die das schön. Viele Deutsche, denen ist peinlich. Und auch vor den Freunden, nimmt sie in den Arm oder so. Das ist auch, ich bin auch schon warmherziger groß geworden und hätte ich von mir aus wahrscheinlich auch gemacht, aber ein MANn macht so was nicht UNbedingt. [I: mhm] IN Deutschland, die Männer machen nicht so. (1035-1041) Aber auch immer freundlich und setzen sich oft dazu, wenn wir Gäste haben, dass auch mit uns essen erst mal und ich sehe bei vielen Freunden oft, dass die Kinder dann weg sind oder sie

kommen nicht dazu oder die geben die Hand nicht. Die sind nette Kinder, aber ich merke, diese Höflichkeiten bei denen fehlen." (F1:dt. 1059-1062)

Als ein erwähntes Problemfeld wurde die Schwierigkeiten für den Umgang mit Sexualität während der Pubertät erzählt, das als einziges Problemfeld in den Interviews herausgestellt wurde. Das Problemfeld wurde differenziert wahrgenommen. Es ist nicht allein auf kulturelle Unterschiede zurückzuführen, sondern auch allgemein als eine Herausforderung für Eltern in der Kindererziehung zu betrachten. Eine befragte Frau berichtete:

„Vorher als die in der Pubertät waren, gab es nicht so diese Schwierigkeiten, die es jetzt gibt und das ist wirklich oft ziemlich schwierig. [...] es ist wirklich oft ziemlich schwierig und es ist auch da dann schwierig. Vielleicht kommt da die Nationalität jetzt doch ein bisschen rein, ich denke mir, [...] dass für meinen Mann manche Sachen noch schwieriger sind als für mich, erstmal ist er der Vater dieser schwierigen Tochter und für Väter ist das oft ganz, ganz schwer, dann damit klar zu kommen, dass die Tochter auf einmal einen Freund hat und alles was damit zusammenhängt [I: genau, genau] das ist sowieso schwierig [I: das stimmt] und ich denke für ihn, als iranischen Vater ist es noch mal ein Stück schwieriger. Es ist für ihn schwerer, denke ich mal [I: damit umzugehen] damit umzugehen [I: ja] aber er ähm also, da muss ich wirklich sagen, alle Achtung, er war sehr, sehr bereit [...] und das ist wirklich toll, wie er das hingekriegt hat. Denn ich weiß, wie schwer das für den ist, oder ich kann mir vorstellen, wie schwer es für ihn ist." (F2:dt. 637-654)

In diesem Zusammenhang betrachtet der Ehepartner, dass die ‚Mischung' der Wertsysteme eine geeignete Methode bei der Kindererziehung ist. Er beschreibt es so:

„Ich habe meine Vorstellungen, sie hat ihre Vorstellungen, ab und zu mal [I: Diskussion] und irgendwann mal die Einigung wieder, [I: ok] dass die Tochter mit vierzehn einen Freund, da kriege ich Krise mit vierzehn einen Freund und am Anfang gehe ich hoch und dann komme ich wieder runter ja wieso und so und dann ist das alles normal [I: ok ok ok] also ANdere [I: Auffassung] Auffassung hat man immer aber [I: ja ja ok] Mischung ist am besten, denke ich." (M2:ir. 1049-1054)

In Bezug auf unterschiedliche Auffassungen über Kindererziehung sind die zwei folgenden Interviewausschnitte insofern interessant, als sie die allgemeine Vorstellung über kulturelle Unterschiede als Konfliktpotenzial relativieren. Eine iranische und eine deutsche Frau haben ähnliche Auffassungen bezüglich ihres Erziehungsstils geäußert:

„Wir haben einen gemeinsamen Nenner gefunden [...] zum Beispiel ich habe wichtig gefunden, dass die Kinder nicht so lange, als sie was weiß ich vierzehn fünfzehn waren, nicht so lange [I: draußen] draußen waren und so weiter [I: ok] und er hatte ganz andere Meinung dazu [I: ok] und irgendwie haben wir versucht so [I: Kompromiss zu finden] ja [I: ok ok ähm] oder ich wollte eher nein sagen und er ist dafür, dass die alles ausprobieren konnten [I: ok] ja da sind wir unterschiedlicher Meinungen [I: ok sie ähm] ich wollte mehr Grenzen zeigen und er ist sehr offen in Kindererziehung gewesen." (F3:ir. 594-603)

„Ja mein Mann ist manchmal ein bisschen lockerer als ich und ähm so nicht manchmal nicht so ganz konsequent gerade bei meiner Tochter bei unserem Sohn war das dann schon wieder ein bisschen anders [I: interessant hätte ich anders gedacht (lacht)] nein, nein die Tochter wickelt ihren Papa ganz schön um den Finger, die hat ihn ganz gut im Griff und äh ja." (F4:dt. 1013-1016)

Aus den oben geschilderten Interviewausschnitten und der Darstellungen der befragten Paare wird verdeutlicht, dass es sich hierbei, ausgehend von charakterlichen Unterschieden und persönlichen Eigenschaften, um Unterschiede handelt, die sich auch innerhalb einer Kultur zeigen können. Aufgeschlossenheit und Kompromissbereitschaft zeigen sich als zentrale Eigenschaften der befragten Paare und es lässt sich die Hypothese abbilden, dass die Nationalität *allein* nicht der ausschlaggebende Faktor der angeführten Konflikte bzw. Meinungsverschiedenheiten bei der Kindererziehung ist, sondern weitere Faktoren, wie z.B. individuelle Einstellungen und Persönlichkeit, eigene erlebte Erziehung in der Herkunftsfamilie, Funktion und Bedeutung des Glaubens und der Religion in der Familie, das Verhältnis zwischen Eltern und Kind eine entscheidende Rolle spielen.

7.6.1 Rollenverständnis im Haushalt

Ein weiteres Konfliktthema, dessen Hauptursache vor allem bei deutsch-orientalischen Paarbeziehungen in der Literatur auf unterschiedliche kulturelle Gewohnheiten zurückgeführt wird, ist die Bedeutung und Erwartung des Rollenverständnisses der beiden Partner im Haushalt. In der Literatur wird die Bedeutung der kulturellen Distanz für unterschiedliches Rollenverständnis hoch bewertet (siehe Kap. 3.4). Da dieses Thema für die vorliegende Forschung auch ein relevanter Aspekt ist, wurden die Paare in diesem Zusammenhang befragt. Interessanterweise wird diese allgemeine Behauptung bei den befragten deutsch-iranischen Paarbeziehungen *nicht* bestätigt. So berichteten einige deutsche Frauen, dass ihre Männer im Vergleich zu einheimischen Männern verantwortungsbewusster am Haushalt teilnehmen und es kein Konfliktpotenzial in diesem Zusammenhang gibt. Die folgenden Interviewausschnitte begründen diese Behauptung:

„Ich sehe das ja auch bei anderen Freunden, die Männer haben. Die tun zuhause, die tun zuhause nix, die lassen sich von ihrer Frau zuhause verwöhnen und bedienen. Mein Mann zum Bespiel hilft viel im Haushalt, der kocht, macht alles mit. Wir teilen uns unsere Aufgabe. [...] Das ist bei anderen (iranischen) Freunden eigentlich auch so, dass die Männer sogar oft mehr kochen als die Frauen. Ist bei uns jetzt nicht so. Wir, bei uns im Moment. Das ist immer so phasenweise. Er kocht am Wochenende und ich in der Woche. (384-396) Also, jeder macht immer alles, mein Mann bügelt auch seine Wäsche selber, manchmal mache ich auch oder umgekehrt. [I: Ja] Es ist natürlich in manchen Situationen, dass eine das mehr macht und ..." (F1:dt. 968-969)

„Ja ne äh wir verteilen die Arbeit einigermaßen; da meine Frau nicht arbeitet draußen, also sie ist Lehrerin vom Beruf aber [I: zurzeit ist sie nicht berufstätig?] zurzeit, seitdem die

Kinder da sind, ist sie nicht berufstätig; die macht natürlich mehr zu Hause, Kochen mache ich am Wochenende. [I: mhm] Also Wochenende koche ich, MUSS ich nicht, aber koche ich und dann putzen und so auch, [...] und so oft mache ich Bad sauber und sie macht DAS die Küche und [I:ja] da machen wir zusammen." (M2:ir. 886-895)

In der Gesellschaft existiert eine bestimmte Vorstellung über Rollenverteilung, die als ‚Stereotyp' ‚Schublade' oder ‚Klischee' bezeichnet werden kann. Einerseits wird diese ‚Etikettisierung' bzw. ‚Homogenität' bei bestimmten Migrantengruppen behauptet und sobald das Gegenteil erlebt wird, werden solche Personen als *Ausnahme* oder *emanzipiert* bezeichnet. Im Gegenteil, wenn die Rollenverteilung bei den einheimischen Personen vorkommt, wird sie mehr toleriert und als ‚*individuelles* und *nicht pauschalisiertes* Problem' wahrgenommen. Dieses Phänomen lässt sich mit der In-Group und Out-Group Attribution[66] klären, wobei die Attributionsverzerrung durch Gruppenzugehörigkeit beeinflusst wird. Die Reaktionen von Erfolg und Misserfolg bei Mitgliedern der Eigengruppe ist eine andere als bei Mitgliedern der Fremdgruppe. Diese verzerrte Wahrnehmung unterstützt es, die Stereotypen der Eigen- und der Fremdgruppe zu bewahren und zu schützen. Die folgenden Ausschnitte sind in diesem Zusammenhang interessant zu betrachten:

„Ich bin der Meinung, wir beide arbeiten, egal wie egal wo, wenn wir nach Hause kommen und dann die Arbeit, die noch da liegt, muss getan werden. [...] Und für mich gab es bis heute, es gibt keine Frau und Mann, wir sind alle gleich. [I: wir sind alle Menschen] und das wusste ich nicht, dass ich so denke, interessanterweise wusste ich nicht, dass ich so denke. Eine Frau in Deutschland hat mir gesagt: Du bist emanzipiert. Dieses Wort habe ich von ihr gelernt." (M1:ir. 765-768)

„Also, von unserer Mitarbeiterin, ihr Mann ist auch ganz netter Mann und ganz lieb, aber er macht zu Hause gar nichts. [...] Ein sehr netter auch. Ich sage: Du musst den Mann mehr ran und du muss ihn ein bisschen mehr fordern (I und F1 lachen) Es gibt genug Deutsche, die das nicht tun." (F1:dt. 978-980)

„Ja, es gibt schon bestimmte Aufgabenverteilungen. Also, Saubermachen mache ich manchmal, wenn mich das halt stört. Aber sonst grundsätzlich macht meine Frau sauber. Meine Frau kocht. Äh, gut, das hängt auch davon ab, wenn sie jetzt weg ist, wenn sie irgendwo ein Treffen hat und ich bin dann mit der Tochter alleine zuhause, dann versorge ich natürlich die Tochter auch alleine. [...] Aber sonst den Hauptteil, also das macht sonst sie alles."(M5:dt. 330-336)

Bei einigen der befragten Partner war eine bestimmte Aufgabenverteilung festzustellen, die allerdings nicht als konfliktbeladenes Thema beschrieben wurde, sondern entsprechend der Dynamik der Beziehung auf internen und nicht auf andere Paare übertragbaren Regelungen basiert, die für beide Partner akzeptabel sind. In dieser Hinsicht berichteten einige Interviewpartner davon, wie folgt:

---

[66] In-Group und Out-Group Attribution: „Die Wahrnehmung, dass Individuen der Fremdgruppe einander ähnlicher (homogener) sind, als dies tatsächlich der Fall ist, und auch untereinander eine größere Ähnlichkeit aufweisen, als die Mitglieder der Eigengruppe dies tun" (Aronson et al. 2008, S. 432).

„Meine Frau kocht besser keine Frage, das ist ja eine iranische Spezialität, muss man sagen; aber ich kann auch kochen; wir hatten früher zwei Kinder. Wenn meine Frau arbeiten war, habe ich auch gekocht. [I:Ok] aber ob hier Haushalt oder Fenster putzen oder Saubermachen das [I: irgendwie kriegen sie das zusammen hin] wir brauchen da nicht drüber diskutieren." (M3:dt. 401-404)

„Er macht staubsaugen, Fenster putzen, ich koche zum Beispiel [I: ok] ich koche gerne und ich koche gut, deswegen, das macht er nicht so gerne, aber alles andere macht er [I: ok] und ich kaufe auch ein zum Beispiel. [...] Geschirrspülen mache mal ich mal er und [I: ok] Wäsche mal er mal ich [I: gut] aber so schwere Sachen macht er und die anderen Sachen mache ich [I: ok, ok] ist gut aufgeteilt." (F3:ir. 511-517)

„Also ich sage mal so, mein Mann hat so in diesen geschäftlichen Bereichen ist er wesentlich hat er den besseren Überblick und das lasse ich ihn auch machen, da habe ich auch gar keine LUSt zu [I: das ist] und äh in den anderen Sachen, so was Familie, Haushalt und so die ganze Kleinfamilienorganisation angeht, da habe ich mehr den Überblick [I: ok] Schule und was da alles noch so ein bisschen mit drum hängt und manchmal ergänzen wir uns da einfach auch [...] also wir besprechen das eigentlich immer gemeinsam, wenn irgendwas [I: eine Entscheidung] zu entscheiden ist. Also das eigentlich nie so, dass einer alleine was entscheidet."(F4:dt. 833-841)

7.6.2 Namensgebung der Kinder

Eine weitere Frage, die bei binationalen Paaren aufgrund des unterschiedlichen Hintergrunds relevant ist, ist die Frage nach der Namensgebung der Kinder, die nach Lauth Bacas häufig zu Konflikten führen kann (vgl. Lauth Bacas 2000). Für die strategische Vorgehensweise wurden die interviewten Paare befragt. Abgesehen von einem Paar, bei dem *„so bewusst beide Namen"* d.h. ein *‚Doppelname'* gewählt wurde, haben die anderen Paare einen persischen Namen für das Kind ausgesucht. Allerdings haben sie bei der Suche darauf geachtet, dass der Name *„eine schöne Bedeutung hat"*, dass *„der Name eine Silbe hat, (und) nicht auf und ab geht und dass, die Kinder nicht verkürzen"* müssen. Der Name *„sollte nicht vom Klang her nicht so (sein), dass man jetzt hier Schwierigkeiten hätte", dass man den auf Deutsch gut sagen kann, dass die Deutschen keine Probleme haben [...] (ihn) auszusprechen." (M1:ir. 891-893)*

Folglich werden Interviewsequenzen herangezogen, die einen Zusammenhang zu diesem Thema haben.

Bei der Begründung, warum ein Paar sich dafür entschieden hat, einen persischen Namen für die Kinder zu wählen, äußert eine befragte Person:

„[I: Namengebung der Kinder kann auch in binationalen Partnerschaften ein Thema sein. Wie haben Sie dafür eine Lösung gefunden?] Habe ich gedacht, ich wohne in meinem Heimat und mein Mann hat ein Stück Heimat verloren, und fand ich wichtig, dass die Kinder einen persischen Namen kriegen, aber ich mochte auch die Namen. Und die haben den Nachnamen von ihrem Vater, die haben meinen Nachnamen auch kriegen können. Dann habe ich gedacht,

gut, dann hat er ein bisschen mehr das Gefühl, dass das ist ein Stück von mir. [I: Ok] und Ja, dann haben wir geguckt, dass der Name persisch ist und nicht arabisch und dass man in Deutschland gut aussprechen kann und eine schöne Bedeutung hat. [I: Ok] und haben wir darauf geachtet und sind wir uns auch einig geworden." (F1:dt. 1133-1138)

„Dann haben wir gesagt, ok jetzt wenigstens die Vornamen iranisch, ja das war auch ein Kompromiss, weil sie keinen Jungen mehr in der Familie hatten, mein Name gibt es so viel, ich habe viele Brüder und viele alle Jungs und den Namen von denen wäre schon weg gewesen." (M2:ir. 1023-1025)

Es ist interessant zu beobachten, während einige Paare sich überlegt haben, einen persischen Namen auszusuchen, trotzdem ihnen bewusst war, dass das Kind in einer Gesellschaft aufwächst, in der verschiedene kulturelle Zugehörigkeiten existieren. Dadurch haben sie sich bemüht, unter Berücksichtigung dieses Aspekts einen Namen zu finden, der in verschiedenen Glauben und Kulturen geläufig ist. Dies ermöglicht indirekt eine Verbindung und einen Dialog zwischen Kulturen. Gleichzeitig ist es als ein Zeichen der Sensibilität, Offenheit und eines hohen Bewsstseinszustands für die elterliche Erziehungseinstellung zu verstehen.

„Meine Tochter heißt Name1, ein internationaler Name [I: ja] sie hat auch gesagt der ist in drei Glauben zuhause <<lachend>dieser Name sage ich mal> [...] ja doch war völlig mit einverstanden und ja haben wir in der Beziehung, in der Beziehung keine Probleme gehabt." (F3:ir. 614-618)

„Da waren wir uns auch einig. Also wir haben gesagt: Wir wollen beide Teile mit in den Namen nehmen. Und wir haben aber dann doch gesagt, weil auch meine Frau das wollte und das habe ich akzeptiert, weil das Kind ja auch den deutschen Nachnamen hat, dass sie einen persischen Vornamen bekommt, der sowohl in Deutschland als auch in Persien gut ausgesprochen werden kann. Und das ist auch gelungen, denke ich. Und das Kind ist auch zufrieden mit dem Namen." (M5:dt. 434-439)

Während ein befragtes Paar einen Doppelnamen ausgesucht hat – wie schon oben erwähnt wurde, ist zu beobachten, dass dort auch die Ressourcen wie soziale Sensibilität, Offenheit und Toleranz gegenüber anderen Kulturen und Glauben zu spüren sind. Folgende Interviewausschnitte von beiden Partnern stützen diese Behauptung und machen deutlich, dass in diesem Zusammenhang diese Strategie als eine unter vielen anderen Möglichkeiten zu betrachten ist.

„Unsere Kinder haben auch beide einen deutschen und einen persischen Namen also da habe ich auch Wert drauf gelegt. [...] ja die haben auch beide einen persischen Namen oder viel meine Tochter mehr meine Tochter heißt Name2 Name3 also Name2 ist ja die war die Freundin oder geliebte von Name 2 und ist ja auch ein jüdischer Name und unser Sohn heißt Name4 Name5 [I: ok] und ist ja auch französischer Name7 gibt es da ja und den hat mein Schwiegervater ausgesucht und ich wollte einen Namen äh den auch jeder aussprechen kann." (F4:dt. 997-1004)

„Ja, wir haben das von Anfang an gesagt. Das Kind kriegt den Familiennamen von meinem Mann und dann also für sie persischen Name hätte ich gerne [...] Dann haben wir beide

überlegt, dann haben wir Name3 ausgesucht. Weil (Name 1) einfach ein schöner Name ist, also andere Kultur haben die auch, verstehen die auch." (F5:ir. 383-389)

Zusammenfassend ist festzustellen, dass bei den befragten Paaren die Namensgebung der Kinder nicht als ein konfliktbeladendes Thema empfunden wurde, sondern die Paare bezeichneten ihre jeweilige strategische Vorgehensweise als ‚Kompromiss'. Gleichzeitig ist zu beobachten, dass die kulturellen Verschiedenheiten und infolgedessen, die neue Bedeutung der Namensgebung der Kinder, als eine Bereicherung und Lebendigkeit bei der Suche nach einem günstigen Namen wahrzunehmen ist. Es sei darauf hingewiesen, dass diese Strategie nicht nur bei binationalen Paaren zu spüren ist. Bei persönlichen Gesprächen mit einigen iranischen Familien wurde deutlich, dass sie auch bei der Namensgebung der Kinder darauf achten, einen Namen zu finden, der einerseits eine schöne Bedeutung hat und gleichzeitig aufgrund des Lebensmittelpunkts in Deutschland, in der deutschen Sprache gut auszusprechen ist. Auch hier kann es im Sinne von ‚Kompromiss' in einer mononationalen Partnerschaft zu verstehen sein.

7.6.3 Bilingualität der Kinder

Ein weiterer zentraler Aspekt in der Kindererziehung bei binationalen Partnerschaften ist die bilinguale Erziehung. Entscheidungen, die bezüglich zweisprachiger Erziehung von den Eltern getroffen werden, spielen bei der Entstehung der personalen Identität der Kinder eine wichtige Rolle. Denn damit besteht die Möglichkeit, Zugang zu der jeweiligen Kultur zu finden und gleichzeitig mehr Kontakte mit Verwandten und der Heimat des jeweiligen Elternteils aufrechtzuerhalten oder zu knüpfen. *„Also, unsere Kinder fliegen gerne nach Iran." (F4:dt. 478)* Aus den Befragungen wurde festgestellt, dass die Mütter eine gute Verhandlungsposition in Bezug auf die Sprache der Kinder haben. In diesem Kontext war eine deutsche Frau der Ansicht, *„wenn die Mutter die Sprache spricht, (F1:dt. 1085)* kann sie das Gelingen der Bilingualität der Kinder mehr verstärken. Die folgenden Aussagen der iranischen Mütter zeigen deutlich, dass sie großes Interesse für bilinguale Erziehung der Kinder hatten.

„Meine Tochter kann gut Persisch [I: kann Persisch?] ja, [I: ok] die hat das gelernt [I: ok] die kann auch Persisch sprechen und alles." (F3:ir. 583-587)

„Aber ich versuche mit meiner Tochter auch viel Persisch zu reden. Wird auch viel Persisch gesungen. [I: Und kann sie Persisch, Ihre Tochter?] Sie versteht auch Persisch ja. Spricht sie manchmal auch. Aber ich bemühe mich auch, dass sie nicht vergisst. (F5:ir. 345-350)

In diesem Zusammenhang äußert sich ihr Ehemann:

„Also ich habe auch immer Wert gelegt, darauf dass die Tochter zum Beispiel Persisch spricht, Farsi spricht." (M5:dt. 367-368)

Das Thema der zweisprachigen Erziehung der Kinder, bei denen der Vater iranische Abstammung hat, scheint nicht so gelungen zu sein, als umgekehrt, wenn die Mutter iranischer Herkunft hat. Obwohl keiner es bewusst vermieden hat, die Kinder bilingual zu erziehen. In der Tat passiert es, dass die Eltern die praktische Umsetzung der bilingualen Erziehung entweder stark reduzieren oder ganz aufgeben. Die Eltern scheitern an der Konsequenz, es durchhalten zu können.

Es wurden verschiedene Gründe und Argumente benannt, die zu dem Nichtgelingen der zweisprachigen Erziehung beigetragen haben. Hierzu wurden z.B. erwähnt, dass die Kinder sich zunächst verweigerten und seitens der Eltern entstand die Befürchtung einer Distanz (eines Abstandes) oder weiterer Konsequenzen.

„Ich habe immer mit ihm geredet, ich habe immer vor meinen Kindern gesungen, nicht, <<lachend> ich habe keine gute Stimme, trotzdem habe ich gesungen> und dann, bis die Kinder zur Kindergarten gegangen sind, dann habe ich ihnen gesagt, ich kann nicht Deutsch, müsst ihr mit mir Persisch sprechen. Und dann haben die Kinder, besonders unserer Sohn gesehen, dass ich mit seinen Freunden Deutsch spreche und nur mit ihm nicht, dann sagte er mir: „Warum redest du mit denen auch Deutsch?“. Und dann wollte er mir, was erzählen von Kindergarten, was passiert ist, und es fehlten ihm persische Wörter, und dann hat er aufgehört zu reden, nicht, er wollte nicht mehr erzählen, dann habe ich Angst gehabt, dass Abstand kommt, zwischen Vater und Sohn, deswegen habe ich gesagt, ne, ne spreche mal ruhig Deutsch,[I: mhm] und dann hat er mir erzählt, und jetzt rede ich mit ihnen öfter mal Persisch, aber sie sprechen, Deutsch mit mir.“ (M1:ir. 843-854)

„Am Anfang hat er Persisch mit den Kindern gesprochen und die konnten das auch, aber irgendwann mal haben die aufgehört mit ihm zu reden, weil die nicht alles verstanden (haben). (1072-1073) Eine Weile ging das gut, aber wegen sein Studium war er beschäftigt und immer am Lernen, dass die Kinder den Anschluss verloren haben. [I: mhm] Und wurde dann total schwierig. Weil er wollte einen guten Draht zu den Kindern behalten und wollte nicht, dass die Kinder nicht mehr mit ihm reden. Die haben ein bisschen verweigert auch. Eigentlich schade, aber ich glaube, das Grundgefühl für die Sprache haben sie schon.“ (F1:dt. 1086-1090)

Die zweisprachige Erziehung erfordert von den Eltern starke Konsequenz und damit verbundene Zeit, die die meisten Paare als Argument gegen die bilinguale Erziehung genannt haben.

„Das war ganz lustig dann als er so Kind war Kleinkind dann hat mein Mann auf, auf Persisch gesprochen und unser Sohn auf Deutsch aber die die haben sich unterhalten und es war immer Deutsch Persisch, Deutsch Persisch, weil er hat nie Persisch geantwortet, unser Sohn so aber das ging dann irgendwann vorbei als der zweite kam und der wollte gute Nacht Geschichten erzählen für beide und der nächste hat nichts verstanden und er musste übersetzten und die Phase hat er dann nicht durchgehalten dann und dann war er auch beruflich mehr weg.“ (F2:dt. 1410-1415)

„Finde ich schade, aber, für Kinder. (839-341) Also mein, mein Sohn konnte erstmal Persisch dann Deutsch. [I: mhm] Ich habe mehr Zeit gehabt.“ (M1:ir. 843-844)

„Meine Kinder, also mein Sohn versteht die persische Sprache, aber er kann nicht reden, meine Tochter weniger; ich habe einen Fehler gemacht, (dass) mit ihr nicht konsequent durchgezogen (habe).“ (M4:ir. 714-716)

In einem Interview wurde ersichtlich, dass sich die Eltern bei der bilingualen Erziehung bemüht haben, eine pädagogische Strategie zu entwickeln, jedoch das führte nicht zu einem erfolgreichen Ergebnis. Da stellt sich die Frage, aus welchem Grund das Kind das ablehnt, und ob es einen Zusammenhang zwischen Ablehnung aufgrund erlebter Diskriminierung oder mangelnder gesellschaftlicher Wertschätzung und Akzeptanz der Sprache gibt.

„Mit meiner Tochter, halbes Jahr habe ich gesprochen und sie hat zu mir gesagt: Papa sprich mit mir richtig, als ich mit ihr Persisch geredet habe.“ (M4:ir. 719-721)

„Wir haben das auch versucht mit unserem Sohn durchzuziehen, weil in B-Stadt gab es auch eine, ich weiß jetzt gar nicht, war das auch an der Volkshochschule mal so eine Informationswoche oder so eben auch über diese zweisprachliche Erziehung und äh das hatten wir eben versucht; Name1 sollte eben immer Persisch mit Name2 sprechen und ich eben Deutsch und äh bei Name2 hat er es noch ganz gut geschafft; Aber bei unserer Tochter ging es gar nicht mehr, die wollte das auch nicht, die hat es auch abgelehnt [I: mhm] die hat immer gesagt: sprich richtig mit mir, ich kann dich nicht verstehen; hat sie immer zu ihrem Papa gesagt.“ (F4:dt. 454-460)

Es sei darauf hingewiesen, neben sprachlicher Bereicherung für die Kinder, besteht ein weiterer Grund für die Bedeutung der bilingualen Erziehung, denn die Kinder mit dem binationalen Hintergrund gehören zu zwei verschiedenen Nationalitäten. Die Sprache ist ein Teil der personalen Identität, die sie im Erwachsenenalter möglicherweise vermissen bzw. suchen können.

„Ich habe es versäumt, ich bereue das auch jetzt, [I: ja] weil die mir Vorwürfe machen, die Kinder, ah, du hast das und das nicht gemacht.“ (M2:ir. 993-994)

7.7 Differenzierungsverstärkung

Im diesem Abschnitt werden individuelle Eigenschaften der Partner eingeordnet, die den Verallgemeinerungen und Stereotypen widersprechen bzw. nicht *nur* mit natio-kulturellen Zugehörigkeiten, sondern vor allem persönlichen Eigenschaften zu tun haben. Zu dieser Kategorie, die als ‚Differenzierungsverstärkung‘ bezeichnet wird, äußerten die befragten Interviewpartner unterschiedliche individuelle Wertvorstellungen. Diese Erfahrungen unterstützen den Grundgedanken, dass sogar innerhalb eines sog. Kulturkreises auch unterschiedliche individuelle Eigenschaften, Wertvorstellungen zu finden und die gute Argumente sind, Verallgemeinerungen, Absolutionen und Pauschalisierungen zu reduzieren bzw. ihnen vorzubeugen.

Im Kontext der PPT werden Menschen als Träger von bestimmten Eignungen betrachtet, die im weitesten Sinne als Fähigkeiten und Ressourcen zu verstehen sind. Inwieweit diese Fähigkeiten entwickelt bzw. entfaltungsbedürftig sind, hängt u.a. auch von sozio-kulturellen Aspekten ab. Dies bedeutet jedoch nicht, dass solche Vorstellungen allgemeingültig sind. Es mag sein, dass bestimmte Eigenschaften in einer Gesellschaft häufiger auftreten, jedoch ist eine schubladenhafte und absolute Haltung kritisch zu bewerten. Die Äußerungen der Paare beinhalteten vielfältige Argumente, die solchen Stereotypen widersprechen. Dazu erzählt eine interviewte Person Folgendes:

„Denn er war früher ganz schrecklich unordentlich, hat er gesagt und seine Mutter, die hat ihn halb verflucht und hat gesagt, ich wünsche dir, dass du mal eine Frau kriegst die, noch schlimmer ist als du und dann haben sie sich hinterher totgelacht, weil er gesagt hat, du hast recht, du hast mich verflucht und es ist genauso gekommen, wie du damals gesagt hast (I und F2 lachen) ich habe wirklich eine Frau gefunden, die noch schlimmer ist als ich." (F2:dt. 1114-1118)

Aus dem vorgelegten Interviewabschnitt ist der Eindruck zu gewinnen, dass Ordnungsverständnis sogar innerhalb einer Familie auch Abweichungen zeigen kann.

Die folgenden Beispiele sind weitere Argumente dafür, dass es durchaus auch möglich ist, mit orientalischer Herkunft pünktlich zu sein oder nicht immer das Geselligkeitsbedürfnis zu haben, so wie es in der Öffentlichkeit als Bild existiert. Eine deutsche Frau schildert ihre subjektive Wahrnehmung über ihren iranischen Mann wie folgt:

„Hier im Alltagsleben, er sagt, wenn er voraussichtlich was weiß ich wie spät kommt und es verzögert sich irgendwas, der würde anrufen [I: ok] der würde jetzt anrufen, [I: ok] wenn irgendwas Unvorhergesehenes kommt oder wenn er sagt, er ist dann und dann da, dann ist er dann da." (F2:dt. 1062-1064)

„Es ist schon ein bisschen unterschiedlich, denn da er denn ganzen Tag äh mit vielen Leuten zu tun hat an der Fachhochschule, ist er oft ganz froh, wenn er nach Hause kommt und seine Ruhe hat und dann hier in seinem Paradiesgarten und ein bisschen Garten rumprudelt und Füße hochlegt und dann ist er oft einfach damit ganz, ganz zufrieden [I: ok] und ähm; wenn ich eigentlich mehr oder weniger den Tag hier verbracht habe, bin ich schon ganz froh, wenn ich noch Leute sehe. (756-760) Also ich glaube, da sind wir auch unterschiedlich, da [I: ok] ich denke mal, ich bin kontaktfreudiger als Name1, er ist eher der abwartende Typ, der erstmal da sitzt und sich alles anguckt, ja und er macht sich immer lustig über mich und sagt immer, wenn ich einen Abend da wäre, ich wüsste die Lebensgeschichte von allen jedem der dann alle ihr Herz ausschütten (I lacht) das ist schon unterschiedlich."(F2:dt. 787-790)

Während nicht selten in der Literatur Unpünktlichkeit von Menschen mit orientalischer Herkunft als Ursache von Konflikten und kulturellen Unterschieden dargestellt wurde, lässt sich bei den befragen Interviewpartner nicht bestätigen, dass dieser Aspekt ein Konfliktthema in der Beziehung ist. Hinsichtlich des Verständnisses von Pünktlichkeit beschrieb ein iranischer Interviewpartner sie als eine wichtige Eigenschaft, die aus seiner Sicht als Zeichen der Zuverlässigkeit aufzufassen ist. In dieser Hinsicht schildert er die Pünktlichkeit wie folgt:

„Wenn derjenige einen GRUND hat wirklichen, es kann immer mal passieren, dann kann ich damit umgehen, aber wenn einfach so [...] M2: ja mit Ausrede, dann fühle ich mich auch nicht [I: ernst genommen] ERNST genommen und dann läuft das nicht mehr, wenn ich, ich habe auch keine Freunde, die alle, die bei uns herum sind auf alle ist Verlass und so muss es auch sein." (M2:ir. 703-708)

Die folgende Aussage einer befragten deutschen Frau unterstützt wiederum die Vorbeugung der Aussagen, dass bestimmte Eigenschaften zu bestimmten Nationen zuzuordnen sind. Sie beschreibt ihre eigene subjektive Wahrnehmung in Bezug auf Pünktlichkeit wie folgt:

„Ich bin ganz unpünktlich (I und F4 lachen) [I: ok] ich gehe auch immer erst auf den letzten Drücker los und äh komme dann immer angehetzt irgendwo hin und mein Mann geht immer ganz pünktlich weg." (F4:dt. 792-794)

In diesem Zusammenhang hat der Ehemann auch eine ähnliche Meinung bezüglich der Unpünktlichkeit seiner Frau. Dagegen erwähnt er als positive Eigenschaft seiner Frau die Gastfreundlichkeit, die im Allgemeinen als eine Eigenschaft den iranischen Kulturen zugeschrieben wird. Der Partner berichtet:

„Meine Frau ist unpünktlich, aber meine Frau ist sEHr gastfreundlich [I: ok] ne nicht das verstellt, sie ist auch von Natur her sehr gastfreundlich ne [I: ok ok] was das in unserer iranischen Kultur ausgeprägt ist ne [I: ok] aber nicht oberflächlich [I: nein, nein] sie ist tiefsinnig." (M4:ir. 478-480)

Als ein weiterer Punkt wurde die Kontaktfreudigkeit und Aufgeschlossenheit nicht ausschließlich als kulturelle Eigenschaft, sondern als eine individuelle Begebenheit wahrgenommen. Einigen befragten Personen nahmen dazu wie folgt Stellung:

„Also äh (2) ja diese Aufgeschlossenheit, aber das ist das hat ja nichts mit seiner Nationalität zu tun, [I: nein] sondern mit seiner Person selber, dass er sehr aufgeschlossen ist und ähm einfach ah äuf die Menschen zugeht." (F4:dt. 570-572)

„Nach AUßen bin ich kontaktfreudiger, ich kann auch Leute ansprechen, was ich auch ja berufsbedingt machen muss, meine Frau ist eher zurückhaltender [I: (??) ein bisschen] muss erst Vertrauen schaffen, ein Vertrauen schaffen und dann ist sie auch sehr kontaktfreudig zu Menschen, die sie kennt ist sie wahrscheinlich ja SEhr kontaktfreudig und offen." (M3:dt. 213-216)

Die dargestellten Interviewausschnitte dienten dazu, neben kulturellen Eigenschaften, auch persönliche und familiäre, schichtspezifische Besonderheiten mit zu berücksichtigen. Die Betonung auf Differenzierungsverstärkung und Vermeidung von allgemeingültigen Aussagen ist besonders in unserer vielfältigen Gesellschaft lebensnotwendig. Deshalb werden einige Eigenschaften, die einer bestimmten Kultur zugeschrieben werden, nicht mehr als eine ‚Orientierungsfunktion' haben, die aber den Einzelfall nicht generalisieren darf. Auch hier sei wieder auf das grundlegende Prinzip der PPT verwiesen, das Menschen als *Individuen* wahrnimmt.

7.8 Kulturelle Herausforderungen

Das Verlassen des Herkunftslandes und des gewohnten sozialen Umfelds, wie Familie, Freunde, Verwandten und damit einhergehend eine neue Orientierung mit neuen Eindrücken können für Migranten zunächst als Herausforderung empfunden werden. Migranten werden hier manchmal in eine konfliktreiche Situation versetzt, denn es wird möglicherweise eine neue Verarbeitung und Interpretation der eigenen Wertvorstellungen verlangt. Dieser Prozess ist dadurch gekennzeichnet, dass die bisherigen Normvorstellungen und Sozialisationserfahrungen in Frage gestellt werden, begrenzte Sprachkompetenz oder Unzulänglichkeit der Zweitsprache als Überforderung gilt und als stressgeladene Überlastung empfunden werden kann. Wie im folgenden Abschnitt der vorliegenden Studie näher erläutert wird, ist die Bedeutung der Kommunikations- und Sprachkompetenz nicht zu unterschätzen (siehe Kap. 8.1.4).

Hecht-El Minshawi (1988) macht in ihrer Studie die Aussage, dass z.B. deutsch-islamische Paare in weitaus stärkerem Maße mit kulturellen Unterschieden konfrontiert werden.

In diesem Zusammenhang wurden deshalb die Interviewpartner danach gefragt, welche Rolle kulturelle Unterschiede beim jeweiligen Partner als potenzielle Elemente bei der Entstehung von Konflikten spielen und wie die beiden Partner es geschafft haben, diese zu lösen. Es sei darauf hingewiesen, dass Unterschiede und Konflikte grundsätzlich in jeder partnerschaftlichen Beziehung nicht vermeidbar sind. Zudem können – wie der Paartherapeut Willi (2000) betont – Reibungen auch die Entwicklung in der Partnerschaft fördern (siehe Kap. 3.5). Allerdings können auch bei einer binationalen Partnerschaft Reibungen vorkommen, die möglicherweise mit der Größe der Diskrepanz von Wertesystemen begründet werden, ohne dass sie unbedingt mit Kultur zu tun haben müssen. Sie können dann auch in der Dynamik der Paarbeziehung eine Rolle spielen.

Bei den befragten Paaren der vorliegenden Studie wurde deutlich, dass Konflikte und Auseinandersetzungen variieren. Es ist jedoch *nicht* möglich, eine allgemeingültige Hypothese in der Weise zu bilden, dass Konflikte ausschließlich auf kulturelle Verschiedenheiten zurückzuführen sind, wie dies in der relevanten Literatur für bikulturelle Partnerschaften oft behauptet wird. Es ist zu beachten, dass die Partner in ihrer binationalen Ehe den jeweils anderen in seinem *individuellen Anderssein* verstehen und akzeptieren und nicht *nur* als Träger von kulturellen Eigenschaften sehen. Bei der Frage, welche kulturbedingten Auseinandersetzungen bei den Paaren vorkommen und wie diese bewältigt werden, haben die meisten Paare ihre Konflikte als eine alltägliche, aber nicht schwerwiegende Angelegenheit, charakterisiert.

In diesem Zusammenhang wurde bei den befragten Partnern deutlich, dass einige kulturelle Aspekte, die als Unterschiede (die in jeder Paarbeziehung vorhanden sind) zu bewerten sind, nicht zwangsläufig als Konfliktpotenzial dargestellt und bewertet wurden. Gleichzeitig werden die individuellen Lebensgeschichten und die persönlichen Eigenschaften, die bei den Herausforderungen eine Rolle spielen, differenziert betrachtet und beschränken sich nicht – wie die folgenden Aussagen deutlich machen – auf kulturelle Verallgemeinerungen:

„Ich glaube, dass man nicht umsonst sich getroffen hat und bestimmte Dingen an diesem Menschen lernen, mit diesem Menschen lernen soll." (F1:dt. 784-785)

„Ich denke, es haben ja [I: jeder normale] ob Deutsche oder Engländer; das haben Mann und Frau immer, also das ist für mich keine Frage von Kultur, nein, nein." (M3:dt. 468-469)

„Einfach die tägliche Auseinandersetzung. Natürlich ist da auch ein kultureller Unterschied oder Sachen aus der Kindheit, sie man mitnimmt. (393-395) Ich glaube, wir sind zwei unterschiedliche Persönlichkeiten und beide auch dominant, oder ob man sagen kann dominant. [...] Aber wenn die beide Persönlichkeiten haben und dann gerät man öfter an einander. Aber wenn man darüber miteinander redet, haben wir bis jetzt geschafft." (F1:dt. 901-907)

„Das war dann eigentlich eher Kleinigkeiten aber nicht, nicht was, was ich als wirkliche Schwierigkeit bezeichnen würde." (F2:dt. 1505-1506)

„Und ähm klar hat jeder seine Kultur und aber das wie gesagt das kann ja auch eine Bereicherung sein oder WAR ja auch eine Bereicherung von beiden Seiten denke ich mal [...] ja und von daher ähm nein und ich denke mir, wenn man also, ich denke das ist ja bei jeder Partnerschaft, man muss sich da immer auf irgendwelche bestimmten Sachen EINlassen, also das ist ja äh nie so EINfach ne das ist ja immer." (F4:dt. 1044-1049)

„Oder der Keller ist voll mit ..., ich möchte am liebsten alles weg schmeißen. Weil ich denke, wenn ich zu viel habe, dann habe ich keinen Überblick mehr, über was ich habe. Aber das ist menschbedingt und das hat NIchts mit Kultur zu tun." (F1:dt. 874-876)

Bei den differenzierten Äußerungen der Interviewpartner wurden dennoch einige Aspekte erwähnt, die als kulturell bedingte Gewohnheiten interpretiert werden können. Anzuführen ist hierbei die Erklärung, dass diese Aspekte jedoch nur ausschlaggebend für Unterschiede zu verstehen sind, und nicht als Konflikt interpretierbar sind. Ein Ziel dabei ist, die in der Literatur oft zu findenden Aufzählungen von Konflikten und Herausforderungen, die durch binationale Partnerschaften und insbesondere mit bestimmten Konstellationen entstehen sollten, zu hinterfragen.

7.8.1 Ehrlichkeit und Höflichkeit

„Eine freundliche Zunge ist ein Magnet für die Menschenherzen." *(Bahá ú lláh)*

Ein wichtiges Instrument für zwischenmenschliche Kommunikation ist die Sprache und die Art und Weise, in welcher Form Informationen vermittelt, verarbeitet, kodiert und wahrgenommen werden. Mit anderen Worten handelt es sich um die Frage, ob die Senderqualität der Empfängerqualität entspricht, wie im theoretischen Teil der Arbeit bereits ausführlich diskutiert wurde (siehe Kap. 2.3). Während in einigen Kulturkreisen eher in einer indirekten Form kommuniziert wird bzw. ein anderes Höflichkeitsverständnis vorhanden ist, bevorzugen Mitglieder anderer Kulturen eine direkte Kommunikationsart. Dies kann dazu führen, dass das Mitglied einer Kultur, in der tendenziell eine direktere Kommunikationsart bevorzugt wird und mit der anderen Form der Kommunikation nicht vertraut ist, einen Wunsch, der gleichsam *„durch die Blume"* ausgedrückt wird, nicht als solchen versteht. Umgekehrt kann eine direkte Art der Kommunikation für eine Person, die nicht damit vertraut ist, direkt zu kommunizieren, erschreckend und ungewöhnlich sein. Wie im theoretischen Teil der Arbeit erläutert wurde, kann in der Anfangsphase der Einwanderung eine Umstellung stattfinden. Dazu drückt sich ein Interviewpartner wie folgt aus:

„Als ich nach Deutschland kam am Anfang, habe ich öfter gemerkt, die Deutschen sind unhöflich. Ich habe Antwort bekommen, sie sind ehrlich. Was hat Ehrlichkeit mit Höflichkeit zu tun? Nichts. Man kann ehrlich aber höflich sein; man kann Schönheit schaffen." (M1:ir. 713-716)

Die PPT betrachtet die Mischung bzw. Kombination der beiden wichtigen Eigenschaften als eine Chance für individuelle Entwicklung, unabhängig von kultureller Zugehörigkeit. Aus den Daten der Interviews sind allgemein zwei Aspekte zusammenzufassen: Einerseits die allgemeine Wahrnehmung der Kommunikationsart in der jeweiligen Herkunftskultur und andererseits die Differenzierung, die kritische Sichtweise der eigenen kulturellen Gewohnheiten und gleichzeitig die Integrationsfähigkeit neuer Eigenschaften, die durch eine neue soziale Umgebung und interkulturelle Begegnungen innerhalb der Partnerschaft mehr gefördert werden können.

Die Befragung der deutsch-iranischen Paare zeigte, dass eine indirekte Kommunikationsart und eine eher mittelbare Äußerung von Wünschen genauso wie Ausdrucksformen von Höflichkeit teilweise kulturbedingt sind. Im weiteren Verlauf dieses Abschnittes wird ersichtlich, dass interessanterweise die Mitglieder der jeweiligen Herkunftskultur die einseitige Kommunikationsstrategie als lästig betrachten. Überwiegend wurde die Art der indirekten Kommunikation – *durch die Blume* – im Iran als belastend empfunden.

Dieser Aspekt wird hier thematisiert, um zu verdeutlichen, einerseits welche kulturellen Unterschiede im Rahmen dieser Untersuchung bei deutsch-iranischen Paaren herausgefunden wurden und andererseits wird ersichtlich, dass dieser Unterschied dazu führt, ein neues Bewusstsein über die eigene Kommunikationsart zu bekommen und wie dies bei den Partnern zur individuellen Entwicklung beitragen kann.

„Äh ich bin selber ziemlich direkt [I: ok] darum muss ich da eher aufpassen, dass ich andere Leute mit der äh mit das ich da nicht zu brutal bin, da muss, da muss ich immer ein bisschen aufpassen. Ich kann da ganz gut mit umgehen" (F2:dt. 1190-1192)

In dieser Hinsicht äußerte sich eine befragte Frau: *„hier ist man vielleicht ein bisschen plumper" (F1:dt. 933).* Dies bedeutete jedoch, dass die Paare es als Unterschiede empfunden haben und nicht als eine Herausforderung, wie folgende Aussage von einem befragten Interviewpartner deutlich macht:

„Ich bin nicht unhöflich, aber er ist, ich glaube, höflicher. [...] so bin auch ziemlich höflich, glaube ich, aber manchmal, die Art, wie ich rede vielleicht ein bisschen (1). Auf jeden Fall nicht so, wie ihm manchmal gefällt." (F1:dt. 913-919)

Wie bereits erklärt wurde, entstand der Eindruck, dass hauptsächlich die durch die Blume geäußerten Wünsche und indirekten Kommunikationsarten die beiden Partner im Iran als umständlich empfunden haben. Dieselbe befragte Person weist an anderer Stelle darauf hin: *„Was ich auch manchmal übertrieben fand, das Tarof." (F1:dt. 155)* In diesem Kontext war ein weiterer Interviewpartner der Ansicht, dass dieses *„Spielchen"* nicht innerhalb der Familie stattfindet, sondern eine kulturelle Eigenschaft ist, die außerhalb der Familie abläuft, wie folgende Abklärung das deutlich macht:

„Ja Tarof, also Höflichkeit finde ich völlig, das ist eine ganz andere Geschichte [I: ja] das ich das erwarte ich auch und das möchte ich auch sein anderen gegenüber aber dieser Tarof das geht mir auf [I: ist Heuchelei] das geht mir einfach zu weit das geht mir zuweit und da hab ich echt ein bisschen Schwierigkeiten. Ich hab mich da zwar schon etwas angepasst und mache mit, weil ich die Leute nicht verletzen möchte; mache ich dann mit und ich weiß was man in welchen Situationen sagt und ich sag das dann auch jedenfalls bestimmten Leuten gegenüber wo ich weiß das die das wichtig finden aber was mir wirklich zu weit geht was ich wirklich blöd finde, es gibt viele Leute die sagen (pers. Wir machen kein Tarof) und die die das sind ausgerechnet ähm, sind das welche die doch sehr darauf achten, es gibt zwar auch welche die sagen (pers. Wir machen kein Tarof) und dann ist es alles ganz locker und kommt, schön wir brauchen jetzt nicht sowas zu machen aber [...], kriegen Sie eben keinen Kuchen [I: fertig] wenn sie sofort nein sagen [I: genau] Pech gehabt aber, wenn ich jetzt im Iran wäre, dann wäre ich natürlich dann würde ich dreimal fragen, dann ich mache das einfach mit, weil ich denke, ok die Leute sind das so gewöhnt, die kennen es nicht anders. [...] Ah, wir machen da jetzt mit Name1s Familie; wir machen da Spielchen draus, das finde ich jetzt auch nicht bei denen, ne, in der engsten Familie ist das sowieso nicht so." (F2:dt. 1156-178)

Eine weitere befragte Person berichtete über ihre eigenen Erfahrungen in diesem Kontext:

„Bisschen oberflächliche Höflichkeit, diese Tarof. […] Also um nochmal auf dieses persische Tarof äh zurückzukommen, das ist ja, ich weiß es ja mittlerweile, dass das also ich kann es ein bisschen einschätzen und manchmal finde ich es dann auch lUStig und sage dann machst du jetzt Tarof oder ist das wirklich so, ja also ich kann das ja jetzt so ein bisschen unterscheiden; aber es ist schon so ähm, dass das äh ja das ist auch unterschiedlich ob das hIEr ist oder im Iran also im Iran ist das ja ÜBlich es gehört irgendwie daZU meine ich jedenfalls oder so habe ich es erfahren [I: ja ja] ich sage es mal so, so habe ich das erfahren und ach ja iss doch mal noch und mach doch mal und noch was und setz dich und so weiter und so fort und obwohl es das gar nicht oftmals gar nicht so gemeint ist [I: ok] und ähm oder wenn ich dann äh äh oder ja irgendwann hat mein Mann das dann übersetzt und hat gesagt wenn ich sage ich mÖchte nichts mehr essen also hat mich jetzt zitiert wenn ich sage ich will nichts mehr zu essen, dann brauchen sie mich auch nichts noch mal zehn Mal zu fragen dann will ich auch nichts mehr. Das ist in Deutschland so üblich.“(F4:dt. 846-869)

Wie schon bereits erwähnt wurde, betrachten die befragten Personen mit iranischer Herkunft einigen Eigenschaften in der Herkunftskultur kritisch – z.B. die Art und Weise durch ‚die Blume zu reden‘ oder teilweise unehrliche Äußerungen (sog. ‚Tarof‘). Diese Einstellung wird im weiteren Verlauf thematisiert.

Im Zusammenhang mit dem Höflichkeitsverständnis war ein iranischer Interviewpartner der Ansicht, dass Höflichkeit als eine Eigenschaft nicht mit Heuchelei oder unehrlicher Äußerung mit etwas Negativem zu verwechseln ist. Wie im folgenden Beispiel deutlich wird, betrachtet ein befragter Interviewpartner die beiden Eigenschaften als notwendige Fähigkeiten in den zwischenmenschlichen Beziehungen:

„Also, Tarof bezeichne ich sowieso nicht als Höflichkeit. Ist eine Eigenschaft. Hat mit Höflichkeit nicht zu tun. [I: Ok] Höflichkeit ist, dann, wenn Sie rein kommen und stehe ich für Sie auf. Das ist Höflichkeit. [I: Ok] Ich mache auch nicht Tarof in dem Fall. Das hat nicht damit zu tun.“ (M1:ir. 694-697)

Während die übertriebene Höflichkeit als Heuchelei oder Unehrlichkeit kritisch zu betrachten ist, ist die fixierte Ehrlichkeit auch in manchen Situationen verletzend. Der folgende Interviewausschnitt erleuchtet diese Erklärung:

„Das war eine Geburtstagsfete und dann hat ein Junge, also ein Student war ein Freund von mir, bis heute schmiere ich das bei ihm auf das Butterbrot, sagt man und er hat zu einer Frau gesagt: „Geh weg, du stinkst!“ und sie sagte ja, ich habe momentan eine Wohnung und habe keine Dusche und ich muss einmal die Woche oder alle drei Tage in das Wohnheim gehen und da mich duschen und, und damit bin ich nicht fertig geworden […] und DIEser Mann ist ein guter Freund von mir und bis HEUte erwähne ich ab und zu mal; ich sage, weißt du, was das ist? Er sagt Name1 ich weiß nicht, ob ich damals besoffen war, oder vergiss es, ich sage, nein, das kann ich nicht vergessen und von daher, es gibt Situationen, ich sage einfach nicht meine ehrliche Meinung.“ (M2:ir. 813-821)

Die weiteren Interviewpartner äußern sich ebenfalls dazu:

„Nach dreißig Jahren mache ich viel falsch, wenn ich im Iran bin. Die Leute lachen und [I: aber] aber mit Tarof kann ich nicht umgehen [I: ok und] diese Heuchelei bezeichne ich als Heuchelei, ja. (776-778) Habe ich auch oft gehabt, dass die Leute aufgestanden sind und wollten gehen und dann bin ich sofort aufgestanden und später hat man mir gesagt, nein, du darfst doch nicht da; da musst du sagen (?) bleiben Sie sitzen und so. Ich wusste das nicht; wir wollten essen gehen am Abend, meine Frau hat draußen gewartet und dann kommt meine Tante und ihr Mann und dann sagt mein ältere Bruder, nein, sie dürfen nicht, wir essen hier zusammen; das Essen ist gleich fertig und als sie weg waren, habe ich gesagt, was erzählst du denn. Wenn sie gesagt hätten, ok dann essen wir hier, was hättest du dann gemacht. […] mit sowas komme ich nicht zurecht." (M2:ir. 785-792)

„Wenn ich im Iran bin, sagen sie: „Ich bin Deutscher geworden", [I: ok] weil sind diese, wenn sie zu mir sagen, „komm zu mir vorbei, trink Tasse Tee" in Iran als Tarof, gEhe ich dahin, sage ok, ich komme zu dir, ne. Diese Tarof, das stört mich [I: Das stört Sie?], (Iraner), die hier lange sind dann wie gesagt [I: wissen sie einfach] genau, aber wenn zu Besuch Iran bin, versuche ich die Tarof umzuwandeln. […] Also die Leute, die mich kennen, sagen sie: ich bin zu direkt […], wenn ich in Iran bin, sagen sie, Name2 ist zu direkt [I: ok] und dann sage ich manchmal ins Gesicht von Menschen, wie ich das halte, von Menschen ne [I: ok] wie ich das dafür halt ne und dann drum herum rede ich nicht so viel […], im Iran war ich auch so [I: ok] ne [I: ok ok] weil es eine deutsche manchmal Mentalität ist, das direkt." (M4:ir. 573-598)

„Allgemein lege ich Wert darauf, wenn nicht übertrieben ist [I: mhm] und zum Teil finde ich bisschen übertrieben [I: genau] also in MAßen ist gut, aber nicht so wie in Iran [I: ok das meinte ich] also das nein das ist mir zu viel. […] also ich möchte niemanden verletzen [I: ok] äh vielleicht in der Beziehung bin ich nicht so direkt wie mein Mann [I: ok] er ist dirEKter als ich [I: ok ok] ja weil ich habe schon durch meine Tradition gelernt [I: man sollte gewisse Höflichkeit zeigen] gewisse Höflichkeit, aber begrenzt nicht so übertrieben." (F3:ir. 474-489)

Dies kann als ein Beweis dafür verstanden werden, dass kulturelle Unterschiede nicht ausschließlich zu Konflikten führen. Vielmehr betrachten die Paare die Integration einiger neuer Eigenschaften, wie z.B. Differenzierung, als positiv und bereichernd. Sogar in der Erziehung der Kinder wird versucht, die positiven Elemente der jeweiligen Kultur einzubeziehen, wie folgender Interviewausschnitt deutlich macht:

„Auch immer freundlich und setzen sich oft dazu, wenn wir Gäste haben, dass auch mit uns essen erst mal und ich sehe bei vielen Freunden oft, dass die Kinder dann weg sind oder sie kommen nicht dazu oder die geben die Hand nicht. Die sind nette Kinder, aber ich merke, diese Höflichkeiten bei denen fehlen. […] Und das finde ich auch manchmal schade." (F1:dt. 1060-1064)

Die weiteren Ansichten der Ehepartner sind in diesem Zusammenhang eindeutige Argumente dafür:

„Ich bin nicht unhöflich, aber er ist, ich glaube, höflicher. (913) […] Weil man eine andere Art zu reden hat, hier ist man vielleicht ein bisschen plumper, aber meinen sie nicht böse [I: Ja] Das ist die Art, wie man sagt, wenn man auf Persisch übersetzen würde, wäre ganz schlimm, aber hier ist das nicht so schlimm, das hat, das kommen auch Missverständnisse, am Anfang öfter so. Jetzt geht wohl, aber am Anfang hatten wir solche Missverständnisse." (F1:dt. 933-936)

„Also, ich denke äh äh eine gewisse HÖFlichkeit, das erwarte ich auch von meinen Kindern, das erwarte ich auch von mir selber, wenn ich Besuch habe oder wenn ich irgendwo hin komme und wenn ich Gast bin und so weiter und so fort. Dann ähm gibt es eben bestimmte äh, sage ich mal Richtlinien und eine gewisse Höflichkeit und ähm oder auch am Telefon oder wie auch immer und ähm das erwarte ich schon, aber dann auch wirklich EHRlich Höflichkeit." (F4: dt. 846-882)

„Also doch, das versuche ich schon, aber ich glaube meine Frau ist manchmal da höflicher als ich, denke ich mir. [I: ok ok] Da ist schon ein kleiner Unterschied, [I: ok] das ist so […] manche Dinge würde sie nicht so sagen, wie ich das, mehr Rücksicht nimmt" (M3:dt. 356-370)

„Das manchmal bei Deutschen genervt, dass sie so diese übertriebene Ehrlichkeit bei jüngeren Leute, bei älteren Leuten ist eigentlich nicht so. [I: ne, gestimmt] Das ist die jüngere Generation, das hat mit Egoismus zu tun und [I: Rücksichtslosigkeit] das hat vielleicht mit 68er Jahren zusammen, ich entfalte mich, ich lebe mein Leben und ich tue, was ich will. [I: nur an sich selbst denken] das fand ich selber auch oft nicht gut, das zeichnete, dass bei meinem Mann anders war, dass er viel aufmerksamer war, viel höflicher (425-430) Auf dem Ort1 ist er, denke ich der Beste …, und auch höflich und großzügig. […] Die freuen sich, die Leute, wenn sie zu uns kommen." (F1:dt. 665-666)

Die angeführten Beispiele verdeutlichen, dass einerseits einige Eigenschaften als kulturelle Unterschiede zu verstehen sind und gleichzeitig wird deutlich, dass sie nicht unbedingt *nur* als Konfliktpotenziale, sondern als bereichernd zu sehen sind und ihre Bedeutung vielfach in der Literatur unterschätzt wurde.

7.8.2 Bildung als sozialer Status

Ein weiterer Punkt, der von den Interviewpartnern erwähnt wurde, war die besondere Bedeutung von Bildung und materiellem Vermögen als Indikator des sozialen Status. Nach Angaben der meisten befragten Paare lassen sich Unterschiede im Zusammenhang der Bedeutsamkeit von Bildung und schulischen Leistung als ein wichtiger Aspekt bei der Kindererziehung und als Stellungnahme zur Identität feststellen. Da die befragten Interviewpartner mit iranischer Herkunft Hochschulbildung genossen haben, hat sich herauskristallisiert, dass die Bildungsförderung der Kinder für sie einen besonderen Wert hat. Eine deutsche Frau berichtet ihre eigene Erfahrung in Bezug auf die Bedeutung von sozialem Status im Iran:

„Die Menschen im Iran, die gucken ja auch auf die Dinge, wie z.B. [übersetzt: Herr Dr., Herr Ingenieur] oder so ähnlich. (I: lacht) Mein Neffe ist in Amerika, das und das, er macht das und das.“ (F1:dt. 609-611)

Obwohl das soziale Prestige und die Bedeutung des sozialen Status nicht nur in bestimmten Kulturkreisen eine Bedeutung haben, zeigte sich dennoch bei den befragten Interviewpartnern, dass der Bildungsstand und materielles Vermögen einen besonderen Wert für sie haben. Es sei in diesem Zusammenhang darauf hingewiesen, dass Migranten iranischer Herkunft überwiegend durch ihre familiäre Sozialisation aus bildungsnahen Schichten kommen bzw. Bildung als sozialem Status eine besondere Bedeutung beimessen[67]. Dieser Aspekt kann aufgrund gesellschaftlicher Barrieren und bedingt durch Nachteile für Migranten mehr Bedeutung bekommen und eine Schutzfunktion übernehmen. Folgende Aussage von einem Interviewpartner macht diese Sichtweise deutlich:

„Da habe ich gemerkt, ah wenn du unten stehst finanziell, dann wirst du auch nicht richtig wahrgenommen, wie du was du im Kopf hast.“ (M2:ir. 1065-1066)

„Ich hab viele Leute in meinem Leben gesehen, die haben mit dem Studium angefangen, nach ACHT Semestern aufgegeben, aufgehört sowas kann ich nicht verstehen, die waren deutsche Freunde, die hatten Eltern, die bekamen BAföG und ACHT Semester studiert und dann aufgegeben, ich meine, wenn jemandem irgendwas nicht gefällt, das ist nach einem Semester klar: „Ne: das liegt mir nicht.“ Das kann ich verstehen, aber [I: nach acht Semester] acht Semester studieren [...] so läuft nicht hier, nicht bei mir und nicht bei meinen Kindern.“ (M2:ir. 945-952)

Wie schon darauf hingewiesen, kann dieser Aspekt auf die Dynamik der Partnerschaft wirken, wenn die beiden Partner in dieser Hinsicht eine unterschiedliche Einstellung haben. Dennoch sind die Ursachen auch hier nicht *allein* bei kulturellen Verschiedenheiten zu suchen. Viele Studien belegen, z.B. eine Studie vom Wissenschaftszentrum für Sozialforschung in Berlin (WZB), dass soziale Herkunft ein entscheidender Faktor für die Aufstiegschancen der Kinder ist. In bildungsnahen Schichten wird unabhängig von der ethnischen Herkunft der Kinder mehr auf die Bildung der Kinder geachtet. Gleichzeitig ist zu beachten, dass auch die gesellschaftliche Struktur einen großen Anteil an der Bildungsverteilung hat. Es stellt sich die Frage, ob die qualifizierten Menschen mit Migrationshintergrund die gleichen Chancen für eine Arbeitsstelle haben wie die einheimischen Deutschen und ob dies als selbstverständlich wahrgenommen wird, sonst kann das Bedürfnis nach Akzeptanz und Anerkennung die Bedeutung des persönlichen sozialen Status

---

[67] In einem Forschungsprojekt stellte das KFN fest, dass Kinder aus asiatischen Ländern und Kinder mit iranischer Herkunft sehr gute schulische Leistungen zeigen. Nach diesen statistischen Daten beenden 56,9% der Kinder iranischer Herkunft das Gymnasium. Die Kinder afghanischer Herkunft und die einheimischen Deutschen stehen nach dieser Studie durchschnittlich mit 35,4% und 26,3% in der Mitte. Kinder mit türkischer und libanesischer Herkunft schließen jeweils zu 16,1% und 9,3 die Schule mit Abitur ab. (vgl. Mitschrift des Vortrages von Christian Pfeiffer am 30. September 2010 in PFL der Stadt Oldenburg).

verstärken. Als Folge können ein akademischer Abschluss und Bildung mehr Gewicht bekommen. Nachfolgend werden Interviewsequenzen herangezogen um Standpunkte aufzuzeigen, die auf die Bedeutung dieses Aspektes verweisen.

„Iraner sind auch sehr empfindlich, sehr sensibel und stolz, und wenn er davon weniger gehabt hätte, wäre das Leben für ihn vielleicht leichter gewesen. [...] Das hängt vielleicht mit der Geschichte zusammen, kann sein, mit der Geschichte der Iraner, und natürlich mit seiner eigenen Geschichte, dass er wenige Erfolgserlebnisse hatte. (574-579) Dass er endlich Ingenieur ist und arbeitet er auf (Ort 1) Das ist nicht einfach." (F1:dt. 610)

Dieser Aspekt spielte auch bei dem Erziehungskonzept der Kinder eine bedeutende Rolle. In diesem Zusammenhang wurden die Interviewpartner gefragt, welche Rolle die schulische Leistung in der Kindererziehung spielt.

„Ich sehe das manchmal ein bisschen lockerer und ähm (3) ja das ist dann oft mal so ein Konflikt, ne, also zum Beispiel ich sage auch immer, es muss nicht jeder Akademiker werden, äh von mir aus können die Kinder auch einen BeRUF ausüben; ich habe auch nicht studiert und ähm die können auch in ihrem Beruf glücklich werden; die müssen nicht unbedingt studieren und das ist für ihn also vÖLLig außer Diskussion." (F4:dt. 937-941)

„Leistungsorientierter ist Name1, das ist eher jetzt was so Schulnoten angeht und so denke ich doch, dass ist er ... (1251) Für die Kinder möchte er am liebsten natürlich, dass die äh soweit wie möglich kommen und früher war es immer nur so ein doofer Spruch immer so dahin gesagt unser ältester Sohn, als der noch in der Schule war und recht klein war, da hat er schon manchmal gesagt ach Name3 du wirst Gehirnchirurg, aber das waren solche Sachen, die er vom Iran kannte von zu Hause, was alle Eltern oder alle Väter möchten, dass ihre Söhne entweder Ingenieur oder Arzt werden so und dann kommen dann schon diese, diese iranischen dieser iranische Hintergrund." (F2:dt. 1286-1290)

„Aber sie ist auch sehr leistungsorientiert, vor allen Dingen, was dann so Sachen angeht, dass die Tochter die Hausaufgaben ordentlich macht, dass sie (I: Kann man auch als) die ganzen Verpflichtungen einhält. [I: Das ist auch eine Art von Leistung] Da ist sie eigentlich mehr diejenige, die mehr leistungsorientiert ist." (M5:dt. 349-351)

Zusammenfassend lässt sich feststellen, wenn der Elternteil mit iranischer Herkunft eine Hochschulbildung genossen hat, wird die Bedeutung der Bildung als soziales Prestige sichtbar. Gleichzeitig wird der Hochschulbildung eine verstärkte Bedeutung in der Erziehung der Kinder beigemessen.

8. Darstellung und Analyse der Ressourcen und psychodynamischen Aspekte

8.1 Ressourcen: Beziehungs- und Handlungsfähigkeiten

„Betrachte den Menschen als ein Bergwerk, reich an Edelsteinen von unschätzbarem Wert."(Bahá ú lláh)

Wie schon im theoretischen Teil der Arbeit erläutert wurde, soll in Zukunft mehr Aufmerksamkeit darauf verwendet werden, welche Ressourcen und Entwicklungsfähigkeiten durch die interkulturelle Begegnung ermöglicht werden können. Dieser Grundgedanke unterstützt den folgenden Teil der vorliegenden Forschung. Im nächsten Abschnitt werden die Fähigkeiten aufgelistet, welche die Paare als Handlungskompetenz besitzen oder im Laufe der Beziehung entwickelt bzw. weiter vertieft haben,. Diese vorhandenen bzw. neu erworbenen Ressourcen sind nicht ausschließlich *nur* auf die kulturellen Unterschiede zurückzuführen, sondern auch zum Teil auf *individuelle* Persönlichkeitsmerkmale und dyadische Interaktion zwischen Partnern, die nicht mit einem anderen Paar identisch bzw. vergleichbar sind. Das unterstützt eine differenzierte und feinfühlige Sichtweise bei der Analyse und Interpretation von Fähigkeiten und Konfliktpotenzialen in jedem Paarsystem. Es sei hier darauf hingewiesen, dass die folgenden aufgelisteten Ressourcen und Kompetenzen nicht zwingend bei allen Paaren vorhanden, sondern bei verschiedenen Paaren mit unterschiedlicher Intensität ausgebildet sind.

8.1.1 Toleranz, Akzeptanz und Kompromiss

Durch die Konfrontation mit einem Partner, der an andere kulturelle Orientierungssysteme und Handlungsmuster gewöhnt ist, besteht die Möglichkeit und Chance, sich mit den unterschiedlichen Lebensgewohnheiten und kulturellen Differenzen auseinanderzusetzen und anhand der Vielschichtigkeiten sich selbst weiterzuentwickeln. Paare, die in einer binationalen Beziehung leben, lernen nicht schnell aufzugeben, sondern hartnäckig an der Gestaltung einer gemeinsamen Beziehungsbasis zu arbeiten. Beck-Gernsheim weist im Zusammenhang mit national gemischten Familien darauf hin, dass Menschen in binationalen Partnerschaften durch die Erfahrungen ihrer Partner und Kinder zu einer neuen Wahrnehmung ihrer Umgebung befähigt werden (vgl. Beck-Gernsheim 2000, S. 169).

Ein wichtiger Punkt in einer binationalen Partnerschaft besteht darin, den Partner sowohl in seiner *individuellen* Einzigartigkeit als auch in seinen *kulturbedingten* Handlungen zunächst zu akzeptieren und gleichzeitig die beiden Aspekte von einander zu unterscheiden. Dieser Akzeptanz wurde von den meisten Befragten als eine wichtige Voraussetzung für einen konstruktiven Dialog und ein zufriedenes gemeinsames Leben betont. In Bezug auf individuelle Eigenschaften des Partners hat eine befragte Person geäußert:

„Manchmal erinnert er mich an meine Mutter, weil er jeden anquatscht. Meine Mutter hat immer alle Leute angequatscht. (I lacht) und geredet und geredet und das tut er auch (I lacht) manchmal nervt es mich, aber manchmal finde ich auch lustig." (F1:dt. 531-533)

Aus dem dargestellten Interviewausschnitt kommt deutlich hervor, dass bestimmte Charakterzüge des Partners als individuelle Eigenschaft aufgefasst und interpretiert werden und nicht als allgemeines kulturbedingtes Spezifikum. Wie bereits erwähnt, sind neben individuellen Besonderheiten des Partners, die grundsätzlich bei jedem Individuum zu finden sind, Eigenschaften bei einem Partner in einer binationalen Partnerschaft vorhanden, die auf kulturelle Verschiedenheiten zurückzuführen sind. Bezogen auf die kulturbedingten Handlungen und Festlichkeiten in einer binationalen Partnerschaft ist die Bereitschaft Toleranz zu zeigen, zentral und essentiell. Die gewonnene Toleranz ist als neue Beziehungs- und Handlungsfähigkeit zu verstehen, wie eine interviewte Person es ausdrückt:

„Also erst mal finde ich, dass man durch eine solche Partnerschaft ja an Toleranz gewinnt. Toleranz gegenüber anderen Kulturen. Dass man merkt: "Aha, es gibt nicht nur äh unser [...] (I lacht) und unsere katholische Religion, sondern es gibt andere Kulturen mit anderen [I: Sichtweisen] Sichtweisen, anderen Sitten und Gebräuche. Es gibt andere Religionen, die vielleicht genauso richtig sind oder auch nicht richtig." (F1:dt. 372-375)

Es kommt nicht selten vor, dass in der (binationalen) Paarbeziehung entweder einer oder die beiden Partner sich bemühen, den anderen entsprechend eigener Vorstellungen und Erwartungen zu ändern. Eine interviewte Frau erwähnt in dieser Hinsicht:

„Ja ich glaube, das hat bei mir länger gedauert, ich glaube, er hat von Anfang an, hat er mich so genommen, wie ich bin, das fand, das war auch das, was ich von Anfang an toll fand [I:ok] von, von diesen ganz ganz Anfangsfragen das gehörte eigentlich noch [I: dazu] das gehörte eigentlich noch dazu, genau, dass ich von Anfang an das Gefühl hatte, der lässt mich auch einfach so sein, wie ich bin auch, wenn es zwischendurch mal, wenn er sich dann auch mal ärgert oder sagt ach Name2 jetzt lass mich doch mal ausreden und du redest immer dazwischen und so was." (F2:dt. 966-971)

In Bezug auf die Akzeptanz des Partners in seiner sowohl individuellen Einzigartigkeit als auch kulturbedingten Eigenschaften war der Ehemann einer befragten Person dieser Ansicht:

„Ich äh finde es schlimm, wenn die Menschen versuchen andere Menschen zu ändern [...] die Person, das ist auch MEIne Philosophie und das habe ich von meinem Vater; sobald einer anfängt damit, den anderen umzuerziehen, dann bricht alles zusammen. [...] deswegen wollte ich immer sie so, wie sie IST so wie ich sie kennengelernt habe [...] bestimmte Sachen haben mich gestört, aber die gehörten zu ihr ja.(632-638) Ja das ist äh dieses Vertrauen muss da sein und einiges das ich ja was wollte ich bei ihr ändern, das blöde alles, was ich bei ihr

ändern würde, ist auch mein Vorteil ja und das will ich nicht [I: ok] sie soll so bleiben, wie sie ist, sie hat viele KAnten und Ecken.“ (M2:ir. 645-647)

Kompromisse schließen und ein eigenes Paarsystem bilden, gehört zu den wichtigsten Entwicklungsaufgaben jeder Partnerschaft. Sie kommt zum Stillstand, wenn es ohne Reibung abläuft, wie viele Partnerschaftsforscher, z.B. Willi (2002) betonen (siehe Kap. 3.5). Ein Kompromiss im Sinne der Begegnung der Kulturen kann schwierig sein, weil er gleichzeitig die Auseinandersetzung mit der eigenen Person bedeutet. Andere Kulturen kennenzulernen bedeutet, sich auch mit der eigenen Kultur auseinanderzusetzen und den eigenen Standpunkt zu finden/ bestimmen. Dieser Prozess der Auseinandersetzung wurde mit unterschiedlicher Intensität und zu unterschiedlichen Themen bei den befragten Paaren festgestellt. Die Gestaltung einer eigenen Subkultur bzw. eigener Subsysteme haben einige Interviewpartner als *‚den dritten Weg‘* bzw. *‚gemeinsamen Nenner‘* bezeichnet. Hinsichtlich dieses Themas schildern sie Folgendes:

„Damit wir zusammenleben können, müssen wir dritten Weg finden. Deswegen musste sie mir sagen, was gefällt ihr nicht an mich. Ich gucke und reflektiere, ob ich darauf verzichten kann, ob ich korrigieren kann oder nicht usw. und du genauso. Dann kann man sehen, ob wir zusammenleben können. Zunächst ist die Liebe, es ist schön, aber man will miteinander zusammenLEben.“ (M1:ir. 254-257)

„Wir haben im Leben bis jetzt ALLes. Diese Erziehung von drei Kindern da gab es viele Schwierigkeiten viele Situationen: was machen wir und wir saßen Nächte hier und dann haben wir diskutiert, was machen wir; ich war am Anfang total dagegen, sie war total dafür und irgendwann mal durch Diskussionen dann hat man ein Ergebnis und [...] durch Diskussion dann haben wir immer einen gemeinsamen Nenner gekriegt.“ (M2:ir. 662-669)

Eine weitere interviewte Person vertritt die Meinung, dass Kompromisse zu schließen in einer Beziehung zu den *Grundvoraussetzungen* gehört, bei deren Misslingen die Beziehung scheitern kann. Im Hinblick auf dieses Thema hat eine befragte Person Folgendes formuliert:

„Ich denke dass prämiert sich dass die beiden Partner auch sehr offen sein müssen gegenseitig [I:ok] sonst kann man keinen gemeinsamen Nenner finden oder nicht [I: ok] zusammenleben ne [I:ja]das ist Grundvoraussetzung.“ (F3:ir. 638-640)

Toleranz wurde bei allen Paaren als ein weiteres Merkmal erwähnt, das eine besondere Bedeutung in einer interkulturellen Begegnung gewinnt. ‚Toleranz‘ und ‚Respekt‘ vor anderen Arten von Festlichkeiten und Ritualen ist eine grundlegende Voraussetzung für Kompromisse in der Partnerschaft. In Bezug auf die Bedeutung der Feste in einer binationalen Partnerschaft wurde im Kapitel 7.1.1 die Sichtweise der befragten Interviewpartner ausführlich dargestellt. Jedoch verbalisiert ein Interviewpartner im Zusammenhang mit Toleranz und Respekt gegenüber anderen Festlichkeiten Folgendes:

„Ja wir mussten also wir mussten LERnen natürlich beide tolerant zu sein; das mussten wir wirklich lernen beide tolerant zu sein [I: mhm] das geht schon los angenommen bei ganz

einfachen Familienfesten wie Weihnachten oder Nowruz, dass man sich gegenseitig akzeptiert, dass das eine andere Kultur ist andere Festlichkeiten stattfinden und dass ich ihren Nowruz am 21. März AUch wichtig nehme am Anfang, habe ich das so locker gesehen und ne dann merkte ich erst wie empfindlich das doch ein Bereich ist und wie unser Weihnachtsfest auch wo ich das auch nicht so ganz streng finde aber ja man muss auch mit gewissen Dingen ja man muss auch tolerant sein." (M3:dt. 137-144)

In diesem Zusammenhang brachte eine interviewte Person deutlich zum Ausdruck, dass nicht nur in der partnerschaftlichen Beziehung, sondern auch gegenüber dem Glauben und Traditionen anderer Menschen, Toleranz eine notwendige Fähigkeit sei, um einen Dialog zu ermöglichen. Diese Position fasste sie wie folgt zusammen:

„Einfach tolerant zu sein den anderen Glauben gegenüber, den anderen Menschen und trotzdem versuchen miteinander an einem Tisch zu sitzen." (F3:ir. 365-367)

Aus den geschilderten Sichtweisen der befragten Interviewpartner lässt sich zusammenfassen, dass das Akzeptieren der persönlichen Gewohnheiten, Akzeptanz der kulturbedingten Festlichkeiten und Traditionen, Lebensgewohnheiten, Toleranz gegenüber anderen Weltanschauungen und Bereitschaft für Handlung und Kompromisse zu den vorhandenen bzw. entwickelten Ressourcen und Fähigkeiten gezählt werden können, die in der dyadischen Interaktion in einer binationalen Paarbeziehung einerseits die Gestaltung des eigenen Subsystems ermöglichen und anderseits unterschiedliche kulturelle Gewohnheiten zur Vereinigung bringen.

8.1.2 Empathie, Reflexionsfähigkeit und Reflexionsbreitschaft

Den meisten befragten Partnern war bewusst, dass Migration, ein Leben ohne Unterstützung der Familie im Ausland, ein Studium in einem fremden Land und in einer fremden Sprache eine hohe Belastung mit sich bringt. Dafür mussten die Betroffenen hart arbeiten und einen besonderen Ehrgeiz haben. In verschiedenen Interviewabschnitten haben befragte Partner hinsichtlich des Themas Leistung und Ehrgeiz thematisiert, dass Herausforderungen emotionale Konsequenzen zur Folge hatten. Die Fähigkeit sich in die Lage anderer hineinzuversetzen und Empathie für den Partner zu haben, ist als Ressource und Beziehungsfähigkeit zu kennzeichnen. Das hat sicherlich nicht ausschließlich mit Migrationserfahrungen zu tun. Verschiedene Lebensumstände können die beiden Partner dazu bringen, die emotionale Lage des anderen besser verstehen und nachvollziehen zu können. Einige der Befragten sprachen über das Thema Migrationserfahrung wie folgt:

„Was er alles erreicht hat, ich meine, er hatte ja nicht einfache Umstände das war ja auch alles nicht so ganz einfach hierher zu kommen die Familie zu verlassen und so weiter also er hat da ja einen ziemlichen Ehrgeiz." (F4:dt. 581-584)

„Dann dieses Studium, war totale Quälerei. Er hat das geschafft, trotz wenig Geld und trotz Kinder. Viele Deutsche hören auf, diese Uni war besonders schwer. War ein Prof. bei dem 90 Prozent durchgefallen sind und er hat das z.B. geschafft. Der Intelligenz war da, aber

das war immer richtiger Kampf immer. [I: ja] und vielleicht manchmal, Iraner sind auch sehr empfindlich, sehr sensibel und stolz und wenn er davon weniger gehabt hätte, wäre das Leben für ihn vielleicht leichter gewesen." (F1:dt. 571-576)

„Er hat JAHre er hat jahrelang ganz hart dafür gearbeitet; also muss er doch nicht immer weiter noch härter arbeiten, um immer noch mehr zu haben. das kann mal irgendwo ruhig seine Grenze haben; wir brauchen nicht immer noch mehr und noch mehr [I: ne ne] wir können uns eben kein neues Auto kaufen das ist eben so; wir brauchen auch kein neues Auto." (F2:dt. 1274-1277)

Reflexionsfähigkeit und -bereitschaft ist einerseits mit Empathie verbunden. Anderseits spiegelt sie sich in anderen Kontexten wider, z.B. inwieweit man Interesse und Bereitschaft zeigt, sich weiterzuentwickeln, die Ursachen von Zusammenhängen herausfinden oder Kritik anzunehmen bzw. darüber nachdenken will. Als eine weitere Handlungsfähigkeit wurde bei den meisten befragten Interviewpartnern Reflexion und Reflexionsbereitschaft herausgefunden. Eine befragte Person war der Ansicht, dass der Partner *‚unser Spiel'* ist und durch ihn besteht die Möglichkeit sich *‚weiterentwickeln'* zu können. Die Bereitschaft für diese *‚harte Arbeit'* zeigt einerseits die Reflexionsfähigkeit und anderseits Entwicklungsbereitschaft, die an einer anderen Stelle (siehe Kap. 8.4.5) näher erläutert wird.

„Wir ergänzen uns ganz gut. […] und ich habe durch ihn auch gelernt, dass ist auch vielleicht was Positives, dass ich eine Nacht über schlaffe, bevor ich eine Entscheidung treffe. (694-696) glaube ich auch, dass man in einer Beziehung wachsen kann. Wenn man Partner hat, der nur ja sagt, dann wächst man ja nicht. Der Partner ist unser Spiegel und wenn wir ihn nicht hätten, hätten wir uns nicht weiterentwickeln können. […] Man muss manchmal auch seine eigene Nase fassen. […] Also Kinder und Partner, weil Partner ist der ehrlichsten zu allem, und wenn man selber macht, reflektiert, warum man selber so reagiert und warum mich bestimmte Dingen an Partner ärgert. Das ist unser Spiegel, warum regt mich gerade so auf, [I: bestimmt] dann schlafe ich eine Nacht darüber und dann ist am nächsten Tag besser. Das ist manchmal eine harte Arbeit. (I und F1 lachen) […] Deswegen, ich glaube, dass man umsonst sich nicht getroffen hat und bestimmte Dingen an diesem Menschen lernen, mit diesem Menschen lernen soll." (F1:dt. 772-785)

Reflexion schafft eine Basis – wie schon bereits erwähnt – einen neuen Zugang bzw. einen neuen Umgang zu/mit sich selbst zu ermöglichen, der nicht als selbstverständlich zu betrachten ist. Ein weiterer Interviewpartner beschreibt sich wie folgt:

„Also das merke ich, das ist, das ist wirklich viel zu viel, wenn ich nicht äh nicht auf dem Boden bleibe [I: ok] ne und damit durch meine Frau kennengelernt und dann durch ihre ART durch ihre Ruhe und durch ihre Entspannung und dann durch diese FESTIGkeit ne Harmonie Ruhe, was in Familie bringt meine Frau bis hEUte noch. […] Es geht darum, dass mir bewUsst ist, was ich bin was ich für ein Mensch bin und damit besser umgehe." (M4:ir. 278-287)

Eine weitere befragte Person erklärte, dass durch Reflexionsbereitschaft die Zusammenhänge von einigen Bedürfnissen, Abneigungen und Erwartungen herauskristallisiert werden, die vielleicht nicht sofort erkennbar sind bzw. unter der Oberfläche verborgen bleiben. Das Vorhandensein bzw. die Entwicklung von Reflexion als eine notwendige Handlungsfähigkeit in jeder (binationalen) Partnerschaft kann das Gelingen einer partnerschaftlichen Beziehung vergrößern. Folgendes Zitat ist eine eindeutige Erklärung für diese Behauptung:

„Aber das, das war mir so von Anfang an ganz wichtig und darum ähm sind das auch Sachen, die jetzt indirekt auch mit meinen Eltern noch was zu tun haben, [I: natürlich] wo ich mir vorgenommen hatte, so was möchte ich nicht und darum vielleicht auch dieses, äh reflektieren wollen und bereden wollen, warum, warum, ähm wer sich in welcher Situation jetzt wie verhalten hat [I: genau] innerhalb unser Streitereien [I: genau] oder innerhalb unser Streit sub- Subkultur Streit Dingens." (F2:dt. 549-553)

Die gesellschaftlichen Aspekte der binationalen Partnerschaft wurden im vorherigen Kapitel (siehe Kap. 7) ausführlich diskutiert. Dennoch scheint es sinnvoll zu unterstreichen, welche Bedeutung die eigene Position im Sinne von Handlungsfähigkeit und Kompetenz haben kann. Eine befragte Person erzählte die Äußerung des sozialen Umfeldes über eventuelle Konsequenzen und ihre eigene Reaktion in diesem Kontext wie folgt:

„Ich habe dann nur gesagt, das kann überall passieren, also das ist äh äh Bildzeitungsmeinung und äh das kann ja überall passieren ne; es werden hier auch Frauen geschlagen und wieso soll ich denn geschLAgen werden, also äh ja [I: ja] ne, also das war ja, da habe ich auch gedacht, das ist irgendwie, aber das ist so [I: naja] naja so Klischeedenken halt." (F4:dt. 506-509)

8.1.3 Offenheit und Aufgeschlossenheit

Die befragten Paaren waren ohne Ausnahme der Ansicht, dass ‚Offenheit' und ‚Aufgeschlossenheit' wichtige Eigenschaften für eine binationale Partnerschaft sind. *„Und natürlich muss man auch eine gewisse Offenheit haben."* Bei der Frage, was in erster Linie bei dem Partner fasziniert und interessant gefunden wurde, haben alle Interviewpartner u.a. die ‚Offenheit' ‚Toleranz' und ‚Aufgeschlossenheit' zur Sprache gebracht, wie z.B. einige äußerten:

„Seine Toleranz, seine Offenheit ja, seine nette Art den anderen Menschen gegenüber." (F3:ir. 218)

„Die Aufgeschlossenheit denke ich mal, so diese Kontaktfreudigkeit, also er ist ja sehr aufgeschlossen." (F4:dt. 126-127)

„Äh mein Mann war sehr aufgeschlossen. Ähm, also sehr humorvoll auf jeden Fall." (F1:dt.21-22)

„Faszinierend gefunden habe ich einfach ja diese Offenheit und im Hintergrund war auch eine Fröhlichkeit zu erkennen." (M3:dt. 7-8)

„Mich hat das ihre OFFenheit sehr interessiert, die war so ehrlich und offen." (M2:ir. 37)

Viele Interviewte erwähnten, dass sie in ihrem Bekannten- und Freundeskreis solche binationalen Partnerschaften schon zuvor kannten. Es kommt zu dem Eindruck, dass Offenheit als eine Beziehungsfähigkeit vorausgesetzt ist, um sich überhaupt auf eine Begegnung mit einem Menschen anderer kultureller Herkunft einzulassen. Im Folgenden werden einige Ausschnitte aus den Interviewpassagen zitiert, die deutlich auf die erwähnten Eigenschaften hinweisen:

„Ich habe das äh ich hätte sonst ja nicht die Möglichkeit oder KAUm eine Möglichkeit gehabt den IrAn so gut kennenzulernen, die LEUte kennenzulernen, dass man einfach nicht so auf seinen Ort und auf seine eigene Heimat und Kultur bezogen ist, sondern auch dadurch die Möglichkeit hat andere LÄNder kennenzulernen, nicht, wir reisen beide sehr gern [I: mhm] meine Frau hat den Wunsch gehabt, wir waren vor zwei Jahren im J-Land und so ich weiß ja nicht ob ich das allEINe so gemacht hätte das ist eine Bereicherung für uns BEide natürlich ja auch [I: ok] ja wo wir auch einen Schritt voraus gemacht haben, ja." (M3:dt. 153-159)

„Zumindest für andere Kultur auch offen sein ne [I: ja] das ist schon wichtig." (F3:ir. 643)

„Da waren wir immer alle BEIde sehr zuversichtlich, weil wir eigentlich beide wussten, es kommt ja auch immer darauf an, wie man selber auf die Leute zugeht [I: genau] und wenn man wartet und äh nichts macht, dann passiert auch nichts. [...] F4 wie gesagt so diese Mentalität diese GASTfreundlichkeit und auch so immer die Leute einzuladen, egal ob der jetzt ähm was weiß ich gerade auf der Straße geschlafen hat oder aus irgendeinem reichen Elternhaus kommt also er macht da ja auch keinen Unterschied aber das habe ich auch so eigentlich auch so von meinem Elternhaus äh mitbekommen." (F4:dt. 575-591)

8.1.4 Kommunikationskompetenz

Wie im theoretischen Teil der Arbeit an mehreren Stellen erwähnt wurde, ist *Kommunikation* ein wichtiges Instrument für die Mitteilung von eigenen Bedürfnissen, Wünschen und Erwartungen. Gleichzeitig kann man über Bedürfnisse, Erwartungen und Wünsche des anderen erfahren. Daher wird in der Partnerschaftsforschung der richtigen Kommunikation große Bedeutung beigemessen (vgl. Schneewind 2000, Schulz von Thun 2005). Es ist eine Tatsache, dass in einer Partnerschaft generell verbal und nonverbal kommuniziert wird. Dadurch wird die enorme Relevanz dieses Themas ersichtlich. Durch Kommunikation wird es ermöglicht, die Missverständnisse zu klären und die Ursachen von bestimmten Äußerungen und Handlungen des Partners zu verstehen. Bei einigen der befragten Paare wurde die begrenzte Sprachkompetenz in der Anfangsphase der Beziehung, wobei der iranische Partner seit kurzer Zeit in Deutschland lebte, als eine Ursache erwähnt, die zu Missverständnissen geführt hatte. Dieser Zusammenhang wurde ausführlich im vorherigen Abschnitt diskutiert und Stellungnahmen der befragen Interviewpartner wurden einbezogen (siehe Kap. 7.2).

Bei den befragten Paaren wurde eindeutig festgestellt, dass u.a. Kommunikationsbereitschaft und -kompetenz eine besondere Bedeutung für das Gelingen einer (binationalen) Paarbeziehung hat. Alle befragten Interviewpartner haben an mehreren Stellen darauf verwiesen, dass Entwicklung der Kommunikationsfähigkeit einerseits als ein *'Lernprozess'* zu betrachten ist und anderseits die *Offenheit* voraussetzt, durch gegenseitigen Austausch eigener Bedürfnisse, Wünsche und Verletzungen zu thematisieren. Da in einer binationalen Partnerschaft mehr Kommunikationsfähigkeit und -bereitschaft gefördert wird, kann dies als eine Chance in einer Beziehung verstanden werden. Infolgedessen sind die Partner im Dialog und erhalten die Beziehung lebendig. Die folgenden Interviewausschnitte verdeutlichen die oben beschriebenen Erklärungen und Argumentationen:

> *„Es ist in der Beziehung wichtig, dass man miteinander redet und dass man sich selber kritisch betrachtet. [I: mhm] Und das kann er wohl. Aber bei ihm es dauert ein bisschen länger als bei mir. [I: Ok] weil viele Männer auch das nicht gut können und schätze ich bei ihm, dass er sensible ist." (F1: dt. 701-704)*

> *„Indem wir da offen drüber sprechen [I: ok, Kommunikation] wir haben ja wir haben ja gelernt, dass wir bestimmte Dinge, wir haben beide unterschiedliche Bedürfnisse manchmal auch unterschiedliche Freundeskreise alles und wir müssen halt uns ja verbal austauschen darüber [I: ok] auch Bedürfnisse anmelden auch jetzt [...] Kommunikation, das ist ganz wichtig." (M3:dt. 318-324)*

> *„Kommunikation ist sehr wichtig, ist es immer noch hier in diesem Hause. [...] Es gibt viele, wir waren auch kurz davor uns äh [I: zu trennen] zu trennen, ja, aber durch Gespräche und was weiß ich irgendwie dann ja durch Gespräche und RÜCKsicht aufeinander und schafft man." (M2:ir. 671-680)*

> *„Das hat sich entwickelt, weil wir da auch sehr viel drüber gesprochen haben, wir haben das sehr oft thematisiert; [I: ja aber] wir haben oft darüber gesprochen, wie wir denn unterschiedlich mit den Dingen umgehen, äh wenn wir uns früher gestritten haben nach ein paar Tagen konnten wir dann sagen, hier wie hast du überhaupt reagiert und warum hast du denn so reagiert; wir haben es ja immer wieder thematisiert, wir haben ja selbst immer reflektiert, [...] wie wir uns überhaupt verhalten haben [I: genau] ja aber NIcht nur ich ..." (F2:dt. 492-497)*

> *„Das versuchen wir ne immer ja auch in Gesprächen oder äh dass wir dann immer gucken welches Bedürfnis hat der andere [I: mhm] und äh wenn das irgendwie geht und wenn wir das auch so organisieren können dann machen wir das schon so dass jeder die Bedürfnisse die er hat oder seine Hobbys oder wie auch immer, dass jeder da auf seine Kosten kommt. [I: ok] Das gelingt nicht immer, manchmal muss man ja auch Abstriche machen, weil als Familie sind da ja auch noch die Kinder [I: ja] die dann irgendwelche Ansprüche haben, aber so im Großen und Ganzen versuchen wir das schon so äh hinzukriegen." (F4:dt. 780-786)*

Aus den Interviewpassagen lässt sich zusammenfassen, dass Kommunikationsbereitschaft eine zentrale Bedeutung innerhalb einer binationalen Partnerschaft hat. Denn Alltagsschwierigkeiten sind einerseits im Leben unvermeidbar, die nicht selten zu Missverständnissen führen und dazukommen sicherlich kulturelle Komponenten, die in manchen Situationen erklärungsbedürftig sind.

8.1.5 Entwicklungsbereitschaft

In dem nun folgenden Kategoriensystem wird eine weitere Fähigkeit beschrieben, die bei der Betrachtung der binationalen Partnerschaft und anhand der erworbenen Daten ersichtlich wurde. Jedoch war diese Fähigkeit nicht bei allen gleich ausgeprägt. Es wurde allerdings festgestellt, dass das Potenzial im Sinne der ‚Lernbereitschaft' schon bei der Person dazu führt, sich für neue Impulse zu öffnen. Dieser Aspekt wird von einem Interviewten wie folgt beschrieben:

„Also die NEUgier nach was neuen, und äh egal aus welcher Kultur, da habe ich keine Hemmungen." (M2:ir. 372-373)

Oder ein weiterer Aspekt, der als Chance empfunden wird, wird von derselben Person wie folgt beschrieben:

„Also die Eltern waren sehr liebenswürdige Menschen, der Vater war praktisch wie mein Vater für mich, ich habe vieles bei ihm gelernt oder von ihm gelernt, ja der ist leider jetzt vor fünf vor fünf sechs Jahren gestorben, aber von dem habe ich VIEl gelernt, viel, [I: ok] muss ich auch sagen. (173-176) und durch SIE habe ich auch ihre Eltern natürlich kennengelernt und ich als junger Mensch, der die Eltern von den Eltern habe ich auch jede Menge gelernt, diese Pünktlichkeit und diese äh Exaktheit äh diese NEUgier die Sachen, einfach nicht so irgendwas sagen, wenn du nicht [I: man davon Ahnung hat] Ahnung hast und oder, wenn du, wenn das nicht in deiner Macht steht, brauchst du nicht sofort ja zu sagen und solche Sachen, wir kennen ja alles, ist Tarof, ach ich will ein Haus bauen, wenn du jemanden brauchst, sage Bescheid, solche Sachen." (M2:ir. 277-282)

Zu dieser Kategorie äußert sich eine weitere Person wie folgt:

„Da wächst man auch gedanklich. [I: Natürlich] Gedanklich, es ist auch andere Umgebung. Ich habe durch meinen Mann auch andere Umgebung kennengelernt, andere Parteien gelernt. (87-89)Bei mir ist es auch, dass ich vertraue an mich also auch, dass ich auch lernen kann. [I: Ok] Manchmal klappt das, nicht immer. Aber ich gebe nicht auf." (F5:ir. 156-157)

Interessant ist in diesem Zusammenhang auch die Aussage von einer weiteren interviewten Person, bei der zunächst das Gefühl ungerecht behandelt zu werden, im Mittelpunkt stand. Im Laufe der Zeit hat sie gelernt, über Anmerkungen des Partners nachzudenken.

„Es ist nämlich oft so, wenn ich erstmal so stinke sauer war und dann äh drüber geschlafen habe. Am nächsten Tag war ich dann vielleicht schon mal bereit langsam zu denken; äh hat er nicht vielleicht doch recht, vorher nicht, vorher war ich einfach nur sauer und fand mich absolut zum Beispiel ungerecht behandelt oder äh." (F2:dt. 472-475)

Grundsätzlich kann festgehalten werden, dass die Interviewpartnern mit unterschiedlicher Intensität mit den neuen Erfahrungen umgehen und manchmal die konfliktbeladenen Situationen als Chance gesehen werden, neue Fähigkeiten und Handlungen in sich zu entwickeln bzw. zu entfalten.

8.1.6 Integrationsfähigkeit neuer Werte

Des Weiteren wurde bei den Befragten festgestellt, dass die Begegnung mit anderen Wertesystemen nicht nur belastend und konflikthaft empfunden wurde, sondern die Integration von einigen neuen Werten als bereichernde Elemente erlebt wurden. Es mag sein, dass in der Anfangsphase der Beziehung oder des Aufenthalts des ausländischen Partners einige Eigenschaften fremd erscheinen und neue Orientierung fordern. Allerdings muss hier betont werden, dass die interviewten Personen mit der Zeit die Grenze zu durchbrechen versuchten und einige neu erworbene Werte in ihrer Partnerschaft als bereichernd benennen konnten. In den vorliegenden Interviews thematisierten die Paare ihre positive Haltung und Sichtweise in diesem Zusammenhang:

„Selbstverständlich. Allein, dass ich in Deutschland bin, sieht man, wie andere Menschen leben. Ganz einfach, als ein Mal meine Schwester mich gesehen hat, nach paar Jahren, hat sie auch gesagt, dass ich mich geändert habe. [I: mhm] Das ist normal, dass ich einige Sachen hier übernommen habe." (M1:ir. 280-283)

„Ja, also das habe ich sofOrt hier als Erstes gelernt und schÄtzen gelernt, ne [I: ok] diese Pünktlichkeit [I: ok] und wenn ich mit Leuten verabredet war und die kamen nicht pünktlich." (F3:ir. 430-431)

„War ich so pf [I: lockerer] lockerer, viel lockerer (I lacht) ich habe auch Pünktlichkeit; da kam auch mit den Kindern, dann MUSSTE man, wenn sie sagte, ich muss um vier Uhr weg, dann haben wir auch ein kleines Kind, dann ab vier Uhr musste ich dann auf das Kind aufpassen und dann musste man wirklich auf die Sekunde genau pünktlich sein [I: genau] und die Pünktlichkeit habe ich geLERNT, muss ich sagen." (M2:ir. 289-293)

Durch die Begegnung von zwei Menschen und den Austausch der Werte und Normen können die beiden Partner in unterschiedlichen Bereichen voneinander lernen. In dieser Hinsicht erzählten einige Interviewpartner von der früheren Haltung und die durch die Partnerschaft neu entwickelten Eigenschaften wie folgt:

„Äh das habe ich von meinem Mann gelernt und dass, ob ich so gut von ihm gelernt das es ihn schon wieder nervt (I lacht) also im Grunde genommen, er wollte mich, er hat am Anfang, früher hatte ich ja immer so Angst, ich hätte niemals mein Konto überzogen, hätte ich niemals gemacht, früher [I: ja] so und dann im Laufe bin ich da ja lockerer geworden und das fand er ganz toll und irgendwann hat gesagt so, Name2, jetzt reicht es aber, noch lockerer braucht du damit aber nicht zu werden (I und F2 lachen) das meinte ich jetzt nun auch nicht." (F2:dt. 1332-1337)

„Ich bin ja immer ein ernsterer Typ manchmal DAMALS jedenfalls. [...] aber im Laufe der zeit, man verändert sich ja auch; zu der Zeit war ich nicht ganz so fröhlich, muss ich sagen (I lacht) um das mal anders auszudrücken." (M3:dt. 7-13)

Eine weitere interviewte Person machte deutlich, dass sie durch die bikulturelle Begegnung ein neues Bewusstsein über bestimmte Eigenschaften bekommen hat, die nicht mehr in der Gesellschaft präsent sind. Durch solche Erfahrungen können die verlorenen Normen wieder gewonnen werden, die nicht nur für die (binationalen) Paare, sondern auch für die Gesellschaft Nutzen bringen.

„Wie die Menschen im Iran leben so dieses andere, ich meine, äh äh so, der andere Umgang miteinander, oder auch so, diese äh diesen Respekt vorm ALter meinetwegen äh so der Respekt vorm Alter wie im Iran zum Beispiel mit alten Menschen umgegangen wird, das kenne ich aber auch noch so von früher, also ich bin ja eben auf dem Dorf groß geworden und da ist das auch so gewesen, dass halt die Großeltern also, dass denen ein anderer Respekt entgegen gebracht wird als jungen Leuten oder ähm ja so diese ja wie nennt man das denn so so so äh [I: ja Respekt einfach Höflichkeit] ja auch so diese Werte und NORmen so in der Gesellschaft meinetwegen." (F4:dt. 597-604)

Die oben genannten Aussagen verdeutlichen noch einmal, dass die Handlungsfähigkeit und -bereitschaft, neue Werte in das eigene Wertesystem zu integrieren, bei beiden Partnern vorhanden war. Dies reduziert Machtverhältnisse bzw. die Vermutung, dass eine binationale Partnerschaft nur gelingen kann, wenn der Partner mit anderer (iranischer) Herkunft sich nur an die vorgegebenen Werte der Aufnahmegesellschaft anpassen soll.

8.1.7 Selbstkritik

Ein weiter Aspekt, der bei den befragten Interviewpartnern festgestellt wurde, war die Bereitschaft über eigene Einstellungen und Sichtweise nachzudenken. Diese Äußerungen wurden unter der Kategorie ‚Selbstkritik' eingeordnet. Denn diese Eigenschaft, die als eine Ressource und Fähigkeit verstanden werden kann, steht jedoch im engen Zusammenhang zur Selbstwahrnehmung, Mut, Unverzagtheit, Courage, Furchtlosigkeit, Frustrationstoleranz, etc., die Teile des Persönlichkeitscharakters sind. Alle befragten Interviewpartner waren sich einig, dass durch Rückmeldungen und eigene Reflexion die Möglichkeit besteht, ein neues Bewusstsein über eigene bisherige Handlungs- und Einstellungsweisen zu bekommen. Eine befragte Interviewpartnerin war der Auffassung, *„der Partner ist unser Spiegel."* Die von dieser Person eingenommene Sichtweise lautet wie folgt:

„Glaube ich auch, dass man in einer Beziehung wachsen kann. Wenn man Partner hat, der ja sagt, dann wächst man ja nicht. Der Partner ist unser Spiegel und wenn wir ihn nicht hätten, hätten wir uns nicht weiterentwickeln können. Ich denke, wir entwickeln uns miteinander weiter, wenn wir Respekt für einander haben und man muss manchmal auch seine eigene Nase fassen." (F1:dt. 773-777)

Hinter dieser Äußerung steht die Bereitschaft über eigene Eigenschaften zu reflektieren, die nicht als selbstverständlich zu betrachten ist, sondern als eine Ressource honoriert werden soll. Betont werden muss an dieser Stelle, dass diese Fähigkeit nicht nur bei binationalen Paaren nützlich ist, sondern in jeder zwischenmenschlichen Beziehung als eine wichtige Voraussetzung in der Paarbeziehung zu bewerten ist. Da der Fokus der vorliegenden Forschung auf binationalen

Paarbeziehungen liegt, wurde festgestellt, dass diese Handlungsfähigkeit eine besondere Bedeutung für das Gelingen der Beziehung haben kann.

Eine weitere interviewte Person schildert ihre eigene Stellung in Bezug auf Selbstwahrnehmung, die auf der Basis von Rückmeldungen der Mitmenschen im sozialen Umfeld entstanden ist.

„Was anderes sehr Gutes war ähm ich gehe immer so schnell hoch. das mache ich jetzt ja auch oft noch (I lacht) das ist ähm das ist, ich denke mal, da hat mein Mann auch oft sehr drunter zu leiden. das ist wahrscheinlich was wo er, was er auch na ja er akzeptiert irgendwie im Grunde genommen, akzeptiert er irgendwie alles; der schafft es einfach mich so zu nehmen, wie ich bin ähm, aber ähm ich glaube schon, ich habe geschafft im Laufe der Jahre das ein bisschen ähm zu relativieren, weil mein Mann ganz anders mit solchen Sachen umgeht und erstmal sich zurückzieht und sacken lässt. (454-459) Wenn ich jetzt von so vielen Leuten gesagt bekomme, ich haue zu schnell dazwischen, ich lasse nicht genug ausreden, ich äh, ich bin da zu überstülpend das, wenn ich das von verschieden Seiten gesagt bekomme, dann ist das doch ein Anlass für mich zu überlegen, Mensch ja, vielleicht sollte ich mal wirklich darauf aCHTen, dann kann ich das doch dann kann ich dann versuchen, das so ein bisschen ruhiger anzugehen und ich wäre, wenn mir das niemand gesagt hätte, wäre ich vielleicht nie darauf gekommen". (F2:dt. 986-991)

Hinter dieser Aussage versteckt sich der Eindruck, dass einerseits die Bereitschaft Kritik anzunehmen bei der Person vorhanden ist und anderseits sie die Bereitschaft zeigt, die neue Fähigkeit in die eigene Persönlichkeit zu integrieren, wie schon oben in der vorherigen Kategorie näher beschrieben wurde (siehe Kap. 8.4.6). Interessant sind in diesem Zusammenhang auch die Ansichten von weiteren Interviewpartnern, die eindeutig ein Beweis für die Behauptung sind, dass Selbstkritik ein wichtiger Bestandteil für eine gelingende und zufriedene Paarbeziehung ist.

„Ja, ich spreche auch mit mir. Manchmal ist das so, wenn ich einen Fehler gemacht habe, schäme ich mich in den Spiegeln zu gucken. Ich sehe mich selbst, dann gucke ich lieber nicht in den Spiegel. Ich bestrafe mich und sage mir, warum hast du das gemacht." (M1:ir. 310-312)

„Mit Sicherheit alles, was ich mache ist nicht richtig das ist klar; ich bin selbstkritisch; ich kann mit Kritik auch umgehen, [I: ja] wenn es eine gerechte Kritik ist. [I: ok] Ja, das damit kann ich gut umgehen, ja." (M2:ir. 653-655)

8.1.8 Wertschätzung (Ressourcen und positive Eigenschaften des Partners)

Ein wichtiger Aspekt und eine bedeutsame Strategie in der Partnerschaft, die eine konstruktive Haltung zur Aufrechterhaltung der Beziehung und Zufriedenheit unterstützt, ist auch eine positive und wertschätzende Haltung – neben Kritikäußerung – gegenüber den Partner. Es gibt eine Reihe von Studien, die auf Wertschätzung des Partners insbesondere in einer kritischen Phase der Beziehung als Strategien der Beziehungsreparatur zurückgreifen (vgl. Schneewind 2000, S. 104;

siehe Kap. 2.1.3). Bei allen befragten Interviewpartnern ist festzustellen – neben der Äußerung von einigen negativen Eigenschaften des Partners –, dass sie eine wertschätzende und respektvolle Haltung gegenüber einigen Eigenschaften des Partners im Verlauf des Interviews äußerten, die sicherlich eine wichtige stabilisierende Funktion für die Dynamik der Partnerschaft haben.

In einem Fall berichtete eine Frau von einigen positiven Eigenschaften ihres Mannes wie folgt:

„Er ist, wenn er gut darauf ist, sehr geduldig, er ist zum Beispiel bei bestimmten Sachen total geduldig, wenn er etwas zusammenbauen muss, da bin ich total ungeduldig, das kann er TOtal mit Geduld machen.(629-631) Und auf dem Ort1 ist er, denke ich der beste ..., glaube ich und auch höflich und großzügig. [...] Die freuen sich, die Leute, wenn sie zu uns kommen." (F1:dt. 666-667)

In Bezug auf die persönliche Wahrnehmung positiver Eigenschaften des Partners erzählte dieselbe Frau an einer anderen Stelle andere Sachverhalte, die im folgenden Interviewausschnitt deutlich werden:

„Es ist in der Beziehung wichtig, dass man miteinander redet und dass man sich selber kritisch betrachtet. [I: mhm] Und das kann er wohl. Aber bei ihm dauert ein bisschen länger als bei mir. [I: Ok] weil viele Männer auch das nicht gut können und schätze ich bei ihm, dass er sensible ist [I: mhm] und ein Bollerkopf (I: lacht) und dass er humorvoll ist und dass er ein Stück Kindlichkeit in sich bewahrt hat. Er hat eine poetische Ader, das habe ich nicht unbedingt, aber ich mag das." (F1:dt. 703-707)

Es ist sicherlich vereinfachend, nur Schwierigkeiten und Probleme zu benennen. Oder es sind einige Menschen, die aus irgendeinem Grund immer Hemmungen haben, mit ihren Partnern über ihre positiven Empfindungen und Gefühle ihnen gegenüber zu sprechen. Die folgende Aussage eines befragten Interviewpartners macht deutlich, dass er diese Grenze durchbrechen konnte, wie im Folgenden beschrieben wird:

„Sie ist eine sehr nette Frau, freundlich; Ich sage immer wieder, dass ich mit ihr Glück gehabt habe in Deutschland. Ich habe ihr auch öfter mal gesagt, ich weiß es nicht, wenn ich dich nicht geheiratet hätte, <<lachend> wer hätte mich angenommen, geheiratet > sozusagen, als Mann." (M1:ir. 546-548)

Ein weiter Interviewpartner empfindet einige Persönlichkeitseigenschaften des Partners als bewundernd, wertschätzend und haltgebend, wie hier beschrieben wird:

„Ja, das war immer wieder ein großer Halt für mich [...] das hat mir, glaube ich jetzt auch auf längere Sicht Gelassenheit gegeben, ein bisschen mehr Gelassenheit und ich habe das oft bestätigt gefunden im nachhinein, dass ich dachte, ja stimmt, ja guck, ich muss nicht immer sofort so viel Angst kriegen oder mir so viel Gedanken machen, das wird schon [I: ja] so einfach dieses Gefühl es wird alles gut." (F2:dt. 443-447)

Bezeichnend ist bei einem weiteren Paar, bei dem der befragte Ehemann die Autonomie und Selbstständigkeit seiner Frau hochschätzend schildert und dies als positive und besondere Charakterzüge von ihr darstellt. Interessanterweise schätzt die Ehefrau mit iranischer Herkunft Kontaktfreudigkeit und Aufgeschlossenheit ihres Mannes, welche Gesellschaft bei ihr selbst erwarten würde.

„Wir können eher das da bin ich ganz froh, weil ich habe ja eine Frau, die auch wirklich emanzipiert ist und die auch viel regelt, wo ich auch gar nicht mehr drauf achten muss und das finde ich ganz wichtig, wenn ich eine Frau jetzt hätte, wo ich noch alles mit regeln müsste, würde ich schrecklich finden; also ich bin; das finde ich gut, dass meine Frau, so wir SInd auf Augenhöhe [I: ok] das ist wichtig bei uns beiden." (M3:dt. 226-230)

„Aber er geht viel lEIchter auf die anderen Menschen zu. das bewundere ich bei ihm [I: ja] ja doch [I: ok] also ich bin etwas zurückhaltend; erst muss ich jemanden kennenlernen um auf ihn zuzugehen und er ist viel schneller dabei. [I: ok ok] Das bewundere ich bei ihm." (F3:ir. 238-240)

In dem vorliegenden Interviewausschnitt erkennt ein weiterer Interviewpartner die Zuverlässigkeit, das Verantwortungsbewusstsein und die Sesshaftigkeit seiner Frau als bewundernswerte Eigenschaften an, die er für sich als Bereicherungsmöglichkeit interpretiert. Die zwei folgenden Interviewausschnitte thematisieren seine Sichtweise in dieser Hinsicht.

„Sie ist viel verantwortungsbewusster, SESShafter. wenn sie sagt, macht sie das [I: ok] wenn ich etwas sAge, sie sagt: „du hast das gesagt, du musst das machen". [...] wenn sie übernimmt die Arbeit macht sie das." (M4:ir. 501-504)

„Wenn ich nicht äh nicht auf dem Boden bleibe [I: ok] ne und damit durch meine Frau kennengelernt und dann durch ihre ART durch ihre Ruhe und durch ihre Entspannung und dann durch diese FESTIGkeit ne Harmonie, Ruhe, was in die Familie bringt meine Frau, bis hEUte noch, ne." (M4:ir. 278-282)

Hinsichtlich der positiven Eigenschaften des Partners formuliert die Ehefrau des o.g. Interviewpartners seine Menschenkenntnis, Bodenständigkeit, Bescheidenheit und Flexibilität als erwähnenswerte Merkmale. Diese Erklärung wird von ihr wie folgt beschrieben:

„Er hat auch äh oft eine ganz gute so Mencheneinschätzung [I: mhm] und äh er kann also er kann aus alles irgendwas machen, sagen wir mal so, also nicht jetzt, dass er etwas herstellt oder so, sondern aus jeder Situation also, wenn er jetzt mal nicht mehr in seinem Beruf arbeiten würde, dann würde er irgendetwas ANderes finden und würde da arbeiten [I: ok] ne, also er hat da nicht jetzt solche Klischee äh äh Einstellungen, dass er sagt: ok ich bin jetzt Akademiker, ich muss jetzt nur in diesem akademischen Beruf arbeiten, [I: ok] sondern er würde auch ganz andere Sachen machen." (F4:dt. 690-696)

8.1.9 Optimismus/Hoffnung/Vertrauen

„Gegen die Schmerzen der Seele gibt es nur zwei Heilmittel: Hoffnung und Geduld.“ (Pythagoras)

Aus dem Inhalt der Interviews entstand der Eindruck, dass einige befragte Interviewpartner vom *Persönlichkeitscharakter* her eine positive und hoffnungsvolle Haltung im Leben und in Bezug auf die Zukunft haben. Allerdings hat diese Lebenseinstellung nicht ausschließlich mit Kultur, sondern mit der Erziehung und Lebenserfahrung der Person zu tun. Diese Erfahrung kann als eine Gelegenheit und Chance für den Ehepartner wahrgenommen werden, um die eigene nicht auf Vertrauen und Hoffnung basierende Haltung in optimistischer Denkweise zu modifizieren. In diesem Zusammenhang sei darauf hingewiesen, dass zwei sehr unterschiedliche Lebenseinstellungen zweifellos auf Dauer eine Belastung für die Zufriedenheitsqualität und Dynamik der Partnerschaft haben können.

„Inzwischen habe ich eine ziemlich positive Lebenseinstellung, glaube, was ich anpacke, gelingt es mir auch. Also diese Ängste sind nicht mehr da. [I: Ok] Es gibt immer noch Ängste, die hat jeder Mensch, aber ich habe mehr VErtrauen und in mich selber und in die Zukunft und dann habe ich mehr Lebenserfahrung, berufliche Erfahrung sammeln können in den letzten Jahren, womit steigt auch Selbstbewusstsein. [I: Natürlich, natürlich] und daher denke ich, ich habe früher wirklich ganz geringes Selbstbewusstsein gehabt, aber durch, dadurch, dass ich an mir selber viel gearbeitet habe, habe ich schon ausgeprägtes Selbstbewusstsein.“ (F1:ir. 474-480)

„Ähm ich habe mir damals, als wir noch gar nicht so lange zusammen waren, da habe ich mir immer noch sehr viele Gedanken um die Zukunft gemacht. Ich habe immer ziemlich viel Angst gehabt, was denn alles wohl kommen wird und wie alles so wird. Ähm habe mich schon öfter gesorgt, ob alles gut wird und ähm diese Gelassenheit, die mein Mann von Anfang an so für mich ausgestrahlt hat, die hat schon, die hat mir immer wieder gut getan. [I: ok] Das war immer wieder, wenn immer, wenn ich extrem viel Stress hatte (1) mit manchen Sachen, ja auch in Examensphasen, das war manchmal so furchtbar, da habe ich auch, da habe ich wirklich gelitten, da hat er mir Ruhe gegeben. (435-441) Und mein Mann hat mir da ganz viel Halt und Vertrauen ähm übermittelt und hat das so auf die [I: positiv volles oder halbvolles Glas auch sehen kann] JA, Genau dieses JA. vieles einfach erstmal positiver angehen. […] Das habe ich von ihm gelernt [I: ok] ich glaub diese, diese beiden Sachen sind Ganz, Ganz wichtig; dieses ähm erstmal nicht so viel nicht so viel Angst um die Zukunft.[I: optimistisch sein und auch Geduld.] Genau, genau.“ (F2:dt. 452-483)

„Ich habe weniger Zukunftsängste, ich lebe mehr die Situation, was später kommt, habe ich ein Grundvertrauen [I: ok] meine Mutter sagt immer zum Schluss wird alles gut und diese Zukunftsängste habe ich nie gehabt [I: mhm] ich denke, da bin ich äh, meine Frau macht sich mehr Gedanken [I: ja] ja in der Sache ja ah was passiert mit den Kindern und was machen die nach dem Studium und solche Sachen. […] ALLES was kommt, sage ich, gehört zum Leben; es gibt schlechte Erfahrungen; es gibt gute Erfahrungen; es gibt Zeiten, wo man KEIN Geld hat; es gibt Zeiten, wo man Geld hat oder [I: Stress hat] Stress, nicht Stress. Ich sage, ja

das ist alles wie ein Sinus Signal. […] Die hat viel dazu gelernt, die war am Anfang so misstrauisch, nicht aber so, viele Ängste gehabt, sie ist auch anders erzogen worden, dass man drei Monatsgehälter erstmal als Ersparnis immer zur Seite haben muss und dann für schlimme Zeiten und die sind ja allen deren Eltern waren alle Kriegsgeneration […] und wie ich meine Erziehung genoss, das sind zwei verschiedene Welten. […] Es ist immer halbvoll das Glas bei mir." (M2:ir. 465-494)

„Ja, ich bin optimistisch und ich sehe nicht das Leben ist so eng. […] Also ich sage auch meinen persischen Freunden, wenn man auch Zuhause sitzt und eine Decke auf dem Kopf hat, dann kann man nicht über die Arbeit, über die Arbeiterpartei reden und sagen und dann sagen Arbeiter redet, ja? [I: Ja] Muss man etwas tun. Dann sehe ich aber nicht, dass ich sage: Ach, das schafft man auch nicht. Also, dann habe ich die volle Kraft. [I: Natürlich] Und diese volle Kraft, die ist auch Hoffnung." (F5:ir. 138-144)

„Das klingt ein bisschen arrogant äh, wenn ich sage, ich bin sehr optimistisch, ich bin zuversichtlich, aber ich bin zuversichtlich im Vertrauen zur Zukunft; ich sehe, es gibt nichts Unmögliches; alles ist möglich ne, was Kinder anbetrifft, Entwicklung anbetrifft, ich bin sehr optimistisch (387-390) mhm ich habe eine Philosophie, es gibt nichts Unmögliches, dass ein Mensch nicht machen kann [I: mhm] das ist meine Philosophie und es hat mir viel geholfen. ich bezeichne als eine Ameise, die ein kleines Stück GetrEIde nimmt, das hundertfach schwerer (als) ihr Gewicht. Geht eine Mauer hoch, die nimmt ein Ziel, hundert Mal geht nach oben runter, irgendwann klappt es. […] So habe ich gelernt, so habe ich meinen ErfOlg auch, schon meinen Kindern bringe ich bei, ne [I: ok] das heißt, es gibt nichts Unmögliches, ich bin sehr zuversichtlich." (M4:ir. 407-415)

Aus den zitierten Interviewpassagen kann geschlussfolgert werden, dass in einer binationalen Partnerschaft einerseits die Zukunftsangst und Unsicherheit über den Verlauf der Beziehung als eine Belastung, vor allem in der Anfangsphase der Partnerschaft, entstehen kann und anderseits spiegelt eine eigene Lebensdynamik und Lebenseinstellung, die sich in solchen Situationen deutlich zeigt, sich wider als eine Gelegenheit für die Bearbeitung von Ängsten und weiteren Ursachen.

8.2 Differenzielle Aspekte in der Paardynamik

„Das Schicksal geht mit uns wie mit Pflanzen um:
Es macht uns durch kurze Fröste reifer." (Jean Paul)

In den meisten bisherigen Forschungen wurde dem Thema *binationale Partnerschaft* wenig Beachtung geschenkt (siehe Kap. 3.3), dass eine binationale Partnerschaft – wie jede andere Beziehung – letztendlich aus zwei *Individuen* mit charakterlichen Unterschieden und persönlichen Eigenschaften besteht. In diesem Zusammenhang schilderte eine befragte Frau: *„Ich glaube, in jeder Beziehung treffen zwei Menschen, unterschiedliche Menschen aufeinander."(F1:dt. 383)* Wie schon an mehreren Stellen erwähnt wurde, sollten neben den kulturellen Gegebenheiten die Bedeutung der *individuellen Persönlichkeitsmerkmale* bei der Dynamik der Partnerschaft nicht außer Acht gelassen werden. Im Gegensatz dazu sollte beachtet werden, dass die Partnerschaft und ihre Dynamik Einfluss auf die Persönlichkeiten der Individuen haben (vgl. Asendorpf 1999). Die Wechselwirkungen zwischen Persönlichkeit und Partnerschaft können dazuführen, dass bei Interaktion in einer (binationalen) Partnerschaft neue Ressourcen und Fähigkeiten gefördert bzw. weiterentwickelt werden können. Durch die Begegnung von zwei *komplexen Individuen*, die u.a. durch ihre eigenen Persönlichkeits- und Temperamentsmerkmale, bisherige Wertesysteme, Normvorstellungen, Lebenseinstellungen, Aspekte des Selbstkonzepts und Weltanschauungen beeinflusst sind, haben sie die Chance in ihrer Beziehung eigene, selbstverständliche Einstellungen, Haltungen, Erwartungen und Handlungen sich *bewusst* zu machen und im Lebensverlauf eine neue Wende in der Persönlichkeitsentwicklung auszulösen. Als Unterstützung zu dieser Behauptung dienen die folgenden Äußerungen zweier befragter Personen:

„Ich weiß es gar nicht, ob man das so als Kultur bezeichnen kann, wir sind einfach zwei unterschiedliche Individuen, die aufeinandergestoßen sind." (F4:dt. 1043-1044)

„Wir haben immer wieder Diskussionen gehabt, da WAren wir nicht immer einer Meinung, [...] ich denke es haben ja [...] ob Deutsche oder Engländer, das haben Mann und Frau immer, also das ist für mich keine Frage von Kultur." (M3:dt. 464-469)

Dadurch eröffnet sich eine neue Debatte, die als individuelle Entwicklung und Bereicherung zu betrachten und gleichzeitig als ein lebenslanger Prozess wahrzunehmen ist. Auch unter Berücksichtigung der interkulturellen Begegnung wird dieser Prozess ein neues Bewusstsein bekommen, Wie ein Interviewpartner wie folgt formuliert: *„Das ist eine Bereicherung ja so ein Blick über den Tellerrand hinaus, sage ich mal so, das ist schon ganz wichtig." (M3:dt. 149-150)*

Auf diesem Standpunkt basierend gab es bei der vorliegenden Forschung den Fokus, neben Herausforderungen und Konfliktpotenzialen, die Ressourcen und neuen Fähigkeiten, die im Laufe der Beziehung durch die Interaktion mit dem Partner erworben werden bzw. die vorhandenen Fähigkeiten mehr zu fördern. Sie werden aus psychodynamischer Perspektive als individuelles Wachstum gesehen und können gleichzeitig eine differenzielle Sichtweise auf Schwierigkeiten und Herausforderungen in der Beziehung werfen. Denn es besteht immer die Gefahr, die auftauchenden Konflikte und Reibungen in binationalen Partnerschaften allein *nur* auf kulturelle Andersartigkeit zu beziehen. Dadurch werden die Paare entweder konfliktbesetzt gesehen oder es entsteht die Erwartung, dass diese Beziehungen reibungslos verlaufen müssen. Es sollte mehr darauf geachtet werden, dass einerseits grundsätzlich Konflikte, Herausforderungen, Meinungsverschiedenheiten bei zwischenmenschlichen Beziehungen nicht vermeidbar sind und anderseits inwieweit die Paare Resilienz besitzen, also die Fähigkeit, flexibel und angemessen mit entstehenden Konflikten, Herausforderungen und Stress angemessen umzugehen. Es besteht die Aufgabe, unter der Oberfläche der Verallgemeinerung und Pauschalisierung die Dynamik der einzelnen Paarbeziehungen zu berücksichtigen, die immer einmalig und nicht mit anderen Paaren zu vergleichen ist.

Aus den Aussagen der Interviewpartner wurde festgestellt, dass es bestimmte Erfahrungen bzw. Ereignisse als besondere Themenschwerpunkte bei einzelnen Paaren gibt, die sich einerseits in der Beziehung als Konfliktpotenzial darstellen und anderseits mit Themenbereichen und Belastungsthemen der anderen Paare *nicht* vergleichbar sind. Die befragten Paare sind sich einig, dass die Nationalität *nicht* der ausschlaggebende Faktor der angeführten Konflikte ist. Sie müssen nicht aus der Begegnung kultureller Unterschiede und resultierender Konflikte als unüberwindbares Hindernis oder schwerwiegende Angelegenheit charakterisiert und gesehen werden, wie bereits im Kapitel 7. 8 angedeutet wurde. Dies dient dazu, im weiteren Verlauf der Arbeit diesem Aspekt differenzielle Aufmerksamkeit zu widmen.

Neben geographischer Mobilität und Migration beeinflussen die biographischen Lebenserfahrungen und Voraussetzungen die jeweilige Partnerwahl, Paardynamik und Erwartungen. Zum besseren Verständnis der Paardynamik ist es sinnvoll, neben der Berücksichtigung der kulturellen Elemente, auch in die persönliche Lebensgeschichte und in die Psyche und unbewusste innere Welt der Beteiligten einzudringen. Dadurch wird eine differenzierte Sichtweise auf die Dynamik der Partnerschaften geworfen.

In Bezug auf die individuelle emotionale Befindlichkeit und lebensbiografischen Erfahrungen, die in unterschiedlichen Maßen und Stärken auf die Paardynamik wirken können, ist eine zentrale Frage, welches Motiv und Bedürfnis hinter der Oberfläche der ‚Aktualkonflikte' verborgen ist, deren Ursachen nicht selten in der eigenen Lebensbiografie zu finden sind (siehe Kap. 2.4), wie die tiefenpsychologisch fundierte und psychodynamisch orientierte Sichtweise es vertritt. Diese Erklärung lässt sich in der folgenden Äußerung deutlich machen: *„Ich glaube, dass man nicht umsonst sich getroffen hat und bestimmte Dinge an diesem Menschen lernen, mit diesem Menschen lernen soll." (F1:dt. 784-786)* Um deutlich zu machen, dass die individuellen Ereignisse ein wichtiger Bestandteil in der Paarbeziehung sind, scheint es sinnvoll, im weiteren Verlauf die Äußerungen der befragten Interviewpartner hinsichtlich dieses Aspektes Aufmerksamkeit zu widmen.

Aus den Erzählungen der meisten befragten Interviewpartner, die an unterschiedlichen Stellen und Themen eingeordnet wurden, war zu beobachten, dass einige Herausforderungen und Konflikte nicht mit dem Partner zu tun haben, sondern persönliche Lebensereignisse eine wichtige Rolle für die Entwicklung von bestimmten Emotionen gespielt haben. In den vorliegenden Interviews thematisieren die einzelnen Partner ihre individuellen Konflikte bzw. Ängste. Diese persönlichen Einschätzungen sind gute Argumente, um die Bedeutung der individuellen Lebensbiografie und deren Einfluss auf die Paardynamik stärker zu betonen und zu bekräftigen. In dieser Hinsicht schilderte ein Interviewpartner Folgendes:

„Ne, mir ging es eigentlich die ersten 10 Jahren. Es ging mir nicht gut, nicht so gut, psychisch. [I: Ok. In Ihrem eigenen Leben.] Ja in den ersten 10 Jahren unserer Ehe. Da hatte ich

viele Ängste. [I: Hatte mit Ihrer Partnerschaft zu tun?] Ne, das hatte mit mir selber zu tun. [I: Ok]. Meine Ängste und fehlendes Vertrauen und dann wurde ich auch krank und habe ich durch die Krankheit aber gelernt, habe ich durch die Krankheit viel gelernt. Also ich versuchte, mein Leben in die Hand zu nehmen. [I: Ok, Ok] Dann habe ich viel gelesen und habe ich das Leben umgestellt, meine Ernährung und als ich die Kinder dann kriegte, wurde besser noch. Inzwischen habe ich eine ziemlich positive Lebenseinstellung, glaube, was ich anpacke, gelingt es mir auch. Also diese Ängste sind nicht mehr da. Ich habe früher wirklich ganz geringes Selbstbewusstsein gehabt, aber durch, dadurch, dass ich an mir selber viel gearbeitet habe, habe ich schon ausgeprägtes Selbstbewusstsein." (F1:dt. 466-480)

Das angeführte Beispiel konkretisiert individuelle Belastungen, die möglicherweise durch äußere Lebensumstände und -situationen nicht mehr zu kompensieren waren bzw. als Auslöser verstanden werden können. Nach dieser Angabe wird deutlich, dass eine dauerhafte Lebenszufriedenheit dann möglich ist, wenn die Ursachen von Sehnsucht erkennbar werden und gleichzeitig jeder der beiden Partner sich bemüht, diese erwünschte Eigenschaft an sich selbst zu entwickeln und nicht externale Attributionen zu suchen.

Eine psychodynamisch orientierte Sichtweise auf die Äußerungen einer weiteren befragten Person macht es noch einmal deutlich, dass aus der eigenen vergangenen Sozialisation und Geschichte, individuelle Ängste und Unsicherheiten ausgebildet wurden, die durch aktuelle Belastungssituationen zum Tragen kommen. In diesem Kontext erwähnte die befragte Person, dass eine emotionale Unterstützung durch den Partner für sie ein Halt war. Das folgende Beispiel soll dies unterstreichen:

„Ähm ich habe mir damals, als wir noch gar nicht so lange zusammen waren, da habe ich mir immer noch sehr viele Gedanken um die Zukunft gemacht. Ich habe immer ziemlich viel Angst gehabt, was denn alles wohl kommen wird und wie alles so wird. Ähm habe mich schon öfter gesorgt, ob alles gut wird und ähm diese Gelassenheit, die mein Mann von Anfang an so für mich ausgestrahlt hat, die hat schon, die hat mir immer wieder gut getan. [I: ok] Das war immer wieder, wenn immer, wenn ich extrem viel Stress hatte (1) mit manchen Sachen, ja auch in Examensphasen, das war manchmal so furchtbar, da habe ich auch, da habe ich wirklich gelitten, da hat er mir Ruhe gegeben." (F2:dt. 435-441)

An einer anderen Stelle teilte sie in diesem Kontext mit:

„Er hat so eine unheimliche Ruhe ausgestrahlt für mich, so eine als, ob er so aus dem Bauch raus ähm sich immer sicher wäre, wie er jetzt am besten richtig handelt; das ist so eine gefühlsmäßige Sicherheit in ganz, ganz vielen Dingen und ich war zu der Zeit oft in vielen Sachen, habe ich mich sehr unsicher gefühlt."(F2:dt. 35-38)

Wie schon im letzten Kapitel unter dem Aspekt *Wohnort* (siehe Kap. 7) thematisiert wurde, kann in binationalen Ehen und Partnerschaften ein gemeinsamer Wohnort ein Verhandlungsthema sein. Dieses Thema kann eine besondere Bedeutung für einen Teil der Partnerschaft haben, deren Ursachen auf eigene Lebensbiografie zurückzuführen sind. Bei einem interviewten Paar wurde deutlich, dass aus eigenen früheren Erlebnissen der Entwurzelung, wie im folgenden Beispiel deutlich wird, ein großer Wunsch geäußert wurde, an einem bestimmten Ort sich niederzulassen, wo ein gemeinsames Leben aufgebaut wird.

„Ich bin meine ganze Kindheit und Jugend, wir sind so oft umgezogen, wir sind alle paar Jahre umgezogen. Ich war dauernd auf einer neuen Schule, ich war immer irgendwo anders und seit ich hier in M-Stadt zum Studium war, habe ich hier Wurzeln geschlagen und das war eigentlich, das wo wir gemeinsam hier so unsere Wurzeln geschlagen haben und ich hatte keine Lust wieder …." (F2:dt. 341-348)

In diesem Kontext ist bei den befragten Paaren nicht der Eindruck zu gewinnen, dass hinsichtlich des Wohnorts Konfliktpotenzial innerhalb der Partnerschaft vorliegt.

Nach Angaben eines der befragten Paare spielte Eifersucht in der Anfangsphase der Beziehung eine zentrale Rolle, die zu Konflikten geführt hat. Durch die Erkäuterungen lässt sich feststellen, dass insbesondere die negativen Erfahrungen im Elternhaus eine zentral wirkende Rolle für Entstehung dieses Gefühls gespielt haben. In dieser Hinsicht erzählte die befragte Person wie folgt:

„Zum Beispiel wenn er mit Kollegen Kaffee trinkt und so weiter ist überhaupt kein Problem [I: ok ok ok] früher <<lachend> war ich eifersüchtig. (349-350) Das hatte ich von zu Hause vom Elternhaus mitgenommen, [I: ok] weil mein Vater gegenüber meiner Mutter untreu war [I: ok] und das habe ich unbewusst in meiner Beziehung (505-506) meine Eifersüchteleien waren ein Problem bei uns [I: ok] weil er ist sehr beliebt und die Frauen mögen ihn auch gerne <<lachend> er mag auch gerne Frauen> und [I: ok] da war ich sehr eifersüchtig [I: ok] aufgrund meiner eigenen [I: ok] Geschichte [I: ok] und das habe ich dann mit der Zeit gelernt, dass es nicht berechtigt ist, ne." (F3:ir. 627-630)

Hinsichtlich der individuellen Konfliktthematik ist es interessant, die Angaben eines befragten Ehepartners differenziert zu betrachten und zu analysieren. Aus der Erklärung des Ehemanns wird ersichtlich, dass die emotionale Bindung an die Mutter noch nicht verarbeitet ist und er sich noch nicht abgelöst hat. In diesem Zusammenhang erwähnte der befragte Partner, dass er psychotherapeutische Unterstützung in Anspruch genommen hat. Seine persönliche Einschätzung in Bezug auf seine ungelöste Bindung wird besonders bei dieser Aussage deutlich:

„Habe ich auf diese Frage gewartet, ähm das ähm ich habe das manchmal Sehnsucht so zu sein, aber sie (meine Frau) IST nicht Gott sei Dank, [I: ok] ne. Sie weiß genau, dass ich Muttersohn, -kind war; sie hat oft meine Mutti kennengelernt, sie war hier, ich war auch im Iran und sie ist dessen bewusst, dass sie nicht die Rolle von Mutter spielt [I: ok]. (326-329) Ich habe mich noch nicht von meiner Mutter (abgelöst), ich ARbeite daran. […] also ich habe einige Gesprächstherapie hinter mir." (M4:ir. 315-317)

Diese dargestellten Äußerungen beinhalten Informationen über unbewusste oder bewusste Zusammenhänge zwischen früheren Erfahrungen innerhalb der Familie und deren Einfluss auf die partnerschaftliche Beziehung, die eventuell Konflikte oder Spannungen verursachen können. Da diese Konflikte und deren Ursachen hauptsächlich in den Persönlichkeitsstrukturen und individuellen Sozialisation zu suchen und zu finden sind, gibt diese Perspektive neue Anregungen für einen verfeinerten Anblick auf die Paardynamik.

8.2.1 Differenzielle Abgrenzungen der Paardynamik

Die Darstellung der befragten Paare wurde im Zusammenhang mit der Lebensdynamik und stressbeladenen Situationen verdeutlicht, dass es sich hierbei in jeder Partnerschaft und familiären Lebenssituation *nicht nur* konkret um Unterschiede in den kulturellen Wertsystemen handelt. Dieser Aspekt erweist sich als der Punkt, der in der Paarbeziehung und die Beziehung der Familienmitglieder untereinander, die in einzelnen Kulturen in unterschiedlichen Paar- und Familienkonstellationen vorhanden ist. Um diese Behauptung argumentativ zu stützen, werden verschiedene Interviewausschnitte dazu angeführt.

Dieser Aspekt wird von einem Interviewten wie folgt beschrieben:

„Was wirklich, wirklich schwierig war als unser ähm; da wollten wir uns trennen praktisch; da waren wir eigentlich kurz davor uns zu trennen; da ähm war ich im Referendariat und unser Sohn war noch nicht einmal zwei Jahre alt, unser ältester Sohn keine zwei Jahre, das heißt, wir waren fünf Jahre zusammen, so das war das verflixte Jahr äh mein Mann hatte ganz viel an der Uni, ähm musste bestimmte Klausuren, war er durchgefallen und musste bestimmte Sachen schaffen, musste Taxi fahren, dabei äh wir haben unter dem Dach gewohnt, fünf Etagen hoch ohne Aufzug, Kind musste irgendwie immer hin und hergebracht werden, ich hatte Stress bis obenhin und der Kleine war ganz schlimm krank, er hatte so einen Tumor im Bauch und das war eine ganz, ganz schwere, schlimme Zeit und da irgendwie war das alles irgendwie, waren wir da wohl überfordert ähm als das Schlimmste vorbei war, da hatten wir eigentlich gedacht, ne das passt alles nicht, da wollten wir uns eigentlich trennen, da hatten wir uns schon überlegt, wenn ich mit dem Referendariat, dann wollte er ausziehen zu seinem Freund und wie haben wir das dann geschafft, ich glaube, wir haben es deswegen geschafft, weil wir uns klargemacht haben, weil wir uns so oft drüber unterhalten haben, woran, woran jetzt unser Stress lag, uns ist klar geworden, dass das irgendwie nichts damit zu tun hatte, dass wir uns als Menschen gar nicht mehr mochten oder dass wir gar nicht zusammenbleiben wollten, sondern, dass es daran lag, dass es einfach alles zu viel war, dass wir einfach zu viel Stress hatten. (1506-1521) Wir haben ja auch noch irgendwie gemerkt, Mensch das äh das hat ja Vieles gar nicht nur mit uns als Person zu tun, [I: eben] sondern mit den Umständen [...] das war dann der Knackpunkt." (F2:dt. 1534-1536)

Bei einem weiteren Interview wurden die äußeren Belastungsfaktoren wie Ausbildung, Studium, finanzielle Einschränkungen etc. als Ursachen erwähnt, die für einen bestimmten Zeitraum als nachteilig empfunden und beschrieben wurden. Im vorliegenden Fall wird beispielsweise die Konfliktursache bzw. der Alltagsstress deutlich gemacht:

„Aber ich finde bei uns, dadurch, dass wir ein unregelmäßiges Leben hatten, haben wir viel unterschiedliche Sachen gemacht, das Leben war immer unruhig und immer unsicher, dadurch verändert sich auch mit der Beziehung permanent.[I: natürlich] Es ist ein ungeheu-

rer Druck zwischendurch da gewesen. Ne, mein Mann hat ja auch angefangen, der hatte eine Ausbildung gemacht und noch eine Ausbildung und dann gearbeitet und dann hat studiert, weil er keine Arbeit fand, da ist schon ein Kind, dann kam zweites Kind und dann hat er sechs Jahre studiert, er hatte kein Geld gekriegt, ich habe nebenbei gejobbt." (F1:dt. 500-506)

An einer anderen Stelle thematisierte die befragte Person, dass einige Schwierigkeiten und Probleme innerhalb ihrer eigenen Herkunftsfamilie als Belastung empfunden wurden. Solche Stress beladenden Situationen spiegeln sich häufig in der Dynamik der Beziehung wieder, deren Ursachen und Auslöser nicht unterschiedliche kulturelle Zugehörigkeiten, sondern andere Faktoren sind.

„Es gab zum Beispiel eine Phase, wo wir ziemliche Krisen hatten. Als die Kinder beide klein waren und es gab auch in der Familie Probleme, mein Schwager hatte schlimme Unfall, ich hatte die Kinder von meiner Schwester und meine Mutter und alles Mögliche. Ich war so fast am Rande meiner zu kurz vor dem Nervenzusammenbruch. Mein Mann studierte und fühle sich dann auch, ich war ungeduldig, er war auch ungeduldig. Es lief zwischen uns gar nicht mehr. Es musste Alltag irgendwie bewältigt werden. Und da hatte mein Mann, glaube ich oft das Gefühl, wenn die Kinder nicht wären, ich werde sofort ihn verlassen. Ich war oft sehr schlecht gelaunt, weil ich einfach fertig war. ... Aber ich habe innerlich immer gedacht, es geht vorbei. Wir waren zehn Jahre zusammen und haben uns geliebt und es wird anders werden. Ich habe gedacht. [I: ist nur eine Krise] Ich habe Nie gedacht, dass ich ihn verlasse, Nie, auch wenn er mich so genervt hat. Da bin ich ziemlich [I: innere Vertrauen war da] JA, und ich glaube, wir haben schöne Zeit gehabt und ich glaube, wenn man wirklich daran arbeitet, dass man wieder erreichen kann." (F1:dt. 757-769)

Im vorliegenden Fall beschreibt der Ehepartner die emotionale Abhängigkeit und den Grad des Einflusses der Ursprungsfamilie bei den persönlichen Entscheidungen bzw. der Partnerwahl, die in der Partnerschaft Konflikte verursachte. In diesem Zusammenhang stellt sich die Frage, welche strategischen Vorgehensweisen die betroffene Person ausgesucht hätte, wenn der Partner gleicher Herkunft wäre und trotzdem von der eigenen Familie nicht akzeptiert worden wäre. Diese Konfliktdynamik bekommt dadurch ein neues Gewicht, welches in dem psychodynamischen Fachdiskurs als *Abhängigkeitskonflikt* zu betrachten ist (siehe Kap. 2.4).

„Sie war ein bisschen abhängig von der Familie, in dem Fall von der Mutter. Deswegen hat sie bestrebt, Einverständnis von der Mutter zu holen. Das hat sie nicht gekriegt. Also, wenn ich sie gewesen wäre, hätte mich nicht gestört, hätte überhaupt nicht gestört. (349-351) Die andere, die Schwester hat genauso gemacht, die andere Schwester. [I: mhm] Die ganze Familie hat das mitgemacht, was sie wollte. Die Mutter hat doch nichts gesagt. [I: mhm] Nur die Mutter war dagegen, weil sie immer zur Mutter gegangen ist, wollte unbedingt, dass die Mutter einverstanden ist, mit jedem Schritt, was sie getan hat. [I: mhm] Das ist, was anders." (M1:ir. 365-368)

Eine weitere interviewte Person thematisiert die eigene Eifersucht in der Partnerschaft und deren Zusammenhang mit der eigenen Lebensgeschichte. Der befragte Interviewpartner schildert eine persönliche Einschätzung zum Thema Eifersucht wie folgt:

„Ja zum Beispiel meine Eifersüchteleien waren ein Problem bei uns, [I: ok] weil er ist sehr beliebt und die Frauen mögen ihn auch gerne <<lachend> er mag auch gerne Frauen> und [I: ok] da war ich sehr eifersüchtig [I: ok] aufgrund meiner eigenen [I: ok] Geschichte [I: ok] […] weil mein Vater gegenüber meiner Mutter untreu war [I: ok] und das habe ich unbewusst in meiner Beziehung […] und das habe ich dann mit der Zeit gelernt, dass es nicht berechtigt ist ne." (F3:ir. 627-630)

Ein wichtiger Aspekt bei den Auseinandersetzungen ist die Paardynamik, in der individuelle Einstellungen, Lebensvorstellungen und Rollenverständnisse in der Beziehung mitwirken. Es besteht immer die Gefahr einer Pauschalisierung. Wenn eine Beziehung zwischen zwei Partnern gescheitert ist, ist ‚Scheidung' bzw. ‚Trennung' damit zu ‚legitimieren' – wie mehrfach erwähnt wurde, – dass die kulturelle Andersartigkeit die *einzige* Ursache für Trennung sei. Eine befragte Person schilderte die Gründe der Auseinandersetzungen in einer gescheiterten Beziehung, die letztlich zur Scheidung führten. Die Äußerungen der befragten Person unterstützen die These, dass individuelle Persönlichkeiten und paardynamische Aspekte – neben kulturellen Aspekten – auch eine zentrale Rolle für das Gelingen oder Misslingen einer Beziehung spielen.

„Dann habe ich meinen ersten Mann kennengelernt; [I: mhm] war auch ein Deutscher [I: mhm] und der hat auch damals studiert und war sehr offen und meinte, ja das ist überhaupt kein Problem, dass ich auch studieren möchte und so weiter [I: ok] und als wir dann aber verheiratet waren, hat er sich totAL umgeändert mit seiner Offenheit und Meinung [I: ok] und meinte, nein und wir können lieber ein KInd bekommen und ich kann besser zu Hause bleiben und [I: ach] da kamen schon unsere ersten Konflikte [I: ok kam er nicht damit zurecht, dass Sie sich weiterentwickeln sozusagen] richtig, richtig [I: mhm] und das hat insgesamt vier Jahre gedauert […] und habe ich mich dann scheiden lassen nach diesen vier Jahren. Ja, und dann habe ich angefangen zu studieren." (F3:ir. 32-45)

Ein weiteres Thema, das bei einem befragten Ehepaar eine große Bedeutung hatte, war die Dynamik einer Patchworkfamilie, denn die beiden Partner haben aus einer früheren Beziehung ein Kind mitgebracht, was eine neue Regelung der familiären Verhältnisse verlangte. Um Schwierigkeiten in diesem Kontext zu vermeiden, sind Verhandlungen nicht zu unterschätzen. Allerdings ist es kritisch, solche familiären Herausforderungen auf kulturelle Zugehörigkeiten zurückzuführen, besonders in einer Gesellschaft, in der die Scheidungsrate und als Folge die Entstehung neuer Patchworkfamilien nicht selten vorkommt. Interessant ist die Aussage eines Interviewpartners in dieser Hinsicht:

„Wir haben Schwierigkeiten am Anfang gehabt, weil wir hatten ja jeder ein Kind mitgebracht in unsere Beziehung, auch mein Sohn ist bei uns aufgewachsen die Tochter auch und das hat schon ja da haben wir, wir haben kÄMpfen müssen [I: ok] uns ist ja die ersten zwei, drei Jahre nichts geschenkt worden [I: ja ja] wir mussten etwas tun an der Beziehung." (M3:dt. 441-444)

Bei der Darstellung der weiteren befragten Interviewpartner im Zusammenhang mit der Lebensdynamik und Stress beladenen Situationen wurde verdeutlicht, dass

‚Grenzen ziehen' als ein individuelles Konfliktthema zu betrachten ist. Die befragte Person schildert, dass sie aufgrund eigener Persönlichkeitsmerkmale manchmal nicht in der Lage ist, die gesetzten Grenzen durchzusetzen. Die hohe Verantwortung verursacht einerseits eine starke Belastung und anderseits geringes Durchsetzungsvermögen, was dazu führt, nicht ohne Schuldgefühle für die eigenen Bedürfnisse sorgen zu können. Die geschilderte und stressbeladene Situation wirkt sicherlich auf die Dynamik der Paar- und Familienbeziehung. Die folgende Interviewpassage macht diese Situation deutlich:

„Aber das ist halt manchmal so, ich weiß es nicht, ob das so ein ewiger Mutterinstinkt ist oder so. Man hat ja immer, mEINte ja immer, man hätte für alles die Verantwortung, [I: ja] obwohl die Kinder schon teilweise ja wirklich selbstständig sind. (654-657) Das ist schon so, dass ich da äh den HAUPTanteil mache, aber das hat auch ein bisschen was mit meiner eigenen Schuld zu tun, weil äh die Kinder, finde ich, sind manchmal ein bisschen verwöhnt. Ich hätte die oder ich hABe zumindest versucht sie ab und zu mit EINzubinden und äh mein Problem ist einfach, wenn ich alles zehn Mal sagen muss, dann mache ich es lieber selber [I: ok] und äh das ist ja dann immer so das faTAle dabei, dass man sich da ja ganz gut drauf ausruhen kann." (F4: dt. 911-916)

Bei dem letzten interviewten Paar entstand der Eindruck, dass individuelle Persönlichkeitseigenschaften einer der Partner, die die Person selbst als temperamentvoll bezeichnete, als ein Thema in der Beziehung und Familiendynamik zu erwähnen ist. Um diese Behauptung deutlich zu machen, werden nun einige Äußerungen der beiden Interviewpartner in diesem Zusammenhang thematisiert:

„Aber ich bin ein Typ bisschen also, temperamentvoller bin ich als die beiden, beide sind bisschen ruhiger und bisschen schrei ich viel und so. Sie kritisieren auch, dass ich auch viel schreie. Aber dann sage ich auch, wenn ich Zeit habe, dass ich bisschen in Ruhe komme, dann schreie ich auch weniger." (F5:ir.375-378)

„Schwer zu sagen. Vielleicht manchmal meine Frau sogar dominanter. Also, in dem Sinne, ich sagte schon, sie regt sich mehr auf und ist etwas deutlicher und kann auch mehr mal auf den Tisch schlagen. (291-293) Also, ich sag mal zum Beispiel Kindererziehung. [I: Ach so] Wenn unsere Tochter langsam ist oder trödelt, nicht, wie das bei Kindern ja häufig so ist, dann rede ich mit ihr ganz ruhig und versuche sie dadurch zu bewegen und auf Papa hört sie dann auch, [I:Ok.] und mürrisch, meine Frau regt sich dann doch sehr auf." (M5:dt. 193-196)

Wie schon bereits erwähnt wurde, lässt sich mit den geschilderten Interviewausschnitten die Aussage treffen, dass in binationalen Paaren wie auch in jeder anderen Beziehung, die Bedeutung der individuellen Eigenschaften, emotionalen Befindlichkeit, familiären Lebenssituation, Stress beladenen Lebens- und Arbeitssituationen und Bildungsschichten neben kultureller Zugehörigkeit eine sehr bedeutsame Rolle in der Paardynamik spielen, die nicht außer Acht gelassen bzw. unterschätzt werden dürfen.

8.2.2 Paarbildungsprozesse

Ein zu beobachtender Punkt bei den befragten Paaren ist, dass sie unterschiedliche ‚Historys' beim Paarbildungsprozess erzählt haben. Wie schon im theoretischen Teil der Arbeit erwähnt wurde (siehe Kap. 3.5.2), verbreiten bestimmte klischeehafte Vorstellungen in der Öffentlichkeit, dass entweder deutsche Frauen oder Männer gezielt eine(n) Partner(in) aus dem Ausland bzw. die jeweiligen Frauen und Männer eine(n) deutsche(n) Partner(in) gesucht haben, um den eigenen Aufenthaltsstatus zu sichern. Dabei wird als Folge der Stereotypen bestimmten Paarkonstellationen oft eine sog. ‚Scheinehe' vermutet. Die Möglichkeit einer ‚zufälligen' Begegnung und Sympathie *ohne* eine solche Klassifizierung wird nicht selten von vorneherein ausgeschlossen.

Im Kontext dieser Untersuchung wird der *Zufall* bei allen Paaren als bedeutender Faktor angesehen. Die meisten Paare haben sich während der jeweiligen bildungsbedingten Auslandsaufenthalte oder des politischen Exils in Deutschland kennengelernt. An dieser Stelle sei darauf hingewiesen, dass beim Kennenlernen bzw. bei der Partnerwahl nach Aussagen der Interviewten hauptsächlich die persönlichen Eigenschaften, Einigkeit in konkreten Ansichten und Lebensvorstellungen eine zentrale Rolle spielten und der ‚Nationalität' eine recht geringe Bedeutung beigemessen wurde.

In den vorliegenden Interviews kommt offensichtlich die Bedeutung der Mobilität für Partnerwahl und Bildungsprozesse zum Ausdruck. Bei einem Interview mit einem befragten Partner wurde berichtet, dass zum Zeitpunkt der Begegnung sich die beiden Partner nicht in Deutschland, sondern in einem dritten Land, in dem der iranische Partner studierte, getroffen und kennengelernt haben, wie das nachfolgende Beispiel verdeutlicht:

„Und dann hat er sich überlegt oder habe ich ihn gefragt: "Willst du nicht nach M-Stadt kommen, da kann man auch studieren?" Ja, und dann hat er sich dazu entschieden, sich an der Uni zu bewerben hier. Und dann hat er einen Studienplatz bekommen und dann ist er Hals über Kopf sozusagen nach M-Stadt gekommen." (F1:dt. 53-56)

In dem vorliegenden Interview wird deutlich, dass die Begegnung mit einem deutschen Partner dazu führte, ein neues Leben mit allen Konsequenzen, wie z.B. den Erwerb einer neuen Sprache, Beginn des Studiums in Deutschland zu beginnen, das sicherlich für beide Partner in unterschiedlichen Formen und Intensitäten, besonders in der Anfangsphase viel Stress, Angst und Unsicherheiten hervorgerufen hat. Sicherlich, die autonom entwickelte Lebensgestaltung reduziert bzw. begrenzt Belastungen, besonders in der Anfangsphase der Beziehung. Daraus könnte eine Hypothese gebildet werden, dass die individuelle Lebenssituation und die Dauer des Auslandsaufenthalts vom ausländischen Partner ein wichtiger Aspekt bzw. Belastungsfaktor in der Anfangsphase und im weiteren Verlauf der Paardynamik haben kann. Im Zusammenhang mit Paarbildungsprozess und -dynamik erzählte eine deutsche Ehefrau Folgendes:

„Er wollte studieren und ich wollte einfach mal nach dem Abitur für ein Jahr was anderes machen [...] und mit einer Freundin zusammen sind wir dann rüber und haben da in einer Familie gearbeitet. (7-10) Ich habe meine Sprache verbessert und er war ja vorher schon in verschiedenen Kursen, er war ja etwas eher da als ich und dann haben wir uns in einem gemeinsamen Kurs getroffen. (14-15) Also, wir haben uns jetzt nicht sofort ineinander verliebt, sondern wir haben uns, wir waren so eine Clique von mehreren Leuten in der Klasse aus verschiedenen Kulturen, haben uns öfter getroffen, (I: Mhm) miteinander was unternommen und äh mein Mann war sehr aufgeschlossen und immer so ein bisschen ein kleiner Clown (I: lacht). Er hat immer irgendwie irgendwelche Witze erzählt. Ähm, also sehr humorvoll auf jeden Fall. [...] Beeindruckt hat äh, waren auch öfter, dann haben wir uns auch öfter mal alleine getroffen, dass er sehr zurückhaltend immer war. (I: Mhm) [...]Und ähm (2) äh ich habe auch mich ein bisschen gegen eine Beziehung äh, also ich habe versucht äh mich da nicht drauf einzulassen, weil ich auch Angst hatte, wenn wir zusammen kommen, wie sieht unsere Zukunft aus?" (F1:dt. 18-26)

Ein weiteres Paar berichtete über die Begegnung, dass der iranische Partner zum Zeitpunkt des Kennenlernens in Deutschland lebte und studierte und die Partner sich auf einer Studentenparty kennenlernten, wo sie dann ins Gespräch kamen.

„Ich habe sie zweiundachtzig, glaube ich kennengelernt, da war ich mit einer Freundin damals auf einer Studentenfete. [...] Da war ich auf der Fete und dann habe ich hunger gehabt, ich wollte, was zum Essen mitbringen und dann sie hat da Sachen verkauft, meine jetzige Frau und da habe ich sie am Stand kennengelernt. (19-24) Dann erstmal so haben wir uns einfach so besucht, sie hatte die Telefonnummer vom mir gehabt, ja dann sind wir uns näher gekommen." (M2:ir. 33-34)

Die beiden Partner berichteten, dass sie vor ihrer Heirat erst über eine längere Zeit zusammengelebt haben. Geheiratet haben sie dann, weil der iranische Partner sich nur durch sein Studium in Deutschland aufhalten konnte und nach dem Studienabschluss Schwierigkeiten mit dem Aufenthalt hatte. In diesem Zusammenhang äußerte sich der Interviewpartner wie folgt: *„Ich wollte an sich nicht heiraten, wegen eines Visums." (M2:ir. 72)* Dieser Aspekt wurde im vorherigen Kapitel näher thematisiert. Der folgende Interviewausschnitt macht die Problematik noch einmal deutlich.

„Oh das äh, das war eine ganz andere Sache. Das kam sehr viel später. [I: ok] Das hat noch Jahre lang gedauert [I: ok ok] weil äh das kam erst, als wir schon zwei Kinder hatten und dann ähm das Studium von Name1 dem Ende entgegenging und es dann schwierig wurde mit dem Aufenthalt hier." (F2:dt. 92-94)

Zum Zeitpunkt des Kennenlernens hatte ein weiteres befragtes Interviewpaar eine gescheiterte Beziehung vor ihrer Partnerschaft. Aufgrund der schlechten Erfahrung, welche die iranische Frau in ihrer ersten Beziehung hatte, war sie misstrauisch und hatte kein großes Interesse an einer weiteren partnerschaftlichen Beziehung, wie sie berichtete. Dazu erzählte sie: *„Ich war überHAUPT nicht interessiert an einer neuen Partnerschaft, weil ich schon beschädigt war sozusagen [I: ok] und wollte ich meine Ruhe haben und studieren." (F3:ir. 77-78)* Interesse und Engagement des deutschen Partners führten dazu, dass ihre Freundschaft sich weiterentwickelte und daraus eine Beziehung entstanden ist.

> *„Also ich habe immer wieder angerufen; ich war der aktivere Teil zu der Zeit muss ich sagen [I: ja] ich habe nicht locker gelassen [I: ok] so ne und dann im Laufe der Zeit [I: das ist normal bei uns Männern (lacht)] das denke ich auch und dann im Laufe der Zeit so nach mehreren Monaten sind wir dann das erst mal glaube ich kAFFeetrinken gegangen und da hat sich das so ganz ganz langsam entwickelt, [I: ok] weil meine Frau einfach noch sehr misstrauisch erst war." (M3:dt. 17-22)*

Die Schilderungen der individuellen Lebensbiografie von beiden Partnern verdeutlichen noch einmal, dass, wenn eine binationale Partnerschaft nicht funktioniert, es kein ausschlaggebendes Argument ist, dass *nur* die bikulturelle Lebenssituation zum Scheitern geführt hat. In Bezug auf die Ursachen von Konflikten äußerte sich eine befragte Person, die im weiteren Verlauf dieses Abschnittes unter Aspekt der *Paardynamik* näher erläutert wird (siehe F3:ir. 627-630). Nach der Scheidung ist ihre jetzige binationale Partnerschaft entstanden, die von beiden Partnern als bereichernd empfunden wird. Solche Erfahrungen unterstützen eine differenzierte Sichtweise.

Bei einem anderen Paar wurde berichtet, dass der iranische Partner zum Zeitpunkt des Kennenlernens als Student schon in Deutschland lebte. Allerdings haben die beiden Partner zum gleichen Zeitpunkt in einem dritten Land Urlaub gemacht und sind sich dort begegnet. Die Frau erzählte, dass sie davon sehr beeindruck war, dass der spätere Ehemann damals als junger Mann im Urlaub ein ganzes Teegeschirr dabei hatte. Über die Entstehung dieser Liebeshistory erzählte die Ehefrau wie folgt:

> *„Ich war da am Strand gelegen, ne, und dann äh fragte Name1 irgendwann wie spÄT das ist auf Englisch und dann irgendwann hat er wahrscheinlich mitbekommen, dass ich Deutsch spreche oder so und dann hat mich dann auch auf Deutsch angesprochen und so sind wir dann ins Gespräch gekommen mit dem Freund zusammen, weil äh der Freund und er waren für das Mittagessen zuständig, weil die Anderen hatten auch einen Ausflug gemacht. [I: ok] Die anderen Freunde, die noch dabei waren und äh sie mussten Geschirr abwaschen, das haben sie dann im MEEr gemacht, haben Geschirr abgewaschen und so weiter und äh was ich gAnz witzig fand und total beeindruckend ist, dass die äh ein Teegeschirr dabei hatten, weil die Perser trinken ja immer gerne Tee. [I: genau] Das wusste ich ja noch nicht zu der Zeit und auf jeden Fall kam er dann IRgendwann mit einem Tablett Teekanne und Teetassen und dann haben die beiden Tee getrunken und haben mich eben gefragt, ob ich auch einen Tee möchte und so, ja und dann habe ich auch Tee mit denen getrunken und da war ich sehr beeindruckt, weil hier meine Freundin und ich, wir hatten nur das NÖtigste dabei, also nur ein Brettchen, Campingbesteck und einen Becher." (F4:dt. 19-31)*

Das letzte befragte Ehepaar teilte mit, dass sie sich auf einer Geburtstagsparty eines gemeinsamen Freundes kennengelernt haben. Da zum Zeitpunkt des Kennenlernens die iranische Frau schon in Deutschland lebte und einen unabhängigen Aufenthalt wegen politischen Exils hatte, haben die beiden Partner einerseits keine

Sprachbarriere bei der Verständigung gehabt und anderseits der unabhängige Aufenthalt einen freien Raum zum Kennenlernen und Zusammenleben vor der Ehe begünstigt.

„Wir hatten einen gemeinsamen Freund, da war eine Geburtstagsparty, dann habe ich meinen Mann auch kennengelernt. Da kam dann einfach Kontakt her." (F5:ir. 6-7)

Die vorgelegten Interviews spiegeln die Vielfältigkeit von Paarbildungsprozessen und Eheschließungen wider. Des Weiteren wird deutlich, dass durch gestiegene geographische Mobilität die Paarbildungsgeschichten begünstigt werden. Einerseits wird durch die vielfachen Begegnungen bestätigt, dass die Regeln der Endogamie wie Religion, Nationalität u. Ä. nicht mehr ihre starke Bedeutung haben. Anderseits wird das ‚Fremde' als solches nur in dem Maße wahrgenommen, in dem jedes Individuum seine eigene Lebensgeschichte mit unterschiedlichen Aspekten, Vorstellungen und Prioritäten aufweist.

8.3 Ich- und Wir-Orientierung

„In einer kalten Nacht hatten zwei Igel ein Problem. Wenn sie einander zu nahe rückten, um sich zu wärmen, stachen sie sich gegenseitig mit ihren Stacheln. Rückten sie aber zu weit voneinander, froren sie. Es kam für sie darauf an, so nahe beieinander zu liegen, dass sie sich wärmten, aber weit genug, um sich nicht gegenseitig zu stechen." (Persische Geschichte)

Zu den wichtigsten inhaltlichen Merkmalen einer stabilen und ausgewogenen Beziehung zählen u.a. die verbrachte Zeit für gemeinsame Interessen, Wollen und Aktivitäten (in Anlehnung an Acitelli & Duck 1987; Nelson-Jones 1990; siehe Kap. 1) und gleichzeitig muss ein freier Raum für eigene Bedürfnisse vorhanden sein. Aus den Äußerungen der Befragten wurde herauskristallisiert, dass dieser Aspekt für eine stabile partnerschaftliche Beziehung eine zentrale Rolle spielt. Die meisten Interviewpartner haben betont, dass es wichtig ist einerseits Zeit für eigene Interessen und Bedürfnisse einzuräumen, und dass sie von dem jeweiligen Partner akzeptiert wird und anderseits gemeinsame Interessen und Aktivitäten nicht außer Acht gelassen werden. Eine Balance zwischen diesen beiden Polen herzustellen, wurde im Sinne von *Nähe-Distanz-Regulation* als ‚Ich- und Wir-Orientierung' bezeichnet. Daher lässt sich eine weitere Hypothese bilden, dass auch in einer binationalen Partnerschaft, die Regulierung der beiden Pole eine wichtige Funktion und Bedeutung für das Gelingen einer zufriedenen und ausgeglichenen Beziehung hat.

Im weiteren Verlauf werden die beiden Polen in zwei verschiedenen Unterkategorien thematisiert und in der jeweiligen Stellungnahme der befragten Partner erwähnt.

8.3.1 Zeit für eigene Bedürfnisse

„Verbringe jeden Tag einige Zeit allein.“ (Dalai Lama)

Bei fast allen befragten Personen wurde festgestellt, dass neben partnerschaftlichen und familiären Verantwortungen und Forderungen auch die persönlichen Interessen und Hobbys einen besonderen Platz in der Beziehung haben und die Partner bewusst dafür sorgen, sich auch dafür Zeit zu nehmen. *„Das ist für mich ganz wichtig [I: ok] und dafür nehme ich Zeit.“ (F3:ir.321)* Die befragten Interviewpartner hatten eine klare Stellungnahme, dass einerseits für individuelle Bedürfnisse und Wünsche zu sorgen ist und es anderseits von dem jeweiligen Partner als selbstverständlich wahrgenommen und akzeptiert wird.

Im Folgenden werden einige Interviewausschnitte zitiert, in denen die meisten Interviewpartner Zeit für eigene Bedürfnisse in der Beziehung als *wichtig* betrachten.

„Ich äh teile meine Zeit so, dass ich auch viel Zeit für mich habe, das brauche ich auch [I: ok] Gott sei dank habe ich auch einen Job, wo ich selber entscheiden kann, wann ich hingehen kann, wann ich zu Hause bleiben darf, und äh ja ich habe ziemlich viel Zeit für mich und für meine Familie [I: ok ok] ja und das war von Anfang an auch wichtig zwischendurch war nicht so, aber momentan ist es so, dass ich auch Zeit für mich habe, ich habe für meinen Sport immer [...] das sind zwei feste Tage, die drauf gehen montags und samstags, die müssen da sein und sonst meine Kalligraphie, Geschichte. [...] Ich weiß, sie hat absolut kein Interesse an meinem Fußball.“ (M2:ir. 401-414)

„Es ist schon so, ich gehe zwei, ein bis zweimal in der Woche abends zur Meditation, besuche Vorträge, ich treffe mich ab und zu mit meiner Freundin, ich gehe zu meiner Freundin abends spazieren. [...] Das ist mir wichtig, dass ich Zeit für mich habe.“ (F1:dt. 638-640)

„Ich habe genug Zeit für mich selbst, ich habe mir immer Zeit für mich selbst auch genommen auch [I: ok, war das für Sie wichtig] früher in zu anderen Zeiten, als ich äh auch noch gearbeitet habe, auch damals, habe ich schon mir immer meine Zeiten für mich genommen, als Ausgleich. (690-693) Und habe ich gesagt, wenn ihr eine zufriedene MAma habt, dann geht es euch allen auch besser, wenn es mir gut geht, geht es euch auch gut, also habt ihr was davon, wenn ich mal nicht DA bin und komme dann gut gelaunt zurück [I: eben, eben] und ich hatte immer meine Frauenabende und meine Grüppchen hier und da und habe immer schon meine Sachen gemacht nur für mich alleine.“ (F2:dt. 700-703)

„Ich mache regelmäßig Sport, ich achte schon darauf, aber ich muss immer wieder ja mich auch dazu bringen, dass ich darauf achte, das ist ganz wichtig.“ (M3:dt. 208-209)

„Ich bezeichne mich als einen zerstreuten Mensch ne und dann viel Harmonie und Ruhe braucht, deswegen mache ich dafür viel, also zum Beispiel Yoga oder meinetwegen jetzt Sport das macht man nicht umsonst [I: nein, nein] das sind die Bedürfnisse. (301-303) Ich konsumiere in der gEIstigen Ebene, ich gehe gerne Reisen oder Wandern, kaufe ich mir Musik, was mir gut tut [I: mhm] aber ich kaufe nicht fünf Hemden.“ (M4:ir. 691-692)

Bezeichnend für den Umgang der Paare mit den individuellen Interessen und Beschäftigungen ist, dass die Partner die individuelle Andersartigkeit des anderen akzeptieren und gegenseitig einen freien Raum für den anderen respektieren. Interessant ist in dieser Hinsicht die Äußerung und Ansicht von einem Interviewpartner mit iranischer Herkunft über Freundschaften, wie er berichtet:

„Da hab ich meine Leute mit denen hat sie kaum zu tun sie hat ihre Leute, mit denen habe ich nichts zu tun und [I: fertig] die treffen sie auch mal einmal im Monat, das sind Frauen, ich komme, sage hallo, das war es ja, aber dann haben wir auch gemeinsame Leute, mit denen wir viel Zeit verbringen." (M2:ir. 431-434)

Hinter dieser Aussage steht die Akzeptanz für individuelle Autonomie des anderen, obwohl Scheibler (1992) behauptete, dass verbrachte Zeit mit der eigenen Geschlechtsgruppe mit den im orientalischen Kulturkreis vorhandenen Frauen- und Männerwelten zusammenhängt. Eine solche oberflächliche Pauschalisierung ist kritisch zu betrachten, denn bei den im Rahmen dieser Forschung befragten Interviewpaaren wurde es nicht als kulturbehaftetes Konfliktthema betrachtet, sondern die beiden Partner haben es als *wichtig* empfunden. Anderseits stellt sich die Frage, ob es selten in westeuropäischen Raum passiert, dass Frauen und Männer mit eigenen Geschlechtsgruppen gemeinsame Aktivitäten gestalten.

8.3.2 Gemeinsamkeiten/gemeinsame Interessen

Wie schon oben erwähnt wurde, werden in der Literatur neben individueller Autonomie gemeinsame Aktivitäten und Interessen als ein wichtiges inhaltliches Merkmal einer engen partnerschaftlichen Beziehung thematisiert. Die verbrachte gemeinsame Zeit in der Partnerschaft gehört aus dem Standpunkt der PPT zu dem Bereich ‚Kontakt und Beziehung' (siehe Kap. 5). Bei den befragten Paaren wurde herausgefunden, dass ein Gleichgewicht zwischen individueller Aktivität und gemeinsamem Tun, Interessen und Zielen als ein wichtiger Bestandteil einer gelungenen und zufriedenen binationalen Partnerschaft zu betrachten ist. In dieser Hinsicht haben einige befragte Interviewpartner dieses Praktizieren in ihrer individuellen Lebenssituation berichtet:

„Er hat seine Sachen für sich, ich habe meine Sachen für mich und wir haben Sachen zusammen, wo wir uns dann alle mit gemeinsamen Leuten TREffen oder die sind hier. wir hocken ja Abend stundenlang oft noch auf dem Sofa und erzählen und das sind dann die Sachen, wenn wir dann abends wiederkommen also, wenn ich von meinen MALfrauen wiederkomme und er von Kalligrafie wiederkommt, dann sind wir ja um spätestens um elf sind wir dann ja wieder hier zusammen und wir gehen immer recht spät ins Bett, weil wir ja auch noch ein bisschen was voneinander haben wollen und dann sitzen wir immer noch also mindestens bis halb eins müssen wir uns dann noch was erzählen (709-716) dann kochen wir irgendwie zusammen [I: klar, das irgendwie] und dann kochen wir irgendwie zusammen [I: ach klasse] so und zack sind wir zwölf Leute und äh [I: schönen Tag miteinander] ohne, dass wir jetzt drei Tage vorher Pläne gemacht hätten." (F2:dt. 775-777)

In diesem Zusammenhang hat der Ehepartner dazu seine Sichtweise geäußert:

„Das ist so eine Kombination ja [I: genau] ich weiß, sie hat absolut kein Interesse an meinem Fußball, sie möchte auch nie sich da [I: damit auseinandersetzen] ja, wenn ich beim Fußball bin, dann ist sie halt mit ihrer Freundin, oder Freunden zusammen und wir haben gemeinsame Punkte, die zusammen wir waren, zum Beispiel gestern, vorgestern waren wir zusammen Essen gewesen, dann haben wir genug Zeit für uns, dann sitzen wir später hier und erzählen und dann gibt es Tage, da komme ich von der Arbeit und setzte mich da an den Schreibtisch, ich schreibe und dann ist sie in dem Atelier, für sich da MALT [I: sehr schön] das ist so. [...] Das ist aber so; dass jeder seine Hobbys hat [I: genau] wir haben gemeinsame Freunde und Freundinnen, wir haben auch, jeder hat seine Freunde." (M2:ir. 413-428)

Aus diesen beiden Äußerungen der Ehepartner und der Darstellung der befragten Paare in dem vorangegangenen Kapitel 8.3.1 wird verdeutlicht, dass einerseits die Autonomie und individuellen Interessen des anderen akzeptiert werden, ohne den Versuch zu machen, den anderen ändern zu wollen. Andererseits machen die Paare sich parallel die Aufgabe die gemeinsamen Aktivitäten zu gestalten. Um gemeinsame Interessen und Aktivitäten zu entwickeln, sind Kompromissbereitschaft und Aufgeschlossenheit eine wichtige Voraussetzung. In dieser Hinsicht hat ein weiterer Interviewpartner seine Stellungnahme wie folgt gegeben:

„Dass wir äh in manchen Bereichen äh, zusammen doch äh, also einige Sachen zusammen machen, gemeinsame Interessen entwickelt haben und bei anderem habe ich gemerkt: Na, das ist nicht so ihr Ding. Und dann stellt man sich auch drauf ein, nicht, und steckt dann da etwas zurück vielleicht auch mal." (M5:dt. 126-129)

In Bezug auf die Gestaltung der gemeinsamen Zeit und Integration von Genuss als ein Hauptbestandteil des Lebens thematisiert eine interviewte Frau, dass aufgrund der früheren Lebensbiographie und eigenem Erleben in der Herkunftsfamilie diese Eigenschaft als eine neue Erfahrung bzw. Aufgabe für das Paar zu verstehen ist. Folgendes Zitat ist ein deutliches Argument dafür, dass einerseits eigene lebensgeschichtliche Erfahrungen eine wichtige Rolle als Vorbilddimensionen in der eigenen Partnerschaft spielen können und anderseits die individuellen Persönlichkeitsmerkmale des Partners eine neu entstehende Beziehungsbiographie fördern. Durch diese neue Partnerschaftsqualität und auch durch die Persönlichkeit des Partners wird eine Ausgewogenheit zwischen gemeinsamen Aktivitäten und individueller Freiheit realisiert, die von großer Bedeutung für Stabilität und Zufriedenheit in der Beziehung ist.

„Meine Eltern also die hätten noch das Leben viel mehr genießen können [I: mhm] denke ich mir mal ne [I: mhm mhm] und das solche Ansätze habe ich AUch manchmal, dass ich dann immer so bestimmte Sachen unbedingt fertig haben will und so aber das ist zum Beispiel auch so ein Punkt, wo dann mein Mann mich wieder aus dieser Schiene rausreißt und sagt nein jetzt machen wir erstmal was weiß ich gehen wir in die Sauna oder machen uns einen schönen Tag oder irgendwie so." (F4:dt. 633-637)

Die Beschreibungen der befragten Paare in den beiden Unterkategorien veranschalulichen, dass es in jeder (binationalen) Partnerschaft ein wichtiger Aspekt ist, ein Gleichgewicht zwischen diesen beiden Polen – individuelle Freiheit und gemeinsame Zeit – zu verwirklichen. Ausgehend von charakterlichen Unterschieden und persönlichen Eigenschaften variieren die Bedürfnisse für diese beiden Gegenpole. Durch offene Kommunikation und gegenseitige Bereitschaft wird eine individuelle Lösung ermöglicht. Dennoch ist es entscheidend für eine ausgewogene Beziehung, eine Balance zwischen beiden Aspekten herzustellen, die von beiden Partnern akzeptiert und vertreten wird.

Resümee und Ausblick

Durch gesellschaftlich-ökonomische Veränderungen ergeben sich auch neue Gesellschaftsformen, in denen kollektive Verbundenheit ausschließlich auf der Grundlage traditioneller Werte und Normen nicht mehr funktionieren. Individualisierungsprozesse bringen neue Herausforderungen mit sich, sowohl für Migranten als auch für die Aufnahmegesellschaft. Es müssen also neue kollektive Bezüge definiert werden. Gleichzeitig besteht die Gefahr, dass durch Individualisierung und eine Zunahme an persönlicher Freiheit die Bedeutung von Verbundenheit und Zugehörigkeit im Sinne von kollektiver Identität (z.B. Herkunftsfamilie, Traditionen, Rituale und Feste) unterschätzt wird.

Binationale Paarbeziehungen als moderne Partnerschaftsformen, die diesen Individualisierungsprozessen folgen und sie zugleich mit unterstützen und fördern, stehen auch vor der Aufgabe, für sich ein neues ‚*Subsystem*' bzw. eine neue ‚*Subkultur*' zu definieren. Auf diese Weise treten sie nicht nur als einzelne, isolierte Individuen auf, sondern als Mitglied eines neuen sozialen Netzwerkes, in dem eine natio-ethno-kulturelle und religiöse *Mehrfachzugehörigkeit* anerkannt und als selbstverständlich betrachtet wird.

Mit diesem Grundgedanken bestand das Ziel der vorliegenden Studie darin, herauszukristallisieren, welche Ressourcen und Handlungsfähigkeiten bei deutsch-iranischen Paarbeziehungen zu beobachten sind. In diesem Zusammenhang stellte sich auch die Frage, vor welchen Herausforderungen sich die Paare gestellt sehen. Dabei war es wichtig, nicht zu kurzschlüssig bei Auseinandersetzungen und Konflikten Erklärungen ausschließlich oder hauptsächlich in den kulturellen Zugehörigkeiten der Partner zu suchen. Zudem ging es darum, darauf zu achten, welche Fähigkeiten im Laufe der Beziehung erworben wurden, die für die individuelle Entwicklung im Sinne von Bereicherung und Entfaltung von Bedeutung sind. Aufgrund der Komplexität dieses Themas war es wichtig, eine differenzierte Sichtweise auf dieses Phänomen zu haben und den Stellenwert zweier verschiedener Kulturen in einer Partnerschaft und mögliche gesellschaftliche Reaktionen auf solche Paarkonstellationen aufzuzeigen.

Wie hinsichtlich des methodischen Vorgehens erläutert wurde, standen in dieser Forschung die Befragungen von fünf deutsch-iranischen Ehepaaren im Mittelpunkt (vgl. Kap. 6). Dabei wurde auf *sozio-kulturelle* und *gesellschaftliche* sowie gleichzeitig auf *ressourcenorientierte* und *psychodynamische* Aspekte geachtet. Als wichtig erweisen sich hier verschiedene wissenschaftliche Disziplinen, die angesichts der Fragestellung miteinander in Berührung kommen und zu bestimmten inhaltlichen Fassungen von Kernbegriffen zu dieser Studie führten (Identität, Kultur, Konflikt, Kommunikation).

Bei dieser Untersuchung ist von einem explorativen Forschungsansatz ausgegangen worden. Dies bedeutet, dass die diskutierten Ergebnisse nicht als repräsentativ zu betrachten sind, sondern als eine differenzierte Analyse einzelner Paarbeziehungen. Für eine repräsentative Aussage bedarf es einerseits einer höheren Anzahl von Befragungen und andererseits einer Langzeitstudie, welche sich intensiv mit der Zielgruppe beschäftigt.

Angesichts der Komplexität des Themas, dass in einer interethnischen Paarbeziehung individuelle Persönlichkeitsmerkmale und die daraus entstandene Paardynamik, welche gesellschaftliche und soziokulturelle Implikationen hat und sich gleichzeitig auf die Paardynamik auswirken, ist es wichtig, verschiedene Aspekte in die Diskussion zu bringen und sich nicht auf einen Aspekt zu beschränken.

Bei der Betrachtung von binationalen Partnerschaften ist es wichtig zu berücksichtigen, dass einerseits die unterschiedlichen Empfindungen und Denkmuster nicht ausschließlich auf kulturelle Verschiedenheiten zurückzuführen sind. Es ist eine Perspektive gefordert, die zur *Individualisierung* von Herausforderungen und Konflikten beiträgt und einer Verschleierung entlang von kulturalisierenden Erklärungen und exkludierenden Mechanismen entgegentritt. Gleichzeitig darf hierbei nicht übersehen werden, dass die beiden Partner unterschiedliche soziale Umfelder, kulturbedingte Wertesysteme und differente Sprachhintergründe haben. Dies muss also in angemessener Weise, allerdings nicht in einer überhöhten und übertriebenen Form berücksichtigt werden.

Aufgrund der Auswertung der Interviews kann davon ausgegangen werden, dass hinsichtlich der Partnerwahl die Nationalität keine zentrale Rolle gespielt hat und die individuellen Charaktereigenschaften und das Aussehen mehr im Vordergrund standen. Der Partner hätte eine andere Nationalität haben können. Offenheit, eine nette und interessierte Art trat bei den Partnern in den Vordergrund. Dies lässt den Schluss zu, dass den stereotypen Mustern über bestimmte Herkunftsländer am besten vorgebeugt werden kann, wenn eine *persönliche* Begegnung stattfindet. Die Vermeidung von persönlichen Begegnungen mit Fremden ist sicherlich auch mit Ängsten zu begründen. In diesem Zusammenhang stellt sich die Frage, welche Ursachen diese unartikulierten und unbegründeten Ängste haben können.

Zeigen sich in der Partnerschaft Konflikte, wird deutlich, dass die unterschiedliche nationale Herkunft nicht der ausschlagende Faktor ist, sondern auftretende Schwierigkeiten in der Partnerschaft auf die *Persönlichkeitscharaktere* und *„alltäglichen Auseinandersetzungen"* zurückzuführen sind. Weiterhin zeigt sich, dass Paardynamik und Konfliktthemen in den einzelnen Paarbeziehungen sich voneinander unterscheiden, so dass es *unmöglich* scheint, eine allgemeingültige Aussage über die vorhandenen Konstellationen zu machen. Dies kann allerdings auch durch die relativ geringe Zahl der interviewten Paare bedingt sein. Insgesamt lässt sich beobachten, dass das Verständnis von Kultur ein breites Spektrum aufweist und die Partner eine feinfühlige Fertigkeit besitzen bzw. im Laufe der Zeit entwickelten, um die *individuellen* Eigenschaften von *kulturbedingten* Elementen zu unterscheiden.

Darüber hinaus wurde bei allen befragten Paaren festgestellt, dass einige Charaktereigenschaften, die Stereotypen und Pauschalisierungen widersprechen bzw. Verallgemeinerungen hinsichtlich natio-kultureller Besonderheiten nicht bestätigen, mit Persönlichkeitsmerkmalen zu erklären sind. Solche differenzierten Erfahrungen sind gute Argumente, Verallgemeinerungen, Absolutionen und Pauschalisierungen zu reduzieren bzw. ihnen vorzubeugen (siehe Kap. 7.7).

Im Weiteren wurden hinsichtlich der weitverbreiteten Erklärungskonzepte, dass kulturelle Verschiedenheiten der ausschlaggebende Faktor für das Scheitern einer binationalen Partnerschaft seien, interessante Ergebnisse gefunden. Hinsichtlich des Umgangs mit kulturellen Festen, Ritualen und Gebräuchen des jeweiligen Partners wurde bei den befragten Interviewpartnern festgestellt, dass die Paare hier zwar Unterschiede wahrgenommen haben, sie jedoch nicht als Konfliktpotenzial betrachteten. Alle Interviewpartner nehmen die unterschiedlichen und auch für sich teilweise bereits *hybriden* Sitten und Gebräuche als bereichernd wahr und versuchen diese im Rahmen ihrer (materiellen und zeitlichen) Möglichkeiten miteinander in ihrer eigenen Subkultur zu verbinden.

In diesem Zusammenhang wäre es sinnvoll, in Zukunft eine größere (repräsentative) Vergleichsstudie mit geschiedenen binationalen Paaren in gleicher Konstellation durchzuführen, um zu prüfen, ob Herausforderungen und Konflikte unvermeidlich nur auf die Ebene von kulturellen Unterschieden zurückzuführen sind, oder ob individuelle Persönlichkeitsmerkmale und Paarkonstellationen auch unterschiedliche Handhabbarkeiten aufweisen. Gleichzeitig wären auch Vergleichstudien zu mononationalen Paarbeziehungen unabdingbar.

Einige Aspekte, die durch die Befragung der Interviewpartner deutlich sichtbar geworden sind, beziehen sich auf die Bedeutung *gesellschaftlicher Akzeptanz* und die Reaktion, Stellungnahme bzw. Haltung der Herkunftsfamilie auf eine binationale Partnerschaft. Es entsteht der Eindruck, dass geschlechtsspezifische Merkmale zu erkennen sind. Bei den befragten Interviewpartnern war festzustellen, dass eine binationale Paarbeziehung zwischen einem deutschen Mann und einer Frau anderer Herkunft – iranisch – weniger mit Vorurteilen und Ängsten verbunden ist als es umgekehrt der Fall ist; insbesondere, wenn der ausländische (männliche) Partner aus einer ‚südländischen' bzw. ‚orientalischen' Region kommt. Folglich mussten die Männer iranischer Herkunft sich in der Anfangsphase der Beziehung mit Hindernissen auseinandersetzen (z.B. Akzeptanz in der deutschen Familie der Partnerin), die offenbar eine negative Wirkung auf die Paarbeziehung hatten.

In der Fachliteratur wird häufig festgestellt, dass Paare, bei denen der ausländische Partner aus einem Land außerhalb der Europäischen Union stammt, von diskriminierenden Praktiken bei zuständigen Behörden berichten (vgl. z.B. Falkner 2005). Bei einigen der in der vorliegenden Untersuchung befragten Partner, die keinen unbefristeten Aufenthalt besaßen, wurde sichtbar, dass nach dem Abschluss des Studiums das Zusammenleben von rechtlichen Einschränkungen überschattet war. Während in der Fachliteratur zu binationaler Partnerschaft ‚Intermarriage' auch als Beitrag zur Statuserhöhung oder -stabilisierung gesehen wird, betrachteten die hier befragten Paare eine Eheschließung als einzige Lösung, um mit rechtlichen Problemen umzugehen (vgl. Menz 2008, S. 39).

Während in der Öffentlichkeit und in den Medien mangelnde Sprachkompetenz und eine unzureichende Bildung als Hauptursache für geringe Integration bezeichnet werden, ist bei der vorliegenden Studie deutlich sichtbar geworden, dass trotz der hohen Bildung und ausreichender Sprachkompetenz dennoch Negativ-Zuschreibungen, Diskriminierung, mangelnde Akzeptanz und Nicht-Anerkennung von Migranten eine gravierende Rolle bei den befragten Interviewpartnern iranischer Herkunft spielen und als Belastung empfunden wurden (vgl. Kap. 7.3.3). Nach wie vor berichten Migranten iranischer Herkunft über Vorurteile und Stereotypen in der Gesellschaft, die u.a. mit einem statischen und homogenisierenden Kulturverständnis verbunden sind. Inwieweit die gesellschaftliche Akzeptanz von Migranten bzw. fremdenfeindliche Erfahrungen Einfluss auf die Dynamik der Partnerschaft und das Verhalten im alltäglichen Leben haben kann, bleibt jedoch offen.

Deshalb ist es eine notwendige Aufgabe der Integrationspolitik, eine neue Sichtweise auf diesen gesellschaftlich wichtigen Diskurs und die Debatte zu entwickeln: Einerseits muss die soziale Integration von Migranten gefördert werden und andererseits müssen Migranten Wertschätzung, Anerkennung, Akzeptanz und Gleichberechtigung erfahren können; dies gilt natürlich auch für interethnische bzw. binationale Paarbeziehungen, die ein bedeutsamer Indikator von Integration sein und für den gesamtgesellschaftlichen Integrationsprozess einen wichtigen Beitrag leisten können.

Wie schon die statistischen Daten zeigen, gehören Menschen iranischer Herkunft vergleichsweise zu den zahlenmäßig kleinen Migrantengruppen in Deutschland. Anhand der statistischen Daten konnte festgestellt werden, dass eine hohe Exogamierate bei Migranten iranischer Herkunft zu beobachten ist. Dabei lässt sich vermuten, dass einige Merkmale wie individuelle Einstellungen, Bildungsniveau, Sprachkompetenz, Migrationsmotive, Migrationsbereitschaft, Geschlechterproportion und Gruppengröße als relevante Einflussfaktoren zu betrachten sind.

Insgesamt lässt sich darlegen, wie an mehreren Stellen der Arbeit betont wurde, dass die befragten Personen die binationale Partnerschaft sowohl bereichernd empfunden haben als auch deutlich machten, dass man dazu einen langen Atem benötigt. In diesem Zusammenhang ist es sinnvoll die Frage zu stellen, in welcher partnerschaftlichen Beziehung es keine Reibung gibt? Zudem muss festgestellt werden, dass, wenn es keine Konflikte in einer Paarbeziehung gibt, auch keine Entwicklung stattfindet. In diesem Kontext wäre es sicherlich interessant, die Ursachen von Konfliktvermeidung bzw. Angst vor Auseinandersetzungen kritisch zu hinterfragen.

Auch hinsichtlich der Namensgebung sowie der bilingualen und der religiösen Erziehung der Kinder lassen sich bei den befragten Interviewpartnern interessante Ergebnisse zusammenfassen. Als strategische Vorgehensweise der Namensgebung haben die Interviewpartner zwar überwiegend persische Namen für ihre Kinder ausgesucht. Jedoch haben sie bei der Suche darauf geachtet, dass der Name *„eine schöne Bedeutung hat"* und *„vom Klang her"* in der deutschen Sprache vertraut ist. Wie schon erläutert (siehe Kap. 7.6.2), ist die Namensgebung der Kinder nicht nur bei binationalen Paaren als besondere Aufgabe zu erkennen. Auch die Familien mit Migrationshintergrund – die nicht binational sind –, können mit dieser Thematik konfrontiert sein, dass sie auch bei der Namensgebung der Kinder darauf achten, einen Namen zu finden, der einerseits eine schöne Bedeutung hat und gleichzeitig aufgrund des Lebensmittelpunkts in Deutschland, in der deutschen Sprache vertraut bzw. gut auszusprechen ist. Auch hier kann von einem zu findenden *Konsens* in einer mono- wie binationalen Partnerschaft gesprochen werden.

Hinsichtlich der bilingualen Erziehung der Kinder wurde bei den befragten Interviewpartnern festgestellt, dass Mütter ein wichtiger Einflussfaktor für bilinguale Erziehung der Kinder sind. Wie im Kapitel 7.6.3 erläutert wurde, engagieren sich die Frauen mit iranischer Herkunft mehr dafür, dass ihre Kinder bilingual (Deutsch-Persisch) erzogen werden. In diesem Zusammenhang ist es sicherlich sinnvoll, weitere Forschungen durchzuführen, um herauszufinden, welche Einflussfaktoren dafür verantwortlich sind: Gibt es einen Zusammenhang mit dem Prestige der Sprache? Haben die Kinder Angst aufgrund mangelnder Akzeptanz in der Gesellschaft abgelehnt zu werden? Oder haben die Väter mit Migrationshintergrund selber auch einen Anteil an der Vernachlässigung von bilingualer Erziehung?

In Bezug auf die religiöse Erziehung der Kinder wurde aus den Äußerungen der Interviewpartner festgestellt, dass dies innerhalb der Partnerschaft kein Konfliktthema war. Vielmehr wurde es zu einem Problem durch die Einmischung der Großeltern, die sich für eine religiöse Erziehung der Kinder ausgesprochen haben.

So verdeutlichen die Aussagen der befragten Partner, dass einige aus der binationalen Partnerschaft resultierende Ressourcen und Handlungskompetenzen, wie z.B. individuelle Bereicherung, Offenheit, Aufgeschlossenheit, Toleranz, Hoffnung und Vertrauen, Erweiterung des Horizonts, Selbstkritik, Hinterfragen eigener Wertesysteme und Maßstäbe, Integration neuer Werte, Differenzierung und Bereitschaft für Konsens und Kompromiss, entstanden sind, welche die eigene Persönlichkeit bereichert und verändert haben.

Aufgefallen ist dabei, dass die interviewten Paare großen Wert auf einen freien Raum für individuelle Bedürfnisse und Wünsche und gleichzeitig Zeit für gemeinsame Aktivitäten legen, die in dieser Studie unter dem Begriff *‚Ich- und Wir-Orientierung'* diskutiert wurde (vgl. Kap. 8.3). Dieser Aspekt spielt neben oben genannten Faktoren in der Dynamik der (binationalen) Partnerschaft eine zentrale Rolle, um eine stabile und ausgewogene Beziehung zu führen.

In dieser Studie wurden einige wichtige Einflussfaktoren deutlich sichtbar, die auf die Lebenswelt und Partnerschaftszufriedenheit binationaler Paare Einfluss nehmen. Die Ergebnisse der Interviews lassen die Hypothese zu, dass individuelle Persönlichkeitsmerkmale, Sprachkompetenz des Partners mit iranischer Herkunft, verhältnismäßiger Bildungsstand der beiden Partner, Aufenthaltsstatus und die Reaktion der Herkunftsfamilie das Gelingen bzw. Misslingen der binationalen Partnerschaften reduzieren oder erhöhen.

Die Einsetzbarkeit der PPT als ein transkulturelles Modell bietet den Partnern aufgrund seiner ressourcenorientierten Basis die Möglichkeit, die Differenzen und Auseinandersetzungen aus einer veränderten Perspektive zu sehen und dabei die positiven Eigenschaften nicht aus den Augen zu verlieren. Im Sinne der Selbsthilfe ist dieser Ansatz für (binationale) Partnerschaften insofern geeignet, als die Paare anhand des DAI (siehe Kap. 5 und Anhang) eine praxisorientierte Möglichkeit haben, einen Überblick über Unterschiede und Gemeinsamkeiten innerhalb ihrer Paarbeziehung zu bekommen. Es dient den beiden Partnern als Chance, intensiver ins Gespräch zu kommen und neue Sichtweisen und eine veränderte, erweiterte Wahrnehmung über sich und den jeweiligen Partner zu erhalten. Zusätzlich ist dieses Modell für die Paare bei der Konfliktbearbeitung unterstützend. Wie und nach welchen Regeln diese Konfliktbearbeitung durchgeführt werden soll, wurde als Leitfaden im theoretischen Teil ausführlich dargestellt (siehe Kap. 5.2.3).

Abschließend ist zu erwähnen, dass es sicherlich eine Kunst ist, sich in einer (binationalen) Partnerschaft vom unsichtbaren kulturellen Korsett zu lösen und auf einer Basis gegenseitigen Respekts eine für beide akzeptable Subkultur mit eigenen Beziehungsregeln und Lebenskonzepten zu gestalten. Sicherlich ist dieser Prozess niemals abzuschließen und begleitet die Partner die langfristig auf ihrem gemeinsamen Weg, auf dem es wichtig ist, den kleinen Unterschied zu genießen und den großen Unterschied klein zu machen.

Zweifellos leisten in der Zukunft die binationalen und interethnischen Paare einen wichtigen und intensiven Beitrag zur erfolgreichen Integration und Akzeptanz multikulturellen und multireligiösen Zusammenlebens in der Gesellschaft.

LITERATURVERZEICHNIS

Acitelli, L. K. & Duck, S. (1987). Intimacy as the proverbial elephant. In: D. Perlman and S. Duck. *Intimate relationships. Development, dynamics and deterioration* Beverly Hills: Sage Publications (pp. 297-308).

Adler, A. (1989). *Der Sinn des Lebens.* (1. Aufl. 1933). Frankfurt a. Main: Fischer Verlag.

Ainsworth, M.D.S, Bell, S.M., und Staton, D.J. (1974). Infant-mother attachment and social development: "Socialization" as a product of reciprocal responsiveness to signals. In: Richards, P.M. (Hrsg.). *The integration of a child into a social world. Cambrige.* Cambridge University Press, (pp. 99-135).

Ainsworth, M.D.S., Blehar, M.C., Waters, E. &Wall S. (1978). *Patterns of attachment*: A psychological study of the strange situation. New York: Earlbaum.

Ainsworth, M.D.S. (1982). Attachment: Retrospect and prospect. In: C.M. Parkes u. J. Stevenson-Hinde (Hrsg.). *The Place of Attachment in Human Behavior.* New York (Basic Book).

Anft, S. (1995). Systemisch-Strukturelle Therapie mit einer bikulturellen Familie. In: *Systema.* Vol. 9, (3). (S. 25-36).

Apitzsch, U. (1999). Traditionsbildung im Zusammenhang gesellschaftlicher Migratiions- und Umbruchsprozesse. In: Apitzsch, U. (Hrsg.). *Migration und Traditionsbildung.* Wiesbaden: Westdeutscher Verlag.

Aronson, E. & Wilson, T. D. & Akert, R. M. (2008). *Sozialpsychologie.* (6. Aufl.). München: Pearson Studium.

Asendorpf, J.B. (1999). *Psychologie der Persönlichkeit.* (2. Aufl.) Berlin: Spinger.

Auernheimer, G. (1996). Einführung in die interkulturelle Erziehung. Darmstadt: WGB-Verlag.

Auernheimer, G. (2003). Kultur, Lebensweilt, Diskurs – drei konkurrierende Konzepte. In: Roth, H. J. & Wenning N. (Hrsg.) Tertium comparations. In: *Journal für International und Interkulturell Vergleichende Erziehungswissenschaft.* Vol. 8, (2). Münster: Waxmann Verlag. (S. 93-103).

Auernheimer, G. (2005). *Einführung in die Interkulturelle Pädagogik.* (4. Aufl.). Darmstadt: WGB-Verlag.

Barbara, A. (1989). Marriage across frontiers. Clevedon (Philadelphia). Multilingual Matters.

Bartholomew, K. (1990). Avoidance of intimacy: An attachment perspective. *Journal of Social and Personal Relationships.* **7**, (pp. 147-168).

Bartholomew, K., Horowitz, L.M. (1991). Attachment styles among young adults: A test of a four-category model. In: *Journal of Personality and Social Psychology,* 61, (pp. 226-244).

Beck-Gernsheim, E. (2000). *Was kommt nach der Familie?* München: Beck Verlag.

Beck-Gernsheim, E. (2001). Ferne Nähe, nahe Ferne. Überraschungseffekte in binationalen Familien. In *Familiendynamik* 26. Jg. (S. 4-21).

Berger, P. & Luckmann, Th. (2003). Die gesellschaftliche Konstruktion der Wirklichkeit: eine Theorie der Wissenssoziologie. (19. Aufl.) Frankfurt a. M: Fischer Verlag.

BMA (2002). Situation der ausländischen Arbeitnehmer und ihrer Familienangehörigen in der Bundesrepublik Deutschland: Repräsentativuntersuchung 2001. Offenbach.

Bodenmann, G. (2001). *Risikofaktoren für Scheidung: Ein Überblick.* Psychologische Rundschau. Nr. 52. (S. 85-95).

Bodenmann, G., Meyer, J., Binz, G., & Brunner, L. (2004). *Zeitschrift für Familienforschung.* Eine deutschsprachige Replikation der Paartypologie von Gottmann. Heft 2. (S.178-193).

Boessmann, U. (2006). *Struktur und Psychodynamik.* Bonn: Deutscher Psychologen Verlag.

Bowlby, J. (1979). The making and breaking of affectional bonds. London: Tavistock.

Bowlby, J. (1987). Attachment. In: R. L. Gregor (Eds.). *The Oxford Companion to the Mind.* Oxford: Oxford University Press, (pp. 57-58).

Brockhaus, C. (2006). *Die Enzyklopädie.* Leipzig: F.A. Brockhaus GmbH.

Buba, H.P., Ueltzen, W., L.A. Vaskovics & Müller, W. (1984). Gemischt-nationale Ehen in der BRD. In: *Zeitschrift für Bevölkerungswissenschaft*, Jg. 10. (S.421-448).

Dörner, (1979). Problemlösen als Informationsverarbeitung. (2. Aufl.). Stuttgart: Kohlhammer.

Elschenbroisch, D. (1988a). Eine Familie, zwei Kulturen – Deutsch-ausländische Familien. Wie geht,s der Familie? In: *Deutsches Jugendinstitut* (Hrsg.). Wie geht,s der Familie? Ein Handbuch zur Situation der Familien heute. München: Kösel Verlag. (S. 363-370).

Elschenborisch, D. (1988b). Bikulturelle Familien in der Bundesrepublik. Konflikte, Chance, Selbstbilder. In: *Deutsches Jugendinstitut* (Hrsg.). Beiträge zur Ausländerforschung – Wege der Integration. München: DJI. (S. 185-210).

Erikson, E.H. (1956). Das Problem der Identität. In: *Psyche. Zeitschrift für psychologische und medizinische Menschenkunde.* (Heft 1-3). Stuttgart: Ernst Klett Verlag. (S. 114-176).

Eriskon, E. H. (1964). *Einsicht und Verantwortung.* Stuttgart: Klett.

Erikson, E.H. (1973). Identität und Lebenszyklus. Frankfurt a. Main: Suhrkamp Verlag.

Erikson, E.H. (1974). Kindheit und Gesellschaft. (5.Aufl.) Stuttgart: Klett Verlag.

Falicov. C. J. (1986). Cross-Cultural Marriages. In: N. S. Jacobson & A. S. Gurmann (Hrsg.). *Clinical handbook of marital therapy.* London: Guilford Press, (pp. 429-450).

Falkner, A. (2005). Binationale Familien in Deutschland- Chance für eine Gesellschaft auf dem Weg zur Multikulturalität. In: H.H. Uslucan (Hrsg.). *Familie, Akkulturation und Erziehung.* Stuttgart: Kohlhammer.

Fiedler, K. & Ströhm, W. (1991). Attributionsstrategien in unglücklichen Beziehungen. In: M. Amelang, H.J. Ahlerns & H.W. Bierhoff (Hrsg.). *Partnerschaft und Partnerwahl.* Göttingen: Hogrefe. (S. 93-116).

Fisseni, H. J. (2003). *Persönlichkeitspsychologie.* Ein Theorieüberblick. Göttingen: Hogrefe Verlag.

Fitzpatrick, M.A. (1988). *Between husbands und Wives*: communication in marriage. Beverly Hills. CA: Sage.

Flick, U. (1999). Qualitative Forschung. Theorie, Methoden, Anwendung in Psychologie und Sozialwissenschaften. Hamburg.

Flick, U. & Kardoff, E.V. & Steinke, I. (Hrsg.) (2000). *Qualitative Sozialforschung.* Ein Handbuch. Reinbek/Hamburg: Rowohlt Verlag.

Fromm, E. (1979). *Die Kunst des Liebens.* (2. Aufl.). Frankfurt a. Main: Ullstein Verlag.

Fuhrer, U. (2005). *Erziehungspsychologie.* Lehrbuch. Bern: Huber.

Gebauer, G. (2006). Der Stadt tut das sehr gut. In: E. Kresta (Hrsg.). *Man lebt zweimal. Bikulturelle Ehen und Familien in Berlin.* Verband binationaler Familien und Partnerschaften in Berlin (IAF). Berlin: Oktoberdruck.

Gergen, K.J. & Gergen, M. M. (1988). Narrative and the self as relationship. In: L. Berkowitz (Eds.) *Advances in experimental social psychology.* New York: Academic Press, (pp. 17-56).

Ghaseminia, M. (1996). *Iraner und Iranerinnen in Deutschland.* Migrationsgeschichte, Lebenssituation und Integrationsprobleme. Diss., Universität Hannover.

Gómez Tutor, C. (1995). *Bikulturelle Ehen in Deutschland.* Pädagogische Perspektiven und Maßnahmen. Frankfurt a. Main: IKO- Verlag für interkulturelle Kommunikation.

Gorges, M. (2008). *Geschäftserfolg im Iran.* Zürich: Orell Füssli Verlag.

Gottmann, J.M. (1994). *What predicts divorce?* The relationship between marital processes and marital outcomes. Hillsdale, N.J.: Erlbaum.

Gronau, D. & Jagota, A. (1991). *Über alle Grenzen verliebt.* Beziehungen zwischen deutschen Frauen und Ausländern. Frankfurt a. Main: Verlag.

Groeger, G.N. (1973). Reflexionen über die (Misch-)Ehe. In: *Zentralblatt für Ehe- und Familienkunde.* Institut für Ehe und Familienwissenschaft (Hrsg.). Zürich, 10, (S. 115-123).

Grossmann, K.E. und Grossmann, K. (1994), Bindungstheoretische Grundlagen psychologisch sicherer und unsicherer Entwicklung. GWG *Zeitschrift der Gesellschaft für wissenschaftliche Gesprächspsychotherapie* 96. (S. 26-41).

Hall, St. (1994). Die Frage der kulturellen Identität. In: S. Hall (Hrsg.) *Rassismus und kulturelle Identität.* Hamburg: Argument. (S. 180- 222).

Hall, St. (1997). Wann war ‚der Postkolonialismus? Denken an der Grenze. In: E./M., Bronfen& Therese, B. S. (Hrsg.): *Hybride Kulturen. Beiträge zur anglo-amerikanischen Multikulturalismusdebatte.* Tübingen: Stauffenburg Verlag. (S. 219-246).

Harvey, J.H.Wells G.L.&Alvarez, M.D. (1978) Attribution in the context of conflict and separation in close relationships. In J.H. Harvey, W.J. lckes & R.F. Kidd (Eds.) *New directions in attribution research.* Hillsdale, NJ: Erlbaum. Vol. 2, (p.p. 235-25).

Hausen, K. (1976). Die Polarisierung der Geschlechtscharaktere- Eine Spiegelung der Dissoziation von Erwerbs- und Familienleben. In: Coze, W. (Hrsg.) *Sozialgeschichte der Familie in der Neuzeit Europas*. Stuttgart: Klett Verlag. (S. 363-393).

Hazan, C. & Shaver, P. (1987) Romantic love conceptualized as an attachment proseess. *Journal of Personality and Social Psychology*, 52, (pp. 511-524).

Hecht- El Minshawi, B. (1988). *Wir suchen, wovon wir träumen*. Zur Motivation deutscher Frauen, einen Partner aus dem islamischen Kulturkreis zu wählen. Frankfurt a. Main: IKO-Verlag für Interkulturelle Kommunikation.

Holmes, J. (2006). *John Bowlby und die Bindungstheorie*. (2. Aufl.). München: Reinhardt Verlag.

Helwig, P. (1967). *Charakterologie*. Freiburg im Breisgau: Herder Verlag.

Hübner, G. (2009). *Burnout*. Neue Impulse für Forschung und Praxis. (2. Aufl.) Lenzkirch: Lenzircher Verlagsbuchhandel.

Jacobs, J.A. & Labov, T.G. (2002). Gender differentials in intermarriage among sisteen race and ethnic groups. In: *Sociological* Forum, Bd. 17. Nr.4, (pp. 621-646).

Kaiser, P. (2000). Partnerschaft und Herkunftsfamilie. In: P., Kaiser (Hrsg.). *Partnerschaft und Paartherapie*. Göttingen: Hogrefe.

Kaiser, P. (2002). Einführung in die Paar- und Familienpsychologie In: Sulz, S. K. D. & Heekerens, H. P. (Hrsg.) *Familien in Therapie*. München: CIP-Medien.

Kallmeyer, W. & Schütze, F. (1976). *Konversationsanalyse, Studium Linguistik, 1*. (S. 1-28).

Karney, B.R. & Bradbury, T. N. (1995). The longitudinal course of marital quality and stability: A review of theory, method and research. In: *Psychological Bulletin*, (pp. 118, 3-34).

Kast, V. (1982). Begegnung zwischen Selbstbehauptung und Hingabe. In: *Schleswig-Holsteinisches Ärzteblatt, Heft 6*. (S. 475-485).

Kazemipur, Sh. (2005). Negahi be amare talagh dar iran [Überblick über Statistik der Scheidung in Iran] In: farhang va paźuheś [Kultur und Forschung]. Teheran: Kultur-Ministerium. Nr. 169.

Kelly, H.H. (1983). Love and commitment. In: H.H.Kelly, E. Berscheid, A. Christensen, J.H. Harvey, T.L. Huston, G. Levinger, E. McClintock, L.A. Peplau & D.R. Peterson (Eds.). *Close relationships*. New York: Freeman. (pp. 265-314).

Kennedy, J. (1999). Romantic attachment style and ego identity, attributional style, and familiy of orgin in first-year college students. College Student Journal, Nr. 33, (pp. 171-180).

Keupp, H., Ahbe, T., Gmür, W., Höfer, R., Mitzscherlich, B. , Kraus, W. & Straus, F. (2008). (4. Aufl.) Identitätskonstruktion. Das Patchwork der Identitäten in der Spätmoderne. Hamburg: Rowohlt Taschenbuch Verlag.

Khounani, P.M. (2000). *Binationale Familien in Deutschland und die Erziehung der Kinder*. Eine Vergleichsuntersuchung zur familiären Erziehungssituation in mono- und bikulturellen Familien im Hinblick auf multikulturelle Handlungsfähigkeit. Frankfurt a. Main: Peter Lang Verlag.

Kielhöfer& Jonekeit (1993). *Zweisprachige Kindererziehung.* (8. Aufl.). Tübingen: Stauffenburg Verlag.

Kim, U. & Berry, J. W. (Eds.). (1993). Indigenous Psychologies. Research and Experience in Cultural Context. Newbury-London-New Delhi: SAGE Publications.

Klein, R., & Bierhoff, H.W. (1991). Liebesstile nach Lee in ihrer Beziehung zu den konkreten Rahmenbedingungen der Partnerschaft. Gruppendynamik 22. (S. 189-206).

Kleiber, L. & Gömüsay, E.M. (1990). Fremdgängerinnen. Zur Geschichte bi-nationaler Ehen in Berlin von der Weimarer Republick bis in die Anfänge der Bundesrepublick. IAF (Hrsg.). Bremen: CON im CON Literaturbetrieb.

Kobak, R. (1993). *The attachment-Q-sort.* Unveröffentlichtes Manuskript.

Kocklemus-Jochum, G. (1989). Überlegungen zur interkulturellen Beratungsarbeit. In: *Verband binationaler Familien und Partnerschaften* (IAF). (S. 15-33).

Krewer, B. (1994). Interkulturelle Trainingsprogramme. Bestandsaufnahme und Perspektiven. Vortrag im Rahmen der Fachtagung 'La communication interculturelle' vom September 1993 in Grenoble (veranstaltet von DAAD, ESC und Geothe-Institut). In: *Nouveaux cahiers d'allemand,* 12, 2. (S. 139-149).

Kunze, N. (1993). Bikulturelle Paare in der psychologischen Beratung. In N. Boteram (Hrsg). *Interkulturelles Verstehen und Handeln.* Pfaffenweiler: Centaurus. (S. 190-206).

Lauth-Bacas, J. (2001). Binationale Ehen im neuen Haus Europa. Das Beispiel deutsch-griechischer Paare in Athen. In: J. Schiehe (Hrsg.). *Interkulturelle Geschlechterforschung.* Frankfurt a. Main: Campus Verlag. (S. 111-131).

Larcher, D. (2000). *Liebe in Zeiten Globalisierung.* Konstruktion und Dekonstruktion von Fremdheit in interkulturellen Paarbeziehungen. Klagenfurt: Drava.

Lee, J. A. (1973). *The colors of love*: An exploration of the ways of loving. Don Mills, Ontario: New Press.

Leiprecht, R. (1992). „Pech, dass Ausländer mehr auffallen." Zum Reden über die Kultur der Anderen und auf der Suche nach angemessenen Begriffen und Ansätzen für eine antirassistische Praxis (nicht nur) mit Jugendlichen. In: R. Leiprecht (Hrsg.). *Unter Anderen- Rassismus und Jugendarbeit.* Duisburg: Diss. (S. 93-130).

Leiprecht, R., Biechele, M. (1997). *Interkulturelles Lernen durch erlebte Landeskunde.* Ein Handbuch für Fortbildungsseminare mit Deutschlehrern aus mehreren Ländern. München: Goethe-Institut. (S.17-54).

Leiprecht, R. (2004) *Kultur – Was ist das eigentlich?* Arbeitspapiere IBKM Nr.7, Oldenburg: BIS-Verlag.

Leiprecht, R. (2008a). Kulturalisierungen vermeiden – Zum Kulturbegriff Interkultureller Pädagogik. In: Britz, L./Farrokhzad, S./Roth, H.-J. (Hrsg.). *Macht – Kultur – Bildung.* Münster: Waxmann Verlag. (S. 129-146).

Leiprecht, R. (2008b). Transkulturalität und Transnationalität als Herausforderung für die Gestaltung sozialer Arbeit und sozialer Dienste vor Ort. In: C. Schweppe (Hrsg.). *Soziale Arbeit und Transnationalität.* Weinheim: Juventa Verlag.

Lesbet, D. (1997). Begegnungen. In: Gebauer (Hrsg.). *Zwei Kulturen eine Familie.* Paare aus verschiedenen Kulturen und ihre Kinder, am Beispiel Frankreichs und Deutschlands. Opladen: Leske und Budrich.

Levinger, G. & Snoek, D.J. (1972). *Attraction in relationship*: A new look at interpersonal attraction. Morristown, NJ: General Learning Press.

Levinger, G. (1980). Toward the analysis of close relationships. In: *Journal of Experimental Social Psychology*, Nr. 16 (pp. 510-544).

Levy, M. B. &. Davis, K. E. (1988). Lovestyes and attachment styles compared: Their relations to each other and to various relationship characteristics. In: *Journal of Social and Personal Relationships,* 5. (S.439-471).

List, G. (2006). Das Gehirn hat Platz für viele Sprachen. Besonderheiten des mehrsprachigen Spracherwerbs. Elternkongress im Berliner Abgeordnetenhaus November 2006. In: *Verband binationaler Familien und Partnerschaften* (IAF).

Main, M. & Solomon, J. (1990). Procedures for identifying infants as disorganized/ disoriented during Ainsworth Strange Situation. In: M. T. Greenberg, D. Cicchetti & E.M. Cummings (Eds.). *Attachment in the preschool years.* Chicago: University of Chicago Press, (pp. 121-160).

Main, M. & Goldwyn, R. (1985). *Adult attachment classification and rating system.* Unpublished manuscript, University of California, Berckeley.

Marcia, J.A. (1989). Identity diffusion differentiated. In: M. A. Luszcz & T. Netterbeck (Eds.). *Psychological development across the life-span.* North-Holand: Elsevier Press, (pp. 289-295).

Massingue, E. (2005). Liebe wagt, was irgend Liebe kann. Über das Glück in langjährigen binationalen Beziehungen. In: *Zeitschrift: Systhema*, Jg. 19 Nr. 2. (S. 160-171).

Mayring, P. (2008). *Qualitative Inhaltsanalyse.* Grundlagen und Techniken. (10. Aufl.) Weinheim: Beltz Verlag.

Mayring, P. (2002). *Einführung in die qualitative Sozialforschung.* Eine Anleitung zu qualitativem Denken. (5. Aufl.) Weinheim: Beltz.

Mecheril, P. (2003). *Prekläre Verhältnisse. Über natio-ethno-kulturelle (Mehrfach-) Zugehörigkeit.* Interkulturelle Bindugsforschung Bd. 13. Münster: Waxmann Verlag.

Mees, U. & Schmitt, A. (2000). Liebe, Sexualität und Eifersucht. In: P. Kaiser (Hrsg.). *Partnerschaft und Paartherapie..* Göttingen: Hogrefe. (S. 53-74).

Melter, C. (2006). *Rassismuserfahrungen in der Jugendhilfe.* Münster: Waxmann Verlag.

Mentzos, S. (2009). *Lehrbuch der Psychodynamik.* Die Funktion der Dysfunktionalität psychischer Störungen. Göttingen: Vandenhoeck & Ruprecht.

Menz, M. (2008). *Biographische Wechselwirkungen.* Genderkonstruktionen und „kulturelle Differenz“ in den Lebensentwürfen binationaler Paare. Bielefeld: transcript Verlag.

Miller, G. A., Galanter, E. & Pribarm, K. (1973). *Strategien des Handelns.* Stuttgart: Klett-Cotta.

Mohnáer, C. (2004). *Eine qualitative Studie zur Relevanz der „Kulutrdifferenz“.* Radolzfell: Verlag für Gesprächsforschung.

Mostafavi, H. (1999). *Zanaschoui az nazare ghoran wa ahadieße motabar* [Partnerschaft aus der Sicht von Koran und authentischen Überlieferungen]. Teheran: Gholi Verlag.

Mummendy, A. & Simon, B. (1997). Selbst, Identität und Gruppe: Eine sozialpsychologische Analyse des Verhältnisses von Individuum und Gruppe. In. A. Mummendy & B. Simon (Hrsg.). *Identität und Verschiedenheit. Zur Sozialpsychologie der Identität in komplexen Gesellschaften.* Seattle: Verlag Hans Huber. (S. 11-38).

Muhs, A. & Lieberz, K. (1993). Konfliktkonstellationen bei Abkömmlingen aus binationalen Ehen. In: R., Rohner & W., Köpp (Hrsg.). *Das Fremde in uns, die Fremden bei uns*: Ausländer in der Psychotherapie und Beratung Heidelberg: Asanger Verlag. (S. 75-84).

Müller-Dincu, B. (1981). *Gemischt-nationale Ehe zwischen deutschen Frauen und Ausländern in der Bundesrepublik.* Eine familiensoziologische Analyse ihrer Situation und Problematik. Materialien zur Bevölkerungswissenschaft, H. 22, Wiesbaden.

Nave-Herz, R. (2000). Soziologischen Perspektiven von Ehe und Nichtehelicher Partnerschaften. In: Kaiser, P. (Hrsg.). *Partnerschaft und Paartherapie* Göttingen: Hogrefe Verlag.

Nave-Herz, R. (2006). *Ehe- und Familiensoziologie.* Eine Einführung in Geschichte, theoretische Ansätze und empirische Befunde. (2. Aufl.) Weinheim: Juventa Verlag.

Neuenschwander, M. P. (1996). *Entwicklung und Identität im Jugendalter*: Überprüfung eines Modells der Identitätsentwicklung am Beispiel der persönlichen Identität und der Elternablösung. Diss. Universität Bern.

Nieke, W. (2008). Interkulturelle Erziehung und Bildung. (3. Aufl.). Wiesbaden: VS Verlag.

Oerter, R. & Montada, L. (2002). *Entwicklungspsychologie.* (5. Aufl.). Weinheim: Beltz Verlag.

OPD-2. (2006). *Operationalisierte psychodynamische Diagnostik OPD-2.* Bern: Huber Verlag.

Orth, I. & Petzold, H.G. (1998). Heilende Bewegung- die Perspektive der Integrativen Leib- und Bewegungstherapie. In: Illi, U. Breithecker, D., Mundigler, S. (Hrsg.). Zürich: *Internationales Forum für Bewegung* (IFB). (S. 183-199).

Pandey, H. (1988). *Zwei Kulturen- eine Familie.* Das Beispiel deutsch-indischer Eltern und ihrer Kinder. Frankfurt a. Main: Verlag für Interkulturelle Kommunikation.

Peseschkian, H. (2002). *Die russische Seele im Spiegel der Psychotherapie.* Berlin: VWB Verlag.

Peseschkian, N. (1997). *Positive Familientherapie.* Aus der Praxis einer Behandlungsmethode. Frankfurt a. Main: Fischer Verlag.

Peseschkian, N. (2004). *Positive Psychotherapie.* (7. Aufl.). Frankfurt a. Main: Fischer Verlag.

Peseschkian, N. (2005). *Psychosomatik und Positive Psychotherapie.* (6. Aufl.). Frankfurt a. Main: Fischer Verlag.

Peseschkian, N. (2006a). *Es ist leicht das Leben schwer zu nehmen. Aber schwer es leicht zu nehmen.* Freiburg: Herder Spektrum Verlag.

Peseschkian, N. (2006b). *Klug ist jeder. Der eine vorher, der andere nachher.* Geschichten und Lebensweisheiten. Freiburg: Herder Spektrum Verlag.

Peseschkian, N. & Jork, K. (2006). *Salutogenese und positive Psychotherapie*: gesund werden-gesund bleiben. Peseschkian, N. (Hrsg.). Bern: Huber Verlag.

Petzold, H. G. & Müller, L. (1999). Liebensstiftende Wirkungen von Volksmusik – Konzepte modernder Identität- und Lifestyle-Psychologie für die Musiktherapie am Beispiel des Schweizer Volksliedes. Integrative Therapie 2-3/1999, (S. 187-250).

Petzold, H.G. (2001). Transversale Identität und Identitätsarbeit. Die Integrative Identitätstheorie als Grundlage für eine entwicklungspsychologisch und sozialisationstheoretisch begründete Persönlichkeitstheorie und Psychotherapie. Düsseldorf/Hückeswagen, bei www. FPIPublikationen.de/materialien.htm – *POLYLOGE* Materialien aus der Europäischen Akademie für psychosoziale Gesundheit: *Materialien aus der Europäische Akademie für psychosoziale Gesundheit* - 10/2001.

Pirmoradi, S. (2003). *Paar- und Familienbeziehungen im Iran.* Eine kulturpsychologische Perspektive. Diss., Freie Universität Berlin.

Polkinghorne, D. E. (1998). Narrative Psychologie und Geschichtsbewusstsein. Beziehungen und Perspektiven. In: J. Straub (Hrsg.) Erzählung, Identität und historisches Bewußtsein. Die psychoogische Konstruktion von Zeit und Geschichte. Frankfurt a. M.: Suhrkamp. (S. 12-45).

Przyrembel, A. (2003). *Rassenschande.* Göttingen: Vandenhoeck & Ruprecht.

Resalat (2007). *Iranische Tageszeitung Resalat.* 6 Azar 1386. [29. Oktober 2007] Nr. 6303.

Riesman, D., Denney, P. & Glazer, N. (1956). *Die einsame Masse.* Neuwied: Luchterhand.

Rudolf, G. (2004). *Strukturbezogene Psychotherapie-* Leitfaden zur psychodynamischen Therapie struktureller Störungen. Stuttgart: Schattauer.

Rudolf, G. & Henningsen, P. (2008). *Psychotherapeutische Medizin und Psychosomatik*: Ein einführendes Lehrbuch auf psychodynamischer Grundlage. Stuttgart: Georg Thieme Verlag.

Sachse, R. (2008). *Persönlichkeitsstörungen verstehen.* Zum Umgang mit schwierigen Klienten. Bonn: Psychiatrie Verlag.

Schaabani, R. (1995). *Mabanie taarikhe edjtemaie iran* [Einführung in die Sozialgeschichte Iran]. Teheran: Ghoamss-Verlag.

Scheib, P. & Wirsching, M. (2004). *Paar- und Familientherapie.* Leitlinie und Quellentext. Stuttgart: Schattauer.

Scheibler, P.M. (1992). *Binationalen Ehen.* Zur Lebenssituation europäischer Paare in Deutschland. Weinheim: Deutscher Studien Verlag.

Scheibler, P.M. (1993). Binationale Familienstruktur zwischen Anspruch und Wirklichkeit. In: *Informationsdienst zur Ausländerarbeit*, Nr.4, (S. 81-86).

Scheibler, P.M. (2000). Binationale Partnerschaften. In: *Partnerschaft und Paartherapie*. (Hrsg.) Kaiser. Göttingen: Hogrefe. (S. 157-172).

Schlehe, J. (1998). Geld und Gefühl: Interkulturelle Geschlechterbeziehungen im Tourismus. In: *Tourismus Journal* (Stuttgart), 2/2. (S. 283-297).

Schmidbauer, W. (1977). *Die hilflosen Helfer.* Hamburg: Reinbek.

Schneewind, K. A. (1999). Familienpsychologie. (2. Aufl.). Stuttgart: Kohlhammer.

Schneewind, K. A. & Graf, J. & Gerhard, A. K. (2000) Entwicklung von Paarbeziehungen. In: Kaiser, P. (Hrsg.). *Partnerschaft und Paartherapie.* Göttingen: Hogrefe. (S. 97-111).

Schrödter, M. (2007). Interethnische Ehen: Diskriminierung oder Selbstausgrenzung? In: *Zeitschrift Migration und soziale Arbeit.* Nr.3, (S. 220-228).

Schroedter, J. H. (2006). Binationale Ehen in Deutschland. In: *Statistisches Bundesamt. Wirtschaft und Statistik.* Nr. 4. (S. 419-431).

Schulz, F. & Blossfeld, H.-P. (2006). Wie verändert sich die häusliche Arbeitsteilung im Eheverlauf? Eine Langschnittstudie der ersten 14 Ehejahre in Westdeutschland. In: Kölner Zeitschrift für Soziologie und Sozialpsychologie, 58. Jg., Nr. 1. (S. 23-49).

Schulz von Thun, F. (2005a). *Mit einander reden: 1.* Störungen und Erklärungen. Hamburg: Rowohlt Verlag.

Schulz von Thun, F. (2005b). *Mit einander reden: 2.* Stile, Werte und Persönlichkeitsentwicklung. Hamburg: Rowohlt Verlag.

Schulz von Thun, F. & Kumbier, D. (2006). Interkulturelle Kommunikation: Methoden, Modelle, Beispiele. Hamburg: Rowohlt Verlag.

Schumacher, J. (2002). Perzipiertes elterliches Erziehungsverhalten. Wien: Lang.

Shaver, P. Hazan, c. & Bradshaw, D. (1988). Love as attachment: The integration of three behaavioral systems. In: R.J. Sternberg & M.L. Barnes (Eds.). *The psychology of love.* New Haven, CT: Yale University Press. (pp. 68-99).

Smith, Charles E. (1966). Negro-White Intermarrige. Forbidden Sexual Union. In: *The Journal of Sex Research* II. (pp. 169-177).

Streiff-Fenart, J. (1989) Les couples franco-maghrébins en France / Jocelyne Streiff-Fenart

Paris : L'Harmattan, (pp. 147-151).

Stöcker, K., Strasser, K. & Winter, M. (2003). Bindung und Partnerschaftsrepräsentation. In I. Grau & H.W. Bierhoff (Hrsg.). *Sozialpsychologie der Partnerschaft.* Berlin: Springer (S. 137-163).

Strauss, A. L. (1991). Grundlagen qualitativer Sozialforschung. München: Wilhelm Fink Verlag.

Süssmuth, R. (2006). *Migration und Integration.* Testfall für unsere Gesellschaft. München: deutscher Taschenbuch Verlag.

Sydow, K. Ullmeyer, M. (2001). Paarbeziehung und Bindung. Eine Meta-Inhaltsanalyse von 63 Studien. In: *Psychother Psychosom med Psychol.* 51. Stuttgart: Georg Thiemer Verlag. (T1-T15).

Thode-Arora, H. (1999). *Interethnische Ehen.* Theoretische und methodische Grundlage ihrer Forschung. Berlin: D. Reimer Verlag.

Thode-Arora, H. (2000). Interethnische Ehen: eine Bilanz nach achtzig Jahren Forschung. In Schlehe, J. (Hrsg.). *Zwischen den Kulturen - zwischen den Geschlechtern. Kulturkontakte und Genderkonstrukte* (S. 65-88). Münster: Waxmann.

Thomas, A. (1993). *Kulturvergleichende Psychologie.* Göttingen: Hogrefe.

Thomas, A. (1996). Analyse der Handlungswirksamkeit von Kulturstandards. In: Thomas, A. (Hrsg.). *Psychologie interkulturellen Handelns.* Göttingen: Hogrefe. (S. 107-135).

Thomas, A. (2003). Theoretischen Grundlagen interkultureller Kommunikation und Kooperation. In: Thomas, A., Kinast, E.-U, Schroll-Machel, S. (Hrsg.). *Handbuch Interkulturelle Kommunikation und Kooperation* Bd.I. Grundlagen und Praxisfelder. Göttingen: Vandenhoeck & Ruprecht. (S. 19-31).

Towfigh, S. A. & Enayati, W. (2005). *Die Baha'i-Religion.* Ein Überblick. München: Olzog Verlag.

Treibel, A. (1993). Transformationen des Wir-Gefühls. Nationale und ethnische Zugehörigkeiten in Deutschland. In: R. Blomert (Hrsg.). *Transformationen des Wir-Gefühls*: Studien zum nationalen Habitus. Frankfurt a. M.: Suhrkamp. (S. 313-345).

Triandis, H.C. (1995). *Individualism and Collectivism.* Boulder: Westview.

Tseng, W.S., McDermott, J.F. & Maretzki, T.W. (Eds). (1977). *Adjustment in intercutural marriage.* Honolulu: University Press of Hawaii. (S. 93- 103).

Tuomi-Nikula, O. (1996). Direkte Kommunikation in deutsch-finischen Ehen. In: Roth, Klaus (Hrsg.): Mit der Differenz Leben. Europäische Ethnologie und interkulturelle Kommunikation. Münster. S. 221-232.

Varro, G. (1984). La femme transplantée, Lille.

Wagner, B. & Beck-Gernsheim, E. (2001) Kulturelle Globalisierung: zwischen Weltkultur und kultureller Fragmentierung. Essen: Klartext Verlag.

Waldis, B. (1998). *Trotz der Differenzen.* Interkulturelle Kommunikation bei maghrebinisch-europäischen Paarbeziehungen in der Schweiz und in Tunesien, (Münchner Beiträge zur Interkulturellen Kommunikation 7), Münster.

Waldis, B. (2000). Die Dynamik binationaler Familienbeziehungen. Das Beispiel türkisch-schweizerischer Paare in der Schweiz. In: Alber, Jean-Luc u.a. (Hrsg.). *Grenzüberschreitend Heiraten. Binationale Paare in pluridisziplinärer Perspektive.* Fribourg. (S. 19-41).

Waldis, B. (2001). Zur Analyse von geschlechtstypischen Migrationsstrategien bei binationalen Paaren. In: J. Schlehe (Hrsg.). *Interkulturelle Geschlechterforschung.* Frankfurt a. Main: Campus Verlag. (S. 132-152).

Watzlawick, P.& Beavin, J. H. & Jackson, D. D. (1974). (4. Aufl.) *Menschliche Kommunikation.* Bern: Hans-Huber Verlag.

Weiss, P.C. (1996). The attachment bond in childhood and adulthood. In: Parkes, C.M., Stevenson-Hinde, J. & Marris, P. (Eds.). Attachment across the life cycle. London/New York: Tavistock/routledge. (S. 66-76).

Weiss, H. (2007). WW8-ein Instrument (auch) für die Paartherapie. Die Analyse von Wechselwirkungen in kritischen dyadischen Beziehungssituationen. In: *Zeitschrift Familiendynamik* 32. (S. 330-345).

Welsch, W. (2002). Netzdesign der Kulturen. In: *Zeitschrift für Kulturaustausch* – Zfk Heft I. (S. 86-88).

Wießmeier, B. (1993). *Das Fremde als Lebensidee.* Eine empirische Untersuchung bikultureller Ehen in Berlin. Münster: Lit Verlag.

Willi, J. (1985). *Koevolution. Die Kunst gemeinsamen Wachsens.* Reinbek: Rowohlt Verlag.

Willi, J. (2002). *Psychologie der Liebe.* (4. Aufl.) Stuttgart: Klett-Cotta.

Willi, J. (2006). *Was hällt Paare zusammen?* (10 Aufl.). Reinbek: Rowohlt Verlag

Winter, M. & Grossmann, K. E. (2002). Der Einfluss der Qualität des elterlichen Umgangs mit den Bindungs- und Explorationsbedürfnissen ihrer Kinder auf die Repräsentation romantischer Beziehungen im jungen Erwachsenenalter. In: Fuchs, T. & Mundt, Ch. (Hrsg.). Affekt und affektive Störungen. Paderborn: Schöningh-Verlag. (S. 83-102).

Witzel, A. (1982). Das problemzentrierte Interview, In: Jüttmann, G. (Hrsg.). *Qualitative Forschung in der Psychologie.* Weinheim: Beltz Verlag. (S. 227-256).

Wolf-Almanasreh, R. (1982). Einer ist gestreift und einer ist kariert. Bikulturelle Ehen in der BRD an Hand der Erfahrungen der Interessengemeinschaft der mit Ausländern verheirateten Frauen (IAF). *Psychosozial Nr. 16.* (S.38-62).

Wolf-Almanasreh, R. (1990). Alles nur wegen der Religion...? Überlegungen zur interkulturellen Beratung. In: *Ethnopsychoanalyse. 1.* (S. 124-157).

Wynne, L.C. (1985). Die Epigenese von Beziehungssystemen: Ein Modell zum Verständnis familiärer Entwicklung. In: Strierlin, H. & Duss von Werdt, J (Hrsg.) *Familiendynamik:* Interdisziplinäre Zeitschrift für systemorientierte Praxis und Forschung. Heft 2. (S.112-146).

Weitere Online-Quellen:

www. Europolitan.de/Politik/Berlin/deutsche-maenner-ehelichen-gerne-Polinnen-deutsche-frauen-Tuerken/278,15158,0,0. html: Deutsche Männer ehelichen gerne Polinnen, deutsche Frauen Türken. 19.11.2008

www. aufenthaltstitel.de/aufenthaltsg.html

www. verband-binationaler.de/seiten/file/dokumentationen.shtml, Elternkongreß im Berliner Abgeordnetenhaus November 2006

http: dispresse.com/home/panorama/religion/435515/index.do

www. taz.de vom 25. Juni 2009

www. deutsche Welle.de vom 14. Juni 2009

www. DIE ZEIT.de vom 18. Juni 2009

http://www.auswaertiges-amt.de/diplo/de/Laenderinformationen/Iran

http://news.gooya.com/politics/archives/2010/10/112356print.php (22. Okt. 2010)

http://www.zeit.de/karriere/beruf/2010-10/soziale-herkunft-jobchancen (25. Okt. 2010)

ANHANG

Differenzierungsanalytisches Inventar (DAI)

Aktualfähigkeiten	Ich	Partner	Erklärung	Spontanaussage
Pünktlichkeit			Unzuverlässig / Überpünktlich	
Sauberkeit			Ungepflegt / Steril	
Ordnung			Nachlässig / Pedantisch	
Gehorsam			Antiautoritär bzw. angepasste Reaktion /Autoritär und Unflexibel	
Höflichkeit			Überangepasst /Rücksichtslos	
Ehrlichkeit/Offenheit			Eigene Bedürfnisse und Wünsche nicht äußern (unaufrichtig) / Unangemessene Ehrlichkeit(verletzend)	
Treue			Untreu / Fixiert (in Bezug auf Sexualität, Selbst, kulturelle Normen, soziale Umgebung, Religion)	
Gerechtigkeit			Keine Gerechtigkeitskriterien /Gerechtigkeitstick	
Fleiß/Leistung			Faul / Überaktive und keine Ruhe	
Sparsamkeit			Verschwenderisch/ Geizig	
Zuverlässigkeit/ Genauigkeit			Unzuverlässig / perfektionistisch und Kompromisslosigkeit	
Liebe (Emotionalität)			Fordernd / Verzärtelt (Emotionale Beziehung von Geben und Nehmen)	
Geduld			Ungeduldig / aus Angst oder Verzicht auf Kritik andere Meinung erdulden	
Zeit			Unterfordert / Überfordert	
Vertrauen/Hoffnung			Misstraurig, Pessimistisch, Zweifel / naiver Optimismus, Zutrauen	
Kontakt			Geringe soziale Kontakte / Bedürfnis ständig unter Leute zu sein	
Sexualität/Zärtlichkeit			Abneigung gegen Zärtlichkeit / ständiges Bedürfnis nach Zärtlichkeit	
Glaube/Religion			Sinnlosigkeit/ Fanatismus und Aberglaube	